复旦卓越·医学职业教育教材

卫生技术与护理专业系列创新教材

总主编　沈小平

新编妇产科护理学

主　编　叶　萌　黄　群　吴文燕

副主编　王　靖　刘远慧（加拿大）　张佩英

编　者（以姓氏笔画为序）

王　姗　上海交通大学附属中国福利会国际和平妇幼保健院

王　靖　复旦大学附属妇产科医院

叶　萌　上海思博职业技术学院

刘远慧（加拿大）　上海思博职业技术学院

吴文燕　同济大学附属第一妇婴保健院

张佩英　上海同济大学附属同济医院

张　燕　上海思博职业技术学院

张　菁　上海交通大学附属中国福利会国际和平妇幼保健院

赵印懿　上海医药高等专科学校

盛爱萍　复旦大学护理学院

黄　群　上海交通大学附属中国福利会国际和平妇幼保健院

潘秀红　复旦大学附属华山医院南汇分院

穆传慧　上海思博职业技术学院

复旦大学出版社

高等职业技术教育创新教材系列丛书
编委会

总 序

·新编妇产科护理学·

　　本人在医学教育领域内学习、工作了 40 年,其中在长春白求恩医科大学 12 年,上海交通大学附属第六人民医院 3 年,美国俄亥俄州立大学医学院 15 年,直至回国创办上海思博职业技术学院卫生技术与护理学院已 10 年有余。从国内的南方到北方,从东方的中国又到西方的美国,多年来在医学院校的学习工作经历使我深深感到,相关医学类如护理专业的教材编写工作是如此重要。为此,组织编写一批实用性、应用性较强的高等职业技术教育创新系列教材的想法逐渐产生,并开始尝试付诸行动。当本人主编的《多元文化与护理》和《护理信息学》两本书作为高等职业技术教育创新教材先后由人民卫生出版社正式出版发行后,又欣然接受邀请,主编复旦大学出版社护理专业系列创新教材。为使本教材更加与国内外护理的研究与实践接轨,我们邀请了许多活跃在著名院校护理教学第一线和教学医院临床第一线的专家教授共同合作,开始了系列教材的编写工作。

　　妇产科护理学是研究女性一生中不同时期生殖系统生理和病理变化,提供相应身体护理和心理护理的一门学科。本课程是护理专业课程设置中的一门专业课,是临床护理的主干课程之一,也是全国护士执业资格考试的一门必考课程。因此,编写一本与国际接轨的实用性较强的适合高职高专护理专业学生和现代化医院护士需求的妇产科护理学教材,愈显其重要和迫切。

　　本书的编写得到了上海思博职业技术学院和兄弟院校广大教师,以及各教学实习医院有关专家学者的大力支持和帮助,特别是复旦大学出版社的鼓励和帮助,在此一并表示衷心的感谢! 鉴于我院建院历史较短,师资队伍教学经验水平有限,加之本人才疏学浅,系列教材一定存在许多不足之处,恳请读者批评指正。

沈小平

2014 年 6 月于上海

前　言

　　妇产科护理学是建立在基础医学和临床医学、人文社会科学基础上的一门综合性应用学科，不仅隶属医学体系，还具有独立和日趋完整的护理及相关理论体系，也是现代护理学专业重要的课程。护理的对象包括生命各阶段不同健康状态的女性，以及相关的家庭和社会成员，在关注女性健康的同时，融入人文关怀，体现以"人的健康"为中心的服务理念。

　　妇产科护理的内容包括女性生殖的基础、孕产妇的护理、妇科疾病患者的护理、计划生育指导及专科操作技术等，以妇产科的系统理论为基础，研究妇女在非妊娠期、妊娠期、分娩期、产褥期的生理、心理、社会变化，胎儿生理和病理的变化，以及优生优育等综合性内容。为了实现理论与实践的有机结合，本书对重要的实践内容加以丰富和具体化。除此以外，还适当增加案例讨论，以讲授或启发思维的方式在课堂上展开，让学生不仅要"学"，更要学会去发现问题、分析问题及解决问题，使学生具备专业所必需的妇产科护理的专业知识和职业技能，运用护理程序为护理对象实施整体护理，提供减轻痛苦、促进康复、保持健康的服务。

　　本书在内容上适当地增加国内外最新的技术理念，删减滞后的或与临床不相符合的知识，同时在力求达到护士执业资格考试大纲要求的前提下，做到重点突出、难点详细、实用性强，真正适合高职高专学生的学习。

　　《新编妇产科护理学》教材是由上海部分妇产科医院和综合性医院的护理专业人员及高校的妇产科护理专业教师共同完成的，倾注了编者们多年的临床实践经验和教学经验，参考了大量的相关文献及护理科研成果。但是由于时间紧迫及编者们的知识局限，难免有错误和不当之处，在此恳请业内专家和广大师生、读者批评指正，使本书能不断完善和提高，不胜感激。

主编　叶　萌

2014 年 6 月

目　录

·新编妇产科护理学·

第一章 女性生殖系统解剖与生理

第一节 女性生殖系统解剖

女性生殖系统包括内、外生殖器及其相关组织和邻近器官。生殖器官位于骨盆内。

一、外生殖器与内生殖器

(一) 外生殖器

女性外生殖器又称外阴,是指生殖器官外露部位,具体来说是指两股内侧的耻骨联合至会阴之间的组织,包括阴阜、大小阴唇、阴蒂、阴道前庭、尿道口、阴道口及处女膜、前庭大腺和会阴等(图1-1)。

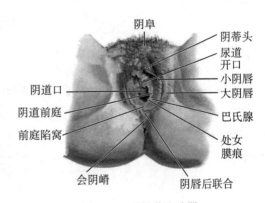

图1-1 女性外生殖器

1. 阴阜(mons pubis) 阴阜为耻骨联合前面隆起的脂肪垫,青春期此处皮肤上开始长有阴毛,分布呈倒置的三角形形状。阴毛是女性的第二性征之一,疏密和色泽等特征可因人或种族而异。

2. 大阴唇(labium majus) 大阴唇为靠近两股内侧的一对皮肤皱襞,前接阴阜,后连会阴。两侧大阴唇的前端为子宫圆韧带的终点,且互相融合为大阴唇前联合,两侧大阴唇的后端形成后阴唇联合,与会阴体相邻。未婚妇女的两侧大阴唇自然合拢,遮盖阴道口以及尿道口,起自然保护作用;分娩以后,两侧大阴唇分开;绝经后呈萎缩状态,阴毛也逐渐稀少。大阴唇有很厚的皮下脂肪层,内含丰富的血管、神经和淋巴组织。当此处碰撞受伤时,容易产生血肿。

3. 小阴唇(labium minus) 小阴唇为位于大阴唇内侧的一对薄皱襞,表面湿润,呈褐色,无毛,内侧面呈淡红色,皮内因富含神经末梢,感觉敏锐。两侧小阴唇前端相互融合并分为两叶,包绕阴蒂,前叶形成阴蒂包皮,后叶形成阴蒂系带。小阴唇的后端与大阴唇的后端相汇合,在正中线形成一条横皱襞,称为阴唇系带。

4. 阴蒂(clitoris) 阴蒂位于两侧小阴唇之间的顶端,类似男性的阴茎海绵体组织,能够勃起；阴蒂头有丰富的神经末梢，极其敏感。

5. 阴道前庭（vaginal vestibule）　阴道前庭是指两侧小阴唇之间的菱形区，前端是阴蒂，两侧为小阴唇的内侧面，后面以阴唇系带为界。阴道口与阴唇系带之间有一个浅窝，形似小舟，称为舟状窝（fossa navicularis），也称阴道前庭窝。经产妇在分娩时若阴唇系带撕伤，则舟状窝不明显。在阴道前庭区，有前庭球、前庭大腺、尿道口，以及阴道口和处女膜。

（1）前庭球（vestibular bulb）：前庭球位于前庭两侧，由具有勃起性的组织构成，表面被球海绵体肌覆盖，又称球海绵体。

（2）前庭大腺（major vestibular glands）：前庭大腺又称巴氏腺（Bartholin glands），位于大阴唇后下方，大小如黄豆，左右各一。腺管开口在阴道口小阴唇与处女膜之间的沟内；其作用主要是性兴奋时分泌黄白色黏液以润滑阴道。正常情况下，检查不到此腺体，只有在感染时或腺管口堵塞造成脓肿或囊肿时可被触及。

（3）尿道口（urethral orifice）：尿道口位于阴蒂头的下方及阴道口之间，前庭的前部，呈椭圆形，是尿道的开口。女性尿道后壁近外口处有一对尿道旁腺的开口，其分泌物有润滑尿道口的作用，但也是细菌容易潜伏的场所。

（4）阴道口及处女膜（vaginal orifice and hymen）：阴道口位于尿道口下方、前庭的后部，其形状、大小常不规则。阴道口覆盖有一层薄膜，称为处女膜，膜中央有一小孔，孔的形状、大小及膜的厚薄因人不同。处女膜多在初次性交时破裂，分娩时进一步破损，经阴道分娩者仅留处女膜痕。

6. 会阴（perineum）　会阴特指肛门与阴唇后联合间的软组织，也是骨盆底的一部分。

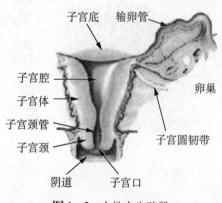

图 1-2　女性内生殖器

（二）内生殖器

女性内生殖器包括阴道、子宫、输卵管及卵巢，后两者常被称为子宫附件（uterine adnexa）（图 1-2）。

1. 阴道（vagina）　阴道是指连接子宫和外阴的通道，是性交的主要器官，也是月经血外流与胎儿娩出的通道，上端包绕子宫颈，下端开口于阴道前庭。阴道上端围绕宫颈的部分称为阴道穹窿，阴道穹窿比阴道下段宽大，分前、后、左、右 4 部分，后穹窿较前穹窿深，因此阴道后壁长 10～12 cm，前壁长 7～9 cm。前壁与膀胱及尿道之间称为膀胱阴道膈，后壁与直肠之间称为直肠阴道膈。后壁上段与直肠之间是腹腔的最低部，称为子宫直肠陷凹。当该陷凹有积液时，可经过阴道后穹窿进行穿刺或引流，在临床上具有重要意义。阴道壁有很多横纹皱襞，外覆弹力纤维，富有弹性，有很大延展性，而平时，阴道前后壁互相贴合。阴道壁富有静脉丛，局部容易受伤出血并形成血肿。成年女性在性激素的作用下，阴道黏膜发生着周期性的变化，而幼女和老年女性的阴道黏膜上皮薄、皱襞少、弹性差，容易受到创伤和感染。

2. 子宫（uterus）　子宫是产生月经和孕育胚胎、胎儿的空腔器官。

（1）位置：子宫位于骨盆腔中央、膀胱与直肠之间，子宫颈下端在坐骨棘水平稍上方，下端接阴道，两侧分别有输卵管和卵巢。正常成年女性的子宫呈轻度前倾前屈位，靠子宫韧带及骨盆底肌肉和筋膜的支撑。

（2）形态：子宫呈倒置的梨形，前面扁平，后面凸出，子宫是壁厚腔小的空腔器官。其上端宽而游离，多呈前倾状态，下端较狭窄，大小、形态依年龄和生育情况而异。成年妇女的子宫长 7～8 cm，宽 4～5 cm，厚 2～3 cm；宫腔的容积约 5 ml，重约 50 g 左右。子宫上部较宽处称为子宫体，其上端隆起部分称为子宫底，子宫底两侧为子宫角，与输卵管相通。子宫下部较窄处称为子宫颈，呈圆柱形，部分伸入阴道，通入阴道的开口称为子宫颈外口；未产妇呈圆形，因分娩时受损，经产妇变成横裂状，故将宫颈组织分为上下或称前后两唇。子宫体与子宫颈的比例，成年人为 2∶1，婴儿期为 1∶2，老年女性为 1∶1。子宫体与子宫颈之间最狭窄部分称为子宫峡部。子宫峡部的上端，因为在解剖学上很狭窄，称为解剖学内口；而峡部的下端，因为黏膜组织在此处由子宫内膜转变为子宫颈内膜，又称组织学内口。子宫颈管呈梭形，子宫颈通入阴道后以穹窿为界，分子宫颈阴道上部和子宫颈阴道部。子宫颈管黏膜上皮细胞受性激素影响，发生周期性变化。

（3）组织结构：子宫体壁很厚，由 3 层组织构成，外层为浆膜层（即脏层腹膜），中间为肌层，内层为黏膜层（即子宫内膜）。子宫内膜软而光滑，为粉红色的黏膜组织，分为 2 层，其表面 2/3 称为功能层，随着青春期的到来，该层受卵巢激素的影响发生着周期性的变化，剥落出血形成月经；功能层下面 1/3 的内膜称为基底层，无周期性改变。

肌层是子宫壁最厚的一层，由平滑肌束及弹性纤维所组成，肌束排列交错，外层纵行，内层环行，中层多方交织。肌层中含有血管，子宫收缩时血管被压缩，可以有效止血。

子宫浆膜层即覆盖于子宫体的底部及前后的腹膜，与肌层紧贴，也是脏腑膜。在子宫前面近子宫峡部处，腹膜与子宫壁结合疏松，腹膜折向前方并覆盖膀胱，形成膀胱子宫陷凹；在子宫后面，腹膜沿着子宫壁向下，覆盖子宫颈后方及阴道后穹窿再折向直肠，形成子宫直肠陷凹并向上和后腹膜相连续。

子宫颈主要由结缔组织组成，其中有平滑肌及弹性纤维和血管。颈管黏膜层有许多腺体，能分泌黏液，呈碱性，形成子宫颈管的黏液栓。宫颈管黏膜为单层高柱状上皮，宫颈阴道部表面为鳞状上皮覆盖。颈管外口柱状上皮与鳞状上皮交界处是子宫癌的好发部位。

（4）子宫韧带：子宫有 4 对韧带：圆韧带、阔韧带、主韧带和宫骶韧带。韧带与骨盆底肌肉、筋膜共同维持着子宫在盆腔里的正常位置（图 1 - 3）。

1）圆韧带（round ligament）：长 12～14 cm，成圆索状起于子宫角两侧的前面、输卵管近端的下方，沿阔韧带向前下方伸展达到两侧骨盆壁，再穿越腹股沟，在大阴唇内前端终止。其作用是维持子宫呈前倾状态。

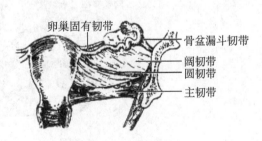

图 1 - 3　子宫韧带

2）阔韧带（broad ligament）：为一对翼状的腹膜皱襞，从子宫两侧开始，向外伸展达到骨盆侧壁，并将骨盆腔分为前后两部。韧带的上缘呈游离状，其内侧 2/3 包绕输卵管（伞端无腹膜遮盖），外侧 1/3 由输卵管伞端向骨盆侧壁延伸，称为骨盆漏斗韧带，具有支持卵巢的作用，又称卵巢悬韧带，内有卵巢血管通过。在宫体两侧的阔韧带中有丰富的血管、神经、淋巴管和大量疏松结缔组织。阔韧带的作用是保持子宫位于盆腔中央。

3) 主韧带(cardinal ligament)：主韧带又称子宫颈横韧带，是一对坚韧的平滑肌与结缔组织纤维束，位于子宫两侧阔韧带基底部，由子宫颈阴道上部的侧方向外达骨盆壁。它的作用主要是固定子宫颈位置，是保持子宫不致下垂的主要韧带。子宫的动静脉和输尿管都要经过阔韧带基底部和主韧带的上缘。

4) 子宫骶骨韧带(uterosacral ligament)：子宫骶骨韧带自子宫颈后面子宫颈内口的上侧方伸向两旁，绕过直肠终止在第2、3骶骨前筋膜上，作用是将子宫颈向后及向上牵引，间接使子宫保持前倾位置。

3. 输卵管(fallopian tube)　输卵管是精子与卵子相遇结合成为受精卵的部位，也是向宫腔输送受精卵的通道。左右各一，为细长而弯曲的肌性管道，其内侧与子宫角连通，外侧端游离，呈漏斗状，全长8～14 cm。根据输卵管的形态由内向外可分为4部分：①间质部：是通入子宫壁内的部分，长约1 cm，狭窄短小；②峡部：间质部外侧一段，管腔较狭窄，长2～3 cm；③壶腹部：在峡部外侧，管腔比较宽大，长5～8 cm，是正常受精部位；④伞部：是输卵管的末端，长1～1.5 cm，开口于腹腔，形似漏斗，有"拾卵"作用。

输卵管管壁分为3层：外层为浆膜层(腹膜的一部分)；中层为平滑肌层，当平滑肌收缩时，能引起输卵管由远端向近端蠕动；内层为黏膜层，由单层高柱状上皮组成，其中有分泌细胞及纤毛细胞，纤毛向宫腔方向摆动，协助孕卵的运行。

4. 卵巢(ovary)　卵巢为一对扁椭圆形的女性生殖腺，左右各一，呈灰白色扁平椭圆体，具有生殖和内分泌功能。青春期前，卵巢表面光滑，开始排卵后，表面逐渐不平。成年妇女的卵巢约4 cm×3 cm×1 cm大小，绝经期后，卵巢逐渐萎缩。卵巢位于输卵管的下方，卵巢表面无腹膜，利于成熟卵子的排出，但也造成卵巢癌的恶性细胞易于播散。

卵巢组织分皮质及髓质两部分，皮质在外层，内有许多始基卵泡及发育中的卵泡，髓质在卵巢中心，内无卵泡，其中含有疏松的结缔组织及丰富的血管、淋巴管、神经和少量的平滑肌纤维(图1-4)。

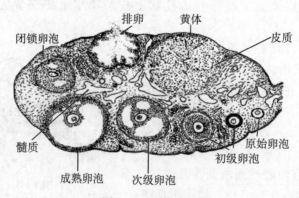

图 1 - 4　卵巢的构造

二、骨盆与骨盆底

(一)骨盆

女性骨盆是生殖器官所在，也是胎儿娩出产道的一部分，因其为骨性组织，故称骨产道。骨盆(pelvis)的大小、形状对分娩的顺利与否关系甚为密切。

1. **骨盆的组成** 骨盆由骶骨、尾骨及左右 2 块髋骨所组成,每块髋骨又由髂骨、坐骨及耻骨融合而成。骶骨由 5～6 块骶椎合成,第 1 骶椎向前突出形成骶岬,为骨盆内测量的重要标志。尾骨由 4～5 块尾椎合成,其上缘与骶骨相连形成骶尾关节,此关节有一定的活动度。而髋骨前方在两耻骨之间,由纤维软骨所连接,称为耻骨联合。耻骨两降支构成了耻骨弓,其角度平均为 90°～100°。在骨盆后方由骶骨和两侧髂骨相连,形成骶髂关节。此外,自骶骨背外侧面发出两条坚强的韧带,分别止于坐骨结节及坐骨棘,称为骶结节韧带及骶棘韧带。妊娠时受激素影响,韧带会松弛;各关节有一定的伸展性,尤其是骶尾关节,分娩时尾骨后翘,有利于分娩。

2. **骨盆的分界** 骨盆以耻骨联合上缘、髂耻缘和骶岬上缘的连线为界,分界线以上部分为假骨盆,又称大骨盆;分界线以下部分为真骨盆,又称小骨盆(图 1-5)。大骨盆和分娩的关系不大,小骨盆是胎儿娩出必经之路,因此小骨盆的大小和形状与分娩的关系非常密切。但临床上直接测量真骨盆较难,一般通过测量假骨盆的各径线而间接估计真骨盆的大小。真骨盆的标记有:①骶

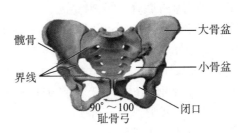

图 1-5 女性骨盆

骨岬:第 1 骶椎向前凸出,形成骶岬,它是测量骨盆内数值的重要标记点;②坐骨棘:坐骨后缘中点突出的部分,当肛查和阴道检查时可触及;③耻骨弓:耻骨两降支的前部相连构成耻骨弓,它们之间的夹角称为耻骨角,正常为 90°～100°。

3. **骨盆的分类** 骨盆的形态、大小,其个体差异性极大,没有两个人的骨盆是完全一样的。造成差异的因素有种族、遗传、营养、生长发育和疾病等因素。Callwell 和 Moloy 把骨盆分为 4 种类型(图 1-6):①女性型;②男性型;③类人猿型;④扁平型。其中女性型骨盆盆腔浅而宽,呈圆筒形,入口出口均比男性骨盆大,耻骨联合短而宽,耻骨弓角度较大,骶岬不突出,骶骨宽而短,弯度小,坐骨宽阔,利于胎儿娩出。女性型骨盆在我国成年女性骨盆类型中占 52.0%～58.9%。

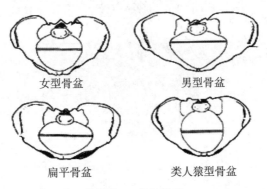

女型骨盆   男型骨盆

扁平骨盆   类人猿型骨盆

图 1-6 骨盆类型

4. **骨盆的平面** 为了更形象地了解分娩时胎儿通过骨盆腔(骨产道)的过程,一般将骨盆分为 3 个主要的假想平面:入口平面、中骨盆平面和出口平面。

(1) 骨盆入口平面:此即真假骨盆的交界面,形状近似圆形或横椭圆形,其前方是耻骨联

合上缘,两侧为髂耻缘,后方是骶岬上缘。有4条径线:①入口前后径,又名真结合径,由耻骨联合上缘正中至骶岬上缘中点的连线,平均长11 cm。②入口横径,为两侧髂耻线最大间径,平均为13.5 cm。③入口斜径,左右各一,左斜径由左侧骶髂关节至右侧髂耻隆突的连线,右斜径由右侧骶髂关节至左侧髂耻隆突的连线,平均为12.75 cm。

(2)中骨盆平面:为骨盆腔最小的平面,其前方为耻骨联合下缘,后方为骶骨下端,两侧为坐骨棘,其前后径长约11.5 cm,横径即坐骨棘间径,长约10 cm,两侧坐骨棘连线为产程中了解胎头下降的重要标志。

(3)出口平面:为骨盆腔下口。实际上是由两个在不同平面的三角形所组成。前三角形的顶端是耻骨联合下缘,侧边是两侧耻骨的降支;后三角形的顶端是骶尾关节,侧边是两侧骶结节韧带,坐骨结节间径为这两三角形共同的底边,也是骨盆出口的横径,平均为9 cm。坐骨结节间径长者,耻骨弓的角度亦大。骨盆出口前后径是耻骨联合下缘至骶尾关节的距离,平均11.5 cm。由耻骨联合下缘至坐骨结节间径中点的连线称为骨盆出口前矢状径,长约6 cm。从骶尾关节至坐骨结节间径中点的连线称为后矢状径,长约9 cm,后矢状径在产科临床上甚为重要。当出口横径<9 cm时,前矢状径与后矢状径之和>15 cm时,正常足月胎儿就可从出口平面娩出。

5. 骨盆轴　骨盆轴也称产轴,为连接骨盆各个平面中心点的假想轴线,其上段向下向后,中段向下,下段向前向下。在分娩时,胎儿即沿此轴方向娩出。

(二) 骨盆底

骨盆底由肌肉及筋膜所组成,封闭骨盆出口,为尿道、阴道及直肠所贯穿,有承托盆腔器官且保持正常位置的作用。分娩时如骨盆底组织受损伤,则盆底松弛,影响盆腔器官位置,可发生子宫脱垂。

骨盆底前面为耻骨联合,后面为尾骨尖,两侧为耻骨降支、坐骨上支及坐骨结节。骨盆底从外向内分为外、中、内3层组织:浅层筋膜与肌肉、尿生殖隔、盆隔(图1-7)。

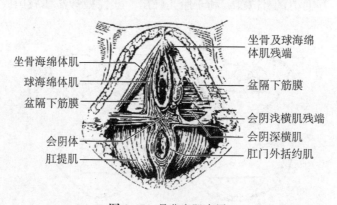

图1-7　骨盆底肌肉层

1. 外层　外层为浅层筋膜与肌肉。在外生殖器、会阴皮肤及皮下组织的下面,有一层会阴浅筋膜,其深部由球海绵体肌、坐骨海绵体肌及会阴浅横肌3对肌肉及肛门括约肌组成。此层肌肉的肌腱汇合于阴道口与肛门之间,形成中心腱。

2. 中层　中层为泌尿生殖隔,由上、下两层坚韧的筋膜及一层薄肌肉组成。尿道和阴道穿过此隔。在两层筋膜之间还有一对由两侧坐骨结节至中心腱的会阴深横肌及位于尿道周围的尿道括约肌。

3. 内层　内层为盆膈,是骨盆底最内层、最坚韧的部分,由肛提肌及其筋膜所组成。尿道、阴道及直肠穿过此层。每侧肛提肌从前内向后外由对称的耻尾肌、髂尾肌和坐尾肌 3 部分组成并合成漏斗形。肛提肌的主要作用是加强盆底的托力。

会阴(perineum)有广义和狭义之分。广义的会阴是指封闭骨盆下口的所有软组织,前自耻骨联合下缘起,后至尾骨尖,两侧为耻骨降支、坐骨支、坐骨结节及骶结节韧带。狭义的会阴又称会阴体,是指阴道口与肛门之间的软组织。它包括皮肤、筋膜、部分肛提肌及中心腱,厚 3～4 cm,由外向内逐渐变窄呈楔子状,表面为皮肤及皮下脂肪,内层为会阴中心腱。妊娠后会阴组织变软,伸展性增大,有利于分娩,但也对胎先露娩出形成一定阻碍。当产力过强、胎儿过大,或来不及保护时,会阴体容易发生裂伤。因此,分娩时要注意及时保护会阴,尽量避免裂伤发生。

三、血管、淋巴及神经

(一) 血管

卵巢动脉、子宫动脉、阴道动脉及阴部内动脉为女性内外生殖器官供应血液。此处的静脉均与同名动脉伴行,但在数量上比动脉多,在相应器官及其周围形成静脉丛且互相吻合。因此,盆腔静脉感染易于蔓延。

(二) 淋巴

女性生殖器官具有丰富的淋巴管及淋巴结,均伴随相应的血管而行。此处淋巴主要分为外生殖器淋巴与内生殖器淋巴两大组。当内外生殖器发生感染或肿瘤时,经常会沿各部回流的淋巴管传播,造成相应淋巴结肿大。

(三) 神经

外阴部的神经主要由阴部神经,系躯体神经(包括运动神经与感觉神经)支配,并由第Ⅱ、Ⅲ、Ⅳ骶神经的分支组成,与阴部内动脉并行,在坐骨结节内侧下方分为 3 支,分布于肛门、阴蒂、阴唇和会阴部。内生殖器官主要由交感神经和副交感神经支配,交感神经纤维自腹主动脉前神经丛分出,下行入盆腔分为卵巢神经丛及骶前神经丛两部分,其分支分别分布到子宫、输卵管、膀胱等处。子宫平滑肌也有自律活动,当该处神经完全切除或受伤后仍能有节律收缩,且能完成分娩活动。

四、邻近器官

因为女性生殖器官与盆腔各邻近器官位置相邻,且此处血管、神经和淋巴系统相通。当一处发生病变时,其他处容易感染或累及,在诊断和治疗方面也经常互相影响(图 1-8)。

(一) 尿道

女性尿道(urethra)位于阴道上方、耻骨联合下方,从膀胱三角尖端开始,穿过泌尿生殖膈,止于阴道前庭的尿道外口。长约 4 cm,直

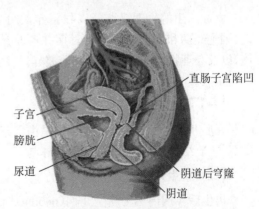

直肠子宫陷凹

子宫

膀胱

尿道

阴道后穹窿

阴道

图 1-8　邻近器官

径约 0.6 cm,短且直,并靠近阴道,容易发生泌尿系统感染。

(二) 膀胱

膀胱(urinary bladder)是一个空腔器官,位于子宫和耻骨联合之间,其大小、形状因盈虚及邻近器官的情况而变化。膀胱壁有 3 层:浆膜层、肌层和黏膜层,底部两侧有输尿管口。充盈的膀胱妨碍盆腔检查,在手术中易遭误伤,所以妇科检查及手术前必须排空膀胱。

(三) 输尿管

输尿管(ureter)是一对肌性圆索状管道,长约 30 cm,粗细不一,最细部分的直径仅有 3～4 mm,最粗处可达 7～8 mm。输尿管在腹膜后从肾盂开始,沿腰大肌前面偏中线侧下降,在骶髂关节处,经过髂外动脉起点的前方进入骨盆腔继续下行,于宫颈旁约 2 cm 处,在子宫动脉后方与之交叉,然后再经阴道侧穹窿绕向前方,从膀胱底外侧角进入膀胱(图 1-8)。在施行子宫切除结扎子宫动脉时,必须避免损伤输尿管。

(四) 直肠

直肠(rectum)位于盆腔后部,上接乙状结肠、下接肛管,从左侧骶髂关节至肛门,全长15～20 cm。前为子宫及阴道,后为骶骨。直肠上段被腹膜遮盖,在中端腹膜折向前上方,覆盖宫颈和子宫后壁,形成直肠子宫陷凹。直肠下部没有腹膜覆盖。肛管长 2～3 cm,在其周围有肛门内、外括约肌和肛提肌。肛门外括约肌为骨盆底浅层肌肉的一部分,妇科手术及分娩处理时若不小心,容易造成肛管损伤,甚而累及直肠。

(五) 阑尾

阑尾(appendix vermiformis)上连接盲肠,通常位于右髂窝内,长 7～9 cm。其位置、长短、粗细变化较大。妊娠时阑尾的位置可随妊娠月份的增加而逐渐向上外方移位。妇女患阑尾炎时可能会累及子宫附件。

第二节　女性生殖系统生理

一、妇女一生各阶段的生理特点

女性一生的生理特点可以根据年龄分为几个阶段:新生儿期、幼年期、青春期、性成熟期、围绝经期和老年期。各个时期并不是严格按年龄划分,个体之间因遗传、营养、生活环境,以及心理特点的影响而存在着差异。在女性一生生理过程中,下丘脑-垂体-卵巢轴功能影响重大。

(一) 胎儿期

在胎儿期(fetal period)受精卵是由父亲和母亲的 23 对染色体组成的新个体。性染色体中 X 与 Y 结合发育为男胎,X 染色体与 X 染色体结合发育为女胎。

(二) 新生儿期

出生后 4 周内称为新生儿期(neonatal period)。在怀孕期间,母体卵巢和胎盘产生的大量女性激素对女性胎儿的子宫、卵巢和乳房都有不同程度的影响。出生后,与母体分离,血液中性激素迅速下降、消失，导致女性新生儿在出生后几日内可能出现少量阴道出血（也称假月经）和乳房肿大或有乳液分泌物的现象。这些都属正常现象，会在短期内自然消失，无须特殊处理。

（三）儿童期

从出生后 4 周到 12 岁称为儿童期（childhood period）。8 岁以前，儿童身体持续发育，但生殖器官仍为幼稚型。阴道狭长，上皮薄，无皱襞，酸度低，抗菌能力弱，容易发生炎症。儿童期后期，即 8 岁以后，随着儿童体格的增长和发育，神经、内分泌的调节功能也逐渐发展，下丘脑促性腺激素释放激素抑制状态解除，卵巢中开始有少量卵泡发育，可分泌一定的性激素，但达不到成熟的状态。女性体征开始出现：皮下脂肪在胸、髋、肩、耻骨前面堆积，子宫、输卵管及卵巢逐渐向盆腔下降，乳房也开始发育，逐渐向青春期过渡。

（四）青春期

自月经初潮至生殖器官逐渐发育成熟的时期称为青春期（adolescence or puberty），世界卫生组织规定一般为 10～19 岁。这个时期是个体生长发育的高峰时期之一，体格发育显著。第一性征——生殖器官发育迅速：在促性腺激素的作用下，外生殖器从幼稚型变为成人型，阴阜隆起，大阴唇变肥厚，小阴唇变大且色素沉着；卵巢增大，其皮质内有不同发育阶段的卵泡，使卵巢表面凹凸不平，卵泡开始发育并分泌雌激素；子宫体明显增大，宫体与宫颈的比例为 3：2；输卵管变粗，曲度减少；阴道的长度及宽度增加，黏膜增厚，出现皱襞，酸度增大，抵抗感染的能力加强。此时虽已初步具有生育能力，但生殖系统的功能尚不完善。第二性征发育明显：音调变高；乳房隆起且逐渐丰满；出现阴毛及腋毛；骨盆横径大于前后径，胸、肩部皮下脂肪继续增多，女性特有体态更加明显。

月经初潮是青春期开始的一个重要标志。由于此时期卵巢功能尚不完善，初潮后月经周期可能无规律，量或多或少，经过逐步调整才形成规律。随着生理的巨大变化，女性青春期心理变化也很显著：既认为自己已经成熟，能独立处世，不再像过去一样向父母诉说一切，不喜欢长辈的唠叨和管束；同时又胆怯、依赖别人，喜欢和同龄朋友交流。此期应注意青春期的心理特点，既尊重她们的选择，又能宽容她们在尝试中可能犯的一些错误，并及时给予呵护和心理疏导。这个时期，家长、老师和社会都要积极帮助她们理解自身的生理和心理变化，减少她们的焦虑和心理压力。

（五）性成熟期

性成熟期（sexual maturity）又称生育期。在这个时期女性的卵巢功能已经成熟，能分泌性激素，有周期性的排卵。一般从 18 岁开始，持续 30 年左右。其特征为妇女性功能旺盛，卵巢功能成熟并分泌性激素，引起周期性排卵和行经。生殖器官和乳房在卵巢激素的作用下发生周期性变化。这个时期做好月经期、孕期、分娩期、产褥期的健康教育和计划生育的指导工作是护理的关键。

（六）围绝经期

围绝经期（peri-menopause）是女性卵巢功能开始衰退到绝经一年内的时期。开始时间因人而异，一般发生于 44～54 岁。历时短则 1～2 年，长则 10 余年。由于卵巢功能逐渐衰退，卵泡数明显减少，卵泡不能成熟及排卵。经量减少，周期不规则，直至绝经。自然绝经是指女性一生中的最后一次月经。由于产生的雌激素水平下降，很多女性出现围绝经期综合征：

潮热、盗汗、情绪不稳、烦躁不安等明显症状,可能还会伴随失眠、头痛、血管舒缩障碍等症状。

(七)老年期

60 岁以后,女性进入老年期(senility period)。女性卵巢功能进一步衰退,卵泡耗竭,分泌雌激素功能停止,卵巢缩小、变硬、表面光滑,生殖器官进一步萎缩退化,易发生老年性阴道炎;由于缺乏雌激素,易发生代谢紊乱,有骨代谢失常引起的骨质疏松甚至会导致骨折。

二、月经及月经期临床表现

(一)月经

月经(menstruation)是性功能成熟的最重要的标志,是伴随卵巢周期性变化出现的子宫内膜规律性、周期性的脱落及出血现象,在内分泌周期性调解下,子宫内膜发生变化,从月经期、增生期到分泌期。若不发生受精和孕卵着床,子宫内膜就会萎缩进而脱落伴有出血,形成月经。

月经第一次来潮,也称初潮(menarche)。初潮年龄受遗传、营养、环境、气候等因素影响,一般为 11~18 岁。两次月经第 1 天的间隔时间称为月经周期(menstrual cycle)。月经周期因人而异,一般为 28~30 天,提前或推后 3 天皆属正常。正常月经持续 2~7 天,一般为 3~5 天。月经量为 30~50 ml。若是出血量多于 80 ml,可能为异常。

(二)月经的临床表现

月经除血液外,还含有子宫内膜碎片、宫颈黏液以及脱落的阴道上皮细胞等物质。月经血呈暗红色,不凝固,主要是因为月经血含有前列腺素和来自子宫内膜的大量纤溶酶,它对纤维蛋白有溶解作用,当出血量多、来不及溶解时可能会出现血凝块。

在一般情况下,妇女在经期期间没有特殊症状,但有些妇女可能有腹部下坠感、腰酸、头痛、失眠、恶心或烦躁不安、精神抑郁等症状,一般也不会太大影响工作和学习。在经期,女性要注意劳逸结合,避免过度劳累,注意保暖,保持外阴清洁,预防感染,合理饮食和加强营养。

三、卵巢的周期性变化及其激素

(一)卵巢的功能

卵巢是女性性腺,主要功能是生殖功能和内分泌功能,有产生卵子并排卵和分泌女性激素的功能。

(二)卵巢的周期性变化

从青春期开始到绝经前,卵巢在形态和功能上发生着周期性的变化,包括卵泡的发育及成熟、排卵,黄体的形成及退化,形成卵巢周期。

1. 卵泡的发育及成熟　卵泡在胚胎形成后就开始进入自主发育。新生儿出生时卵巢内约有 200 万个原始卵泡,但 99% 以上都在开始发育后的不同阶段自行退化、萎缩成闭锁卵泡。在妇女一生中,能发育至成熟而排卵的卵细胞只有 400~500 个。青春期后,卵巢中的原始卵泡开始发育,形成生长卵泡,一般每月只有一个发育成熟(称成熟卵泡)而排卵。B 超仪显示成熟卵泡直径为 18~25 mm,其结构自外向内依次为卵泡外膜、卵泡内膜、颗粒细胞、卵泡腔、卵丘、放射冠和透明带。

2. 排卵　成熟卵泡受垂体前叶黄体生成素(LH)的影响,卵泡膜溶解和破裂,卵泡液流出,成熟的卵母细胞及其周围之卵丘一并挤出入腹腔,排卵完成。排卵一般发生在 28 天的月经周期中间,或下次月经前 14 天左右。排卵可由两侧卵巢轮流发生,也可持续从某一侧卵巢排卵。

3. 黄体的形成和萎缩　排卵后,卵泡壁塌陷,泡膜内血管破裂出血,血液流入腔内凝成血块,称为血体。接着卵泡壁的破口很快被纤维蛋白封闭而修复,血被吸收,卵泡内遗留的颗粒细胞积聚黄色的类脂质颗粒而形成黄体细胞。于排卵后的 7～8 天,黄体发育达最盛期,直径 1～3 cm,外观色黄,突出于卵巢表面。若卵子受精,则黄体继续发育为妊娠黄体,到妊娠 10 周后其功能由胎盘取代。若卵子未受精,黄体于排卵后 9～10 天(即月经周期第 24～25 天)开始萎缩,黄色消退,细胞变性,性激素的分泌量也减退,约至周期的 28 天子宫内膜不能维持而脱落,形成月经来潮。一般黄体寿命为 12～16 天,平均 14 天,黄体萎缩后月经来潮,卵巢中又有新的卵泡发育,开始新一轮周期。

在性成熟期,除妊娠期和哺乳期外,卵巢不断地重复着卵巢周期。

(三) 卵巢分泌的激素

卵巢主要合成及分泌两种女性激素,即雌激素和孕激素,也分泌少量的雄激素。一般认为,排卵前卵泡内膜细胞分泌雌激素,而排卵后黄体细胞分泌孕激素和雌激素,雄激素由卵巢门细胞产生。

1. 雌、孕激素的周期性变化

(1) 雌激素(estrogen, E):卵巢主要合成雌二醇(E_2)和雌酮(E_1),体内还存在雌三醇(E_3),它是雌二醇和雌酮的降解物。其中,E_2 的生物活性最强。雌激素在 1 个月经周期中出现 2 个高峰。在卵泡开始发育时,雌激素的分泌量较少。随着卵泡的发育成熟,分泌量逐渐增高,至排卵前 24 小时达高峰,排卵以后稍减。在排卵后 7～8 天黄体成熟时,雌激素分泌量达到第二次高峰,第二次高峰峰值低于第一次高峰。以后逐渐减少,至月经来潮前急剧下降到最低水平。

(2) 孕激素(progestin, P):在排卵前孕酮主要来自肾上腺,排卵后主要由卵巢内黄体分泌。孕激素在一个月经周期只有一个高峰。在排卵后的 7～8 天黄体成熟时,孕激素分泌量达到最高峰,以后逐渐下降,到月经来潮时恢复到排卵前的水平。

2. 雌、孕激素的主要生理作用

(1) 雌激素的主要生理作用

1) 协同卵泡刺激素促进卵泡的发育。如雌激素不足,将致卵泡发育停止而闭锁。

2) 能促使子宫发育、子宫内膜增生、肌层增厚;能增加子宫平滑肌对缩宫素(催产素)的敏感性和收缩力;能使子宫颈管黏液分泌量增多,质变稀薄,易拉成丝状,以利精子通过,涂片呈羊齿植物叶状结晶。

3) 能促进输卵管发育,并加强输卵管节律性收缩,有利于孕卵的输送。

4) 能促进阴道上皮细胞增生和角化,细胞内糖原增多,保持阴道呈弱酸性。

5) 促进乳腺腺管细胞增生,乳头、乳晕着色,乳房组织中脂肪积聚,通过对催乳素分泌的抑制而抑制乳汁分泌。

6) 对丘脑下部和垂体产生正、负反馈调节作用。

7) 促进水与钠的潴留。

8) 促进骨中钙的沉积,加速骨骺闭合。

（2）孕激素的主要生理作用

1）使子宫内膜由增生期转变为分泌期；降低子宫肌肉的兴奋性，以利孕卵植入和胚胎发育。

2）抑制子宫颈内膜的黏液分泌，并使之黏稠，拉丝度降低，涂片呈椭圆形结晶。

3）抑制输卵管平滑肌节律性收缩。

4）使阴道上皮细胞脱落、糖原沉积和阴道乳酸杆菌减少，酸性降低。

5）促进乳腺腺泡发育，大剂量孕激素对乳汁的分泌有一定抑制作用。

6）对正常的妇女有使体温轻度升高的作用，排卵后基础体温可上升 $0.3\sim0.5℃$。临床上常以此作为判定排卵的标志之一。

7）对丘脑下部和脑垂体仅有抑制性的负反馈作用，即抑制脑垂体前叶黄体生成素和促卵泡素的释放。

8）促进水、钠排泄。

3. 雄激素及其主要生理作用　妇女体内雄激素主要为睾酮和雄烯二酮。主要来源于肾上腺皮质，少量来源于卵巢，卵泡外膜细胞和卵巢间质细胞可以产生极少量雄激素。雄激素可促使阴毛、腋毛生长，促进蛋白质合成，促进肌肉生长和骨骼发育，有促进红细胞生成的作用。在性成熟后，雄激素可促使骨骺闭合，停止骨骼生长。大量雄激素与雌激素有拮抗的作用。

四、子宫内膜的周期性变化

卵巢周期性变化时所产生的两种主要激素即雌、孕激素，影响着生殖系统的变化，其中最明显的是子宫内膜的周期性变化，并使之产生月经。此外，子宫颈、输卵管和阴道上皮细胞也发生相应的周期性变化。

子宫内膜分为基底层和功能层。基底层靠近子宫肌层，月经期间不脱落；功能层受卵巢激素的影响呈周期性变化。下面以月经周期常见的 28 天为例，子宫内膜组织形态的周期性改变一般分为 3 个时期：增生期、分泌期和月经期。

1. 增生期　月经周期的第 5～14 天，相当于卵泡发育的成熟阶段，子宫内膜显著增殖是本期的主要特点。在新生卵泡分泌的雌激素作用下，月经后的子宫内膜由基底层细胞再生修复，继之迅速增厚至 3～5 mm，内膜中腺体增多、间质致密，螺旋小动脉发育，官腔增大呈弯曲状。

2. 分泌期　月经周期的第 15～28 天，相当于黄体成熟阶段。黄体分泌大量孕激素和雌激素，共同作用于已增殖的子宫内膜，使之继续增厚，腺体出现高度分泌现象，是分泌期的主要特征。此时，腺管进一步增大弯曲，间质出现水肿，间质细胞的胞质增多，小动脉急剧增长，呈螺旋状，明显弯曲。到分泌晚期，内膜可达 5～6 mm 厚，明显地分为 3 层。①基底层：靠近子宫肌层，在月经周期中无明显变化，月经后内膜的修复即从这一层开始。②海绵层：位于基底层之上，是内膜中最厚的一层，其中含有增生的腺体及血管，其切面呈疏松的海绵状，有周期性变化，于行经时脱落。③致密层：在子宫内膜的表面，腺体较小，也有周期性变化，故与海绵层合称功能层。此时期内膜厚且松软，呈海绵状，富含营养物质，有利于受精卵着床发育。月经周期的第 25～28 天，黄体进入退化状态。

3. 月经期　月经周期的第 1～4 天，即月经来潮期，子宫内膜的主要特点为出血与脱落。由于黄体萎缩，雌孕激素分泌急剧下降，子宫内膜变性、坏死，腺体萎缩，血管破裂，流出的血液在海绵层底部形成许多小的血肿,加之酶的分解作用,使内膜成片状或分散地从基底层逐渐脱落,与血液混合排出,形成月经。最终,整个功能层几乎全部脱落。接着,内膜创面又从基底层开始修复,新周期再次开始。

五、其他生殖器官的周期性变化

1. **输卵管的周期性变化**　在卵巢性激素的作用下,输卵管黏膜也发生周期性变化。在卵泡期,输卵管上皮细胞受雌激素影响,纤毛细胞变宽大,其核接近表面,无纤毛细胞的核靠近基底部,细胞内无分泌颗粒,这样促进输卵管发育及输卵管基层的节律性收缩。到黄体期,在孕激素作用下纤毛细胞变短小,无纤毛细胞则凸出于表面,且含大量糖原并有分泌,有利于孕卵在输卵管运行过程中吸收营养。

2. **子宫颈及其分泌物的周期性变化**　在卵巢性激素的影响下,子宫颈黏膜周期性变化不明显,但其腺细胞分泌黏液却有明显的周期性变化。月经干净后,体内雌激素水平低,子宫颈黏液分泌量也少。随着雌激素水平的不断提高,宫颈黏液的分泌量逐渐增多,且变稀薄而透明,状若蛋清。至排卵期分泌量达高峰,黏液可延展拉成细丝状。将黏液涂于玻片上干燥后,显微镜下可见羊齿植物叶状结晶。在月经周期的6～7天即可出现,至排卵前结晶形状最典型。排卵后,在孕激素作用下,黏液变黏稠而浑浊,延展性也差,拉丝时易断裂。涂片干燥后镜检,羊齿植物叶状结晶消失,取而代之的是呈条索状排列的椭圆体。临床上经常通过宫颈黏液性状的变化来了解卵巢功能状态。

3. **阴道细胞的周期性变化**　阴道上端黏膜对性激素的周期性变化很敏感。阴道上皮分为底、中、表3层。在排卵前,阴道上皮在雌激素影响下,底层细胞增生,渐渐演变成中层与表层细胞,表层细胞角化程度增高,细胞内糖原含量增多,经寄生于阴道内的阴道乳酸杆菌分解而成乳酸,使阴道内保持一定的酸度,从而抑制了致病菌的繁殖,称之为阴道的自洁作用。排卵后,阴道的上皮细胞在孕激素作用下加速脱落,脱落的细胞多为中层细胞或角化前细胞。临床上常根据阴道脱落细胞的变化了解卵巢功能包括雌、孕激素水平或有无排卵。

六、月经周期的调节

性成熟以后,由于卵巢周期性变化,使其他生殖器官也产生相应的周期性变化,这种周期性变化也称为性周期。月经周期的调节是一个比较复杂的过程,主要由下丘脑、脑垂体和卵巢控制。下丘脑分泌促性腺激素释放激素,调节垂体促性腺激素的分泌,调控卵巢功能。卵巢分泌的性激素对下丘脑、垂体又有反馈调节作用。使下丘脑兴奋,分泌性激素增多称为正反馈;使下丘脑抑制,分泌性激素减少称为负反馈。下丘脑、垂体、卵巢之间的这种相互调节,也称下丘脑-垂体-卵巢轴,此轴受中枢神经系统的控制。月经只是性周期的重要标志,它正常与否可以反映整个神经内分泌系统的调节功能。

(一) 丘脑下部对脑垂体的调节

下丘脑是下丘脑-垂体-卵巢轴的启动中心。下丘脑某些神经细胞具有内分泌功能,产生促性腺激素释放激素(GnRH)。GnRH通过门脉循环到达并作用于垂体前叶,调节垂体两种激素即促卵泡素和黄体生成素的合成与释放,使垂体的两种促性腺激素离开细胞,进入血循环。下丘脑的GnRH呈脉冲式分泌。除此之外,下丘脑还产生生乳素抑制激素(PIH),调节垂体的生乳激素分泌和释放。

（二）脑垂体对卵巢的调节

脑垂体在 GnRH 作用下产生的两种促性腺激素：促卵泡素（FSH）和黄体生成素（LH），它们都是糖蛋白激素，能互相协同并直接影响卵巢的周期活动。促进卵泡发育，刺激成熟卵泡排卵，促进排卵后的卵泡变成黄体，并产生孕激素和雌激素。脑垂体的 FSH 和 LH 也呈脉冲式分泌。

（三）卵巢激素的反馈作用

卵巢主要分泌雌激素和孕激素两种性激素。卵巢激素分泌量对下丘脑和脑垂体产生和释放内分泌激素产生反馈作用。如果产生促进作用则称为正反馈；反之，产生抑制作用则称为负反馈。性激素有反馈作用是因为丘脑下部、脑垂体的功能细胞上有相应的受体。性激素作用于子宫内膜及其他生殖器官使其发生周期性变化。

（四）月经周期的调节机制

下丘脑-垂体-卵巢轴在大脑皮质控制下，通过调节与反馈，保持着内分泌的动态平衡，使育龄妇女的生殖器官发生周而复始的周期性变化。

前一次月经周期卵巢黄体萎缩后，月经来潮，雌、孕激素水平降至最低，解除了对下丘脑、垂体的抑制，下丘脑开始分泌 GnRH，垂体分泌促性腺激素（FSH、LH），使卵泡逐渐发育并开始分泌雌激素。在雌激素的作用下，子宫内膜发生增生期变化。随着雌激素逐渐增多，对下丘脑的负反馈作用增强，抑制下丘脑 GnRH 的分泌和垂体促性腺激素的分泌。随着卵泡的发育成熟，雌激素分泌出现第一次高峰，对下丘脑产生正反馈作用，促使垂体释放大量黄体生成素并出现高峰，促卵泡素同时也形成一个较低的峰。在垂体激素的作用下，使成熟卵泡排卵。

排卵后，卵泡刺激素、LH 急速下降，在少量 FSH 和 LH 作用下，卵巢黄体形成并逐渐发育成熟。黄体主要分泌孕激素，使子宫内膜由增生期变为分泌期，黄体也分泌雌激素并形成第二次高峰。在大量雌激素和孕激素的共同作用下，通过负反馈作用，垂体分泌的卵泡雌激素、LH 相应减少，黄体开始萎缩，卵巢激素也分泌减少。子宫内膜失去性激素支持发生坏死、脱落，从而月经来潮。同时，对下丘脑和垂体的抑制作用被解除，下丘脑又开始分泌 GnRH，使得垂体 FSH 和 LH 的分泌也增加，卵巢中新的卵泡开始发育，下一个月经周期再次开始。

案例分析与思考题

1. 女童，11 岁。因爬梯子不慎外阴受到撞击受伤哭泣不止，半小时后母亲带到医院就诊。女童主诉外阴疼痛，检查时发现外阴局部水肿，无明显裂口和出血。请问：外阴血肿最常见发生的地方是什么部位？此时应给予什么处理措施和健康教育？

2. 某初中女生半年前初次来月经，时断时续，没有规律。母亲带往社区门诊寻求帮助，你将给予什么样的回答和健康指导？

3. 请用自己的言语阐述月经周期的调节机制。

（刘远慧）

第二章 妊娠期妇女的护理

第一节 妊娠生理

妊娠是胚胎和胎儿在母体内发育成长的过程。卵子受精即为妊娠开始,胎儿及其附属物自母体排出是妊娠的终止。妊娠生理包括胚胎形成、胎儿发育及其附属物的形成,以及母体各系统的适应性变化。从卵细胞受精到胎儿的出生,是整个人生阶段发展最快速的时期。临床上是将末次月经第 1 天作为妊娠的开始,全程约 40 周。

一、受精与着床

(一) 受精

精子和卵子的结合过程称为受精。受精发生在排卵后的 12 小时内,整个受精过程约需 24 小时。排卵后次级卵母细胞进入输卵管壶腹部与峡部交界处等待受精。解除精子顶体外膜的"去获能因子",使精子获得受精的能力。当获能精子与卵子相遇,精子顶体外膜与精细胞膜顶端破裂形成小孔释放出顶体酶,溶解卵子外围的放射冠和透明带的过程,称为顶体反应。已获能的精子穿过次级卵母细胞透明带为受精的开始,卵原核与精原核融合为受精的完成。受精后的卵子称为受精卵或孕卵,标志诞生新生命。

(二) 受精卵的发育与输送

输卵管的蠕动和纤毛的摆动使受精卵向子宫腔移动,同时受精卵不断进行有丝分裂。受精后 30 小时约开始第一次卵裂,受精后 72 小时分裂成由 16 个细胞组成的实心细胞团,称为桑葚胚,也称早期囊胚。受精后第 4 天,桑椹胚进入子宫腔并继续分裂发育成晚期囊胚。在宫腔内游离 1~2 天,晚期囊胚外层的细胞称为滋养层,中间的腔称为囊胚腔,腔内一侧的细胞团称为内细胞团。

(三) 着床

晚期囊胚侵入到子宫内膜的过程,称为孕卵植入,也称着床。在受精后第 6~7 天开始,晚期囊胚透明带消失之后开始着床,11~12 天结束。着床部位位于宫腔上部前、后、侧壁,通常在宫腔后壁的上部。正常植入应在子宫腔的上部,深达子宫内膜的功能层。否则,便形成异常植入如子宫外孕、前置胎盘。着床必须具备的条件有:①透明带消失;②囊胚细胞滋养细胞分化出合体滋养层细胞;③囊胚和子宫内膜同步发育并相互配合;④孕妇体内有足够数量的孕酮,子宫有一个极短的敏感期允许受精卵着床。受精 24 小时的受精卵产生的早孕因子→防止囊胚被排斥;环磷酸腺苷(cAMP)促子宫内膜合成 DNA 利于着床。

(四) 蜕膜形成

受精卵着床后,子宫内膜迅速发生蜕膜变,致密层蜕膜样细胞增大变成蜕膜细胞。蜕膜:孕卵植入分泌期的子宫内膜后,进一步增厚子宫内膜。按蜕膜与受精卵的部位关系,将蜕膜分为底蜕膜、包蜕膜和真蜕膜 3 部分(图 2-1)。

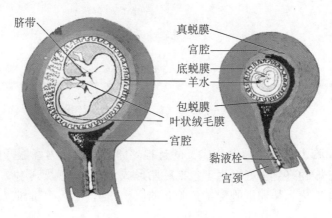

图 2-1 蜕膜模式图

1. **底蜕膜** 底蜕膜是指与囊胚极滋养层接触的子宫肌层之间的蜕膜,以后发育成为胎盘的母体部分。

2. **包蜕膜** 包蜕膜是指覆盖在囊胚上面的蜕膜,为胎膜的一部分。约在妊娠 12 周因羊膜腔明显增大,使包蜕膜和真蜕膜相贴近,子宫腔消失。

3. **真蜕膜(壁蜕膜)** 真蜕膜是指底蜕膜及包蜕膜以外覆盖子宫腔表面的蜕膜。

二、胎儿附属物的形成及其功能

胎儿附属物是指胎儿以外的组织,包括胎盘、胎膜、脐带和羊水。

(一) 胎盘

胎盘是母体与胎儿之间进行物质交换的重要器官,是胚胎与母体组织的结合体。胎盘由羊膜、叶状绒毛膜(也称丛密绒毛膜)和底蜕膜构成。结构形状为圆形或椭圆,重量 450～650 g,直径 16～20 cm,厚度约 2.5 cm,有两个面:母面及子面。

1. 胎盘的形成

(1)羊膜:羊膜是构成胎盘的胎儿部分,是胎盘的最内层,附着在绒毛膜板表面。羊膜为半透明光滑薄膜,无血管、神经及淋巴,具有一定的弹性。羊膜是羊水的保护膜,它与胚胎之间的空间称为羊膜腔。在妊娠最初的几个月,羊膜会分泌羊水,为发育中的胎儿提供安全的环境,以避免其受伤。

(2)叶状绒毛膜:叶状绒毛膜是构成胎盘的胎儿部分,是胎盘的主要部分。囊胚着床后,其外层细胞及滋养层增厚,表面形成许多毛状突起称为绒毛,此时的滋养层称为绒毛膜。胚胎发育至 13～21 天时,胎盘的主要结构——绒毛逐渐形成。绒毛的形成经历有 3 个阶段:

①一级绒毛:绒毛膜周围长出不规则突起的合体滋养细胞小梁,呈放射状排列,绒毛膜深部增生活跃的细胞滋养细胞也伸入进去,形成合体滋养细胞小梁的细胞中心索,初具绒毛形态;②二级绒毛:胚胎发育至第 2 周末或第 3 周初时,胚外中胚层逐渐深入绒毛干内,形成绒毛间质中心索;③三级绒毛:指胚胎血管长入间质中心索(图 2-2)。约在受精后第 3 周末,绒毛内的间质分化出毛细血管,此时胎儿胎盘循环建立。由于细胞滋养细胞不断增殖、扩展,与合体滋养细胞共同形成绒毛膜干,绒毛膜干之间的间隙称为绒毛间隙。

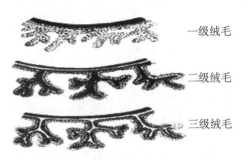

图 2-2 绒毛发育 3 阶段的模式图

一级绒毛
二级绒毛
三级绒毛

孕妇子宫螺旋动脉(也称子宫胎盘动脉)穿过蜕膜板进入母体叶,胎儿、母体间的物质交换均在胎儿小叶的绒毛处进行,说明胎儿血液是经脐动脉直至绒毛毛细血管,经与绒毛间隙中的母血进行物质交换,两者并不直接相通。

(3)底蜕膜:构成胎盘的母体部分。底蜕膜的螺旋小动脉和小静脉受滋养层合体细胞的侵蚀而直接开口于绒毛间隙,借动脉压差将动脉血注入绒毛间隙,再经蜕膜小静脉开口回流母体血液循环。胎儿血自动脉流入绒毛毛细血管网,再经脐静脉流入胎儿体内。绒毛间隙中的母血与绒毛血管内的胎血不直接相通,中间隔着绒毛中的毛细血管壁、绒毛间质及绒毛上皮,主要靠渗透、扩散作用进行物质交换。

2. 胎盘的功能 胎盘是维持胎儿在子宫内营养发育的重要器官,物质交换的部位主要在血管合体膜。胎盘功能包括气体交换、营养物质供应、排除胎儿代谢产物、防御功能,以及合成激素的功能等。

(1)气体交换:气体交换包括简单扩散,O_2、CO_2 的交换。维持胎儿生命最重要的物质是 O_2。在母体与胎儿之间,O_2 及 CO_2 以简单扩散方式进行交换,可替代胎儿呼吸系统的功能。CO_2 通过血管合体膜的速度比 O_2 通过快 20 倍左右,故 CO_2 容易自胎儿通过绒毛间隙直接向母体迅速扩散。

(2)营养物质供应:通过主动转运,异化扩散将来自母体的葡萄糖、氨基酸、脂肪酸、水、电解质、水溶性维生素等物质供给胎儿,可替代胎儿消化系统的功能。①葡萄糖是胎儿热能的主要来源,以易化扩散方式通过胎盘;②氨基酸浓度胎血高于母血,以主动运输方式通过胎盘;③电解质及维生素多数以主动运输方式通过胎盘;④胎盘中含有多种酶,如氧化酶、还原酶、水解酶等,可将复杂化合物分解为简单物质,也可将简单物质合成后供给胎儿。

(3)排除胎儿代谢产物:胎儿代谢产物如尿素、尿酸、肌酐、肌酸等,经胎盘送入母血,由母体排出体外,故可替代胎儿泌尿系统的功能。

(4)防御功能:母血中免疫球蛋白如 IgG 能通过胎盘,胎盘的屏障作用极有限。各种病毒(如风疹病毒、巨细胞病毒等)、病原体、血型抗体和某些对胎儿有害的相对分子质量小的药物,均可通过胎盘影响胎儿,致畸甚至死亡。细菌、弓形体、衣原体、螺旋体可在胎盘部位形成病灶,破坏绒毛结构进入胎体感染胎儿。

(5)合成功能:胎盘具有活跃的合成物质的能力,主要合成激素(蛋白激素和类固醇激素)与酶。蛋白激素有绒毛膜促性腺激素、胎盘生乳素、妊娠特异性 β_1 糖蛋白、绒毛膜促甲状腺激素等,类固醇激素有雌激素、孕激素等。合成的酶有缩宫素酶、耐热性碱性磷酸酶等。

1) 绒毛膜促性腺激素(HCG):HCG 由合体滋养细胞产生,是一种糖蛋白激素。至妊娠 8～10 周血清浓度达最高峰,持续 1～2 周后迅速下降,持续至分娩。约于产后 2 周内消失。HCG 在受精后 10 天左右即可用放射免疫测定法(RIA)自母体血清中测出,成为诊断早孕最敏感方法之一。

2) 胎盘生乳素(HPL):HPL 由合体滋养细胞产生。于妊娠的第 8 周开始分泌,第 36 周达高峰,直至分娩。产后 HPL 迅速下降,约产后 7 小时即不能测出。HPL 的主要功能为促进乳腺腺泡发育,刺激其合成功能,为产后泌乳做准备。另外能使胎儿获得更多的蛋白质、葡萄糖及矿物质。

3) 雌激素:主要来自胎盘及卵巢。于妊娠早期,主要由黄体产生雌二醇和雌酮。于妊娠 10 周后,胎盘接替卵巢产生更多雌激素,至妊娠末期雌三醇值为非孕妇女的 1 000 倍,雌二醇及雌酮为非孕妇女的 100 倍。

4) 孕激素:妊娠早期由妊娠黄体产生,自妊娠 8～10 周合体滋养细胞是产生孕激素的主要来源。随妊娠进展,母血中孕酮值逐渐增高,并与雌激素共同参与妊娠母体各系统的生理变化。

(二) 胎膜及脐带

1. 胎膜 胎膜由绒毛膜和羊膜组成。胎膜的外层为平滑绒毛膜,胎膜的内层为羊膜。胎膜有防止病原体进入宫腔,避免感染的作用;参与物质交换;参与羊水循环。胎膜在分娩发动上可能有一定作用。

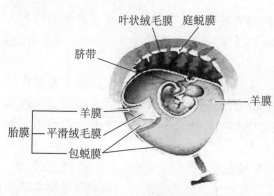

图 2-3 脐带模式图

2. 脐带 脐带一端连于胎儿腹壁脐轮,另一端附着于胎盘胎儿面。妊娠足月胎儿的脐带长 30～70 cm,平均约 50 cm,直径 1.0～2.5 cm,脐带断面中央有一条脐静脉、两条脐动脉。胎儿通过脐带血循环与母体进行营养和代谢物质的交换。脐带是母儿循环的重要通道,受压可危及胎儿的生命(图 2-3)。

(三) 羊水

1. 羊水的来源 妊娠早期的羊水,主要是母体血清经胎膜进入羊膜腔的透析液。妊娠中期后,胎儿尿液成为羊水的重要来源。妊娠 11～14 周时,胎儿肾脏即有排泄功能,于妊娠 14 周发现胎儿膀胱内已有尿液,胎儿尿液排至羊膜腔中,使羊水的渗透压逐渐降低。妊娠足月胎儿通过吞咽羊水使羊水量趋于平衡,起保护胎儿和母体的作用。

2. 母体、胎儿、羊水三者间的液体平衡 羊水在羊膜腔内不断进行液体交换,以保持羊水量相对恒定。母体、胎儿间的液体交换,主要通过胎盘,每小时约交换 3 600 ml。母体与羊水的交换,主要通过胎膜。羊水与胎儿的交换,主要通过胎儿消化管、呼吸道、泌尿道以及角化前皮肤等。

3. 羊水量、性状及成分

(1) 羊水量:妊娠 38 周时约 1 000 ml,此后羊水量逐渐减少,妊娠足月时羊水量约 800 ml。

（2）羊水性状及成分：妊娠早期羊水为无色透明液体；妊娠足月羊水呈弱碱性，则略显混浊，不透明，可见羊水内悬有小片状物，包括胎脂、胎儿脱落上皮细胞、毳毛、毛发、少量白细胞、清蛋白和尿酸盐等。羊水中含有大量激素（包括雌三醇、孕酮、前列腺素、胎盘生乳素、绒毛膜促性腺激素等）。

4. 羊水的功能

（1）保护胎儿：胎儿在羊水中自由活动，防止胎体畸形及胎肢粘连；保持子宫腔内温度恒定；适量羊水可避免子宫肌壁或胎儿对脐带的直接压迫所致的胎儿窘迫；有利于胎儿体液平衡，如胎儿体内水分过多可以胎尿方式排至羊水中；临产宫缩时，在第一产程初期，羊水直接受宫缩压力能使压力均匀分布，避免胎儿局部受压。

（2）保护母体：减少胎动所致的不适感；临产后，前羊水囊扩张子宫颈口及阴道；破膜后羊水冲洗阴道减少感染。

第二节　胎儿的发育及生理特点

一、胎儿的发育

（一）胎儿发育分期

妊娠开始 8 周的人胚称为胚胎，是其主要器官结构完成分化时期。受精后 9 周起称为胎儿，是其各器官进一步发育渐趋成熟时期。妊娠时间通常以孕妇末次月经第 1 天计算，妊娠全过程约 280 天，以 4 周（28 天）为一个妊娠月，共 10 个妊娠月。

（二）不同孕龄胎儿发育特征

前 8 周：主要器官分化发育，4 周末可辨认胚盘与体蒂，5～6 周有妊囊。

8 周末：胚胎初具人形，头占整个胎体近一半，能分辨出眼、耳、鼻、口、手指及足趾，四肢已具有雏形，B 型超声可见早期心脏形成并搏动。

12 周末：胎儿身长约 9 cm，顶臀长 6～7 cm，体重约 20 g。外生殖器已发育，部分可辨性别，胎儿四肢可以活动。

16 周末：胎儿身长约 16 cm，顶臀长 12 cm，体重约 110 g。从外生殖器可确定胎儿的性别，头皮已长毛发，胎儿已开始出现呼吸运动，皮肤菲薄呈深红色，无皮下脂肪。部分经产妇已能自觉胎动。

20 周末：胎儿身长约 25 cm，体重约 320 g。皮肤暗红，出现胎脂，全身覆盖毳毛，并可见一些头发，开始出现吞咽、排尿功能。体检孕妇时可听到胎心音。自 20～28 周前娩出的胎儿称为有机儿。

24 周末：胎儿身长 30 cm，体重约 630 g。各脏器均已发育，皮下组织开始沉积，因量不多，皮肤仍呈皱缩状，出现眉毛。

28 周末：胎儿身长 35 cm，体重约 1 000 g。皮下脂肪不多，皮肤粉红，眼睛半张开，出现眼睫毛，可有呼吸运动，但肺泡Ⅱ型细胞中表面活性物质含量低。此时出生者易患特发性呼吸窘迫综合征，若加强护理，可以存活。

32周末：胎儿身长40 cm，体重约1 700 g。皮肤深红，面部毳毛已经脱落，出现脚趾甲，睾丸下降，生活力尚可。出生后注意护理，可以存活。

36周末：胎儿身长约45 cm，体重约2 500 g，皮下脂肪较多，毳毛明显减少，面部皱褶消失。指（趾）甲已经超出指（趾）端，出生后能啼哭及吮吸，生活能力良好。此时出生基本可以存活。

40周末：胎儿身长约50 cm，体重约3 400 g。发育成熟，胎头双顶径值＞9.0 cm。皮肤粉红色，皮下脂肪多，头发粗，长度＞2 cm。外观体型丰满，肩、背部有时尚有毳毛，足底皮肤有纹理，指甲超过指端。出生后哭声响亮，吮吸能力强，四肢活动好，生活能力强，能很好地存活，称为足月新生儿（图2-4）。

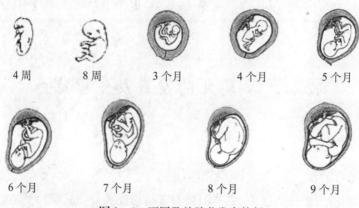

图2-4 不同孕龄胎儿发育特征

临床常用新生儿身长作为判断胎儿月份的依据。妊娠前20周（即前5个妊娠月）的胎儿身长＝妊娠月数的平方。如妊娠4个月时胎儿身长＝4×4＝16 cm。妊娠后20周（即后5个妊娠月）的胎儿身长（cm）＝妊娠月数×5。如妊娠7个月＝7×5＝35 cm。

二、胎儿生理特点

1. 循环系统 胎儿的营养供给和代谢产物排出，均需经胎盘脐血管由母体完成。

（1）血循环特点：胎儿体内无纯动脉血，而是动静脉混合血。进入肝、心、头部及上肢的血液，含氧量较高和营养较丰富，以适应需要。注入肺及身体下半部的血液，含氧量及营养较少。

（2）红细胞生成：孕3周末来自卵黄囊，孕10周时，肝脏是红细胞生成的主要器官。妊娠32周以后的早产儿及妊娠足月儿的红细胞数均增多，约为$6.0×10^{12}$/L。胎儿红细胞生命周期约为成人的2/3，需不断生成红细胞，至妊娠足月时骨髓、脾能产生90%红细胞。

2. 呼吸系统 胎儿的呼吸系统是由母婴血液在胎盘进行气体交换完成的。B型超声于妊娠11周可见胎儿胸壁运动，妊娠16周出现能使羊水进出呼吸道的呼吸运动，每分钟30～70次。胎儿窘迫时出现大喘息样呼吸运动。

3. 消化系统 妊娠11周小肠有蠕动，妊娠16周胃肠功能基本建立，胎儿能吞咽羊水，吸收水分、氨基酸、葡萄糖及其他可溶性营养物质。

4. 泌尿系统 妊娠11～14周胎儿肾有排尿功能。妊娠14周胎儿膀胱内有尿液。通过胎儿排尿参与羊水循环。

5. 内分泌系统　胎儿甲状腺于妊娠第 6 周开始发育,是最早发育的内分泌腺。妊娠 12 周已能合成甲状腺激素。肾上腺于妊娠第 4 周开始发育,第 7 周时可以合成肾上腺素,肾上腺皮质于妊娠 20 周时增宽,可产生大量类固醇激素,与胎儿肝、胎盘、母体完成雌三醇合成。妊娠 12 周胎儿胰腺分泌胰岛素。

6. 生殖系统及性腺分化发育　男性胎儿睾丸于临产前降至阴囊内。女性胎儿卵巢在妊娠 11～12 周开始分化发育,副中肾管系统发育形成阴道、子宫、输卵管。外阴部缺乏 5α-还原酶,外生殖器向女性分化发育。

第三节　妊娠期母体变化

熟悉妊娠期母体的变化,有助于护理人员帮助孕妇了解妊娠期的解剖及生理方面的变化,如许多实验室指标较非孕期发生明显改变,认识妊娠导致的生理变化是正确理解妊娠并发症的基础,帮助孕妇识别潜在的或现存的非正常的生理性变化。

一、生理变化

(一)生殖器官的变化

妊娠期母体为适应胎儿生长的需要,并为分娩准备条件,各个系统和器官均发生一系列的变化;妊娠后,生殖器官的变化最为明显,具有以下共性:组织增生、肥大、充血、水肿、松软及呈紫蓝色。

1. 子宫

(1)子宫体:妊娠时子宫变化最大。肌纤维肥大、变长、增生至宫体逐渐增大。妊娠早期子宫呈球形或椭圆形且不对称,受精卵着床部位的子宫壁明显突出。自妊娠 12～14 周起,子宫出现不规则无痛性收缩,增大的子宫渐呈均匀对称并超出盆腔,妊娠晚期的子宫呈不同程度右旋,孕妇有时自己也能感觉到。妊娠末期,由未孕期时的 40～50 g 增至约 1 100 g,容量增加约 1 000 倍。血流量逐渐增加,足月妊娠时每分钟达 450～650 ml,其中 80%～85% 供应胎盘。

(2)子宫峡部:子宫峡部位于子宫体与子宫颈之间最狭窄部位。非孕时长约 1 cm,妊娠后变软,妊娠 10 周时子宫峡部明显变软。妊娠 12 周后,子宫峡部不断伸展,至妊娠末期可达 7～10 cm。峡部的肌纤维增生,但不如子宫体明显。分娩时,峡部继续伸展,成为软产道的一部分,称为"子宫下段"。妊娠期间,子宫经常有不规则的间歇性收缩,以促进胎盘血循环。妊娠后半期,子宫兴奋性增高,收缩加频,足月时变为有规律的收缩,称为"阵缩",是分娩的主要动力。

(3)子宫颈:于妊娠早期,由于血管及淋巴管的增加及结缔组织的增生、水肿等,致宫颈肥大变软、内膜增厚、腺体增生、黏液分泌量增多,在颈管内形成黏液塞,可防止细菌进入宫腔。临产时,宫颈管变短并出现轻度扩张。由于宫颈鳞状柱状上皮交接部外移,宫颈表面出现糜烂面,称为假性糜烂。

2. 卵巢　此期卵巢略增大,不排卵。在一侧卵巢中有妊娠黄体继续生长并分泌雌激素和孕激素,以维持妊娠的继续。妊娠黄体一般在妊娠 10 周后开始萎缩,由胎盘替代卵巢分泌激素。

3. 输卵管　妊娠期输卵管伸长,血运增加,组织变软,黏膜有时呈类似蜕膜样变。

4. 阴道　此期肌纤维及弹力纤维增生,易于扩张。黏膜变厚变软,充血、水肿呈紫蓝色。皱襞增多,结缔组织变松软,伸展性增加。阴道上皮细胞含糖原增加,乳酸含量增多,使阴道分泌物增多,呈酸性,可抑制致病菌生长。

5. 会阴　会阴皮肤色素沉着,血管增多、充血,淋巴管扩张,结缔组织变软,故伸展性增大,有利于分娩时胎儿娩出。

6. 乳房的变化　妊娠最早几周感乳房发胀,或有刺痛感及触痛,妊娠 8 周后乳房明显增大。由于雌激素及孕激素的增加,乳房腺管与腺体皆增生,脂肪沉积,乳头很快增大、着色,乳晕颜色加深、其外围的皮脂腺肥大形成散在的结节状隆起,称为蒙氏结节。此外,乳腺发育完善还需垂体催乳激素、胎盘生乳素、胰岛素、皮质醇、甲状腺素等的参与。妊娠后期可由乳头挤出少量黄色液体溢出,称为"初乳",当分娩后新生儿吸吮乳头后即可泌乳。

(二) 循环系统的变化

1. 心脏　由于新陈代谢和循环血量的增加,以及为了适应胎盘循环的需要,母体心脏负担加重。妊娠后期因膈肌升高,心脏向左、向上、向前移位更贴近胸壁,心尖搏动左移 1～2 cm,心浊音界稍扩大。正常心脏具有代偿功能,故能胜任孕期的负担,产后逐渐消失。心脏容量从妊娠早期至妊娠末期约增加 10%,心率每分钟增加 10～15 次,以适应妊娠的需要。

2. 心搏量　心搏量增加对维持胎儿生长发育极为重要。心搏量约自妊娠 10 周开始增加,至妊娠 32～34 周达高峰。左侧卧位测量心搏量较未孕时增加 35%,持续此水平直至分娩。孕妇心搏量对活动的反应较未孕妇女明显。临产后,特别在第二产程期间,心搏量显著增加。

3. 血压　在妊娠早期及中期血压偏低,在妊娠晚期血压轻度升高。孕早期一般收缩压无变化,舒张压轻度降低,使脉压稍增大。若比原有水平升高 3 kPa(约 20 mmHg)以上或达 17.4/12 kPa(130/90 mmHg)以上者,则为病理现象。

4. 静脉压　因妊娠子宫压迫盆腔静脉,使下肢血液回流受阻,股静脉压升高,致妊娠后期常出现足踝及小腿水肿,少数可出现下肢、会阴部静脉曲张和痔。

(三) 血液的变化

1. 血容量　从孕 6 周起开始增加,至妊娠 32～34 周达高峰,约增加 35%,平均增加约 1 500 ml,维持此水平至分娩。血容量增加包括血浆及红细胞增加,血浆增加多于红细胞增加,血浆约增加 1 000 ml,红细胞容量约增加 500 ml,出现血液稀释。

2. 血液成分

(1) 红细胞:妊娠期骨髓不断产生红细胞,网织红细胞轻度增生,红细胞总量到足月时增加 33%,血容量约增加 48%,血容量增加至孕 32 周时达高峰。由于血浆容量增加多于红细胞增加,血液稀释,红细胞计数约为 $3.6 \times 10^{12}/L$,血红蛋白值为 110 g/L,血细胞比容降至 31%～34%。孕妇储备铁约 500 mg,为适应红细胞增生及胎儿成长和孕妇各器官生理变化的需要,容易缺铁,应在孕晚期补充铁剂,以防血红蛋白值下降。

凝血方面血小板计数无改变,凝血因子Ⅱ、Ⅶ、Ⅷ、Ⅸ、Ⅹ增加,纤维蛋白原增加50%,凝血因子Ⅺ、ⅩⅢ由于血液稀释而减少,血液呈高凝状态。

(2) 白细胞:从孕7周起开始增加,至妊娠30周时达高峰,约10×10^9/L,有时可达15×10^9/L,主要为中性粒细胞增加,淋巴细胞增加不多,而单核细胞和嗜酸性细胞几乎无改变。

(3) 凝血因子:妊娠期血液处于高凝状态。凝血因子Ⅱ、Ⅴ、Ⅶ、Ⅸ、Ⅹ均增加,仅凝血因子Ⅺ、ⅩⅢ由于血液稀释而降低。血浆纤维蛋白原比非孕期增加约50%,孕末期可达4 000~5 000 mg/L。妊娠末期红细胞沉降率(血沉)加快,妊娠期纤维蛋白溶酶增加,优球蛋白溶解出现延长,表明妊娠期间纤溶活性降低,分娩后纤溶活性迅速增高,血液呈高凝状态。

(4) 血浆蛋白:血浆蛋白由于血液稀释从孕早期即下降,至妊娠中期为60~65 g/L,主要是白蛋白减少,约为35 g/L,以后持续此水平直至分娩。

(四) 泌尿系统的变化

从孕早期开始,肾脏体积增大较明显,肾脏的改变与血容量及心输出量增加并行。肾血流量到孕24周时增加50%,而30%~40%是由于心输出量增加所致。代谢产物尿素、尿酸、肌酸、肌酐等排泄增多,由于肾小管对葡萄糖再吸收能力不能相应增加,孕妇餐后可能出现糖尿,应注意与真性糖尿病相鉴别。

早孕时增大的子宫及妊娠末期下降的胎头,可压迫膀胱而引起尿频。妊娠中期以后,在孕激素的影响下,输尿管蠕动减弱,加以输尿管常在骨盆入口处受妊娠子宫的压迫,致尿流迟缓,易引起泌尿系的感染。孕妇易患急性肾盂肾炎,以右侧多见。

(五) 呼吸系统的变化

晚期妊娠以胸式呼吸为主。妊娠子宫增大,挤压横膈使之上升,最高可达4 cm,胸廓周径增加5~10 cm,呼吸频率增加2~4次/分,换气量每分钟增加40%。孕晚期肺底部可能听到肺不张性细湿性啰音,在深呼吸或用力咳嗽后消失。孕妇有过度换气,血中CO_2排出增加,CO_2分压降低,较非妊娠期减少6%~10%,但血浆PH仍保持正常。

(六) 消化系统的变化

早孕期常有食欲缺乏、恶心、呕吐、选食及唾液分泌增多,易出现齿龈出血、牙齿松动及龋齿等现象,数周后多自愈。妊娠子宫增大,迫使胃向上移位,阑尾向右上方移位。受孕激素影响,胃肠蠕动减少、排空时间减慢,易有上腹部饱满感、胃肠胀气与便秘。因胃液分泌减少、胃酸减少,可影响铁的吸收,故孕妇易患贫血。妊娠后期子宫压迫直肠,可加重便秘,并可因静脉血流郁滞而出现痔疮。

(七) 物质代谢

1. 体重 早孕期因反应及食欲缺乏,体重可下降,随着妊娠月份的增长、胎儿的发育、体内水分的潴留、血液总量的增加,以及蛋白质和脂肪的储存等,孕妇体重逐渐增加。一般从妊娠第5个月开始,每周增加约0.5 kg,到足月时共增加约12.5 kg,主要在孕后半期,如体重增加过快,应考虑有病理情况。

2. 糖代谢 进餐后血糖维持在较平时为高的水平,容易通过胎盘到达胎儿,并以脂肪形式储存于母体,较少量以糖原形式储存于母体肝脏及肌组织内。

3. 蛋白质代谢 孕期都是正氮平衡,于孕28周时达顶峰,此后保持该水平。孕末期储存的蛋白质达500 g,50%供给胎儿胎盘的生长发育需要,50%用于母体的子宫、乳腺及血液成分增长等方面。

4. 脂类代谢　脂肪是母体储藏能量的主要方式,在孕 30 周时约储存 4 kg,以后储存的量较少,孕妇血中总类脂质与胆固醇均高于平时,孕妇容易发生酮血症,与糖原储存较少直接有关。

5. 电解质改变　母体血循环中电解质的减少是相对的,是指浓度的下降,而循环中电解质的总量是增多的。铁是血红蛋白及多种氧化酶的组成部分,与血氧运输和细胞内氧化过程关系密切。孕期母体储存铁供不应求,不补充外铁易发生缺铁性贫血。胎儿骨骼及胎盘形成需较多的钙,孕末期体内含钙 25 g、磷 14 g。绝大多数孕妇在孕末 2 个月储存,因此在孕末期需补充钙及维生素 D。

6. 水代谢　孕妇体内钠盐潴留较多,除供胎儿需要外,也分布在母体的细胞外液内。随着钠的潴留,体内水分亦相应增加。钠和水的潴留与体内醛固酮及雌激素有关,而其排出则与孕激素及肾脏功能有密切关系。潴留的水分,产后迅速以尿及汗液形式排出。

(八) 内分泌系统的变化

孕期母体内分泌功能有显著改变,一是母体原有内分泌腺功能活动增强,二是胎儿与胎盘在发育期间逐渐发展自身的内分泌系统(胎儿—胎盘单位)与功能。胎儿—胎盘单位的功能又影响母体内分泌系统的结构与功能,两者共同担负着维持整个妊娠过程的激素调控任务。

(九) 骨骼系统的变化

骨骼一般无变化,孕期因骨盆关节及椎骨间关节韧带松弛,孕妇可感腰骶部、耻骨联合及(或)肢体疼痛不适,这可能和松弛素有关。

(十) 皮肤的变化

皮肤常有色素加深沉着,在面部、脐下正中线、乳头、乳晕及外阴等处较显著。由于伸展过度,腹壁、乳房以及大腿处侧面和臀部的皮肤可因弹力纤维断裂而出现斑纹,称为"妊娠纹"。新的妊娠纹为紫红色,见于初孕妇;陈旧性妊娠纹呈白色,多见于经产妇。

二、妊娠期的心理和社会因素变化

妊娠不仅会造成身体各系统的生理改变,随之经受着生理、心理、家庭和社会环境的一些变化,对其身心健康影响很大。妊娠期良好的心理调适有助于产后亲子关系的建立及母亲角色的完善。因此妊娠期的心理评估是产前护理极为重要的内容。护理人员要了解妊娠期孕妇及家庭成员的心理变化,给予适当的护理照顾,使孕妇及家庭能妥当地调适,迎接新生命的来临。孕妇常见的心理反应有以下几种。

1. 惊讶和震惊　在怀孕初期,不管是否是计划中的妊娠,几乎所有的孕妇都会产生惊讶和震惊的反应,这也表明着一种心理的变化。

2. 矛盾心理　在惊讶和震惊的同时,孕妇可能会出现思绪焦虑的矛盾心理,尤其是针对未计划怀孕的孕妇此心理更显突出。孕前可能会觉得自己还没做好准备,是否择期妊娠会更好、是否影响工作,或许自己的能力不足,以及缺乏可以利用的社会支持系统或经济负担过重,有时因第一次妊娠对恶心、呕吐等生理变化无法适应等问题。这种"矛盾心理"可能正常地出现于孕早期或整个妊娠的过程中,但当孕妇自觉胎儿在腹中活动时,多数孕妇会改变当初对怀孕的态度。

3. 接受   妊娠早期,某些孕妇因为妊娠引起的各种不适应,并未真实感受"胎儿"的存在。随着妊娠进展,尤其是胎动的出现,孕妇真正感受到"孩子"的存在。出现"筑巢反应",计划为孩子购买衣服、睡床等日常用品,学习关心孩子的喂养和生活护理等方面的知识,给未出生的孩子起名字、猜测性别等,甚至有些孕妇在计划着孩子未来的教育和谋职。妊娠晚期,由于胎儿不断长大,孕妇体重增加,开始感觉行动不便,非常容易疲倦、劳累和身体不适,期盼分娩日期的到来。同时,随着预产期的临近,孕妇一方面害怕、担心分娩的过程是否顺利,自己能否耐受分娩的疼痛;另一方面又期盼见到自己的宝宝,为分娩做好心理和物质上的准备。随着预产期的临近,有的孕妇个性固执、焦虑、紧张、恐惧的情绪会加剧,往往延续到分娩期。

4. 情绪波动   孕妇的情绪波动起伏较大,可能由于体内内分泌激素的改变而引起。尤其是在雌激素和黄体素持续升高时,孕妇往往会变得非常敏感,常常为了一些小事而生气、哭泣,追问其原因时,又很难说出理由。所以,丈夫需在妻子妊娠前或妊娠早期就预先了解并注意这些情绪上的变化,调节此时的情绪变化,避免成为妊娠期的压力来源。但大多数孕妇会随着体内激素分泌增加和对未来生活的期望,使大多数孕妇情绪逐步变得愉快、稳定。

5. 内省   孕妇在妊娠时往往表现出以自我为中心的倾向,专注于自己及身体。关心自己的一日三餐、体重、穿着,也关心自己的休息,喜欢独处。这种专注使孕妇能计划、调节、适应,以迎接新生命的到来。内省行为可能会使配偶及其家庭成员受到冷落而影响家庭关系。

第四节 妊　娠　诊　断

胚胎和胎儿在母体内生长发育的过程称为妊娠。卵子受精是妊娠的开始,胎儿及附属物自母体排出是妊娠的终止。临床上一般以末次月经的第一天作为妊娠的开始。临床上为了掌握妊娠不同阶段的特点,将妊娠全过程分为 3 个时期:12 周以内为早期妊娠,13~27 周末为中期妊娠,28~40 周为晚期妊娠。

一、早期妊娠诊断

(一) 病史

1. 停经   生育年龄有过性生活史的健康妇女,平时月经规律,此次月经过期 10 天以上。停经是妊娠最早和最重要的症状,哺乳期妇女月经虽未恢复但仍可能再次妊娠。少数孕妇于孕卵着床时,可有少量阴道出血。

2. 早孕反应   约半数以上妇女停经 6 周出现畏寒、嗜睡、食欲缺乏、挑食、喜欢吃酸食,怕闻油腻味,早起恶心,甚至呕吐,严重者还有头晕、乏力、倦怠等症状。6 周开始,8~10 周达高峰,12 周消退。恶心、呕吐与体内 HCG 增多、胃酸分泌减少,以及胃排空时间延长可能有关,对孕妇身体健康无明显影响。

3. 尿频   妊娠早期出现,由于怀孕后子宫逐渐增大,压迫膀胱而引起小便次数增多。但并没有尿路感染时出现的尿急、尿痛症状。当子宫出盆腔进腹腔后,约妊娠 12 周以后症状消失。

（二）临床表现

1. 乳房的变化　乳房胀痛,因雌激素、孕激素的增加,促进乳腺的发育。妊娠后受雌激素和孕激素的影响,乳腺细胞和乳腺小叶增生,乳房逐渐长大,孕妇感觉有轻度腹胀和乳头疼痛。检查时,可见乳头及乳晕着色加深,其乳晕周围出现蒙氏结节。

2. 生殖系统的变化　于妊娠 6～8 周内,行窥阴器检查可发现阴道黏膜以及宫颈充血呈紫蓝色。双合诊触及子宫颈变软,可见黑加征,即宫颈与宫体似不相联。孕 8 周时宫体是非孕时的 2 倍,孕 12 周时是非孕时的 3 倍,此时在耻骨联合上多能触及宫底。

3. 其他

（1）皮肤色素沉着:主要表现在脸颊部以及额部出现褐色斑点,又称妊娠斑,典型者呈蝴蝶样。

（2）基础体温升高:当出现上述某些症状时,可每天测定基础体温,怀孕者基础体温往往升高。

（三）辅助检查

1. 黄体酮试验　目前不建议使用。

2. 妊娠试验　妊娠后胚胎的绒毛滋养层细胞产生大量绒毛膜促性腺激素（HCG）,该激素存在于孕妇体液中,通过检测血、尿标本中 HCG,可作为早孕的辅助诊断。

3. 超声检查

（1）B 型断层显像法:在增大子宫的轮廓中可见到圆形妊娠环,其内为液性暗区。液性暗区内可见胚芽或胎儿,同时可见胎心搏动或胎动。最早在 5 周时,即可在妊娠环中见到有节律的胚胎原始心管搏动。

（2）超声多普勒法:用超声多普勒在子宫位置可听到有节律的单一高调胎心率 150～160 次/分,可确诊为早孕。最早可在孕 7 周测出。

（3）A 型示波法:现少采用,主要以出现宫腔分离波、液平段、子宫体增大及胎心搏动 4 项指标诊断妊娠。

4. 基础体温（BBT）测定　BBT 具有双相型的妇女,停经后体温升高相持续 18 天不下降者,早孕的可能性很大,体温升高持续 3 周以上,早孕可能性大（图 2-5）。

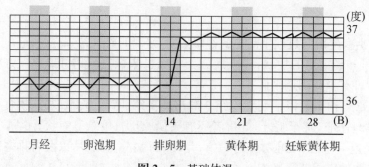

图 2-5　基础体温

5. 宫颈黏液的检查 早孕时量少质稠,涂片干燥后镜检视野内全为成行排列的椭圆体。

二、中、晚期妊娠的诊断

(一)病史

有早期妊娠的经过,且子宫明显增大,可感觉到胎动,触及胎体,听诊有胎心,容易确诊。

(二)临床表现

1. 子宫增大 随着妊娠的发展子宫逐渐增大,孕妇也自觉腹部逐渐膨胀,并可根据子宫底高度判断妊娠月份,一般妊娠16周子宫底约达脐与耻骨联合中间,妊娠24周约在脐稍上,妊娠36周约近剑突,妊娠40周反而稍降低(图2-6,表2-1)。

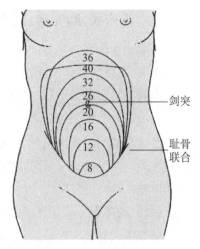

图2-6 妊娠周数与宫底高度

表2-1 不同孕周的宫高及子宫长度

妊娠周数(周)	手侧宫底高度	尺侧耻上宫底长度(cm)
12	耻上2~3横指	
16	脐耻之间	
20	脐下1横指	18
24	脐上1横指	24
28	脐上3横指	26
32	脐和剑突之间	29
36	剑突下2横指	32
40	剑突水平或略高	33

2. 胎动 妊娠18~20周孕妇可自觉胎儿在子宫内活动,称为胎动,3~5次/小时,检查时也可扪及或用听诊器听到。

3. 胎心 妊娠20周左右可经孕妇腹壁听到胎儿心音,如钟表的"滴答"声,每分钟120~160次,以在胎儿背部听诊最清楚。但需与子宫杂音、腹主动脉音相区别,子宫杂音为吹风样低响。腹主动脉音为"咚咚"样强音,均与孕妇脉搏一致。

4. 胎体 妊娠20周后,可经腹壁触到胎体,妊娠24周后更为清楚,可区分圆而硬的胎头具有浮球感,宽而软的胎臀形状不规则,以及宽而平坦的胎背和小而不规则的四肢。

5. 皮肤的变化 妊娠中期以后在面部、乳头乳晕、腹壁正中线和会阴部等处可有明显的色素沉着,下腹部以至大腿上1/3外侧可见紫红色或粉红色的斑纹。

(三)辅助检查

1. X线摄片检查 妊娠18周后,X线摄片检查可见到胎儿骨骼阴影,对多胎、畸形胎儿、死胎及可疑头盆不称的诊断有参考价值。但不宜多做,以免影响胎儿发育。

2. 超声检查 A型示波法可探及胎心及胎动反射;B型显像法可显示胎体、胎动、胎心搏动、胎头及胎盘等完整图像,可确诊为妊娠,并证实为活胎。

三、胎产式、胎先露、胎方位

胎姿势即胎儿在子宫内的姿势。胎头俯屈,颏部贴近胸壁,脊柱略前弯,四肢屈曲交叉于胸腹前,其体积及体表面积均明显缩小,整个胎体成为头端小、臀端大的椭圆形,以适应妊娠晚期椭圆形宫腔的形状。

(一) 胎产式

胎体纵轴与母体纵轴的关系称为胎产式。两纵轴平行者称为纵产式,两纵轴垂直者称为横产式。两纵轴交叉呈角度者称为斜产式,属暂时性,在分娩过程中多数转为纵产式,偶尔转成横产式。

(二) 胎先露

最先进入骨盆入口的胎儿部分称为胎先露。纵产式有头先露及臀先露,横产式为肩先露。头先露因胎头屈伸程度不同,又分为枕先露、前囟先露、额先露及面先露。臀先露因入盆的先露部分不同,又分为混合臀先露、单臀先露、单足先露和双足先露。偶见头先露或臀先露与胎手或胎足同时入盆者,称为复合先露。

(三) 胎方位

胎儿先露部的指示点与母体骨盆的胎位称为胎方位(简称胎位)。枕先露以枕骨、面先露以颏骨、臀先露以骶骨、肩先露以肩胛骨为指示点。根据指示点与母体骨盆左、右、前、后、横的关系而有不同的胎位(表2-2)。

表2-2 胎产式、胎先露和胎方位的关系及种类

纵产式 (99.75%)	头先露 (95.75%~97.75%)	枕先露 (95.55%~97.55%)	枕左前(LOA)、枕左横(LOT)、枕左后(LOP) 枕右前(ROA)、枕右横(ROT)、枕右后(ROP)
		面先露 (0.2%)	颏左前(LMA)、颏左横(LMT)、颏左后(LMP) 颏右前(RMA)、颏右横(RMT)、颏右后(RMP)
	臀先露 (2%~4%)		骶左前(LSA)、骶左横(LST)、骶左后(LSP) 骶右前(RSA)、骶右横(RST)、骶右后(RSP)
横产式——肩先露(0.25%)			肩左前(LScA)、肩左后(LScP) 肩右前(RScA)、肩右后(RScP)

第五节 妊娠期营养

母体是婴儿成长的环境,对于孕妇来说怀孕期的营养摄取非常重要,既要满足维持母体正常的新陈代谢所需,又要供给子宫及胎盘营养,供给胎儿成长发育所需,为生产及哺乳做准备。妊娠期妇女的营养不良,会直接影响胎儿的骨骼、神经系统及脑部的发育,导致胎儿器官发育不全,胎儿生长受限,造成流产、畸形、胎儿体重过轻、早产、胎死宫内等而增加胎儿死亡率。孕妇营养摄入过多,易导致胎儿过大,增加了难产和剖宫产的概率。因此,加强孕期的营养指导是产前保健的重要工作。

一、护理评估

(一) 病史

1. 询问孕妇平时的饮食习惯 如饮食方法、饮食内容和摄入量。

2. 既往病史 有无胃肠道病史、有无甲状腺功能亢进或糖尿病等内分泌病史,有无食物过敏史。

3. 怀孕后饮食 饮食习惯有无改变,变化情况如何,早孕反应对孕妇饮食的影响程度等。

(二) 身心状况

1. 身体评估 测量体重,结合身高和怀孕前体重,判断孕妇体重的增长是否在正常范围内;评估检查孕妇的毛发、皮肤、指(趾)甲和血压等,可反映其营养状况;同时定期产前检查,测宫高、腹围,判断胎儿在宫内的生长发育情况。

2. 心理和社会因素评估 有无影响孕妇饮食的心理因素或社会文化因素,如宗教信仰对饮食的限制、经济拮据限制孕妇的生活购买力等。

(三) 诊断检查

必要时进行实验室检查,如血常规、血红蛋白检查等。

二、护理措施

(一) 制定饮食目标计划

帮助孕妇制定合理的饮食计划,以满足自身和胎儿的营养需要,并为分娩和哺乳做准备。

1. 热量 妊娠期热量的需要量增加,每日至少增加 $0.42\sim1.26$ MJ($100\sim300$ kcal)。但热量增加不必太高,以免胎儿过大,增加难产的机会,尤其是晚期孕妇活动少。安排食谱时,应适当考虑三大产能营养素的比例,一般碳水化合物占 $60\%\sim65\%$,脂肪占 $20\%\sim25\%$,蛋白质占 15% 为宜。

2. 蛋白质 构成蛋白质的氨基酸,对胎儿的成长是很重要的。孕妇约需蛋白质 900 g/d 左右,如摄入不足,不仅影响胎儿体格发育,而且影响胎儿的大脑发育,同时可增加孕妇贫血、妊娠高血压等疾病的发病率。建议孕中期每日增加 15 g,孕晚期每日增加 25 g 为宜,且以优质蛋白为好,如肉类、豆类、乳制品等。

3. 矿物质

(1) 铁:铁质有助于制造血红蛋白,以用于输送氧气给胎儿,使它获得最佳的发育,若铁含量不足,可导致缺铁性贫血,建议孕妇每日铁的摄入量孕中期为 25 mg,孕晚期为 35 mg。含铁食物有动物肝脏、动物全血、瘦肉、蛋黄、豆类、深绿色蔬菜、全麦面包等。

(2) 钙:钙能帮助骨骼和牙齿的健全成长,建议孕中期每日 1 000 mg,孕晚期 1 500 mg。食物有乳类、乳制品、肉类、豆类、海产品等。

(3) 碘:碘对维持孕妇及胎儿的新陈代谢和甲状腺功能很重要,若孕妇缺碘则婴儿会患呆小症,建议每日孕妇摄入碘量为 175 μg,含碘食物如海产品等。

(4) 镁:镁能够减少产前子痫、早产和阴道出血的现象,食物有乳制品、绿色蔬菜、坚果等。

(5) 锌:锌对胎儿的正常成长是必要的,它能帮助婴儿的脑神经行为与免疫系统的发育,食物有肉类、蛋、鱼、坚果等。

4. 维生素

(1) 维生素 A:维生素 A 又称视黄醇,有助于胎儿正常生长发育,预防孕妇阴道上皮角化及皮肤过分干燥和乳头皲裂。妊娠期应适当增加维生素 A 供给量,但不能过量,以免影响胎儿骨骼的发育。我国暂定维生素 A 的供给标准孕妇为 1 000 μg 视黄醇当量,肝脏、蛋黄、肾脏等均为维生素 A 丰富的食物。

(2) 维生素 D:维生素 D 是胎儿的骨骼、肌肉组织和牙齿健全成长所需要的营养素。应多晒太阳,富含维生素 D 的食物有牛奶、蛋、沙丁鱼等。

(3) 维生素 C:维生素 C 对骨骼和牙齿、造血系统的健全和机体免疫力等都有促进作用。一旦缺乏维生素 C,胎儿和孕妇均易发生贫血及坏血病,还易造成流产及早产。应增加摄入水果、绿色蔬菜等食物。

(4) 维生素 B₆:维生素 B₆ 对蛋白质的新陈代谢非常重要。含量高的食物如肉类、蔬菜、蛋、坚果和全谷类等。

(5) 叶酸:妊娠早期叶酸缺乏容易发生胎儿神经管缺陷畸形。我国推荐孕妇每日膳食中叶酸供给量为 0.8 mg。叶酸的重要来源是谷类食品。

(6) 膳食纤维:膳食纤维能够预防妊娠期孕妇患便秘和痔疮。常用食物有马铃薯、全谷类、豆类、糠、蔬菜、新鲜水果等。

(7) 水:充足的水分能帮助孕妇身体对食物中的营养进行加工及制造机体新的组织细胞。需要每天饮用 6~8 杯水及果汁、牛奶等。

(二) 监测体重

定期测量体重,监测体重增长情况。

(三) 均衡营养

饮食应符合均衡、自然的原则,采用正确的烹调方法,避免营养素破坏。选择易消化、无刺激性的食物。

(四) 饮食宜重质不重量

孕妇的饮食宜重质不重量,合理饮食即尽量摄取高蛋白质、高维生素、高矿物质、适量脂肪及碳水化合物、低盐饮食。

第六节 妊娠期管理

妊娠期管理包括孕妇管理、产前检查、子宫内胎儿情况的监护评估。妊娠期管理主要是通过定期的产前检查来实现的,产前检查的目的是维护母亲与胎儿健康、安全,保证母亲顺利分娩。产前检查可根据孕妇孕期的不同特点,给予护理及指导,减少孕期妇女身体和精神上的不适,早发现并治疗妊娠合并症和并发症,及时纠正胎位异常和发现胎儿的发育异常,降低新生儿与产妇死亡率和患病率,提高母婴生活质量。

【孕期管理】

一、孕产期系统保健的三级管理

孕产期系统保健的三级管理。根据卫生部要求,国内已普遍实施孕产妇开展系统的孕期管理,其目的是做到医疗与预防能紧密结合,加强产科工作的系统性,保证管理的质量,并使有限的人力物力发挥更大的社会和经济效益。如今,在我国城市开展医院三级分级管理(即市、区、街道)和妇幼保健机构三级分级管理(即市、区、基层卫生院),同时农村也开展了三级分级管理(即县医院和县妇幼保健站、乡卫生院、村妇幼保健人员),实施孕产妇划片分级分工管理,并健全相互间挂钩、转诊等制度,及早发现高危孕妇并转诊至上级医院进行监护处理。

二、孕产妇系统保健手册

建立孕产妇系统保健手册制度,有利于加强孕期管理,提高防治质量,降低"三率"(降低孕产妇死亡率、围生儿死亡率和病残儿出生率)。保健手册需从确诊早孕时开始建册,系统管理直至产褥期结束(产后满 6 周)。手册应记录每次产前检查时的结果及处理情况,在医院住院分娩时必须交出保健手册,出院时需将住院分娩及产后母婴情况填写完整后将手册交还给产妇,由产妇交至居住的基层医疗保健组织,以便进行产后访视(共 3 次,出院 3 日内、产后 14 日、28 日),访视结束将保健手册汇交至县、区妇幼保健所进行详细的统计分析。

三、高危孕妇的筛查、监护与管理

目的是通过对高危孕妇进行筛查、监护与管理,建立健全高危妊娠管理常规和高危妊娠筛查、监护管理制度,提高高危妊娠管理质量。孕妇在早孕初诊建卡时,通过详细询问病史、认真体格检查、常规化验、辅助检查等,及早筛查出具有高危因素的孕妇,并进行登记、评分、预约、随访等,以动态观察高危妊娠患者的转归。通过加强高危妊娠的管理,可控制高危因素的发展,同时了解高危妊娠的发生、治疗、转归的全过程,改善妊娠结局,提高产科质量,保障母婴健康和安全分娩。因此,孕期必须及时准确地筛查出高危孕妇并实施系统化的管理。

四、围生医学

围生医学又称围产医学,是 20 世纪 70 年代迅速发展的一门新兴医学,是研究在围生期内加强对围生儿及孕产妇的卫生保健,也就是研究胚胎的发育、胎儿的生理病理,以及新生儿与孕产妇疾病的诊断和防治的科学。国际上对围生期的规定:从妊娠满 28 周(即胎儿体重≥1 000 g 或身长≥35 cm)至产后 1 周。

【产前检查】

产前检查是指为妊娠期妇女提供一系列的医疗和护理建议和措施,目的是通过对于孕妇和胎儿的监护及早预防和发现并发症,减少其不良影响,在此期间提供正确的检查手段和医学建议是降低孕产妇死亡率和围产儿死亡率的关键。产前检查的意义包括:①产前检查可以发现孕妇身体的某些疾病,如果这些疾病不适合怀孕,可以及时做人工流产。②经过定期检查,可以了解胎儿发育和母体的生理变化,如果发现不正常,能及早治疗。③通过产前检查,孕妇可以从医生那里获取有关孕期的生理卫生、生活和营养方面的知识,了解产前、产后应注意的问题,以及正常分娩的常识。④经过系统检查,可以预测分娩时有无困难,并决定分娩的方式与地点,从而可以减轻产时或产后的危险,保证生育安全。

一、产前护理评估

妊娠期护理评估主要是通过定期的产前检查来实现的。

(一) 产前检查需做的准备

第一次产检准备建卡时,需带上孕妇的身份证、围产保健手册、医疗保险手册和所需费用(有些医院会要求你预存检查费用,以免每次都要交费)。在建卡过程中,医生通常会问孕妇一些有关个人和家庭的健康情况。

在第一次产检之前,孕妇和丈夫一起应仔细考虑以上的问题,会帮助孕妇向医生提供更全面的信息,保证怀孕期间孕妇和胎儿的健康。除此以外,如果孕妇还有一些其他健康问题,可以考虑主动告诉医生,确保孕妇获得更加周到的孕期保健服务。这可能包括心理问题,如抑郁症、家庭暴力的经历,或其他影响到孕妇的安全和身心健康的任何经历。

(二) 确定首次产前检查的时间

第一次产检应该在孕妇确认自己怀孕的时候就进行,而一般是确认怀孕后,在孕期第11周或第12周时进行第一次产检。

(三) 检查时间

根据中华医学会围产分会制定的指南要求,推荐无妊娠合并症者妊娠10周进行首次产检并登记信息后,孕期需7次规范化产检,分别是16、18~20、28、34、36、38、41周;既往未生育过者,还应在25、31、40周分别增加1次,共计10次。低危孕妇产前检查的次数,整个孕期7~8次较为合理,高危孕妇检查次数增多,具体情况按照病情不同及个体差异来具体安排。

(1) 从确诊早孕时开始。

(2) 20周起开始进行产前系列检查。

(3) 20~28周,每4周检查1次,即20、24周。

(4) 28周后,每2周检查1次,即28周、30周、32周、34周。

(5) 36周起,每周检查1次,即36周、37周、38周、39周、40周共11次,如属高危孕妇,酌情增加产前检查次数。

(四) 产前检查内容

1. 详细询问病史

(1) 既往史、手术史及家族史:这些历史对孕妇的这次怀孕有重要的影响。

(2) 职业:若孕妇的工作需要接触有毒物质,需帮助孕妇做一些特殊检查。

(3) 月经史及既往妊娠史:了解月经史可以帮助推算预产期;如果你已经有过怀孕分娩史,则要把详细情况告诉医生。

(4) 年龄:年龄过小(<20岁)容易发生难产;35岁以上的初孕妇容易有妊娠合并症。

2. 推算预产期　按末次月经第 1 天算起,月份数字减 3 或加 9,日数加 7。如末次月经为 3 月 5 日,则其预产期为 12 月 12 日。需要注意月经不规律的孕妇由于排卵时间的异常而不能机械使用本方法确定预产期,可以根据早孕反应出现的时间、胎动开始时间、宫底高度等进行判定,必要时需要行超声检查以核对孕周。

3. 全身体格检查

(1) 产科检查:检查孕妇骨盆腔和生殖器官的情况,对之后的怀孕进展和分娩做出评估。另外,医生还常将检查的结果,包括血压、体重、子宫底的高度、腹围等,绘成一张怀孕图,并把以后的检查结果也记录于图上,制成曲线图,观察其状况,以早发现孕妇和胎儿的异常状况。检查内容如下。

1) 测量宫高与腹围:宫高是指耻骨联合上缘至子宫底部的距离。宫底超过正常孕周的范围时,需要考虑是否为双胎妊娠、巨大儿及羊水过多,尤其是胎儿畸形引起的羊水量的异常增多。腹部过小则需要注意是否存在胎儿宫内发育受限、胎儿畸形等。

2) 胎心音听诊:胎心音往往在胎儿的背侧听诊比较清楚,当子宫壁较敏感或者肥胖等其他原已导致胎位评估的困难者有一定的帮助。

3) 阴道及宫颈检查:阴道检查往往在早孕期 6～8 周期间进行,需要注意未做过孕前检查的孕妇需要进行常规的宫颈细胞学检查,以除外宫颈病变,如果发现有宫颈细胞学的异常,需要酌情行阴道镜检查。在孕晚期可以在阴道检查的同时进行骨盆测量,骨盆测量中最为重要的径线是坐骨结节间径,即骨盆出口平面的横径,如出口平面正常可以选择阴道试产。骨盆外测量目前已经废弃不用。

(2) 全身检查:医生会检查孕妇的发育、营养及精神状态,并记录孕妇的体重、血压的数据,供日后参考。

4. 辅助检查及临床意义

(1) 血常规:一般在早孕期和晚孕期 30 周进行血常规的检查。孕妇血液稀释,红细胞计数下降,血红蛋白值降至 110 g/L 为贫血。白细胞自孕 7～8 周开始增加,至 30 周增加至高峰,有时可以达到 $15 \times 10^9/L$,主要是中性粒细胞增加,需要与临床感染性疾病进行鉴别。孕晚期检查血常规注意有无出现贫血,以及时补充铁剂。

(2) 尿常规:孕期尿常规与非孕期一致,但由于阴道分泌物增多可能会对于结果有一定的干扰,在孕中晚期需要注意尿蛋白的情况。每次产前检查的时候均需要进行尿常规的检查。

(3) 肝、肾功能检查:妊娠期肝、肾负担加重,需要了解早孕期肝、肾功能状态,如存在基础病变,则需要进一步的检查,明确疾病的类型以评估妊娠风险。有些妊娠并发症如先兆子痫和妊娠期急性脂肪肝均可累及肝、肾功能。在早孕期和晚孕期需要监测 2 次。

(4) 梅毒血清学检查:患梅毒后妊娠的孕妇需要在孕期进行此项检查,如早期妊娠感染梅毒需要根据情况给予治疗,减少梅毒病原体对于胎儿的损害。

(5) 乙型肝炎表面抗原:乙肝孕妇可以通过母胎传播而导致新生儿乙肝病毒感染。因此,在早孕期即需要进行筛查,不提倡孕期进行乙肝免疫球蛋白的阻止,生后需要进行主动免疫联合被动免疫预防新生儿肝炎。

(6) ABO 及 Rh 血型、HIV 筛查:ABO 及 Rh 血型:主要与判断和预防母婴血型不合有关,中国人 Rh 阴性血较为罕见。测定 Rh 血型是因 Rh 阴性的孕妇,由于丈夫为 Rh 阳性,其胎儿血型为 Rh 阳性时出现母儿 Rh 血型不合,会引起胎儿的宫内水肿,严重者发生胎死宫内,需要给予及时治疗。ABO 血型系统出现胎儿溶血的风险相对小。HIV 筛查:在早孕期进行筛查,对于阳性病例进行诊断,按照 HIV 感染处理指南进行积极的处理。

(7) 妊娠期糖尿病筛查:根据卫生部妊娠期糖尿病行业标准的要求,在妊娠 24～28 周应进行 75 g 糖耐量试验,如空腹血糖、服糖后 1 小时和 2 小时血糖只要有一项超过临界值即可诊断妊娠期糖尿病,临界值分别为 5.1 mmol/L、10.0 mmol/L 和 8.5 mmol/L。对于高危妊娠的孕妇可依据情况提前进行筛查或者重复筛查。

(8) 孕妇血清学筛查:在各省市卫生局获资质认证的医院根据各医院不同的条件进行各种相关的血清学筛查试验。早孕期筛查试验是指妊娠 9～13 周,应采用超声测定胎儿颈部透明层厚度(NT)或综合检测 NT,母血 β - HCG 及妊娠相关血浆蛋白 A(PAPP - A),得出Down 综合征的风险值。筛查结果为高危的孕妇,可考虑绒毛活检(CVS)进行产前诊断。中孕期筛查可等到妊娠中期再次血清学筛查后,可以结合早孕期的筛查结果或者独立计算罹患风险值,决定是否进行产前诊断。妊娠 14～20 周是中孕期筛查的窗口期,多为血清学二联筛查(AFP 和游离 β - HCG)或者三联筛查(AFP、游离 β - HCG、游离 mE_3)。血清学筛查结果包括 21 -三体,18 -三体和神经管畸形的风险值,其中前两者需要进行染色体核型的进一步检查,而后者只需要进行系统的超声检查。

(9) 超声检查:是妊娠期中最为重要的检查项目。妊娠早期超声检查的主要目的是确定宫内妊娠,排除异位妊娠等。如果此阶段并未出现阴道流血、腹痛等异常情况,建议第 1 次超声检查的时间安排在妊娠 $11～13^{+6}$ 周,在确定准确的孕龄同时测定胎儿颈部透明层厚度(NT)。妊娠18～24 周时进行第 2 次超声检查,此时胎儿各器官的结构和羊水量最适合系统超声检查,全面筛查胎儿有无解剖学畸形,系统地检查胎儿头颅、颜面部、脊柱、心脏、腹部脏器、四肢、脐动脉等结构。妊娠 30～32 周进行第 3 次超声检查,目的是了解观察胎儿生长发育状况、胎盘位置及胎先露等。妊娠 38～40 周进行第 4 次超声检查,目的是确定胎盘的位置及成熟度、羊水情况、估计胎儿大小。正常情况下孕期按上述 4 个阶段做 4～5 次 B 超检查已足够,但孕期出现腹痛、阴道流血、胎动频繁或减少、胎儿发育异常及听不清胎心等,则需根据情况酌情增加检查次数。

(10) 电子胎心监护、心电图检查:电子胎心监护于妊娠 34～36 周开始,应每周进行 1 次电子胎心监护。37 周后根据情况,每周行 1～2 次。若系高危孕妇尤其是存在胎盘功能下降风险者应增加胎心监护的次数。心电图检查于首次产检和妊娠 32～34 周时,分别做 1 次心电图检查。由于在孕晚期存在血容量的增加需要了解孕妇的心脏功能的情况,必要时需要进行超声心动图的检查。

5. 特殊人群的相关检查

(1) TORCH 的筛查:包括风疹病毒(RV)、弓形虫(TOX)、巨细胞病毒(CMV)、单纯疱疹病毒(HSV)及其他。如孕妇出现与以上病毒相关的感染症状或者胎儿超声检查异常时可以进行检查,如果出现 TORCH - IgM 阳性者需要判断其是否为原发感染。需要警惕一点的是,母体感染并不意味着胎儿感染,要确认胎儿是否感染还需进行确诊检查。

(2) 胎儿纤蛋白的筛查及超声评估宫颈长度:对于有晚期流产或者早产风险的孕妇可以进行检测,协助预测其不良结局发生的风险。宫颈长度<2.5 cm 结合 FFN 阳性可以用来筛选真性早产的孕妇。

(五) 产科检查

包括:腹部检查、骨盆测量、阴道检查、肛诊和绘制妊娠图。

1. 腹部检查

(1) 视诊:观察腹部外形(尖腹、悬垂腹)、大小、有无妊娠纹、手术瘢痕及水肿。

(2) 触诊:四步触诊法,检查子宫大小、胎产式、胎先露、胎方位以及胎先露是否固定。做前三步时,检查者面向孕妇,做第四步手法时,则应面向孕妇足端:①第一步:了解宫底高度及宫底部为胎儿哪一部分,即了解子宫外形,测得宫底高度,估计胎儿大小,判断宫底部的胎儿部分(图 2-7)。②第二步:了解胎背及胎肢位于母体腹壁哪一侧,即分辨胎背及胎儿四肢的位置,估计羊水多少(图 2-8)。③第三步:了解胎先露是胎头或胎臀,并判断是否固定,即判断胎先露的胎儿部分,判断胎先露有无入盆(图 2-9)。④第四步:进一步核对第三步,并确定先露部入盆的程度,即再次判断胎先露部的诊断是否正确,确定先露部入盆的程度(图 2-10)。

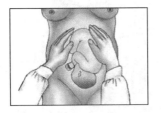

图 2-7　第一步触诊手法

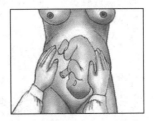

图 2-8　第二步触诊手法

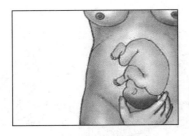

图 2-9　第三步触诊手法

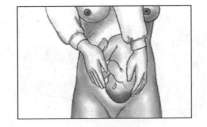

图 2-10　第四步触诊手法

(3) 听诊:胎心音在孕妇腹壁上胎背部位听诊最清晰,音响似钟表"滴答"声。正常胎心音为 120～160 次/分,头先露时,胎心音在脐下两侧听取;臀先露时,胎心音在脐上两侧听取;横位时,于脐周围听取(图 2-11)。

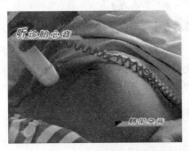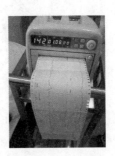

图 2-11　听诊胎心音

2. 骨盆测量

(1) 髂棘间径 IS,髂嵴间径 IC:间接推测骨盆入口横径长度。骶耻外径 EC:间接推测骨盆入口前后径长度(最重要经线)、出口横径 TO;耻骨弓角度(图2-12)。

(2) 骶耻外径:第5腰椎棘突下凹陷处至耻骨联合上缘中点的距离正常值为18~20 cm(图2-13A、B)。

(3) 出口后矢状径:坐骨结节间径中点至骶骨尖端的长度,正常值为8~9 cm(图2-14)。耻骨弓角度,正常值为90°(图2-15)。

(4) 盆内测量:骶耻内径 DC(又称对角径),耻骨联合下缘至骶岬上缘中点的距离,正常值为12.5~13 cm,此值减去1.5~2 cm 即为真结合径。坐骨棘间径 BD:两坐骨棘间的距离,正常值约为10 cm。坐骨切迹宽度坐骨棘与骶骨下部间的距离,即骶棘韧带宽度,将伸入阴道内的食指置于韧带上移动,若能容纳3横指(5.5~6 cm)为正常,否则属中骨盆狭窄(图2-16,图2-17,图2-18,图2-19)。

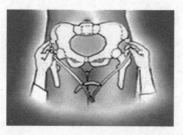
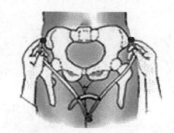

图2-12　测量髂棘间径

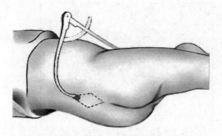

图2-13A　测量骶耻外径

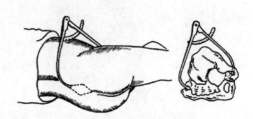

图2-13B　测量骶耻外径

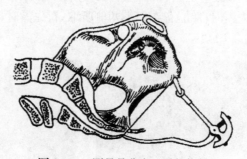

图2-14　测量骨盆出口后矢状径

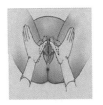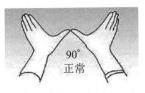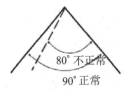

图 2 – 15　测量耻骨弓角度

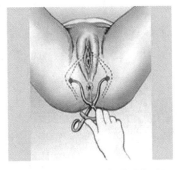

图 2 – 16　测量坐骨结节间径

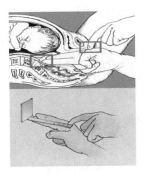

图 2 – 17　骶耻内径

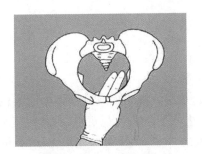

图 2 – 18　坐骨棘间径

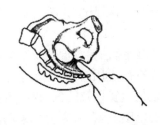

图 2 – 19　测量坐骨切迹宽度

（5）产道检查：确诊早孕时，可行双合诊以了解产道、子宫及附件情况。妊娠最后一个月及临产前，应避免不必要的阴道检查，以免引起感染。

（6）肛查：可了解胎先露部、骶骨前面弯曲度、坐骨棘间径、坐骨切迹宽度及骶尾关节活动度。

3. **制妊娠图**　将各项护理评估结果填入妊娠图中，绘成曲线，观察动态变化，以及早发现异常并处理。

（六）社会和心理评估

1. **妊娠早期**　孕妇对妊娠态度是积极还是消极的，有哪些影响因素以及孕妇对妊娠的接受程度。可从这几方面进行评估：孕妇遵循产前指导的能力、筑巢行为；能否主动或在鼓励下谈论妊娠的不适、感受和困惑等。

2. **妊娠中晚期**　①评估孕妇有无异常心理情绪反应，如焦虑、恐惧；②孕妇的社会支持系统，家庭功能评价如丈夫对此次妊娠的态度；③孕妇寻求健康指导的程度、动力。

（七）高危因素评估

1. **年龄** 年龄<18岁或年龄≥35岁。
2. **自身疾病** 残疾、遗传性疾病史。
3. **异常孕产史** 流产、异位妊娠、早产、死产、死胎、难产、畸胎。
4. **妊娠合并症** 如心脏病、肾脏病、肝脏病、高血压、糖尿病等。
5. **妊娠并发症** 如妊娠期高血压疾病、前置胎盘、胎盘早剥、羊水异常、胎儿生长受限、过期妊娠、母婴血型不符等。

（八）胎儿状况评估

胎儿在子宫内是一个不断成长、活动的小生命，如何了解这个小生命的生长发育规律、判断是否有宫内缺氧的风险等，有赖于母亲的感觉和一些先进的辅助检查进行综合评估。对不同妊娠期胎儿宫内监护内容不同。

1. 胎儿宫内监护

（1）妊娠早期：妊娠12周内属于早期妊娠，应予①行妇科检查确定子宫大小及是否与妊娠周数相符；②必要时行B超检查，最早在妊娠第5周时可见到妊娠囊，超声多普勒最早在妊娠第7周时可探测到胎心音。

（2）妊娠中期：妊娠12~28周属于妊娠中期，应予①手测宫底高度或尺测耻上子宫长度及腹围，协助判断胎儿大小及是否与妊娠周数相符；②B超在不同孕周检查胎头双顶径值，并进行胎心率的监测等。

（3）妊娠晚期：自妊娠28周至分娩前。

1）手测宫底高度或尺测耻上子宫长度，测量腹围值、胎动计数、胎心监测，B超检查测胎头双顶径值，判定胎位、胎盘位置及胎盘成熟度等。

2）羊膜镜检查：利用羊膜镜透过完整胎膜，观察妊娠末期或分娩期羊水颜色。正常者见透明淡青色或乳白色，以及胎发、飘浮胎脂片。若混有胎粪者呈黄色、黄绿色甚至深绿色。

3）胎儿心电图监测：临床上多采用经腹壁的外监护法，对母儿均无损伤，可在不同孕周多次监测。

4）胎儿电子检测：胎心率监测有胎心率基线及一过性胎心率变化两种。

A. 基线胎心率（BFHR）：BFHR是指无宫缩或宫缩间歇期记录的FHR，可从每分钟心搏次数（bpm）及FHR变异两方面估计基线胎心率基线。FHR持续>160次，或<120次，持续10分钟为心动过速或心动过缓。FHR变异包括胎心率变异振幅（正常波动范围为10~25次/分）和胎心率变异频率（1分钟波动次数，正常≥6次）。FHR基线摆动表示胎儿有一定的储备能力，变异消失提示胎儿储备能力丧失。

B. 一过性胎心率变化（PFHR）：PFHR是指与子宫收缩有关的FHR变化。分为加速和减速两种。

a. 加速：加速是指子宫收缩后FHR暂时增加15次/分以上，持续时间>15秒，是胎儿良好的表现。

b. 减速：减速是指随宫缩出现的短暂性胎心率减慢，分为3种：①早期减速：特点为发生与宫缩同时开始，宫缩后即恢复正常，下降幅度<50次/分，为宫缩时胎头受压、脑血流量一时减少的表现，不受孕妇体位或吸氧改变。②变异减速：特点是宫缩开始后胎心率不一定减

慢,减速与宫缩无恒定关系。但当出现下降迅速、幅度大(>70次/分),持续时间长短不一,恢复迅速。为子宫收缩时脐带受压兴奋迷走神经所致。ⓒ晚期减速:特点是子宫收缩高峰后出现胎心率减慢,但下降缓慢,下降幅度<50次/分,持续时间长,恢复缓慢。为胎儿缺氧的表现,出现时应高度予以重视。

5) 预测胎儿宫内储备能力:包括无应激试验及缩宫素激惹试验。

A. 无应激试验(NST):胎动时应伴有一过性胎心率加快。正常为连续记录20分钟,至少有3次以上胎动伴胎心率加速>15次/分、持续>15秒。异常是指胎动数与胎心率加速数少于前述情况或胎动时无胎心率加速。此法简单、安全,可作为缩宫素激惹试验前的筛选试验。

B. 缩宫素激惹试验(OCT):OCT又称宫缩应激试验(CST),为用缩宫素诱导引起规律性宫缩并用胎儿监护仪记录胎心率变化。若多次宫缩后重复出现晚期减速,FHR变异减少,胎动后无FHR增快为阳性,提示胎盘功能减退。若FHR有变异或胎动后FHR加快,无晚期减速,提示胎盘功能尚佳。本试验在妊娠28～30周后即可进行。若为阴性,1周内无胎儿死亡危险,可在1周后重复。

6) 胎儿生物物理监测:此监测是综合胎心电子监护和B超下观察胎儿呼吸运动、胎动、胎儿肌张力、羊水量等5项指标判断胎儿有无急性或慢性缺氧的一种监护方法。每项指标2分,满分10分,根据得分估计胎儿缺氧情况。

2. **胎盘功能检查** 胎盘功能检查包括胎盘功能和胎儿胎盘单位功能的检查。

(1) 测定孕妇尿雌三醇值:正常值为15 mg/24 h尿,10～15 mg/24 h尿为警戒值,<10 mg/24 h尿为危险值。若于妊娠晚期连续多次测得雌三醇值<10 mg/24 h尿,表示胎盘功能低下,也可用孕妇随意尿测得雌激素/肌酐(E/C)比值,以估计胎儿胎盘单位功能。

(2) 测定孕妇血清游离雌三醇值:采用放射免疫法。妊娠足月,该值的下限为40 nmol/L;若低于此值,表示胎儿胎盘单位功能低下。

(3) 测定孕妇血清胎盘生乳素(HPL)值:采用放射免疫法。若该值于妊娠足月<4 mg/L,或突然降低50%,提示胎盘功能低下。

(4) 测定孕妇血清缩宫素酶值:5 mg/(dl·h)为警戒值,<2.5 mg/(dl·h)为危险值。若测得的数值急剧降低50%时,提示胎盘有急性功能障碍。

(5) 缩宫素激惹试验:无应激试验无反应(阴性),缩宫素激惹试验阳性提示胎盘功能减退。

(6) 阴道脱落细胞检查:舟状细胞成堆、无表层细胞、嗜酸细胞指数(EI)<10%、致密核少者,提示胎盘功能良好。

此外,胎动计数、B型超声进行生物物理相检测,均有实用价值。

3. **胎儿成熟度检查** 此项检查包括计算胎龄,测子宫长度、腹围,B型超声测量,还可通过经腹壁羊膜腔穿刺抽取羊水检测。

4. **胎儿宫内诊断**

(1) 胎儿先天畸形的宫内诊断:①B型超声检查无脑儿、脑积水、脊柱裂、联体儿等;②检测羊水中甲胎蛋白值,诊断开放性神经管异常;③检测羊水中乙酰胆碱酯酶值与甲胎蛋白测定合用,诊断开放性神经管异常的准确度增加;④行羊膜腔内胎儿造影,诊断胎儿体表畸形及泌尿系统、消化系统畸形。

（2）胎儿遗传性疾病的宫内诊断：①妊娠早期取绒毛或妊娠中期(16～20周)抽取羊水行染色体核型分析，了解染色体数目及结构改变；②羊水细胞培养作染色体核型分析；③测定羊水中的酶诊断代谢缺陷病。

二、妊娠期护理诊断

（一）孕妇

1. 体液过多　水肿与妊娠子宫压迫下腔静脉或水、钠潴留有关。
2. 舒适改变　与妊娠引起早孕反应、腰背痛有关。
3. 知识缺乏　缺乏妊娠期保健知识。

（二）胎儿

1. 营养失调　营养低于机体需要与母体营养失调或胎盘功能障碍有关；营养高于机体需要与母体摄入过多或激素水平改变有关。
2. 有受伤的危险　与遗传、感染、中毒、胎盘功能障碍有关。

三、妊娠期护理措施

1. 一般护理　告知孕妇产前检查的意义和重要性，预约下次产前检查的时间和产前检查内容，检查时携带孕期监护登记卡。一般情况下，妊娠20～36周前，每4周1次；妊娠36周后，每周1次，直至分娩。若属高危孕妇，应酌情增加产前检查次数。

2. 心理护理　妊娠后随着胎儿的发育，子宫逐渐增大，孕妇体型也随之发生改变，这是正常的生理现象，产后体型将逐渐恢复。给孕妇提供心理支持，帮助孕妇消除由体型改变而产生的不良情绪。

3. 症状护理

（1）恶心、呕吐：约半数妇女在妊娠6周左右出现早孕反应，在此期间应避免过饱或空腹，应少量多餐，进食清淡易消化食物。若妊娠12周以后仍继续呕吐，甚至影响孕妇营养时，应考虑妊娠剧吐的可能，须住院治疗，纠正水、电解质紊乱。对偏食者，在不影响饮食平衡的情况下，可不作特殊处理。

（2）尿频、尿急：尿频、尿急常发生在妊娠初3个月及末3个月。孕妇无须减少液体摄入量来缓解症状，有尿意时应及时排空，不可忍住。此现象产后可逐渐消失。

（3）白带增多：白带增多于妊娠初3个月及末3个月明显，是妊娠期正常的生理变化。嘱孕妇排除念珠菌、滴虫、淋菌、衣原体等感染，保持外阴部清洁，每日清洗外阴或经常洗澡，以避免分泌物刺激，严禁阴道冲洗。穿透气性好的棉质内裤，并经常更换，若分泌物过多，可用卫生巾，并经常更换，增加舒适感。

（4）水肿：水肿孕妇在妊娠后期易发生下肢水肿，经休息后可消退，属正常。若下肢明显凹陷性水肿或经休息后不消退者，应及时诊治，警惕发生妊娠高血压综合征的发生。嘱孕妇左侧卧位，解除右旋增大的子宫对下腔静脉的压迫，下肢稍垫高，避免长时间站或坐，以免加重水肿的发生。若长时间站立，则两侧下肢应轮流休息，收缩下肢肌肉，以利血液回流。适当限制盐的摄入，但不必限制水分。

（5）下肢、外阴静脉曲张及痔疮：应避免长时间的站立、下蹲，睡觉时应取左侧卧位，下肢稍抬高,穿弹力裤或袜,以促进血液回流。

(6)便秘:便秘是妊娠期常见的症状之一,尤其是妊娠前即有便秘者。嘱孕妇养成每日定时排便的习惯,多吃水果、蔬菜等含纤维素多的食物,同时增加每日饮水量,注意适当的活动。未经医生允许不可随便使用大便软化剂或轻泻剂。

(7)腰背痛:孕期穿平跟鞋,在俯拾或抬举物品时,保持上身直立,弯曲膝部,用两下肢的力量抬起。若工作要求长时间弯腰,妊娠期间应适当调整。疼痛严重者,必须卧床休息(硬床垫),局部热敷。产后6~8周,腰背痛自然消失,若腰背痛明显者,应及时查找原因,按病因治疗。

(8)下肢痉挛:发生下肢痉挛时应指导孕妇饮食中添加钙的摄入,避免腿部疲劳、受凉,伸腿时避免脚趾尖伸向前,走路时脚跟先着地。若发生下肢肌肉痉挛,嘱孕妇背屈肢体,或站直前倾,或局部热敷按摩,直至痉挛消失。必要时遵医嘱口服钙剂。

(9)仰卧位低血压综合征:嘱孕妇左侧卧位后症状可自然消失,不必紧张。

(10)失眠:每日坚持户外活动,如散步,睡前可用梳子梳头,温水洗脚,喝热牛奶帮助入眠。

(11)贫血:孕妇应适当增加含铁食物的摄入,如动物肝脏、瘦肉、蛋黄、豆类等。若病情需要补充铁剂时,可用温水或水果汁送服,以促进铁的吸收,且应在餐后20分钟服用,以减轻对胃肠道的刺激。向孕妇解释,服用铁剂后大便可能会变黑,或可能导致便秘或轻度腹泻。

四、健康教育

1. 异常症状的判断 孕妇出现下列症状应立即就诊:阴道流血,妊娠3个月后仍持续呕吐,寒战、发热,腹痛、头痛、眼花、胸闷,心悸、气短,以及液体突然自阴道流出、胎动计数突然减少等。

2. 营养指导 帮助孕妇制定合理的饮食计划,以满足自身和胎儿的双重需要,并为分娩和哺乳作准备。

3. 清洁和舒适 孕期养成良好的刷牙习惯。怀孕后排汗量增多,要勤淋浴、勤换内衣。孕妇衣着应宽松、柔软、舒适,冷暖适宜;不宜穿紧身衣或袜带,以免影响血液循环和胎儿发育及活动;胸罩的选择宜以舒适、合身、足以支托增大的乳房为标准,以减轻不适感;孕期宜穿轻便舒适的平跟鞋,避免穿高跟鞋,以防腰背痛及身体失平衡。

4. 活动与休息 一般孕妇可坚持工作到28周,28周后可适当减轻工作量,避免长时间站立或重体力劳动。接触放射线或有毒物质的工作人员,妊娠期应予以调离。妊娠期孕妇因身心负荷加重,易感疲惫,需要充足的休息和睡眠。每日应有8小时的睡眠,午休1~2小时。卧床时宜左侧卧位,以增加胎盘血供。居室内保持安静、空气流通。

5. 胎教 胎教是有目的、有计划地为胎儿的生长发育实施最佳措施。现代科学技术对胎儿的研究发现,胎儿的眼睛能随送入的光亮而活动,触摸其手足可产生收缩反应;外界音响可传入胎儿听觉器官,并能引起心率的改变。因此,有人提出两种胎教方法:①对胎儿进行抚摸训练,激发胎儿的活动积极性;②对胎儿进行音乐训练。

6. 孕期自我监护 胎心音计数和胎动计数是孕妇自我监护胎儿宫内情况的重要手段。教会家庭成员听胎心音,并做记录,不仅可了解胎儿宫内情况,而且可以和谐孕妇与家庭成员之间的亲情关系。①正常的胎心率在120~160次/分之间,胎动时胎心率增快,>160次/

分,若母体发热或因其他异常也可导致胎儿心率加快。持续的胎心音>160次/分或间歇<100次/分,都应注意胎儿宫内缺氧情况。②嘱孕妇应注意自己宝宝的胎动规律,从孕32周起每天数3次胎动并记录下来,每次1小时,尽量在每天相同的时段计数,计数时请注意:胎儿连续的活动仅视为一次胎动。一般用这3小时的胎动次数之和乘以3即为12小时总胎动数的估计值,>30次/12小时为正常,若<10次/12小时,提示有胎儿缺氧的可能,应及时就诊。

7. 性生活指导　妊娠前3个月及末3个月,均应避免性生活,以防流产、早产及感染。

8. 分娩先兆的判断　临近预产期的孕妇,若出现阴道血性分泌物或规律宫缩(间歇5~6分钟,持续30秒)则为临产,应尽快到医院就诊。若阴道突然有大量液体流出,可能是胎膜早破,嘱孕妇平卧,由家属送往医院,以防脐带脱垂而危及胎儿生命。

案例分析与思考题

1. 简述妊娠早期、中期及晚期的临床表现、诊断标准。

2. 简述骨盆外测量的正常值。

3. 王某,28岁,未产妇,述说平素月经规律,28天1次,每次持续3~4天。其末次月经是2月11日,距今已有8周,现患者感觉疲乏,乳房触痛明显。请问:

(1) 该女士的诊断是什么?

(2) 请计算她的预产期。

(3) 该女士应进行哪些辅助检查?

(王　靖　盛爱萍)

第三章 分娩期妇女护理

分娩是指妊娠 28 周起至胎儿及其附属物从临产发动及母体内全部娩出的过程。早产:妊娠 28~37 周分娩;足月产:妊娠 37~42 周分娩;过期产:妊娠 42 周后分娩。

第一节 影响分娩的因素

影响分娩的因素主要为产力、产道、胎儿胎位、精神心理状态。

一、产力

产力是指将胎儿及其附属物从子宫内逼出的力量,包括子宫收缩力,腹肌、膈肌收缩力,肛提肌收缩力。

1. 子宫收缩力　贯穿于整个分娩过程,是临产后的主要作用力,临产后的子宫收缩力使宫颈管变短直至消失,宫口扩张,胎先露下降,胎儿、胎盘娩出。其特点有:

(1) 节律性:节律性的子宫收缩是临产的重要标志,有规律阵发性的子宫收缩并伴有疼痛,逐渐加强,反复出现直至分娩结束。

(2) 对称性:正常的子宫收缩从两侧宫角开始向宫底中线集中左右对称,并逐渐向子宫下段扩散,再均匀协调地扩展至整个子宫,称为子宫收缩力的对称性。

(3) 极性:子宫收缩以宫底部最强、最持久,向下逐渐减弱,宫底部的收缩力强度接近宫下段宫缩的 2 倍,称为子宫收缩的极性。

(4) 缩复作用:子宫收缩时子宫肌纤维缩短变宽,间隙肌纤维不能恢复到原来的长度,如此反复肌纤维越来越短,使宫腔内容积逐渐缩小,迫使胎儿先露部下降,宫颈管逐渐缩短直至消失,宫口扩张,称为子宫收缩力的缩复作用。

2. 腹肌及膈肌收缩力　是第二产程胎儿娩出的重要辅助力量。

3. 肛提肌收缩力　是协助胎儿内旋转,协助胎盘娩出的力量。

二、产道

分为骨产道和软产道。

(一) 骨产道(真骨盆)

真骨盆分为骨盆入口平面、中骨盆平面和骨盆出口平面 3 个平面。

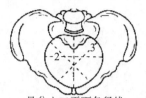

骨盆入口平面各径线

图 3-1 入口平面

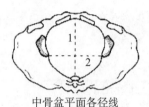

中骨盆平面各径线

图 3-2 中骨盆平面

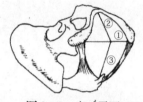

图 3-3 出口平面

(图文中：① 出口横径；② 出口前矢状径；③ 出口后矢状径)

1. **入口平面** 为骨盆上口呈横椭圆形,其前方为耻骨联合上缘,两侧为髂耻缘,后方为骶岬上缘,有 4 条径线(图 3-1)。

(1) 入口前后径:又称真结合径,从耻骨联合上缘中点到骶岬上缘的中点间的距离,正常值平均为 11 cm,与分娩机制密切相关。

(2) 横径:左右髂耻缘的最大距离,平均值 13 cm。

(3) 斜径(左右各一):左骶髂关节到右髂耻隆突间的距离为左斜径,有骶髂关节至左髂耻隆突间的距离为右斜径,平均为 12.75 cm。

2. **中骨盆平面** 为最小平面,是骨盆最狭窄部分,呈前后径长的椭圆形,前方为耻骨联合下缘,两侧为坐骨棘,后方为骶骨下端,有两条径线(图 3-2)。

(1) 前后径:耻骨联合下缘中点通过两侧坐骨棘两线的中点至骶骨下端间的距离,平均值 11.5 cm。

(2) 横径:又称坐骨棘间径,指两坐骨棘间的距离,平均值 10 cm,其长短与分娩机制密切相关。

3. **骨盆出口平面** 为骨盆腔下口,有两个不同平面的三角形组成,前三角形顶端为耻骨联合下缘中点,两侧为耻骨降支,后三角形顶端为骶尾关节两侧骶结节韧带,共同的底边为坐骨结节间径,有 4 条径线(图 3-3)。

(1) 出口前后径:从耻骨联合下缘至骶尾关节间的距离,平均 11.5 cm。

(2) 出口横径:又称坐骨结节间径,两侧坐骨结节末端内缘的距离,平均 9 cm,与分娩机制密切相关。

(3) 出口前矢状径:从耻骨联合下缘中点到坐骨结节间径中点的距离,平均为 6 cm。

(4) 出口后矢状径:骶尾关节至坐骨结节间径中点的距离平均值为 8.5 cm。若出口横径偏短,出口横径与出口后矢状径之和>15 cm,则正常大小的胎头亦可通过出口平面的后三角区经阴道娩出。

4. **骨盆轴** 骨盆轴是指连接骨盆各平面中点的曲线,是一假想曲线,其上段向下向后、中段向下、下段向下向前,分娩时胎儿沿此轴完成一系列分娩机制(图 3-4)。

5. **骨盆倾斜度** 骨盆倾斜度是指站立时骨盆入口平面与地面所形成的角度,一般为 60°,倾斜度过大,会影响胎头的衔接和娩出(图 3-5)。

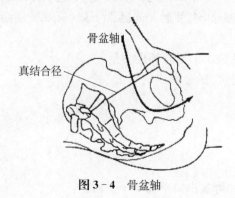

骨盆轴
真结合径

图 3-4 骨盆轴

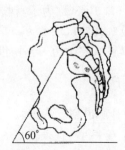

60°

图 3-5 骨盆倾斜度

(二) 软产道

软产道由子宫下段、宫颈、阴道、骨盆底组织组成。

1. **子宫下段** 子宫下段由非孕期约长 1 cm 的子宫峡部伸展而成,妊娠 12 周后的子宫峡部已扩展成子宫腔的一部分,妊娠末期被逐渐拉长形成子宫下段。

2. **宫颈变化** 临产前宫颈管长 2～3 cm,初产妇较经产妇长,临产后随着规律的子宫收缩,宫颈管逐渐缩短直至消失,初产妇一般是宫颈管先缩短消失,再宫口扩张,宫口直至 10 cm 开全,胎头才能通过,经产妇多是宫颈管缩短消失和宫口扩张同时进行。

3. **骨盆底、阴道和外阴的变化** 随着胎先露的下降压迫骨盆底,使软产道下段形成一个向前弯的长筒,前壁短后壁长阴道外口向前上方,阴道黏膜皱褶展平,使长筒加宽,会阴体变薄,有利于胎儿通过,应适当予以保护,防止出头冲力过大导致严重裂伤。

三、胎儿胎位

影响分娩的胎儿因素包括:胎儿的大小、胎位及能造成分娩困难的一些胎儿畸形。

(一) 胎儿大小

胎头的大小是决定分娩难易的重要因素之一。

1. **胎头颅骨** 胎头颅骨由两块顶骨、额骨、颞骨和一块枕骨构成,颅骨间的膜状缝隙为颅缝,两顶骨间为矢状缝,枕骨与顶骨间为人字缝;顶骨与额骨间为冠状缝;颞骨与顶骨间为颞缝;两额骨间为额缝,两颅缝交界处较大的空隙为囟门,胎头前方呈菱形为前囟,位于胎头后方呈三角形的为后囟,颅缝和囟门有软组织覆盖,使颅骨有一定的活动度,使胎头有可塑性,在分娩过程中通过胎头的轻度移位重叠,使胎头体积缩小,以利胎头通过产道,顺利分娩(图 3-6)。

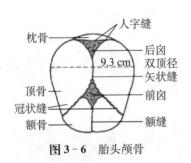

图 3-6 胎头颅骨　　　　　图 3-7 胎头径线

2. **胎头径线** 双顶径是两侧顶骨隆突间的距离,是胎头的最大经线,临床上常通过超声测量双顶径的长度来判断新生儿的大小。足月胎儿的双顶径平均为 9.3 cm(图 3-6)。

枕额径:此为鼻根上方到枕骨隆突间的距离,足月胎儿为 11.3 cm,胎头以此径线衔接。

枕下前囟径:又称小斜径,为前囟中央至枕骨隆突下方相连接处之间的距离,胎头俯屈后以此经线通过产道,足月胎儿平均为 9.5 cm。

枕额径:又称大斜径,为骸骨下方中央至后囟顶部间的距离,足月时平均为 13.3 cm(图 3-7)。

(二) 胎位

产道是纵形管道,头位、臀位为纵产式易于通过产道,其中头位枕先露最为容易,矢状缝和囟门是确定胎位的重要标志。臀先露周经线较头位小,使阴道扩张不充分,胎头娩出时因颅骨没有变形的机会而致出头困难。横位肩先露时胎体与产道呈垂直状态,足月胎儿不能通过产道。

(三) 胎儿畸形

它是指胎儿某部分的发育异常,如:脑积水、联体儿等造成胎头或胎体过大,不能通过产道分娩。

四、精神心理状态

分娩是生理现象,但由于产妇对妊娠分娩的认知偏差会产生机体一系列的反应,从而影响分娩的进展。一些孕产妇从各种渠道得到有关分娩的负面信息,害怕发生难产、新生儿畸形,以及对分娩环境的恐惧、与家人分离的孤独无助、临产的阵痛、性别的不理想抗拒等导致分娩过程中的烦躁、不配合,这些不良情绪会引起机体的一系列变化,如心率加快、呼吸急促、气体交换不足而导致子宫缺氧,宫缩乏力、宫口扩张缓慢、胎先露下降受阻、产程延长、产妇体力消耗过度疲劳也使产妇神经内分泌发生变化,交感神经兴奋、释放儿茶酚胺,使血压升高致胎儿缺血缺氧,出现胎儿窘迫。为此,在分娩过程中要耐心的给予产妇心理安慰和支持,充分讲解分娩的过程,鼓励孕妇积极面对,教会孕妇掌握分娩时的一些呼吸技术和放松方式,提供温馨、安静的环境,提供分娩的适宜技术,如导乐陪伴分娩、分娩镇痛技术、允许家属陪伴等,使产妇保持正性良好的精神状态,顺利度过分娩全过程。

第二节　正常分娩妇女的护理

一、分娩机制

分娩机制是指胎儿的先露部随着骨盆的各个平面的不同形态,被动进行一连串适应性转动,以最小经线通过产道的全过程(图 3 - 8)。

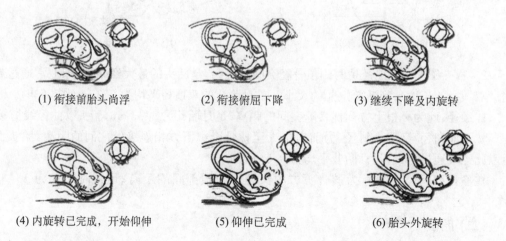

(1) 衔接前胎头尚浮　　(2) 衔接俯屈下降　　(3) 继续下降及内旋转

(4) 内旋转已完成, 开始仰伸　　(5) 仰伸已完成　　(6) 胎头外旋转

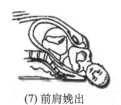 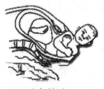

(7) 前肩娩出　　　　　　(8) 后肩娩出

图 3-8　分娩机制

以枕先露为例：

1. **衔接**　胎儿双顶径进入骨盆入口平面,胎头颅骨最低点接近或达到坐骨棘水平,称为衔接,以达到枕额径衔接。经产妇多在分娩开始后胎头衔接,初产妇可在预产期前 1~2 周内胎头就达到衔接。

2. **下降**　胎头沿骨盆轴前进的动作称为下降,下降贯穿于分娩的全过程。促使胎头下降的因素为:宫缩时通过羊水传导的压力,由胎轴压传到胎头宫缩时子宫底直接压迫胎臀,胎体伸直、伸长,腹肌收缩。

3. **俯屈**　当胎头以枕额径进入骨盆腔后,继续下降至骨盆底时,处于半俯屈状态的胎头枕部遇肛提肌阻力,借杠杆作用进一步俯屈下降。

4. **内旋转**　胎头为适应骨盆纵轴而旋转,使其矢状缝与中骨盆及出口前后径相一致,称为内旋转,于第一产程内完成。

5. **仰伸**　宫缩和腹肌收缩力继续迫使胎头下降,而肛提肌收缩力又将胎头向前推进,两者的共同作用使胎头沿骨盆轴下段向下向前的方向转向上,胎头的枕骨下部达到耻骨联合下缘时,以耻骨弓位作为支点,使胎头逐渐仰伸。

6. **复位及外旋转**

(1) 复位:胎头娩出时,双肩径沿骨盆入口左斜径下降,胎头娩出后,为使胎头与胎肩恢复正常关系,胎头枕部向左旋转 45°。

(2) 外旋转:胎肩在骨盆内继续下降,前肩向中线旋转 45°,胎头枕部需在外继续向左旋转 45°,以保持胎头与胎肩的垂直关系。

7. **胎儿娩出**　前肩、后肩娩出,胎体整个娩出。

分娩机制各部分动作是连贯进行的,其中下降动作始终贯穿于整个分娩过程之中。

二、临产的诊断标准

(1) 规律且逐渐增强的子宫收缩,持续 30 秒以上,间歇 5~6 分钟。

(2) 进行性宫颈管消失,宫口扩张,胎先露下降。

总产程:从开始有规律的宫缩开始到胎儿娩出,初产妇一般 14~16 小时,经产妇达 6~8 小时。

三、第一产程护理

第一产程又称宫颈扩张期,从临产到宫口开全,初产妇 11~12 小时,经产妇 6~8 小时。

(一) 临床表现

1. **有规律宫缩并逐渐增强**　开始较弱持续时间短约 30 秒,间隙时间较长,5~6 分钟,逐渐加强到宫缩持续时间约 60 秒,且强度增强,间隙时间缩短 2～3 分钟,当宫口接近开全时,宫缩的持续时间可延长至 1 分钟或更长,间隙时间缩短 1～2 分钟,可伴有大便感觉。

2. 宫口扩张 宫颈管消失、宫口开全,是规律并逐渐加强的宫缩结果。宫口扩张的规律是潜伏期(指有规律的宫缩开始到宫口扩张至 3 cm,历时 8～16 小时)扩张速度较慢,平均 2～3 小时宫口扩张 1 cm,活跃期(指宫口从 3 cm 扩张至 10 cm,历时 4～8 小时)宫口扩张速度较快。活跃期又分 3 期:加速期是指宫口扩张 3～4 cm,约 1.5 小时;最大加速期是指宫口扩张 4～9 cm,约 2 小时;减速期是指宫口扩张 9～10 cm,约 30 分钟。潜伏期超过 16 小时为潜伏期延长,活跃期超过 8 小时为活跃期延长。

3. 先露下降 是确定能否阴道分娩的重要观察指标,通过阴道检查胎先露的最低位置和坐骨棘水平的关系可用于判断先露下降的程度。以坐骨棘水平为 0,先露在 0 位上 1 cm 为－1,0 位以下 1 cm 为＋1,以此类推。先露下降的速度可作为分娩难易的有效指标。

4. 胎膜破裂 一般在临产后,随着宫缩,先露下降,宫口扩张,先露前部的羊膜腔内压力增加到一点程度时,引起胎膜自然破裂,多发生在宫口接近开全时,也有发生在临产前,称为胎膜早破,应立即平卧,抬高臀部,以防止脐带脱垂,并立即送医院就诊。

(二) 护理措施

1. 一般护理

(1) 鼓励进食,以及液体摄入,自由体位,如胎膜已破,应根据医生检查评估,确定体位。一般如胎头已充分固定,可以自由体位,无需绝对卧床。

(2) 督促及时排便排尿,临产后应每 2～3 小时解尿一次,防止因膀胱充盈未及时排空而影响胎头下降、产程延长,如膀胱充盈又不能自解者应行导尿。

(3) 积极鼓励,树立顺产的信心,解释产程进展。教会放松方式及呼吸法,提供导乐陪伴、分娩镇痛。

(4) 注意清洁,协助产妇进行个人卫生,保持舒适,胎膜早破者每日会阴清洁 2 次,局部置无菌会阴垫,并注意观察羊水的色、质、量,防止感染。

(5) 注意血压,发现高血压、蛋白尿要加强监测,警惕子痫的发生。

临产后如体温＞37.5℃,脉搏＞100 次/分,如出现头晕、眼花、头痛、呕吐,上腹部持续疼痛,异常宫缩(不协调,疼痛持续时间长、宫缩过频等),子宫硬如板状,下腹部持续疼痛,产妇烦躁、呼吸困难等症状,应及时通知医生。

2. 产程观察

(1) 产程开始每 2 小时听胎心,正规宫缩或宫口开到 3 cm,应每 1 小时听胎心,每次听 1 分钟,做好记录,如每分钟胎心率＞160 次或＜120 次提示胎儿有宫内缺氧的可能,应及时供氧,同时通知医生。

(2) 观察子宫收缩方法:将一手放于产妇的腹部,摸到子宫体感受子宫张力的变化,宫缩时,子宫体部明显变硬,间隙时变软,每次要观察 3 次以上的宫缩变化,并做好宫缩持续时间、间隔时间和强度的记录,并协助按摩下腹部及腰骶部,指导正确运用呼吸,减轻临产的不适和疼痛。

(3) 肛门检查、阴道检查,了解宫颈软硬度、厚薄宫颈口扩张程度,以及胎膜是否破裂、骨盆大小、胎儿的先露部、胎方位及先露下降程度。

(4) 注意阴道流血情况,与见红区别,阴道流血多为鲜红色,量多于月经,不含黏液。

初产妇宫口开至 10 cm，经产妇宫口开 3 cm，送产房准备接生。

四、第二产程护理

第二产程又称胎儿娩出期，从宫口开全到胎儿娩出，初产妇 1～2 小时，经产妇可能几分钟完成。

（一）临床表现

1. 胎膜　大多已自然破裂，如仍未破应行人工破膜术。

2. 宫缩　进一步增强，间隙时间缩短，持续时间延长，强度增强。

3. 胎头下降　达坐骨棘以下 2～3 指并持续下降，出现便意，向下屏气。

4. 胎头拔露　它是指宫缩时胎头露于阴道口，露出部分不断增大，宫缩间隙时胎头反缩回阴道内。当胎头的双顶径达到骨盆出口时宫缩间隙胎头不回缩，此时称为胎头着冠，之后随着宫缩胎头枕骨于耻骨弓下仰伸，胎儿依次按额、鼻、口娩出，继后胎头复位外旋转，前肩后肩先后娩出，胎体顺利娩出。经产妇第二产程很短，有时仅几分钟几次宫缩就完成分娩的动作。

（二）护理措施

1. 一般护理　观察产妇的一般情况，测血压，并指导产妇在宫缩时屏气，以增加腹压协助子宫收缩，给予产妇鼓励与支持。分娩是剧烈的体力活动过程，出汗多，应及时用湿毛巾擦拭，以解除不适，在宫缩间歇时协助给予饮水。

2. 胎心观察　在第二产程中，宫缩频而强，可影响胎盘血液循环，引起胎儿宫内缺氧，应连续监护 15 分钟记录一次或每 15 分钟听 1 次胎心音，发现异常，及时与医生联系，尽快结束分娩。

3. 准备接生

（1）产妇的准备：让产妇仰卧于产床上（或坐于特制产椅上行坐位分娩），两腿屈曲分开，露出外阴部，在臀部放一便盆或塑料布，用消毒纱布球蘸肥皂水擦拭外阴部，擦拭顺序依次为大阴唇、小阴唇、阴阜、大腿内上 1/3、会阴及肛门周围。用消毒干纱布盖住阴道口，防止冲洗液流入阴道，然后用 0.5％氯己定（洗必泰）冲净肥皂水，最后用安尔碘Ⅲ型纱球消毒上述范围，铺以消毒巾于臀下。

（2）接生者准备：接产者按无菌操作规范洗手、戴手套及穿手术衣后，打开产包，铺好消毒巾准备接产。

4. 胎儿娩出及护理

（1）胎头娩出：接生者要掌握好胎头娩出的时机，防止过快，最后在子宫收缩间歇期，嘱产妇稍向下屏气，胎头慢慢娩出可更好地保护会阴，及时清理口鼻咽部分泌物。

（2）脐带绕颈的处理：如果绕颈很松，可用手将脐带顺肩推下或从头部脱出，如绕颈较紧或缠绕两圈以上，可先用两把血管钳夹住其中一圈脐带，从中剪断，注意不要伤及皮肤，松解脐带后，再协助抬肩娩出。

（3）肩及躯干娩出：先娩前肩，再娩后肩，用力得当，顺其自然，不能过于牵拉，防止损伤臂丛神经，胎儿娩出后，用一次性新生儿吸管吸出口鼻腔内的羊水及黏液，用两把止血钳在距离脐根 15～20 cm 处将脐带夹紧，两把止血钳之间距离 3 cm，在两钳之间剪短。将连接胎盘的一端脐带连同止血钳置于消毒碗内，以免污染。

（4）脐带结扎及护理

1）操作准备：①操作者消毒洗手，戴手套；②用物准备：粗棉线1根、安尔碘、无菌剪刀、纱布、棉签。

2）操作要点：用无菌纱布擦净脐根周围，在脐轮处用棉纱线结扎一道活结，注意两侧皮肤，以免结扎到脐轮处皮肤，再于脐根上1 cm处，用脐夹结扎，在距脐夹0.5 cm处断脐，确无出血后，用安尔碘消毒脐带残端面，待干燥后，用无菌纱布包扎。

3）注意点：①结扎时，必须扎紧以防出血，但不能用力过猛，以防扎断脐带，尤其是胶质多或水肿的脐带，用力要适当；②在处理脐带过程中应注意新生儿保暖。

五、第三产程护理

第三产程又称胎盘娩出期，从胎儿娩出到胎盘娩出，历时5～15分钟，不超过30分钟。

（一）临床表现

腹部触诊：子宫体变硬呈球形，子宫呈狭长形，宫体高达脐上；阴道口外露脐带自行延长；阴道少量流血，为胎盘剥离征象，此时接生者应协助胎盘娩出。

（二）护理措施

1. 胎儿娩出后，立即肌肉注射缩宫素。

2. 观察胎盘剥离征兆，确认胎盘剥离再及时协助胎盘排出，接生者右手轻拉脐带，左手握住子宫（拇指置于子宫前壁，四指在子宫后壁）按压，胎盘至阴道口时双手握住胎盘，向一个方向旋转并缓慢向外牵引至全部排出，若发现胎膜部分断裂，用血管钳夹住断裂上段的胎膜，继续旋转，直至完全排出，胎盘胎膜排出后按摩子宫刺激收缩，并注意出血量，记录。

3. 仔细检查胎盘胎膜的完整性，将胎盘铺平，首先检查胎盘母体面胎盘小叶有无缺损，再检查胎膜是否完整，是否覆盖胎盘组织，其次检查胎盘胎膜边缘有无血管断裂，有无副胎盘，副胎盘是一独立小胎盘，与正常胎盘分离，但有血管相连。测量胎盘大小重量、脐带长度，并做好记录。

4. 遇下列情况遵医嘱，做宫颈检查或宫腔探查：

（1）胎盘或胎膜缺损。

（2）胎儿娩出后30分钟，胎盘未剥离征兆。

（3）有活动性出血达100 ml。

（4）怀疑软产道撕裂者。

（5）产钳或臀位助产术。

（6）产后出血。

（7）上次为剖宫产，而此次阴道分娩者。

5. 检查软产道，即会阴、阴道壁、尿道口、阴道穹隆，以及宫颈有无撕裂，及时修补缝合。

预防产后出血，产后出血的高危因素如多产史（＞5次）、产后出血史、多胎妊娠、羊水过多、巨大儿、滞产等，可在胎儿前肩娩出后及时使用宫缩剂，一般肌肉注射20单位缩宫素。

6. 新生儿出生时的护理

护理评估：是否足月妊娠，羊水的色、质、量情况，出生时呼吸或哭声情况，肌张力情况。

（1）呼吸道清理：新生儿娩出后，及时清理喉部、口腔、鼻部分泌物，以保持呼吸道通畅，然后再使其呼吸，直至哭声响亮。

（2）新生儿 Apgar 评分：出生后 1 分钟内心率、呼吸、肌张力、喉反射、皮肤颜色，以呼吸为基础，皮肤颜色最为敏感，心率是最终消失指标。临床病情恶化顺序：皮肤颜色、呼吸、肌张力、反射、心率（表 3-1）。

表 3-1 Apgar 评分表

体征	出生后 1 分钟内应得分数		
	0	1	2
心率（次/分）	0	≤100	≥100
呼吸	0	浅慢,不规则	佳
肌张力	松弛	四肢稍屈曲	四肢屈曲,活动好
喉反射	无反射	有些动作	咳嗽,恶心
皮肤颜色	全身苍白	躯干红,四肢青紫	全身粉红

处理：>8 分，只需常规处理；4~7 分，轻度窒息，应清理呼吸道、人工呼吸、吸氧用药等；<3 分，重度窒息，严重缺氧，应紧急抢救、气管插管、吸氧，需 5 分钟，10 分钟再次做新生儿 Apgar 评分。

正常新生儿总分 8~10 分，评分 4~7 为青紫窒息，评分 1~3 为苍白窒息，紧急处理后，遵医嘱送高危婴儿室，详细交班。

（3）待新生儿大声啼哭后进行脐带处理：用两把血管钳夹住，两钳间相距 2~3 cm，在其中间剪断，近胎盘端放入出血碗内，将新生儿移至干燥干净部位注意保暖，用安尔碘消毒脐根部位，用消毒棉线在距脐根部 0.5 cm 处结扎，活结，结扎线外 0.5 cm 处结扎第二道，可用棉线，也可以用脐夹，在第二道线外 0.5 cm 处剪断脐带，残端用安尔碘消毒后，用无菌纱布包裹。每半小时观察一次，至产后 2 小时，24 小时内每班交接查看。

（4）全身检查无畸形，如腭裂、多指趾、无肛门、女婴无孔处女膜、男婴睾丸未下降等。

（5）让产妇看清婴儿性别，并核对系在新生儿的手、脚圈，将婴儿右足及母亲的右拇指印留在病史上。

（6）新生儿眼睛护理：用氧氟沙星眼药水滴眼，预防经过产道时新生儿眼睛受感染。

（7）注意保暖，当新生儿离开母体，立即将婴儿躯体擦干包裹后，放于辐射保暖床上，再进行一切操作，送入婴儿室时要加被保暖。

（8）新生儿断脐后，即与母体早接触。早吸吮，每次半小时以上。

7. 注意产妇的体温、血压、心率情况等生命体征。

8. 预防产后出血，按压按摩子宫促进子宫收缩，正确估计出血量。

9. 鼓励进食、饮水，顺产后 2 小时及时排空膀胱，保持会阴清洁，及时更换汗湿衣。

附：胎盘剥离术准备：外阴再次消毒，手术者换手术衣、手套，如宫颈内口较紧可局部注射阿托品或哌替啶。术者右手手指并拢呈圆锥状伸入宫腔后手掌面向胎盘母体面，手指并拢以手掌侧缘慢慢将胎盘从边缘逐渐自宫腔分离；另一手协助在腹部按压宫底，确认胎盘已全部剥离方可取出胎盘，即注射宫缩剂，检查胎盘，发现胎盘胎膜不全，可再次进入宫腔，但应尽可能减少进入次数。术者注意动作轻柔，剥离过程发现无法分离时，应疑为植入性胎盘,不可强行剥离。

六、分娩镇痛

分娩时的剧烈疼痛可导致体内一系列神经内分泌反应,产妇可发生血管收缩、胎盘血流减少、酸中毒而引起产程受阻,也是产妇对分娩恐惧的重要原因。为此良好的分娩镇痛是十分有意义的。分娩镇痛就是用各种方法使分娩时的疼痛减轻甚至使之消失的方法。理想的分娩镇痛法应对母婴安全无影响、易于给药、起效快、作用可靠,满足整个产程镇痛的要求,避免运动神经阻滞,不影响宫缩剂产程的进展,产妇清醒参与分娩过程,必要时可满足手术要求。

(一)必备条件

产妇清醒,无阴道分娩禁忌证,使用镇痛药物对产妇和新生儿不良作用小。药物作用起效快,作用可靠,不影响宫缩和产妇运动。

(二)分娩镇痛时机

现在国内、外的一般方法是在第一产程活跃期实施镇痛麻醉,通常数分钟内起效,持续至宫口开全,进入第二产程后调整剂量或停止。麻醉师根据不同产妇对疼痛的敏感程度调整用药方案和剂量,达到产妇满意的镇痛效果。

(三)分类

1. 药物镇痛　应用麻醉药物或镇痛药减低或消灭疼痛。

(1)椎管内注药镇痛法。

(2)硬膜外麻醉和腰硬联合麻醉(镇痛泵),安全方便,临床使用广泛。

(3)氧化亚氮(笑气)吸入法,优点是效果较可靠,起效迅速,不刺激呼吸道;缺点是感觉疼痛时吸入,伴头晕、恶心,吸入过度,有误吸的可能,可造成室内空气污染,吸入深度超过75%可导致产妇发生低氧血症、宫缩减弱,100%氧化亚氮导致产妇缺氧。

(4)哌替啶(杜冷丁)肌肉注射:常用量为 $50\sim150\ mg$,给药后 $15\sim20$ 分钟起效,$1\sim1.5$ 小时达高峰,2 小时后逐渐消失。优点:给药简便,$40\%\sim80\%$ 产妇有效,因可抑制新生儿呼吸,估计在 2 小时内不会分娩者方可用,有头晕、恶心、表情淡漠,可在宫缩间隙入睡。

2. 非药物镇痛　通过产前训练、按摩、心理疏导、针灸等方法达到镇痛分娩的效果。

(1)针刺镇痛法:经皮电神经刺激法(TENS)通过电流输入人体,刺激感觉神经纤维达到止痛效果;HANS 仪:促使体内释放内源性阿片肽,以代替外源性吗啡的功能,发挥全身性的镇痛作用。

(2)导乐陪伴分娩:进入产程后,有一位有生育经验或专业的技术人员,一对一的陪伴,在整个产程中给予产妇积极的支持,指导应对疼痛的方法,细心的关心产妇身心情况,及时有效地进行产程观察,使产妇能放松心态,达到镇痛作用。

(3)水中分娩:自由体位分娩,回归自然的安全分娩方式,具有舒适、加速产程、有效缩短活跃期、减轻疼痛的作用,能够达到椎管内阻滞镇痛类似的效果,同时可减低会阴损伤,对产后盆底损伤小,对新生儿无不良结局。

(4)拉美兹呼吸法:通过呼吸技巧的运用,与产前进行呼吸技巧训练,控制神经肌肉,产生镇痛效果。

案例分析与思考题

1. 孕妇××,25岁,孕39周,因宫缩痛就诊,护士检查宫缩中弱强度,持续25秒,间歇5～6分钟,宫口1 cm,先露～3(坐骨棘上3指)。血压120/80 mmHg,体温36.6℃,心率76次/分,呼吸16次/分。

该产妇处于分娩的何阶段? 相应的护理措施应是什么?

2. 简述影响分娩的因素。

3. 简述胎盘剥离征象。

4. 简述分娩机制。

（吴文燕）

第四章 产褥期管理

产褥期是从胎盘娩出到产妇生殖系统、生理身心恢复到孕前所经历的一段时间,一般需6周左右。分期:依赖期产后3天内,依赖-独立期(3～14天),独立期(14天以后)。

第一节 产褥期妇女的身心健康

一、产褥期母体的生理调适

(一)生殖系统的变化

1. 子宫 子宫变化最大,自胎盘娩出后逐渐恢复至未孕状态的全过程,称为子宫复旧,需时6周,主要为子宫体肌纤维缩复、子宫内膜增生。

(1)宫体肌纤维缩复:胎盘娩出后宫体逐渐缩小至脐平或以下,产后1周在耻骨联合上方可触及,产后10天降至盆腔,腹部触及不到,产后6周恢复到孕前大小。

(2)子宫内膜增生:产后3周除胎盘附着部位外的宫腔表面均有新生内膜覆盖,产后6周,胎盘附着部位内膜全部修复。

(3)子宫血管变化:随着胎盘的娩出,子宫复旧使开放的螺旋动脉和静脉窦压缩变窄,可形成出血。

(4)子宫下段和宫颈变化:产后2～3日,宫口可容纳2指,产后1周宫口闭合,宫颈管复原,产后4周宫颈恢复至非孕形态。分娩时可导致宫颈外口的裂伤,使初产妇由产前的圆形(未产型)变为产后横裂(已产型)。

2. 阴道 分娩导致的阴道壁松弛及肌张力减低,在产褥期逐渐恢复,产后3周阴道黏膜皱襞重新出现,阴道腔逐渐缩小,但阴道紧张度在产褥期不能恢复到未孕期。

3. 外阴 产后2～3日外阴水肿逐渐消失,分娩时因处女膜撕裂而形成残缺的处女膜痕。

4. 盆底组织 分娩可导致盆底肌及筋膜弹性减弱,并常伴有肌纤维撕裂,产褥期若能坚持做产后健身操有可能恢复至孕前状态。若严重盆底肌或筋膜撕裂导致盆底组织松弛,加上产褥期过重体力活动或短期内多产,则很难恢复,是导致阴道壁脱垂和子宫脱垂的重要原因。

（二）乳房变化

主要变化是泌乳。妊娠期孕妇体内的雌激素、孕激素、胎盘生乳素升高,使乳腺发育形成初乳;胎盘娩出后,产妇体内雌激素、孕激素及胎盘生乳素急剧下降,抑制下丘脑分泌的催乳激素抑制因子的释放,在催乳激素的作用下开始泌乳。新生儿吸吮乳头的刺激通过传入神经纤维到达下丘脑,抑制下丘脑分泌的多巴胺及催乳激素的抑制因子,使腺垂体催乳激素呈脉冲式释放,促进乳汁分泌,同时吸吮乳头的刺激还能反射性地引起神经垂体释放缩宫素促进子宫收缩和喷乳反射。吸吮是保持乳腺不断泌乳的关键环节,乳房的不断排空是维持乳汁分泌的重要条件,同时产妇的营养、睡眠、情绪和健康状况与乳汁的分泌量密切相关。

（三）循环和血液系统变化

产后72小时内产妇的循环血量增加15％～25％,易诱发心衰,循环血量于产后2～3周恢复至未孕水平。产褥早期血液仍呈高凝状态,有利于子宫胎盘剥离面血栓形成,减少产后出血,纤维蛋白原、凝血酶、凝血酶原于产后2～4周恢复至正常水平,血红蛋白于产后1周回升,白细胞总数产褥早期仍较高,于产后1～2周恢复正常。

（四）消化系统变化

产后1～2周胃张力和蠕动力逐渐恢复,产后1～2日产妇常有口渴感,喜进流质或半流质,产褥期活动减少,腹肌和盆底肌松弛容易引起便秘。

（五）泌尿系统变化

产后1周内体内孕期储留的水分排出,尿量增多,产褥期膀胱肌张力降低,对膀胱内压敏感性降低,加上会阴部的胀痛、麻醉等可导致尿潴留,尤其在产后24小时内。

（六）内分泌系统变化

产后雌、孕激素水平急剧下降,于产后1周降至未孕水平。催乳激素水平与是否哺乳有关,哺乳产妇的催乳激素水平于产后下降但仍高于非孕水平,吸吮乳汁时催乳激素明显增高。不哺乳产妇的催乳激素与产后2周降至非孕水平。月经复潮及排卵时间受哺乳时间的影响,不哺乳产妇一般在产后6～10周月经复潮,10周左右恢复排卵,哺乳产妇一般在产后4～6周恢复排卵,哺乳期可不复潮,复潮晚的,通常首次来经前多有排卵,故哺乳期月经未复潮仍有受孕可能。

（七）腹壁变化

下腹正中线的色素沉着逐渐消失,初产妇腹壁出现的紫红色妊娠纹逐渐变成银白色的陈旧妊娠纹,腹壁紧张度在产后6～8周恢复。

二、产褥期妇女的心理调适

产褥期妇女要经历一个从妊娠、分娩,到新生儿诞生,接纳新的成员,新的家庭的心理调适过程。影响产妇心理调适的原因很多:妊娠的心理状态、对分娩的态度、所处的社会文化环境、产妇的性格倾向、生活背景,包括丈夫的态度等使产妇可以表现出精力充沛、兴奋、热情幸福感和满足感,也可表现出不同程度的焦虑、抑郁、悲观的不良情绪。

产妇对分娩的感受、产妇的自我形象、产妇的行为、产妇对新生儿的看法等影响产妇心理因素。

在产褥期应激励丈夫和家庭的支持和关心,满足产妇情感和生理的需求,具体时期要求如下:

1. 依赖期 给予周到的生活照顾,鼓励进食,保证休息,注意产妇主诉,加强宣教,注意调适生活节奏,帮助转换母亲角色,协助指导喂哺。

2. 依赖-独立期 加倍关心产妇,提供新生儿喂养和护理知识,耐心指导和鼓励产妇参与照护新生儿的工作,鼓励亲子接触,增进情感交流,鼓励产妇表达自己的内心感受,提高自信心和自尊感,促进角色转换。

3. 独立期 积极帮助产妇和丈夫正确应对家庭模式的转换、角色的转换、生活方式的改变,积极鼓励夫妻共同参与照护新生儿,培养和谐关系,共同承担责任,互相体贴,尤其是丈夫更应积极主动。

第二节 产褥期妇女的护理

一、产褥期临床表现

1. 生命体征 产后体温大都在正常范围,产后 24 小时内可略有升高,但不超过 38℃,产后 3～4 天可由于乳腺膨胀导致发热可达 39℃,称为泌乳热,一般持续 4～16 小时,膨胀期过后自然消退,产褥期血压和脉搏都比较平稳正常。

2. 子宫复旧 胎盘娩出后,子宫变硬降至脐平或以下,之后平均每日下降 1～2 指。产后 10 日恢复至盆腔内。

3. 产后宫缩 因子宫收缩引起的下腹部阵发性疼痛,称为产后宫缩痛,持续 2～3 天消失,经产妇多见,且疼痛剧烈。哺乳时反射性促使缩宫素的分泌,使宫缩痛加剧。

4. 恶露 产后随子宫蜕膜脱落,内含血液、坏死蜕膜等经阴道排出。正常恶露有血腥味,无臭味,持续 4～6 周,总量 250～500 ml。若子宫复旧欠佳,或胎盘胎膜残留,或合并感染时,恶露量增多并伴有恶臭味(表 4-1)。

5. 褥汗 产后 1 周内皮肤排泄功能旺盛,大量汗液排出,以夜间和初醒时明显。

表 4-1 产褥期恶露特点

项目	血性恶露	浆液性恶露	白色恶露
持续时间	产后最初 3 天	产后 4～14 天	产后 14 天以后
颜色	红色	淡红色	白色
内容物	大量血液,少量胎膜坏死蜕膜	少量血液,坏死蜕膜,宫颈黏液,细菌	坏死退化蜕膜,表皮细胞大量白细胞,细菌

二、护理评估

1. 全面了解分娩过程 有无难产,总产程时间,总出血量,会阴有无伤口。

2. 测定 新生儿体重,Apgar 评分,性别。

3. 一般情况　产妇身心状态,疲劳程度,进食情况。

4. 喂养　喂养知识,乳房条件,新生儿吸吮能力。

5. 亲人　家属的支持度。

三、护理诊断

(一) 产妇的一般护理诊断

1. 便秘或尿潴留　与产时损伤及活动减少有关。

2. 舒适改变　与产后宫缩、会阴部切口疼痛、褥汗、多尿等有关。

3. 母乳喂养无效　与母亲焦虑、知识缺乏及技能不熟有关。

4. 焦虑　与心理调适缓慢、新家庭角色适应困难有关。

(二) 婴儿的一般护理诊断

1. 有感染的危险　与新生儿易受伤害、身体免疫力差、环境危害,以及开放性伤口(如脐带伤口)有关。

2. 有清理呼吸道无效的危险　与新生儿咽部分泌物有关。

3. 有皮肤完整性受损的危险　与皮肤易受损伤和不及时换尿布有关。

四、护理目标

1. 产妇身心恢复良好。

2. 无产后出血和感染。

3. 能掌握喂养的方法,宝宝有效吸吮。

4. 能熟悉与掌握新生儿护理知识和技能。

五、护理措施

(一) 产后 2 小时一般护理

(1) 生命体征观察,测量血压,如有异常及时处理,离产房前再次测量血压。

(2) 产后 2 小时内,每半小时观察子宫收缩及阴道流血情况且记录之,并注意观察膀胱充盈、会阴伤口胀痛、有无血肿等情况,异常时应报告医生。

(3) 顺产妇鼓励起床自行排尿。

(4) 协助产妇揩清分娩时的羊水、血液,更换清洁衣服,注意保暖。

(5) 产后 2 小时内,每半小时观察新生儿一般情况及脐带有无渗血,并记录。

(6) 发现产妇或新生儿有特殊情况时,应及时报告医生外,必要时与家属联系。

(7) 做好早吸吮、早接触。指导母乳喂养,协助有效吸吮。

(8) 一般情况下在产房观察 2 小时后送入休养室。有严重并发症,如产后出血、先兆子痫、心脏病等,需待病情稳定后,由产房护理人员护送至休养室,并作好床旁交班。

(二) 阴道分娩护理

1. 观察宫缩及恶露情况　产妇入休养室后,应定时观察宫缩、出血量,于入室时 1 次、以后每隔 30 分钟 1 次,共 4 次观察宫缩情况。每次观察时应按摩子宫及更换会阴垫,并记录宫底高度及出血量,注意会阴情况及有无血肿,重视产妇主诉。一次性出血量＞100 ml;第一次测血压＞130/90 mmHg,或与基础血压相比收缩压高 30 mmHg,舒张压高 15 mmHg,或血压偏低者,或其他异常情况及时与医生联系。

2. 鼓励产妇饮水以利于解尿 产后 2～4 小时鼓励解尿,不能自解者,积极采用诱导法(如小腹部热敷、听流水声、温水冲外阴、针灸、注射新斯的明等),仍不能自解者,遵医嘱在无菌操作下留置导尿管。

3. 鼓励产妇多吃蔬菜,及早下床活动,防止便秘 一旦出现便秘可按医嘱口服缓泻剂,或使用开塞露塞肛。

4. 按常规 测体温,Ⅱ级护理 1 天(有导尿管者为Ⅱ级护理)。

5. 饮食 应以易消化、富有营养饮食为主,增添汤类,多吃蔬菜、水类。

6. 产后 24 小时内宜卧床休息,正常产妇24 小时后鼓励下床活动,有利于机体功能恢复和恶露排出,并逐日增加活动范围。产妇易出汗,应经常更换内衣,夏季应注意通风及降低室温,防止中暑。

(三) 剖宫产术后护理

1. 准备用物 准备麻醉床、监护仪及护理用物等。

2. 按麻醉术后常规护理 认真做好分级护理,Ⅰ级护理 3 天。

3. 根据医嘱 给予硬膜外护理常规,低枕平卧,头偏向一侧,2～3 小时后肢体有感觉、血压平稳,鼓励床上活动及协助翻身。

4. 监测脉搏、呼吸、血压 半小时 1 次×4 次,qh/次×4 次,q4 h/次×4 次,至产后 24 小时。心电监护者,半小时 1 次×4 次,qh/次直至医嘱停止监护,之后 q4 h/次至产后 24 小时。

5. 注意观察 腹部切口出血情况,每半小时压宫底并观察阴道出血量共 4 次。

6. 根据病情遵医嘱做好饮食指导 术后 6 小时进半流质,排气后改普食。

7. 注意尿量 留置导尿开放 24 小时,保持导尿管通畅,做好会阴护理。正确记录术后 24 小时尿量,有妊娠期高血压疾病及内科疾病合并症者,根据医嘱记录 24 小时出入量。

(四) 母婴同室护理

(1) 宣传母乳和母婴同室的优点,指导正确哺乳姿势。

(2) 宣传母乳喂养好处,树立母乳喂养信心,产后 24 小时内至少让新生儿吸吮 8～10次,以提高母乳喂养成功率。

(3) 了解母乳喂养情况,指导产妇正确估计奶的摄入量。

(4) 教会产妇正确挤奶,做好乳房异常情况的护理(如乳头破裂、奶胀等),指导哺乳中可能碰到的一些问题及解决方法。

(5) 向产妇宣教新生儿一些常见生理现象及新生儿护理知识。

(6) 婴儿入室必须核对床号、姓名、性别、出生时间、体重,观察婴儿面色、哭声、脐部有无出血、手圈脚圈小名牌是否齐全。

(7) 将婴儿抱到母亲身旁核对并进行早吸吮,观察婴儿的吸吮力,产妇的乳汁分泌情况、衔接姿势,并记录。

(8) 保持婴儿臀部清洁,防止红臀发生,每 4 小时换尿布一次。有大便者必须用温湿纱布擦清污迹后再换上干净尿片,注意大小便量、质、色,并做好记录。

（五）母乳喂养的优点

母乳喂养的意义及其对母婴健康的影响,通过近十多年的研究,在认识上有了进一步的发展。母乳不仅被公认是婴儿最适宜的食品,有利于婴儿的健康成长,更有利于保护婴儿少患疾病。

1. 对婴儿的益处

（1）母乳是婴儿必需的和理想的食品,其所含的各种营养物质最适合婴儿的消化吸收,且具有最高的生物利用率。

（2）母乳含有丰富的抗感染物质,因此能保护婴儿少患疾病。

（3）母乳喂养经济方便,还可避免奶瓶、奶头污染带来的感染,改善小儿营养状况,保护婴儿少患病。

（4）对牙齿的发育与保护是因为吸吮肌运动有助于面部正常发育,且可预防由奶瓶喂养引起的龋病。

（5）通过婴儿频繁地与母亲皮肤接触,受到照料,有利于促进婴儿心理与社会适应性的发育,同时有利于母亲及时发现新生儿的异常情况。

（6）其他:减少婴儿罹患坏死性结肠炎的风险,减少婴儿猝死综合征发生,减少早期母乳性黄疸。

2. 对母亲的益处　母乳喂养能给予母亲一种母亲的敏感性,并使之从孕期状态向非孕期状态成功地过渡。伴随吸吮而产生的缩宫素（催产素）,可以促进子宫收缩,能减少产后出血,促使子宫复旧。母亲体内的蛋白质、铁和其他所需之营养物质,能通过产后闭经得以储存,有利于产后康复,亦有利于延长剩余间隔。另外,母乳喂养可减少乳腺癌和卵巢癌的危险。

（六）会阴护理

1. 常规护理

（1）每日用 1：2 000 氯己定（洗必泰）纱球揩洗会阴。

（2）会阴水肿者,产后 24 小时可用 95％乙醇湿敷或 50％硫酸镁湿热敷。

（3）恶露有臭味或其他异常情况,应及时与医生联系。

（4）有滴虫、霉菌或伤口感染者,做好床旁隔离。

2. 会阴切开护理（包括Ⅱ度撕裂）

（1）每日增加一次 1：2 000 氯己定纱球清洁伤口,到拆线止。

（2）卧床休息,取伤口对侧卧位。

（3）会阴伤口红肿、硬结,及时敷大黄芒硝,中药热敷或红外线照射。

（4）会阴Ⅰ度撕裂修补 3 天拆线,会阴切开及Ⅱ度撕裂修补 3 天拆线。

3. 会阴Ⅲ度撕裂修补护理

（1）保持会阴部清洁,勤换会阴垫。

（2）注意伤口清洁,大小便后用 1：2 000 氯己定纱球清洁伤口。

（3）无渣半流质 3～5 天,做好宣教。

（4）禁止灌肠,留置导尿,按常规护理。

（5）二级护理,卧床休息。

4. 会阴伤口感染护理

(1) 会阴伤口有硬结,可给予大黄芒硝外敷,每日 2 次(大黄 30 g,芒硝 120 g 混合研粉外敷)。

(2) 伤口有化脓现象,应提前拆线或扩创,以利引流,并做分泌物培养及药敏试验,每日更换药 2 次,所有器械应先消毒后送供应室,污敷料及时烧毁。

(3) 产后 7 天可给高锰酸钾粉坐浴。

(4) 保持会阴清洁,勤换卫生巾。

(5) 关心产妇,做好心理护理,使产妇能安心休养和接受治疗。

(6) 床旁隔离。

(七) 乳房护理

1. 乳房清洁　分娩后用清水洗净,每次哺乳前清洁后哺乳。

2. 乳头破裂护理

(1) 轻度破裂可在喂奶时挤少量乳汁涂在乳头上,自然干燥,起保护作用。

(2) 较为严重者,除了用乳汁保护乳头外还应暂停哺乳 1~2 天,暂停期间每隔 3~4 小时手工吸奶一次。

(3) 破裂期间,勤换内衣,减少感染机会。

3. 乳房胀痛护理

(1) 用吸奶器吸奶,或用面引子(发过酵的面粉)敷乳房,可疏通乳腺管,排除乳汁。

(2) 用按摩器按摩乳房或用手向乳头方向轻轻按摩(呈放射状),减少局部胀痛。

(3) 指导正确有效吸吮,以利乳腺通畅。

(4) 预防为主,做好早吸吮准备。

4. 无奶、少奶的护理

(1) 关心产妇,使之精神愉快、睡眠充足,解除一切忧虑。

(2) 增加营养,多吃淡味浓汁汤类(蹄髈汤、黑鱼汤、酒酿水煮蛋)。

(3) 坚持让婴儿吸吮,使乳汁排空,刺激乳汁分泌。

5. 回奶的护理

(1) 首先向产妇做好宣教工作,回奶期间少吃汤汁,停止吸吮。

(2) 皮硝 250~500 g,分敷二侧乳房,用多头带包扎,松紧适度,连续 3 天。

(3) 遵医嘱溴隐亭口服,每日 2 次,每次 1 粒(肝肾功能正常者)。

6. 乳腺炎的护理

(1) 心理护理,解除顾虑,并少吃浓汁汤类。

(2) 患侧乳房停止哺乳,并托起乳房(改善血循环),免乳汁淤积。

(3) 金黄散局部外敷,加用抗生素。

(4) 如有高热,按高热护理常规。

(八) 产后尿潴留的预防和护理

1. 尿潴留的预防

(1) 产程中及时处理尿潴留。

(2) 缩短产程,减少胎头对膀胱的压迫。

（3）会阴伤口缝合松紧适宜,减少伤口疼痛,避免反射性引起尿道括约肌痉挛。

（4）及时鼓励多饮水,600～900 ml,产后 2～4 小时内协助解尿,注意尿量及排空膀胱。

（5）做好宣教解释工作,消除顾虑,避免精神过度紧张而导致排尿困难。

2. 尿潴留的护理

（1）发生排尿困难时,应尽量设法让患者自解,不轻易采用导尿术,以免造成泌尿道感染。

（2）对产妇多关心,加强心理护理,消除对解尿的恐惧心理,如不习惯在床上解尿,可扶其下床。

（3）发生尿潴留可采用以下方法:

1）引尿:听流水声或温开水冲洗外阴,诱导解尿。

2）热敷:下腹部热敷。

3）肌肉注射新斯的明 0.5 mg(心脏病或心动过速者禁用)。

（4）经以上处理后仍无效,可留置导尿。

(九) 产后卫生宣教

1. 适当活动　鼓励早期起床活动,促进机体恢复,有利于恶露排出、子宫复旧和促进腹壁肌肉和盆底肌肉张力的增强。对剖宫产者还可以预防下肢血栓的形成。产后 24 小时内以卧床休息为主,产褥期适当的活动,有利于母体的恢复和胃肠道活动,增加食欲和防止便秘,避免重体力劳动,以防子宫脱垂。

2. 注意饮食　饮食需要有足够的蛋白质及维生素等。宜进食营养丰富的汤类,新鲜的蔬菜、水果,避免辛辣饮食刺激,禁止烈性酒类、咖啡,禁止吸烟,在医嘱下合理用药。

3. 个人卫生　饭前便后、哺乳前要洗手,哺乳前清洁乳头。每日更换衣裤,勤换卫生垫,保持外阴清洁。大小便后,会阴清洁应从会阴揩至肛门,每天用温开水清洗外阴 1～2 次,产后 6 周内禁盆浴和性生活,恶露未净者应推迟。

4. 注意空气流通　夏天预防中暑,冬天亦应每天定时开窗,至少 2 次。

5. 睡眠　保证充足睡眠,每天应作产后运动(产后体操)。

6. 产后 42 天　作产后母婴检查,并落实避孕措施。产褥期禁止性生活,产后 6 周应采取避孕措施,哺乳期不宜使用药物避孕。

7. 宣教　婴儿喂养、卫生、预防接种等知识。

第三节　正常新生儿护理

新生儿期是指出生后脐带结扎开始到产后 28 天。大多数新生儿为足月分娩,即胎龄满 37 周(259 天)以上,出生体重超过 2 500 g,无任何疾病,出生后 2 周以内的新生儿称为早期新生儿,不论其属于哪种分类,早期新生儿属于围产儿,是从胎儿转变为独立生活的新生儿的适应阶段,发病率和病死率最高。出生后第 3 周开始至第 4 周末的新生儿称为晚期新生儿,此时新生儿已初步完成最重要的适应阶段,但发育尚不够成熟,仍需继续适应,护理仍很重要。

一、正常新生儿的解剖生理特点

（一）新生儿外表特征

1. **身长和体重** 中国新生儿平均身长男婴为 50 cm，女婴 49 cm；出生体重在 2 500 ～ 3 999 g 之间。出生数天内婴儿丢失较多的水，常有一过性的生理性体重减轻，一般不超过 10%。

2. **皮肤颜色** 出生时呈蓝色，但是经过适当的氧化作用后，皮肤立即转变成暗粉色或粉红色。1～2 周内成淡粉色，在 3～14 天黄疸期皮肤变黄。

（1）胎脂：覆盖在身上的油性、白色、像乳酪样的物质，包括有皮脂腺的分泌物、上皮细胞。

（2）胎毛：过熟儿胎脂显著减少，而早产儿则胎脂可能更多。胎毛出生时可能尚留在肩、背、耳垂、前额大部分。胎毛过多表示有可能是早产儿。2 周大时，胎毛逐渐消失且不会再长出。

（3）黄疸：生理性黄疸多在出生后 2～3 天出现，一般持续 1 周后消失。

（4）水肿：生后 3～5 天，手、足、小腿、耻骨区及眼窝等处易出现水肿，2～3 天后消失，与新生儿水代谢不稳定有关。

（5）汗腺：新生儿期汗腺功能不全，是体温不稳定之因素之一。炎热季节，常在前胸、前额等处见针尖大小的汗疱疹，又称白痱。

（6）脱皮：出生 24 小时后，大部分新生儿的皮肤变得很干、脱屑，手掌和脚掌特别明显，仿佛日晒后的脱皮，在第 1～2 周内全身表皮呈片状脱落，此时皮肤干燥、腕踝关节皮肤干裂，过期产儿或在子宫内营养不良的婴儿，皮肤极干燥，犹如皮革般的外观且皮肤皱褶处破裂，这不是正常的脱屑。

（7）胎记

1）粉红色斑：是粉红色的斑点，色淡，压迫时变白，而且迅速消退。经常在浅肤色新生儿的眼睑或枕眉部位可见，于 1 岁时消失。

2）青记：一些新生儿在背部、臀部常有蓝绿色斑，此为特殊色素细胞沉着所致，俗称青记或胎生青痣，随年龄增长而渐退。

3. **头部** 新生儿头和身长之比为 1∶4（成人为 1∶8），前额大且突出。

（1）头围：足月新生儿头围男性 34 cm，女性 33.6 cm。

（2）囟门

1）前囟门：是两个顶骨及两个融合额骨间的开口，呈菱形。出生后 16～18 个月关闭。

2）后囟门：是顶骨和枕骨的连接处，呈三角形。出生后 6～8 周关闭。当囟门张力增加，可能是颅内压增加、脑水肿、脑膜炎或颅内出血所导致，但是生理性的膨出可因咳嗽、用力排便、强烈的哭或呕吐时发生，此时可看见脉搏跳动，而囟门凹陷、张力降低可能是脱水或休克。

（3）胎儿头变形：胎儿头通过产道时，为了顺应产道会发生胎头变形现象，即顶骨重叠，变形程度与受压时间的长短有关。此种情况在数周内可消失。

4. **耳朵** 出生时耳朵传导系统是完整的，对大的声音有惊吓反应。

5. **口腔** 唇部被接触时会有吸吮的动作产生，唾液较少，味蕾在出生前已发育完全，可以分辨甜味和苦味。若出现早熟牙不必拔除，但若有松动现象，应拔除。牙龈上可见由上皮细胞堆积或为黏液包裹的黄白色小颗粒，俗称"板牙"，或"马牙"，可存在较长时期，切勿挑破，以防感染。硬腭中线上可见大小不等(2～4 mm)的黄色小结节(彭氏珠)，亦系上皮细胞堆集而成，数周后消退。两侧颊部各有一个隆起的脂肪垫，俗称"螳螂嘴"，有利于吸吮乳汁，不可挑破。

6. **鼻部** 新生儿的鼻子小而狭窄、鼻梁低，新生儿用鼻呼吸，若闭嘴且能自然呼吸则表示鼻腔通畅。新生儿常以打喷嚏的方式来清除阻塞物。出生时嗅觉即已存在，此能力可显示于新生儿寻乳上，不论是喂母乳或牛奶，新生儿皆会将其头转向乳汁来源。

7. **颈部** 颈短且直，有皱褶，有自由转动，如活动受限或摸到肿块则可能是胸锁乳突肌血肿所致的斜颈症。颈部淋巴结直径应<1 cm。在颈动脉区如听到杂音，可能患有心脏疾病，颈部肌肉未发育完全而无法支持头部。

8. **胸部** 出生时，胸部的横切面是圆的，随年龄的增长，逐渐变为椭圆形。出生时胸围比头围小1～2 cm，至1岁时即与头围相等。要注意有无胸骨凹陷、锁骨骨折或胸部扩张时不对称现象。

不管男女婴儿，因受母体雌激素的影响，出生4～7天常见有乳腺增大，如蚕豆或核桃大小，或见黑色乳晕区及泌乳，2～3周可消退，切不可挤压，以防感染。

9. **腹部** 呈圆形切突出比胸部大，脐带于出生时呈白色胶状潮湿，出生后1小时开始干燥，23天变黑色，于7～14天脱落而留下一个小的肉芽组织，再1周后完全愈合。脐带末端血管因血栓形成封闭，直至婴儿期结束，血栓机化、血管纤维化后，脐带血管才会消失。

10. **生殖器** 男性胎儿出生时阴囊可能水肿，其大小因人而异。阴茎外开口覆有包皮。包皮某种程度的狭窄是正常的，且在出生后4～6个月包皮不会后缩。足月女婴的大阴唇已可覆盖小阴唇及阴蒂。

生后阴囊或阴阜有轻重不等的水肿，数日后消退。两侧睾丸多有下降，也有在腹股沟中，或异位于会阴、股内侧筋膜或耻骨上筋膜等处。有时可见一侧或双侧鞘膜积液，常于生后2个月内吸收。一些女婴在生后5～7天可有灰白色黏液分泌物从阴道流出，可持续2周，有时为血性，俗称"假月经"，是由于分娩后母体雌激素对胎儿影响中断所致。

(二)新生儿生理特征

1. **生命征象**

(1)体温：出生时与母体体温相同或稍高，但很快降低至35℃以下，这是因为热量丧失与体温调节机制不成熟所致，故应注意保暖。于产后4～8小时可升至正常37℃，一般维持在36.4～37.2℃。

(2)呼吸：平均30～40次/分，应于出生后30秒内建立。正常呼吸型式：胸部和腹部平稳上下运动。吸气的时间较长，好像须克服较大的阻力。有时在两次呼吸间会有10～20秒短暂的呼吸停止。任何疾病之呼吸窘迫的征象，如鼻翼扇动、肋间或剑突回缩、呼气时有咕噜声、呼吸过快等情况，都应注意观察。

(3)血压：平均8～10.7/5.3～6.7 kPa(60～80/40～50 mmHg)，2周后血压增至13.3/6.77 kPa(100/50 mmHg)。

2. **循环系统** 婴儿出生时，心脏血管系统会发生许多变化，因为这些变化不是立即完成的，故此段时间之循环，常被称为"过渡循环"。

3. 血液及血糖

(1) 血容量:新生儿血容量的多少与脐带结扎的迟早有关,为 85～90 ml/kg,总共约 300 ml,占体重的 10%～12%。

(2) 生理性凝血酶原过低:凝血酶原时间在出生时正常,第 2～5 天时延长,此乃由于新生儿肠内缺乏合成维生素菌类所致,此现象称为生理性凝血酶原过低症,在 7～10 天之后复原。出生后给予维生素 K 5 mg,肌注,可预防。

(3) 生理性贫血:出生后第 3 天开始,红细胞数目和血红蛋白开始下降,尤其以第 2～3 周下降最多,至出生后 3 个月末时降至最低点,称之为生理性贫血,此时的红细胞数目为 4.0～4.3×10^{12}/L,血红蛋白为 110～120 g/L。

4. 消化系统

(1) 唾液腺:唾液腺尚不成熟,唾液分泌少;到 3 个月时,唾液腺成熟,而会发生流涎。

(2) 咽-食管括约肌吞咽时不关闭,食管不蠕动,食管下部的括约肌也不关闭,故在吸收时易发生溢乳。

(3) 胃容量:出生时为 10～20 ml;1 周时为 30～90 ml,2～3 周时为 75～100 ml,1 个月时为 90～150 ml。

(4) 解剖上,新生儿的肠管有相当大的吸收面积及丰富的腺体,以有利于消化,但其管壁的肌肉不发达(平滑肌较薄),故肠管易扩张而引起腹胀。

(5) 胎儿 4 个月大时,即会吞入羊水,形成胎便。一般于出生后 8～24 小时排出,约 4 天即可排完。胎便呈墨绿色、黏稠的,有黏液、无味,含有胎毛、胆色素、黏液,但不含细菌。过渡便:新生儿喂奶后,会产生黄绿色的过渡便,此乃胎便与奶便混合组成的,黏稠性比胎便小,且有奶块,持续 1～2 天。奶便:新生儿出生 7 天,因吃母奶或牛奶而有不同的大便。喂母乳者,大便较呈糊状,颜色金黄、味酸,次数较多;喂牛奶者称之牛奶性大便,大便多呈硬条状,颜色淡黄或淡棕色,味臭,次数较少。

(6) 消化酶:出生时,新生儿即具有多数的消化酶,但缺少胰腺分泌的胰淀粉酶及胰脂酶,故新生儿对蛋白质及碳水化合物(单糖类、双糖类)吸收较好,而对脂肪及分子较复杂的淀粉类较难吸收。

5. 泌尿生殖系统　胎儿出生时肾脏已具有正常数目的肾单位,但尚不成熟,仅能适应正常的代谢。出生后 12～24 小时新生儿即应第一次排尿,出生后 1～2 天,每天排尿 30～60 ml,1 周后则达 200～225 ml。当尿量达 15 ml 时,膀胱会不自主地排出,导致一天排尿次数达 20 次之多。

新生儿由于肾功能不足,血氮及乳酸含量较高,人工喂养者血磷、尿磷均高,易引起钙磷平衡失调,产生低血钙症。

二、新生儿几种特殊生理状态

正常新生儿中存在着一种特殊表现,这些表现属于正常范围,认识这些特殊现象有助于我们在实际工作中鉴别一些特殊表现与正常和异常之间的关系。新生儿的一些特殊表现将可能包括以下 3 种情况:①属正常范围,实质却为异常;②看似异常,却属正常现象;③介于正常和异常之间,一时或永久性难以区分。新生儿特色表现很多,较常见的有以下几种。

（一）阴道出血及分泌物

女婴于出生后数天内阴道有黏液分泌。少数女婴于出生后5～7天可见阴道内有血样分泌物,系由于胎儿阴道上皮及子宫内膜受母体激素影响,出生后母体雌激素影响中断,造成类似月经的出血,又称假月经,不必处理,数天即愈。

（二）生理性体重下降

新生儿出生后摄入少,水分丢失多而出现生后体重逐渐下降,到3～4天减少达出生体重的6%～9%,7～10天逐渐恢复至出生体重。体重下降超过10%者多为异常。

（三）生理性黄疸

由于新生儿期胆红素代谢的特点,新生儿生后90%血清胆红素>34.2 μmol/L(2 mg/dl),超过成人水平。当胆红素达68.4～85.5 μmol/L(4～5 mg/dl)时,肉眼即可观察到黄疸,称为生理性黄疸。生理性黄疸多于生后2～3天出现,黄疸程度较轻,先见于面颈部。生后4～5天黄疸最明显,可延及躯干或四肢,巩膜、粪便色黄,尿色不黄,无其他症状。出生后7～10天逐渐消退。早产儿由于血浆白蛋白偏低,肝功能更不成熟,黄疸程度较重,可延迟到2～4周才消退。

约50%的足月新生儿、80%的早产儿在生后2～3天出现肉眼可见的皮肤和黏膜黄染,在1周内达高峰,第7天开始褪尽。早产儿则稍延迟,约3周褪尽。这种现象称为生理性黄疸。生理性黄疸一般不需特殊治疗,注意早开始供给充足奶量日光照,多可自行消退。如血清胆红素>171 μmol/L(10 mg/dl)时,必须除外病理性黄疸,每天监测胆红素值,以免贻误诊断。如血清胆红素超过诊断标准,可考虑光疗。生理性黄疸的程度受许多因素影响,不仅有个体差异,也可因种族、地区、遗传、家族和喂养方式不同而异,母乳喂养者较人工喂养者发生率高。在判断生理性黄疸与病理性黄疸时,不能仅仅依靠胆红素浓度,还应结合病因和临床表现,如低体重儿在缺氧、低体重、喂养过迟及血-脑屏障可能受损的情况下,胆红素值在正常范围也可能发生胆红素脑病(核黄疸)。生理性黄疸的新概念:①足月儿与早产儿生理性黄疸的胆红素正常值应对调,即早产儿生理性黄疸的胆红素正常值应低,而足月儿则应高。②无任何疾病的健康儿的胆红素水平,就是正常生理性黄疸的胆红素水平。

（四）粟粒疹

粟粒疹为皮下点状的白点,出生1～2周内可在鼻尖、颏处看到。这些是因皮脂腺成熟,而使得皮脂凝集在皮脂腺内阻塞所致,2周内可消失。

（五）毛细血管瘤

毛细血管瘤,又称草莓状血管瘤,正常新生儿即可发生,亦可在出生后1～2个月出现。瘤大小如米粒或草莓状,突出皮肤,色鲜红,常分布于头、面、颈、肩、躯干及四肢,呈单个或多发性。在1岁内逐渐增大趋势,1岁后多稳定,如无外来损伤,一般6～7岁内均可自愈。

（六）斑状血管瘤

斑状血管瘤又称粉红色斑,发生率可达50%。出生时即存在。多发生于后颈部、前额中央及眼睑处。直径约几毫米,大多在数月后逐渐消退。

三、护理评估

护理评估应根据出生孕周、出生评分、体重、生命体征、反射、吸吮能力全面评估。如:新生儿生长良好,喂养合理,按时完成各项接种和检查,妈妈能知道新生儿的生理需求和日常护理知识。

四、护理措施

1. 皮肤护理　24小时后每天沐浴、清洁,尤其是皮肤皱褶处(如颈部、腋下、腹股沟、手心、指缝等)要清洗到位,同时检查全身皮肤有无皮疹破损发生,每天给予日光照射。

2. 脐部护理　沐浴后用安尔碘棉签从脐根部开始由内至外螺旋式消毒5 cm左右,重复2～3次,脐部保持干燥,72小时可断脐,也可放掉结扎线和脐夹,残端一般在2周左右自行脱落;采用断脐,在断脐后,用消毒纱布压迫包扎,断脐后每半小时观察共4次,交接班查看。24小时后打开包扎裸露。如发现脐部有红肿、脓性渗出或出血应及时处理。

3. 臀部护理　两便后及时更换尿布,大便后要擦洗干净,肛门周围可适当涂护臀膏。

4. 两便观察　产后24小时内应有大小便,出生2～3天为胎粪,呈墨绿色柏油样,之后转金黄色,不成形,吃配方奶比较干。

5. 室温、环境、衣着　室温22～24℃,保持室温恒定、空气清醒、阳关充足,每日通风2次,衣服以棉质、透气为好,款式以宽松、方便穿脱为好,内置商标应去除,新衣应去浆,漂洗干净,予以阳光照射。

6. 疫苗接种　住院期间根据医嘱常规接种乙肝疫苗和卡介苗。

7. 新生儿疾病听力和血筛查　出生60～72小时采集新生儿足跟内外侧血,做新生儿疾病筛查,注意无菌操作、严格核对、采血量足、符合要求,填写告知书和采血卡,采血卡通风晾干,冰箱内密封保存。听力测试保持环境安静,新生儿要处于安静状态。如没有通过,需产后42天再次复查。

8. 生命体征　体温每天测1次,于腋下或颈下测,测量时不要翻动新生儿。新生儿每天阳光照射30分钟,循序渐进,注意避开风口,避免眼睛被阳光直射,夏季注意避开烈日直射,冬季注意保暖。

9. 体重监测　每天沐浴时称重,监测有无生理性体重下降。

案例分析与思考

1. 初产妇,自然分娩第2天,体温37.8℃,子宫收缩好,无压痛,会阴伤口无红、肿、痛,恶露淡红色,无臭味,双乳肿胀,有硬结。最可能的原因是什么? 相应的护理措施是什么?

2. 简述产褥期恶露性质。

3. 简述新生儿生理性黄疸的临床表现及处理。

4. 简述新生儿生理性体重下降的定义。

(吴文燕)

第五章 高危妊娠妇女的护理

第一节 高危妊娠及监护管理

一、定义与范畴

（一）定义

高危妊娠(high risk pregnancy)是指对孕产妇及胎婴儿有较高危险性，可能导致难产或危及母婴安全。一般孕妇患有各种急、慢性疾病和妊娠并发症，以及不良的环境、社会因素等，均可导致胎儿死亡、胎儿宫内生长迟缓、先天畸形、早产、新生儿疾病等，构成的较高危险性，从而增加了围产期的发病率和死亡率。凡列入高危妊娠范围内的孕妇，就应接受重点监护，尽量降低围产期发病率及死亡率。高危妊娠，它直接危害着母亲及胎儿的健康和生命安全。

（二）范畴

高危妊娠的情况很多，主要有以下几种：孕妇年龄＜16 岁或＞35 岁；过去有习惯性流产、早产、死胎、死产与畸形等异常生育史；孕期有前置胎盘、胎盘早剥、羊水过多或过少、胎位不正、过期妊娠、胎儿发育异常、妊娠高血压综合征、骨盆狭小或畸形等异常情况；孕妇合并心脏病、慢性肾炎、糖尿病、急性传染性肝炎、肺结核、重度贫血等妊娠合并症；孕期曾服用对胎儿有影响的药物，接触过有害物质或放射线及病毒感染等不利因素。

二、监护措施

高危妊娠的孕妇和新生儿的发病率及死亡率均明显高于正常妊娠，因此每位怀孕的母亲均应定期到医院检查，配合高危妊娠的筛选，进行系统孕期管理，做到早预防、早发现、早治疗，及时有效地控制高危因素的发展，防止可能导致胎儿及孕妇死亡的各种危险情况的出现，以保证母亲及胎儿顺利地渡过妊娠期与分娩期。产前检查从确诊早孕开始，妊娠 28 周前每 4 周检查 1 次，妊娠 28 周后每 2 周检查 1 次，妊娠 36 周后每周检查 1 次。凡属高危妊娠者，应酌情增加产前检查次数。

完整的高危妊娠监护包括婚前、孕前的保健咨询工作，对不宜结婚或不宜生育者做好说服工作；做好孕前和早孕期的优生咨询及产前诊断工作；于孕中期即开始筛查妊娠并发症或合并症;孕晚期监护及评估胎儿生长发育和安危情况,监测胎儿-胎盘功能及评估胎儿成熟度。具体监护措施有以下几方面。

(一)人工监护

1. **确定孕龄** 根据末次月经、早孕反应的时间、胎动出现时间推断孕龄。

(1)测量宫底高度及腹围:测量子宫底高度所得数据与胎儿出生体重相关,因此测量子宫底高度可以预测胎儿生长发育。宫底高度是指耻骨联合上缘中点到宫底的弧形长度,测量前嘱孕妇排空膀胱。腹围是指以塑料软尺经脐绕腹1周的数值,孕晚期每孕周腹围平均大约增长0.8 cm。通常每一次产前检查都要监测这2个指标。根据子宫底高度及腹围数值可估算胎儿大小。

(2)高危妊娠评分:为了早期识别高危人群,可采用高危评分法对孕妇进行动态监护(表5-1)。

(3)胎动计数:监测此指标可判断胎儿在宫内的状态,具体方法见本章第二节。

表5-1 高危妊娠产前评分标准

异常情况		评分	异常情况	评分
一般情况	年龄≥35岁		骨盆狭小或畸形	10
	≥40岁		臀位、横位	10
	身高<1.5>1.4 m		先兆早产<34周	15
	≤1.4 m		34～37周	10
异常产史	自然流产史≥2次		过期妊娠41～42周	5
	早产史≥2次		>42周	10
	新生儿死亡史1次		羊水过多	10
	死胎、死产史≥2次	本次妊娠异常情况	妊娠期高血压疾病轻、中度	5
	先天异常儿史1次		重度	10
	≥2次		子痫	20
	难产史		阴道流血	10
严重内科合并症	贫血 血红蛋白50～70 g/L	致畸因素	胎儿宫内窘迫 胎心<100次/分>160次/分 胎动<1次/小时	15
	血红蛋白≤50 g/L			
	活动性肺结核		胎心<120次/分,>160次/分 胎动<3次/分	10
	心脏病或心功能Ⅰ～Ⅱ级			
	Ⅲ级		胎动<5次/小时	5
	心力衰竭史或心功能Ⅳ级		多胎(双胎、三胎)	10
	糖尿病,能饮食控制		胎膜早破(破膜后12小时以上才临产)	10
	不能饮食控制		估计胎儿过大(≥4 000 g)	10
	活动性传染性肝炎		孕妇本人及一级亲属有遗传病史	5
			接触可疑致畸药物、物理化学因素	5

注:5分为高危

2. 妊娠图　妊娠图是反映胎儿在宫内发育及孕妇健康动态曲线图(图5-1)。将每次产前检查所得的血压、体重、宫底高度、腹围、水肿、尿蛋白、胎动、胎儿心率等数值记录在妊娠图上,绘制成标准曲线,观察动态变化。其中宫底高度曲线是妊娠图中最主要的曲线。通过每周1次的坐标点的连线,就可动态地观察胎儿在子宫内的生长发育情况。根据曲线的走势,大致有以下3种情况:

(1) 宫高曲线走势接近,甚至低于图表上的低体重曲线,提示宫内胎儿生长发育不良、体重较低。出现低体重曲线走势,对此引起的胎儿发育迟缓应及时治疗,以免胎儿在宫内发生意外。

(2) 胎儿的宫高曲线呈正常体重曲线走势,提示胎儿发育正常。

(3) 胎儿的宫高曲线的走势接近甚至超过高体重曲线。出现高体重曲线走势多见于巨大儿和多胎妊娠,有时也可见于头盆不称及前置胎盘等。羊水过多和胎儿脑积水等畸形也是引起高体重曲线的重要原因。

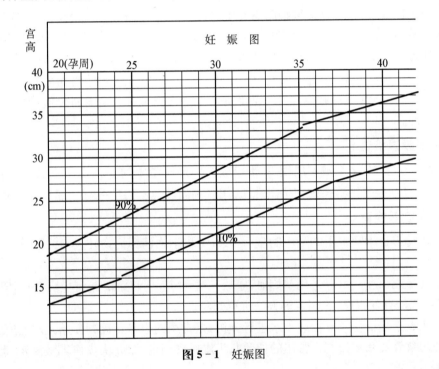

图5-1　妊娠图

由于宫高曲线受腹壁脂肪厚薄及胎先露入盆与否等因素的影响,只能作为观察胎儿发育正常与否的一种筛查措施。当发现低值或高值的异常曲线走势后,应及时就诊,以便进一步查明情况。B超检查是预测胎儿大小最常用的辅助诊断方法,准确性较高,而且还可同时发现胎儿常见的畸形。

(二) 仪器监护

1. B超检查　超声波检查在胎儿畸形产前筛查中有很重要的作用。测量胎儿某一标志部分,如胎头双顶间径(BPD)、股骨长度(FL)、腹围(AC)等来判断胎儿生长发育情况,其中BPD最常用。超声检查BPD>8.5 cm者,表示胎儿体重>2 500 g,胎儿已成熟,>10 cm,可能为巨大胎儿。

2. 胎心听诊　是临床普遍使用的最简单的方法。可用听诊器或多普勒胎心仪监测,判断胎儿是否存活,是否存在宫内缺氧。缺点是不能分辨瞬间变化。测胎心的同时应注意胎心的强弱与节律,有疑问时应延长听诊时间。

3. 胎心电子监护　根据超声多普勒原理及胎儿心动电流变化制成的各种胎心活动测定仪已在临床上广泛应用。其特点是可以连续观察并记下胎心率的动态变化而不受宫缩影响。再配以子宫收缩仪、胎动记录仪便可反映三者间的关系。它不仅可以连续记录胎心率的变化,而且可以同时观察胎动、宫缩对胎心率的影响。凡有胎动或胎心异常或高危妊娠于妊娠末期及临床产后都应做胎心电子监护,以准确观察和记录胎心率的连续变化。胎心率监测方法有宫内监测及腹壁监测两种。前者须将测量导管或电极板经宫颈管置入宫腔内,故必须在宫颈口已开并已破膜的情况下进行,且有引起感染的可能,故现多用后者。

4. 胎儿心电图监测　胎心的活动情况是胎儿在子宫内情况的反映,因此胎儿心电图检查是较好的胎儿监护方法之一。测定胎儿心电图有宫内探测及腹壁探测两种,前者必须将探查电极经阴道置入宫腔,直接接触胎头或胎臀,虽所得图形清晰,但须在宫口已扩张、胎膜已破的情况下进行,有引起感染的危险,亦不能在孕期多次测定,故不宜作为孕期监护。腹壁探测将探查电极置于孕妇的腹部,胎儿的心电流通过羊膜腔传至孕妇腹壁。根据 R 波多次测定可推测胎儿宫内发育情况、胎儿存活情况、胎位、多胎、胎龄、胎盘功能和高危儿等,心电图 P - QRS - T 变化也反映高危儿。故胎儿心电图检查虽有一定诊断价值,但仅是很多监护方法的一种。

(三)羊膜镜检查

该检查方法于 1962 年被首次使用,现已成为围产医学中的一种检查方法。在消毒条件下,通过羊膜镜直接窥视羊膜腔内羊水性状,用以判断胎儿宫内情况有一定参考价值。

(四)实验室检查

1. 胎儿畸形检查　常用的如甲胎蛋白(AFP)测定,血清标记物妊娠相关蛋白 A(PAPA - A)等。

2. 胎盘功能检查　可以采用孕妇血、尿雌三醇测定,孕妇血清胎盘生乳素(HPL)测定,阴道脱落细胞检查,胎盘酶的测定等方法进行判断。

3. 胎儿成熟度检查　即抽取羊水进行分析,是常用的也是正确判断胎儿成熟度的方法。

4. 胎儿缺氧及程度检查　常用的如胎儿头皮血气测定、胎儿头皮血乳酸测定、胎儿血氧饱和度等。

第二节　高危妊娠的处理原则及护理

一、处理原则

高危妊娠在产科方面应注意以下几个方面。

1. 增加营养　给予高蛋白、高热量饮食,并补充足够维生素和铁、钙,静脉滴葡萄糖及多种氨基酸。

2. **卧床休息** 卧床休息可改善子宫胎盘血循环,取左侧卧位较好。

3. **提高胎儿对缺氧的耐受力** 10%葡萄糖液 500 ml 中加入维生素 C 2 g,静脉缓慢滴注,每天 1 次,5～7 天为一个疗程,停药 3 天后可再重复,可能有助于增加胎儿肝糖原储备。

4. **间歇吸氧** 每天 3 次,每次 30 分钟。

5. **终止妊娠**

(1) 终止妊娠的要求:若继续妊娠将严重威胁母体健康或影响胎儿生存时,应考虑适时终止妊娠。终止妊娠时间的选择取决于对疾病威胁母体的严重程度、胎盘功能和胎儿成熟度的了解,主要根据病情、孕龄、尺测耻上子宫长度、胎动及胎心率的变化作出决定。若条件许可,还可作尿雌三醇,或 E/C 比值测定和羊水 L/S 比值、肌酐测定,以及 NST、OCT、羊水细胞学检查、B 型超声测双顶径值等,从而了解胎盘功能和胎儿成熟度,以便决定是否终止妊娠。但应多次重复上述测定进行动态观察,并最好同时作数项测定互相对照,以免单项测定导致假阴性或假阳性结果。

(2) 终止妊娠的方法:有引产和剖宫产两种,需根据孕妇的产科情况、宫颈成熟度,特别是胎盘功能状态即胎儿在宫内窘迫的程度作出选择。引产后若产程进展缓慢,应及时改用剖宫产终止妊娠。对需终止妊娠而胎儿成熟度较差者,可于终止妊娠前用肾上腺皮质激素加速胎儿肺成熟,促进表面活性物质的形成和释放,预防发生新生儿呼吸窘迫综合征。方法是:地塞米松 5 mg 肌注,每日 2 次,连续 3 日;或倍他米松 12 mg 静脉滴注,每日 1 次,连续 2 日。

6. **产时处理**

(1) 产程开始后应严密观察胎心率变化,可应用胎儿监护仪,以便及早发现异常。胎膜已破而宫颈开大 1.5 cm 以上者,必要时作胎儿头皮血 pH 测定。

(2) 产程中注意及时吸氧,必要时可行人工破膜,经常观察羊水量及其性状。若原来羊水清亮而在产程中发现混有胎粪,即应注意是胎儿窘迫。若有明显的胎儿窘迫征象而产程又不能在短期内结束者,可考虑剖宫产。一经决定,应立即施行,尽可能缩短决定手术至取出胎儿的时间,以免加重胎儿窘迫程度。

二、护理

(一) 护理评估

1. **病史** 包括孕妇的年龄、职业、饮食习惯、月经是否规律、末次月经日期,本次妊娠后有无感冒、发热、用药、接受放射线照射等情况。还应了解孕期有无阴道流血及流血的时间、性质、颜色,有无心慌、气短、头痛、头晕、下肢水肿及抽搐等情况,还应排除上述因素对胎儿的影响,如果认为上述因素对胎儿影响较大时,医生会建议其做其他检查,以决定是否终止妊娠。

询问以前有无心、肝、肾、内分泌、血液等方面的病史,以及手术、外伤史。如果孕妇患有心、肝、肾功能不全或有急性传染性疾病,医生会建议做必要的监护或者终止妊娠。

了解以前有无流产、死胎、死产、畸胎、新生儿死亡等不良生育史及其原因,有无产后出血、发热现象,家族有无高血压、糖尿病、多胎、畸胎及其他遗传病史。是否近亲结婚及家系中有无近亲婚配关系。

2. **体格检查**

(1) 全身检查:主要包括孕妇的发育、营养状况、步态、身高、体重、血压、皮肤、乳房等。

若身高≤1.45 m、矮胖、骨质粗壮者骨盆多偏小。下肢畸形、步态跛行者多有骨盆形态异常。若脊椎成角畸形常同时有胸或腹腔狭小,有影响心肺功能或胎儿发育受限的可能,严重者常有不易达到足月妊娠、体重在孕早期≥80 kg 或者≤45 kg 均有难产的可能。孕晚期若每周体重增长≥0.5 kg 以上时,常有隐形水肿。若孕早期血压持续在 130/90 mmHg 以上者,应注意是否有慢性高血压病史。若检查时发现乳头凹陷者,应及早纠正。

(2) 产科检查:在孕早期可做阴道检查,以了解阴道和宫颈有无炎症、瘢痕、畸形、肿瘤,并对上述情况进行评估,是否对妊娠和分娩有影响。对腹部的检查,是评估妊娠部位是否在宫腔,子宫的大小是否与孕月相符,有无子宫肌瘤、附件肿瘤及炎性包块等。同时评估胎位、胎动、胎心音有无异常,测量盆骨与胎儿是否存在头盆不相称的情况,有无难产的可能。

3. 辅助检查

(1) 实验室检查

1) 进行血、尿常规、血型、血小板检查及晨尿妊娠试验,以进一步明确是否妊娠,有无妊娠合并症等。

2) 羊水分析:卵磷脂/鞘磷脂比值(L/S)表示肺成熟度,如比值≥2,表示胎儿肺成熟;<1.5 则表示胎儿肺尚未成熟,出生后可能发生新生儿呼吸窘迫综合征(RDS)。

3) 胆红素测定:表示胎儿肝脏成熟度,胆红素值随其孕期延长而减少。如用分光光度比色仪 450 μm 的光密度差在 0.04 以上,表示胎儿肝脏未成熟。临界值为 0.02~0.04,0.02 以下表示胎儿肝脏成熟。

4) 雌三醇(E_3)测定:羊水中含量与出生体重相关。体重<2 500 g 时,含量<0.6 mg/L;孕 37 周后,胎儿体重>2 500 g,E_3>1 mg/L;如体重>3 000 g,含量多在 2 mg/L 以上。尿中雌三醇测定:收集孕妇 24 小时尿用 RIA(放射免疫法)法测定观察 E_3,是了解胎盘功能状况的常用方法。妊娠晚期 24 小时尿 E_3 < 10 mg,或前次测定值在正常范围,此次测定值突然减少达 50% 以上,均提示胎盘功能减退。

5) 胎儿脂肪细胞计数:表示皮肤成熟度,以 0.1% 硫酸尼罗蓝染色后,胎儿脂肪细胞呈橘黄色,不含脂肪颗粒的细胞染为蓝色。橘黄色细胞>20% 为成熟,<10% 为未成熟,>50% 为过期妊娠。

6) 血和尿中 HCG 测定:在孕卵着床后 7 天左右,即可在血和尿中测到 HCG,随孕卵发育逐渐上升,至 80 天左右达高峰,此后逐渐下降,维持一定水平到产后逐渐消失。孕早期 HCG 测定反映胎盘绒毛功能状况,对先兆流产、葡萄胎监护具有意义,对晚孕价值不大。

7) 血 HPL 测定:胎盘泌乳素(HPL)是胎盘滋养细胞分泌的一种蛋白激素,随妊娠而逐渐增高,34~36 周达峰值,以后稍平坦,产后逐渐消失。HPL 只能在孕妇血中测定。晚期正常妊娠的临界值为 4 μg/ml,低于此值为胎盘功能不良,胎儿危急。HPL 水平能较好地反映胎盘的分泌功能,是国际上公认的测定胎盘功能的方法。连续动态监测更有意义,与 E_3、B 超胎盘功能分级结合进行,准确性更高。

8) 胎儿头皮外周血 pH 测定:分娩期采用的胎儿监护方法尚不能完全反应胎儿在宫内的真实情况。采取胎儿头皮外周血测定 pH,以了解胎儿在宫腔内是否有缺氧和酸中毒。pH 7.25~7.35 为正常,pH<7.20 提示胎儿有严重缺氧并由此引起的酸中毒。

9) 阴道脱落细胞检查:此检查用于检测胎盘功能。若舟状细胞成堆,无表层细胞,嗜伊红细胞(EI)<10%,致密核少者,提示胎盘功能良好;舟状细胞极少或消失,有外底层细胞,

嗜伊红细胞指数＞10%,致密核多者,提示胎盘功能减退。

（2）其他检查

1）B超检查:通过B超检查可以了解胎儿宫内发育情况、胎盘附着情况,以及胎儿的数目、胎儿姿态、胎产式、胎先露、胎方位、胎动、胎心是否正常、胎儿的呼吸、吞咽、排尿活动等情况。排除胎儿畸形、前置胎盘、胎盘早剥、胎儿宫内发育迟缓,以及是否合并子宫肌瘤、卵巢肿瘤等情况。通过B超胎盘功能分级:从声像图反映胎盘的形象结构。根据绒毛膜板是否光滑、胎盘实质光点、基底板改变等特征,将胎盘分为0～Ⅲ级。

2）胎心电子监护:此为胎心胎动宫缩图的简称,是应用胎心率电子监护仪将胎心率曲线和宫缩压力波形记下来供临床分析的图形,是正确评估胎儿宫内状况的主要检测手段。采用微波技术,对孕妇及胎儿没有危害。胎心监护上主要是两条线,上面一条线表示胎心率,正常情况下波动在110～160次/分之间,一般表现为基础心率线表现为一条波形直线,出现胎动时心率会上升,出现一个向上突起的曲线,胎动结束后会慢慢下降,胎动计数＞30次/24小时为正常,＜10次/12小时提示胎儿缺氧。下面一条线表示宫内压力,在子宫收缩时会增高,随后会保持20 mmHg左右。胎儿正常的心率是在110～160次/分之间,若胎心率持续10分钟以上都＜110次/分或＞160次/分,表明胎心率异常。

监护仪记录的胎心率(fetal heart rate, FHR)可有两种基本变化:基线胎心率(baseline heart rate, BHR)及周期性胎心率(periodic change FHR, PFHR)。

PFHR是指与子宫收缩有关的胎心率变化。它有以下3种类型:①无变化:子宫收缩后FHR仍保持原基线率不变。②加速:即在子宫收缩后FHR基线逐渐上升,增加的范围为15～20次/分。这可能是因为胎儿躯干局部脐静脉暂时受压所至的缘故。③减速可分为3种:a.早期减速它的发生与子宫收缩几乎同时开始,子宫收缩后即恢复正常值。正常减速＜50次/分。这是宫缩时胎头受压、脑血流量一时性减少的关系,不受体位或吸氧而改变;b.变异减速:宫缩开始后胎心率不一定减慢,减速与宫缩的关系不恒定,但减速后出现下降幅度大(＞70次/分),持续时间长短不一,恢复也迅速。这是因为子宫收缩时脐带受压兴奋迷走神经所致,嘱孕妇左侧卧位可减轻症状。c.晚期减速:指子宫收缩开始后一段时间内出现心率减慢,但下降缓慢,下降幅度＜50次/分,持续时间长,恢复也缓慢,可能是子宫胎盘功能不良、胎儿缺氧的表现。

胎心异常多数情况下是代表胎儿在宫内有缺氧,胎心异常的程度越严重,常意味胎儿缺氧也越重,但并非所有的胎心异常都是缺氧引起,除上述情况之外,孕妇本身的情况也影响胎心的变化,如孕妇发热,胎心常常＞160次/分;孕妇有甲状腺功能亢进,她本身的心率很快,胎儿的心率也常常＞160次/分;如果孕妇服用某些药物,如早产保胎时服用的舒喘宁,或用阿托品,都可引起母儿心率加快。胎心率慢可能是由于胎儿缺氧引起的,但有时孕妇服用某些药物,如普萘洛尔(心得安),药物通过胎盘作用于胎儿,引起胎儿心率减慢。在有胎心率持续变慢时,要注意检查了解胎儿有无先天性心脏病的可能。此外,妊娠超过40周后,由于胎儿的神经系统的发育问题,胎心有时也可＜110次/分。因此,在有胎心异常时,需仔细地分析情况,作出正确的判断及处理,如确实有胎儿缺氧存在,应及早分娩。

3）绘制妊娠图:将孕妇体重、血压、腹围、宫底高度、胎位、胎心,以及水肿、蛋白尿、超声检查的双顶径等,制成一定的标准曲线,于每次产前检查,将检查所见及检查结果,随时记录于曲线图上,连续观察对比,可以了解胎儿的生长发育情况。

4) 胎儿心电图:胎心的活动情况是胎儿在子宫内情况的反映,因此胎儿心电图检查是较好的胎儿监护之一。胎儿心电图有宫内探测及腹壁探测两种,前者必须将探查电极经阴道置入宫腔,直接接触胎头或胎臀,虽所得图形清晰,但须在宫口已扩张、胎膜已破的情况下进行。因胎儿心电图检查有引起感染的危险,亦不能在孕期多次测定,故不宜作为孕期常规监护。腹壁探测将探查电极置于孕妇的腹部,胎儿的心电流通过羊膜腔传至孕妇腹壁。根据多次测定 R 波可推测胎儿宫内发育情况、胎儿存活情况、胎位、多胎、胎龄、胎盘功能和高危儿。胎儿心电图监护虽有一定诊断价值,但仅是很多监护方法的一种。

5) 羊膜镜检查:判断标准是正常羊水见透明淡青色或乳白色,透过胎膜可见胎发及飘动的胎脂碎片;胎粪污染时,羊水呈黄色、黄绿色,甚至呈现草绿色;Rh 或 ABO 血型不合患者,羊水呈黄绿色或金黄色;胎盘早剥患者羊水可呈血色。

在上述辅助检查中最常用也是最重要的是胎心电子监护的应用。

(二)可能的护理诊断

1. **照顾者角色紧张**　与承担母亲角色感到困难有关。
2. **功能障碍性悲伤**　与现实的或预感到将丧失胎儿有关。

(三)预期目标

1. 孕妇维持良好的自尊。
2. 孕妇正确面对自己及孩子的危险。

(四)护理措施

高危妊娠是指在妊娠期存在可能危害母儿健康或导致难产的某种并发症或致病因素。临床工作中根据孕妇的高危因素及风险大小,制定相应的监护管理措施,以保障孕妇和胎儿的安全。加强与孕妇及家属的沟通,提供积极的护理,取得孕妇的理解、配合与信任,能使孕妇积极配合监护工作,并能主动参与监护过程。

高危妊娠的护理包括以下几个方面:

1. **心理护理**　动态评估孕妇的心理状态,鼓励孕妇本人诉说自己心里不愉快的事;用语言或非语言的行为,指导其采取必要的手段减轻和转移孕妇的焦虑和恐惧。紧张、恐惧的负面心理有弊无益,应保持乐观愉快的心境,只有具备良好的心理状态才有利于母婴的身心健康。宣传定期检查的重要性,只要在妊娠期间按时做好产前检查,及早筛选出高危孕妇,进行系统管理及监护,密切配合医生的治疗,鼓励和指导家人的参与和支持,提供有利于孕妇倾诉和休息的环境,避免不良刺激,就能转危为安,安全渡过孕期,平安娩出胎儿。在进行各种检查和操作之前向孕妇解释,提供指导,告之全过程及注意事项。如果胎儿或新生儿死亡,协助产妇及家属顺利度过悲伤期,使其接受现实,以良好的心态面对下一次妊娠。

2. **一般护理**

(1) **休息与活动**:孕妇应取左侧卧位休息,室内空气要新鲜,注意通风。嘱孕妇计胎动次数,即早、中、晚各 1 次,每次 1 小时。严密观察胎心及先兆。根据孕妇的身体情况不同,进行适当的活动,制定个人活动计划,并保持轻松愉快的心情。

(2) **增加营养**:尊重孕妇饮食嗜好,并同时提出合理化建议。对胎盘功能减退、胎儿发育迟缓的孕妇给予高蛋白、高能量饮食,补充维生素、铁、钙及多种氨基酸;对妊娠合并糖尿病者则要控制饮食。

3. **加强健康指导** 对高危孕妇进行高危妊娠有关知识的宣教,教会孕妇自我监测技能(自我监测胎动及自我识别胎动异常),按期进行产前检查,提高孕妇自我保健意识和技能。告知孕妇产前检查的意义和重要性,预约下次产前检查的时间和产前检查的内容。一般情况下,妊娠 28 周前,每 4 周 1 次,妊娠 28 周后每 2 周查 1 次,妊娠 36 周后每周查 1 次。凡属高危妊娠者,应酌情增加产前检查次数。

4. **病情观察** 密切观察病情变化,观察孕妇的生命体征、一般情况,如孕妇的心率、脉搏、血压、活动耐受力,以及有无阴道流血、高血压、水肿、心力衰竭、腹痛、胎儿缺氧等症状和体征,及时报告医生并记录处理经过。产时严密观察产程进展,注意胎心率、宫缩情况及羊水的色、量,做好母儿监护及其配合,描绘好产程图,利用产程图进行产时监护与处理。

5. **检查及治疗配合** 认真执行医嘱并配合处理,帮助正确留置检查标本;按医嘱及时、正确给予药物治疗,并做好用药观察,防止不良反应发生;对妊娠合并糖尿病孕妇作好尿糖测定,正确留置血、尿标本,如 24 小时尿标本等;对妊娠合并心脏病者按医嘱正确给予洋地黄类药物,做好用药观察;间歇吸氧;宫内发育迟缓者给予静脉治疗;前置胎盘患者作好输血、输液准备;如需人工破膜、阴道检查、剖宫产术应做好用物准备及配合工作;做好新生儿的抢救准备及配合,如为早产儿或极低体重儿还需准备好暖箱,并将高危儿列为重点护理对象。做好各种手术前的准备和术中的配合工作,各种仪器设备检查、监护的准备操作都需要配合好;若是手术分娩,无论是引产还是剖宫产均需作好围术期的护理,以及家属、亲友的沟通工作。分娩中做好新生儿的抢救准备及抢救配合工作;为早产儿或极低体重儿准备好暖箱,高危妊娠分娩的新生儿均属高危儿,因此均需进行特殊护理及专人护理。

(五) 护理评价

1. 孕妇的高危因素得到有效控制,胎儿发育、生长良好。

2. 孕妇参与、配合治疗,主动获取自我护理的知识、技能。

3. 孕妇能与医护人员共同讨论自己及胎儿的安全或表达丧失胎儿的悲哀。

案例分析与思考题

1. 某孕妇, 27 岁, G1P0, 39 周,规律下腹痛 3 小时入院。孕期产监无异常。入院时测生命体征,产科检查:宫缩弱,20 秒,间隔 5～8 分钟,阴道检查:宫口指尖,未破膜。胎儿电子监护 NST 反应型。请解答:

(1) 胎儿电子监护 NST 为反应型说明什么?

(2) 患者入院后的护理评估及措施有哪些?

2. 下图 5-2,5-3 为某足月孕妇在门诊及病房内所做的胎心监护(其中截取了一段),分别说明什么问题? 应采取怎样的护理措施?

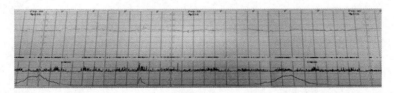

图 5-2

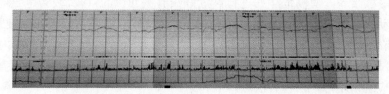

图 5 - 3

3. 常见的胎儿监护方法有哪些？

4. 简述电子胎心监护中 3 种减速的特点及其原因。

（黄　群）

第六章 妊娠期并发症妇女的护理

第一节 自然流产

妊娠不足 28 周、胎儿体重不足 1 000 g 而终止者,称为流产。妊娠 12 周前终止者,称为早期流产,妊娠 12 周至不足 28 周终止者,称为晚期流产。流产分为自然流产和人工流产。自然流产占妊娠总数的 10%~15%,其中早期流产占 80% 以上。

一、病因

自然流产病因包括胚胎因素、母体因素、免疫功能异常和环境因素。

1. **胚胎因素** 染色体异常是早期流产最常见的原因。半数以上与胚胎染色体异常有关。染色体异常包括数目异常和结构异常。除遗传因素外,感染、药物等因素也可引起胚胎染色体异常。若发生流产,多为空孕囊或已退化的胚胎。少数至妊娠足月可能娩出畸形儿,或有代谢及功能缺陷。

2. **母体因素**

(1) 全身性疾病:孕妇患全身性疾病(如严重感染、高热等疾病)刺激子宫强烈收缩导致流产;引发胎儿缺氧(如严重贫血或心力衰竭)、胎儿死亡(如细菌毒素和某些病毒如巨细胞病毒、单纯疱疹病毒经胎盘进入胎儿血循环)或胎盘梗死(如孕妇患慢性肾炎或高血压)均可导致流产。

(2) 生殖器官异常:子宫畸形(如子宫发育不良、双子宫、子宫纵膈等),子宫肿瘤(如黏膜下肌瘤等),均可影响胚胎着床发育而导致流产。宫颈重度裂伤、宫颈内口松弛引发胎膜早破而发生晚期自然流产。

(3) 内分泌异常:黄体功能不足、甲状腺功能减退、严重糖尿病血糖未能控制等,均可导致流产。

(4) 强烈应激与不良习惯:妊娠期无论严重的躯体(如手术、直接撞击腹部、性交过频)或心理(过度紧张、焦虑、恐惧、忧伤等精神创伤)的不良刺激均可导致流产。孕妇过量吸烟、酗酒,过量饮咖啡、二醋吗啡(海洛因)等毒品,均有导致流产的报道。

3. **免疫功能异常** 胚胎及胎儿属于同种异体移植物。母体对胚胎及胎儿的免疫耐受是胎儿在母体内得以生存的基础。若孕妇于妊娠期间对胎儿免疫耐受降低可致流产。

4. **环境因素** 过多接触放射线和砷、铅、甲醛、苯、氯丁二烯、氧化乙烯等化学物质,都有可能引起流产。

二、病理

孕 8 周前的早期流产,胚胎多先死亡,随后发生底蜕膜出血并与胚胎绒毛分离、出血,已分离的胚胎组织作为异物有可引起子宫收缩,妊娠物多能完全排出。因这时胎盘绒毛发育不成熟,与子宫蜕膜联系尚不牢固,胚胎绒毛易与底蜕膜分离,出血不多。早期流产时胚胎发育异常,一类是全胚发育异常,即生长结构障碍,包括无胚胎、结节状胚、圆柱状胚和发育阻滞胚;另一类是特殊发育缺陷,以神经管畸形、肢体发育缺陷等最常见。孕 8~12 周时胎盘绒毛发育茂盛,与底蜕膜联系较牢固,流产的妊娠物往往不易完整排出,部分妊娠物滞留在宫腔内,影响子宫收缩,导致出血量较多。孕 12 周以后的晚期流产,胎盘已完全形成,流产时先出现腹痛,然后排出胎儿、胎盘。胎儿在宫腔内死亡过久,被血块包围,形成血样胎块而引起出血不止。也可因血红蛋白长久被吸收而形成肉样胎块,或胎儿钙化后形成石胎。其他尚可见压缩胎儿、纸样胎儿、浸软胎儿、脐带异常等病理表现。

三、临床表现

主要为停经后阴道流血和腹痛。

1. **孕 12 周前的早期流产** 开始时绒毛与蜕膜剥离,血窦开放,出现阴道流血,剥离的胚胎和血液刺激子宫收缩,排出胚胎或胎儿,产生阵发性下腹部疼痛。胚胎或胎儿及其附属物完全排出后,子宫收缩,血窦闭合,出血停止。

2. **孕 12 周后的晚期流产** 晚期流产的临床过程与早产和足月产相似,胎儿娩出后胎盘娩出,出血不多。

由此可见,早期流产的临床全过程表现为先出现阴道流血,而后出现腹痛。晚期流产的临床全过程表现为先出现腹痛(阵发性子宫收缩),而后出现阴道流血。

四、临床类型

按自然流产发展的不同阶段,分为以下临床类型。

1. **先兆流产** 先兆流产是指妊娠 28 周前先出现少量阴道流血,常为暗红色或血性白带,无妊娠物排出,随后出现阵发性下腹痛或腰背痛。妇科检查宫颈口未开,胎膜未破,子宫大小与停经周数相符。经休息及治疗后症状消失,可继续妊娠;若阴道流血量增多或下腹痛加剧,可发展为难免流产。

2. **难免流产** 难免流产是指流产不可避免。在先兆流产基础上,阴道流血量增多,阵发性下腹痛加剧,或出现阴道流液(胎膜破裂)。产科检查宫颈口已扩张,有时可见胚胎组织或胎囊堵塞于宫颈口内,子宫大小与停经周数基本相符或略小。

3. **不全流产** 不全流产是指难免流产继续发展,部分妊娠物排出宫腔,且部分残留于宫腔内或嵌顿于宫颈口处,或胎儿排出后胎盘滞留宫腔或嵌顿于宫颈口,影响子宫收缩,导致大量出血,甚至发生休克。产科检查见宫颈口已扩张,宫颈口有妊娠物堵塞及持续性血液流出,子宫小于停经周数。

4. **完全流产** 完全流产是指妊娠物已全部排出,阴道流血逐渐停止,腹痛逐渐消失。产科检查宫颈口已关闭,子宫接近正常大小。

自然流产的临床过程简示如下：

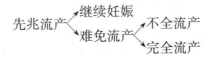

5．其他特殊情况　流产有以下 3 种特殊情况：

（1）稽留流产：又称过期流产。指胚胎或胎儿已死亡滞留宫腔内未能及时自然排出者。典型表现为早孕反应消失，有先兆流产症状或无任何症状，子宫不再增大反而缩小。若已到中期妊娠，孕妇腹部不见增大，胎动消失。产科检查宫颈口未开，子宫较停经周数小，质地不软，未闻及胎心。

（2）复发性流产：复发性流产是指连续自然流产 3 次及 3 次以上者。每次流产多发生于同一妊娠月份，其临床经过与一般流产相同。早期流产常见原因为胚胎染色体异常、免疫功能异常、黄体功能不足、甲状腺功能减退症等。晚期流产常见原因为子宫畸形或发育不良、宫颈内口松弛、子宫肌瘤等。宫颈内口松弛常发生于妊娠中期，胎儿长大，羊水增多，宫腔内压力增加，羊膜囊经宫颈内口突出，宫颈管逐渐缩短、扩张。患者常无自觉症状，一旦胎膜破裂，胎儿迅即娩出。

（3）流产合并感染：在流产过程中，若阴道流血时间长，有组织残留于宫腔内或非法堕胎，有可能引起宫腔感染，常为厌氧菌及需氧菌混合感染，严重感染可扩展至盆腔、腹腔甚至全身，并发盆腔炎、腹膜炎、败血症及感染性休克。

五、处理

确诊流产后，应根据自然流产的不同类型进行相应处理。

1．先兆流产　卧床休息，禁性生活，必要时给予对胎儿危害小的镇静剂。黄体功能不足者可肌注黄体酮注射液 10～20 mg，每日或隔日一次，也可口服维生素 E 保胎治疗；甲状腺功能减退者可口服小剂量甲状腺片。经治疗 2 周，若阴道流血停止，B 型超声检查提示胚胎存活，可继续妊娠。若临床症状加重，B 型超声检查发现胚胎发育不良（β-hCG 持续不升或下降），表明流产不可避免，应终止妊娠。此外，应重视心理治疗，使其情绪安定，增强信心。

2．难免流产　一旦确诊，应尽早使胚胎及胎盘组织完全排出。早期流产应及时行刮宫术，对妊娠物应仔细检查，并送病理检查。晚期流产时，子宫较大，出血较多，可用缩宫素 10～20 U 加于 5％葡萄糖注射液 500 ml 中静脉滴注，促进子宫收缩。当胎儿及胎盘排出后检查是否完全，必要时刮宫以清除宫腔内残留的妊娠物，并给予抗生素预防感染。

3．不全流产　一经确诊，应尽快行刮宫术或钳刮术，清除宫腔内残留组织。阴道大量出血伴休克者，应同时输血输液，并给予抗生素预防感染。

4．完全流产　流产症状消失，B 型超声检查证实宫腔内无残留物，若无感染征象，不需特殊处理。

5．稽留流产　处理较困难。胎盘组织机化，与子宫壁紧密粘连，致使刮宫困难。稽留时间过长可能发生凝血功能障碍，导致弥散性血管内凝血（DIC），造成严重出血。处理前应检查血常规、出凝血时间、血小板计数、血纤维蛋白原、凝血酶原时间、凝血块收缩试验及血浆鱼精蛋白副凝试验（3P 试验）等，并做好输血准备。子宫＜12 孕周者，可行刮宫术，术中肌注缩宫素，手术应特别小心，避免子宫穿孔，一次不能刮净，于 5～7 日后再次刮宫。子宫＞12

孕周者,应静脉滴注缩宫素,促使胎儿、胎盘排出。若出现凝血功能障碍,应尽早使用肝素、纤维蛋白原及输新鲜血、新鲜冷冻血浆等,待凝血功能好转后,再行刮宫。

6. 复发性流产　染色体异常夫妇应于孕前进行遗传咨询,确定是否可以妊娠;女方通过产科检查、子宫输卵管造影及宫腔镜检查明确子宫有无畸形与病变,有无宫颈内口松弛等。宫颈内口松弛者应在妊娠前行宫颈内口修补术,或于孕 14～18 周行宫颈内口环扎术,术后定期随诊,提前住院,待分娩发动前拆除缝线。若环扎术后有流产征象,治疗失败,应及时拆除缝线,以免造成宫颈撕裂。当原因不明的习惯性流产妇女出现妊娠征兆时,应及时补充维生素 E、肌注黄体酮注射液 10～20 mg,每日 1 次,或肌注绒毛膜促性腺激素(HCG)3 000 U,隔日 1 次,用药至孕 12 周时即可停药,应安定患者情绪并嘱卧床休息,禁性生活。有学者对不明原因的复发流产患者行主动免疫治疗,将丈夫的淋巴细胞在女方前臂内侧或臀部作多点皮内注射,妊娠前注射 2～4 次,妊娠早期加强免疫 1～3 次,妊娠成功率达 86% 以上。

7. 流产合并感染　治疗原则为在控制感染的同时尽快清除宫内残留物。若阴道流血不多,先选用广谱抗生素 2～3 日,待感染控制后再行刮宫。若阴道流血量多,静脉滴注抗生素及输血的同时,先用卵圆钳将宫腔内残留大块组织夹出,使出血减少,切不可用刮匙全面搔刮宫腔,以免造成感染扩散。术后应继续用广谱抗生素,待感染控制后再行彻底刮宫。若已合并感染性休克者,应积极进行抗休克治疗,病情稳定后再行彻底刮宫。若感染严重或有盆腔脓肿形成,应行手术引流,必要时切除子宫。

六、护理

(一) 护理评估

1. 病史　停经、阴道流血和腹痛是流产孕妇的主要症状。应详细询问患者停经史、早孕反应情绪;阴道流血的持续时间与阴道流血量;有无腹痛,腹痛的部位、性质及程度。此外,还应了解阴道有无水样排液,排液的色、量和有无臭味,以及有无妊娠产物排出等。对于既往病史,应全面了解孕妇在妊娠期间有无全身性疾病、生殖器官疾病、内分泌功能失调及有无接触有害物质等,以识别发生流产的诱因。

2. 身心诊断　流产孕妇可因出血过多而出现休克,或因出血时间过长、宫腔内有残留组织而发生感染。因此,护士应全面评估孕妇的各项生命体征,判断流产类型,尤其须注意与贫血及感染相关的征象(表 6-1)。

表 6-1　各型流产的临床表现

类型	病史			妇科检查	
	出血量	下腹痛	组织排出	宫颈口	子宫大小
先兆流产	少	无或轻	无	闭	与妊娠周数相符
难免流产	中～多	加剧	无	扩张	相符或略小
不全流产	少～多	减轻	部分排出	扩张或有物堵塞或闭	小于妊娠周数
完全流产	少～无	无	全部排出	闭	正常或略大

流产孕妇的心理状况以焦虑和恐惧为特征。孕妇面对阴道流血往往会不知所措,甚至有过度严重化情绪,同时对胎儿健康的担忧也会直接影响孕妇的情绪反应,孕妇可能会表现

伤心、郁闷、烦躁不安等。

3. **诊断检查**

(1) 产科检查:在消毒条件下进行妇科检查,进一步了解宫颈口是否扩张、羊膜是否破裂、有无妊娠产物堵塞于宫颈口内;子宫大小与停经周数是否相符、有无压痛等,并应检查双侧附件有无肿块、增厚及压痛等。

(2) 实验室检查:多采用放射免疫方法对绒毛膜促性腺激素(HCG)、胎盘生乳素(HPL)、雌激素和孕激素等进行定量测定,如测定的结果低于正常值,提示有流产可能。

(3) B型超声显像:超声显像可显示有无胎囊、胎动、胎心等,从而可诊断并鉴别流产及其类型,指导正确处理。

(二) 可能的护理诊断

1. **有感染的危险**　与阴道出血时间过长、宫腔内有残留组织等因素有关。

2. **焦虑**　与担心胎儿健康等因素有关。

(三) 预期目标

1. 出院时,护理对象无感染征象。

2. 先兆流产孕妇能积极配合保胎措施,继续妊娠。

(四) 护理措施

对于不同类型的流产孕妇,处理原则不同,其护理措施亦有差异。护理在全面评估孕妇身心状况的基础上,综合病史及诊断检查,明确基本处理原则,认真执行医嘱,积极配合医生为流产孕妇进行诊断,并为之提供相应的护理措施。

1. **先兆流产孕妇的护理**　先兆流产孕妇需卧床休息,禁止性生活,禁用肥皂水灌肠,以减少各种刺激。护士除了为其提供生活护理外,通常遵医嘱给孕妇适量镇静剂、孕激素等。随时评估孕妇的病情变化,如是否腹痛加重、阴道流血量增多等。此外,由于孕妇的情绪状态也会影响其保胎效果,因此护士还应注意观察孕妇的情绪反应,加强心理护理,从而稳定孕妇情绪,增强保胎信心。护士须向孕妇及家属讲明以上保胎措施的必要性,以取得孕妇及家属的理解和配合。

2. **妊娠不能再继续者的护理**　护士应积极采取措施,及时采取终止妊娠的措施,协助医师完成手术过程,使妊娠产物完全排出,同时开放静脉,做好输液、输血准备。并严密检测孕妇的体温、血压及脉搏,观察其面色、腹痛、阴道流血及与休克有关的征象。有凝血功能障碍者应予以纠正,然后再行引产或手术。

3. **预防感染**　护士应检测患者的体温、血象及阴道流血,以及分泌物的性质、颜色、气味等,并严格执行无菌操作规程,加强会阴部的护理。指导孕妇使用消毒会阴垫,保持会阴部清洁,维持良好的卫生习惯。当护士发现感染征象后应及时报告医师,并按医嘱进行抗感染处理。此外,护士还应嘱患者流产后1个月返院复查,确定无禁忌证后,方可开始性生活。

4. **协助患者顺利渡过悲伤期**　患者由于失去婴儿,往往会出现伤心、悲哀等情绪反应。护士应给予同情和理解,帮助患者及家属接受现实,顺利渡过悲伤期。此外,护士还应与孕妇及家属共同讨论此次流产的原因,并向他们讲解有关流产的相关知识,帮助他们为再次妊娠做好准备。有习惯性流产史的孕妇在下一次妊娠确诊后卧床休息,加强营养,禁止性生活,补充维生素 B、维生素 E、维生素 C 等,治疗期必须超过以往发生流产的妊娠月份。病因明确者,应积极接受对因治疗。黄体功能不足者,按医嘱正确使用黄体酮治疗,以预防流产;子宫畸形者须在妊娠前先进行矫正手术,宫颈内口松弛者应在未妊娠前做宫颈内口松弛修补术,如已妊娠,则可在妊娠 14～16 周时行子宫内口缝扎术。

(五) 护理评价

1. 护理对象体温正常,血红蛋白及白细胞数正常,无出血、感染征象。
2. 先兆流产孕妇配合保胎治疗,继续妊娠。

第二节 异位妊娠

受精卵在子宫体腔以外着床称为异位妊娠,习称宫外孕。异位妊娠依受精卵在子宫体腔外种植部位不同而分为:输卵管妊娠、卵巢妊娠、腹腔妊娠、阔韧带妊娠和宫颈妊娠(图 6-1)。

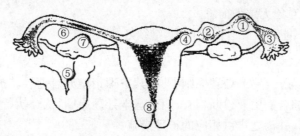

图 6-1 异位妊娠的发生部位
①输卵管壶腹部妊娠;②输卵管峡部妊娠;③输卵管伞部妊娠;④输卵管间质部妊娠;
⑤腹腔妊娠;⑥阔韧带妊娠;⑦卵巢妊娠;⑧宫颈妊娠

异位妊娠是妇产科常见的急腹症,发病率约 1%,是孕产妇的主要死亡原因之一。以输卵管妊娠最常见。输卵管妊娠占异位妊娠 95% 左右,其中壶腹部妊娠最多见,约占 78%,其次为峡部、伞部,间质部妊娠较少见。

一、病因

1. **输卵管炎症** 此是异位妊娠的主要病因。可分为输卵管黏膜炎和输卵管周围炎。输卵管黏膜炎轻者可发生黏膜皱褶粘连、管腔变窄,或使纤毛功能受损,从而导致受精卵在输卵管内运行受阻并于该处着床;输卵管周围炎病变主要在输卵管浆膜层或浆肌层,常造成输卵管周围粘连、输卵管扭曲、管腔狭窄、蠕动减弱而影响受精卵运行。

2. **输卵管手术史** 输卵管绝育史及手术史者,输卵管妊娠的发生率为 10%～20%。尤其是腹腔镜下电凝输卵管及硅胶环套术绝育,可因输卵管瘘或再通而导致输卵管妊娠。曾因不孕接受输卵管粘连分离术、输卵管成形术(输卵管吻合术或输卵管造口术)者,在再次妊娠时输卵管妊娠的可能性亦增加。

3. **输卵管发育不良或功能异常** 输卵管过长、肌层发育差、黏膜纤毛缺乏、双输卵管、输卵管憩室或有输卵管副伞等,均可造成输卵管妊娠。输卵管功能(包括蠕动、纤毛活动以及上皮细胞分泌)受雌、孕激素调节。若调节失败,可影响受精卵正常运行。

4. 辅助生殖技术　近年,由于辅助生育技术的应用,使输卵管妊娠发生率增加,既往少见的异位妊娠,如卵巢妊娠、宫颈妊娠、腹腔妊娠的发生率增加。1998 年,美国报道因助孕技术应用所致输卵管妊娠的发生率为 2.8%。

5. 避孕失败　宫内节育器避孕失败,发生异位妊娠的机会较大。

6. 其他　子宫肌瘤或卵巢肿瘤压迫输卵管,影响输卵管管腔通畅,使受精卵运行受阻。输卵管子宫内膜异位可增加受精卵着床于输卵管的可能性。

二、病理

(一) 输卵管妊娠的特点

输卵管管腔狭小,管壁薄且缺乏黏膜下组织,其肌层远不如子宫肌壁厚与坚韧,妊娠时不能形成完好的蜕膜,不利于胚胎的生长发育,常发生以下结局:

1. 输卵管妊娠流产(tubal abortion)　多见于妊娠 8~12 周输卵管壶腹部妊娠。受精卵种植在输卵管黏膜皱襞内,由于蜕膜形成不完整,发育中的胚泡常向管腔突出,最终突破包膜而出血,胚泡与管壁分离,若整个胚泡剥离落入管腔,刺激输卵管逆蠕动经伞端排出到腹腔,形成输卵管妊娠完全流产,出血一般不多。若胚泡剥离不完整,妊娠产物部分排出到腹腔,部分尚附着于输卵管壁,形成输卵管妊娠不全流产,滋养细胞继续侵蚀输卵管壁,导致反复出血,形成输卵管血肿或输卵管周围血肿,血液不断流出并积聚在直肠子宫陷窝形成盆腔血肿,量多时甚至流入腹腔。

2. 输卵管妊娠破裂(rupture of tubal pregnancy)　多见于妊娠 6 周左右输卵管峡部妊娠。受精卵着床于输卵管黏膜皱襞间,胚泡生长发育时绒毛向管壁方向侵蚀肌层及浆膜,最终穿破浆膜,形成输卵管妊娠破裂(图 6-2)。输卵管肌层血管丰富,短期内可发生大量腹腔内出血,使患者出现休克,其出血量远较输卵管妊娠流产多,腹痛剧烈;也可反复出血,在盆腔与腹腔内形成血肿。孕囊可自破裂口排出,种植于任何部位。若胚泡较小则可被吸收;若过大则可在直肠子宫陷凹内形成包块或钙化为石胎。

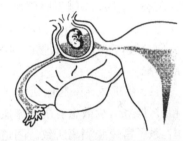

图 6-2　输卵管妊娠破裂示意图

输卵管间质部妊娠虽少见,但后果严重,其结局几乎均为输卵管妊娠破裂。由于输卵管间质部管腔周围肌层较厚、血运丰富,因此破裂常发生于孕 12~16 周。其破裂犹如子宫破裂,症状极严重,往往在短时间内出现低血容量休克症状。

3. 陈旧性宫外孕　输卵管妊娠流产或破裂,若长期反复内出血形成的盆腔血肿不消散,血肿机化变硬并与周围组织粘连,临床上称为陈旧性宫外孕。

4. 继发性腹腔妊娠　无论输卵管妊娠流产或破裂,胚胎从输卵管排入腹腔内或阔韧带内,多数死亡,偶尔也有存活者。若存活胚胎的绒毛组织附着于原位或排至腹腔后重新种植而获得营养,可继续生长发育,形成继发性腹腔妊娠。

(二) 子宫的变化

输卵管妊娠和正常妊娠一样,合体滋养细胞产生 HCG 维持黄体生长,使类固醇激素分泌增加,致使月经停止来潮、子宫增大变软、子宫内膜出现蜕膜反应。若胚胎受损或死亡,滋养细胞活力消失,蜕膜自宫壁剥离而发生阴道流血。有时蜕膜可完整剥离,随阴道流血排出三角形蜕膜管型(decidual cast);有时呈碎片排出。排出的组织见不到绒毛,组织学检查无滋养细胞,此时血 β-HCG 下降。子宫内膜形态学改变呈多样性,若胚胎死亡已久,内膜可呈增生期改变,有时可见 Arias-Stella(A-S)反应,镜检见内膜腺体上皮细胞增生、增大,细胞边界不清,腺细胞排列成团突入腺腔,细胞极性消失,细胞核肥大、深染,细胞质有空泡。这种子宫内膜过度增生和分泌反应,可能为类固醇激素过度刺激所引起;若胚胎死亡后部分深入肌层的绒毛仍存活,黄体退化迟缓,内膜仍可呈分泌反应。

三、临床表现

输卵管妊娠的临床表现与受精卵着床部位、有无流产或破裂,以及出血量多少与时间长短等有关。

(一) 症状

典型症状为停经后腹痛与阴道流血。

1. **停经** 除输卵管间质部妊娠停经时间较长外,多有 6～8 周停经史。有20％～30％患者无停经史,将异位妊娠时出现的不规则阴道流血误认为月经,或由于月经过期仅数日而不认为是停经。

2. **腹痛** 腹痛是输卵管妊娠患者的主要症状。在输卵管妊娠发生流产或破裂之前,由于胚胎在输卵管内逐渐增大,常表现为一侧下腹部隐痛或酸胀感。当发生输卵管妊娠流产或破裂时,突感一侧下腹部撕裂样疼痛,常伴有恶心、呕吐。若血液局限于病变区,主要表现为下腹部疼痛,当血液积聚于直肠子宫陷凹时,可出现肛门坠胀感。随着血液由下腹部流向全腹,疼痛可由下腹部向全腹部扩散,血液刺激膈肌,可引起肩胛部放射性疼痛及胸部疼痛。

3. **阴道流血** 胚胎死亡后,常有不规则阴道流血,色暗红或深褐,量少呈点滴状,一般不超过月经量,少数患者阴道流血量较多,类似月经。阴道流血可伴有蜕膜管型或蜕膜碎片排出,系子宫蜕膜剥离所致。阴道流血一般常在病灶去除后方能停止。

4. **晕厥与休克** 由于腹腔内出血及剧烈腹痛,轻者出现晕厥,严重者出现失血性休克。出血量越多越快,症状出现越迅速越严重,但与阴道流血量不成正比。

5. **腹部包块** 输卵管妊娠流产或破裂时所形成的血肿时间较久者,由于血液凝固并与周围组织或器官(如子宫、输卵管、卵巢、肠管或大网膜等)发生粘连形成包块,包块较大或位置较高者,腹部可扪及。

(二) 体征

根据患者内出血的情况,患者可呈贫血貌。腹部检查:下腹压痛、反跳痛明显,出血多时,叩诊有移动性浊音。

四、处理原则

处理原则以手术治疗为主,其次是药物治疗。

1. **药物治疗**

(1) 化学药物治疗:主要适用于早期输卵管妊娠、要求保存生育能力的年轻患者。符合下列条件可采用此法：①无药物治疗的禁忌证；②输卵管妊娠未发生破裂或流产；③输卵管妊娠包块直径≤4 cm；④血 β-HCG<2 000 U/L；⑤无明显内出血,常用甲氨蝶呤(MTX),治疗机制是抑制滋养细胞增生,破坏绒毛,使胚胎组织坏死、脱落、吸收。但在治疗中若病情无改善,甚至发生急性腹痛或输卵管破裂症状,则应立即进行手术治疗。

(2)中药治疗：中医学认为本病属血疲少腹,不通则痛的实证。以活血化瘀、消症为治则,但应严格掌握指征。

2. **手术治疗** 手术治疗分为保守手术和根治手术。保守手术为保留患侧输卵管,根治手术为切除患侧输卵管。手术治疗适用于：①生命体征不稳定或有腹腔内出血征象者；②诊断不明确者；③异位妊娠有进展者(如血 β-HCG 处于高水平,附件区大包块等)；④随诊不可靠者；⑤药物治疗禁忌证者或无效者。

(1)保守手术：此适用于有生育要求的年轻妇女,特别是对侧输卵管已切除或有明显病变者。

(2)根治手术：此适用于无生育要求的输卵管妊娠内出血并发休克的急症患者。

(3)腹腔镜手术：这是近年治疗异位妊娠的主要方法。

五、护理

(一) 护理评估

1. **病史** 应仔细询问月经史,以准确推断停经时间。注意不要将不规则阴道流血误认为末次月经,或由于月经仅过期几天,不认为是停经。此外,对不孕、放置宫内节育器、绝育术、输卵管复通术、盆腔炎等与发病相关的高危因素应予高度重视。

2. **身心状况** 输卵管妊娠发生流产或破裂前,症状及体征不明显。当患者腹腔内出血较多时呈贫血貌,严重者可出现面色苍白,四肢湿冷,脉快、弱、细,血压下降等休克症状。体温一般正常,出现休克时体温略低,腹腔内血液吸收时体温略升高,但不超过38℃。下腹有明显压痛、反跳痛,尤以患侧为重,肌紧张不明显,叩诊有移动性浊音。血凝后下腹可触及包块。

由于输卵管妊娠流产或破裂后,腹腔内急性大量出血及剧烈腹痛,以及妊娠终止的现实都将是孕妇出现较为激烈的情绪反应,可表现为哭泣、自责、无助、抑郁和恐惧等行为。

3. **诊断检查**

(1)腹部检查：输卵管妊娠流产或破裂者,下腹部有明显压痛或反跳痛,尤以患侧为甚,轻度腹肌紧张；出血多时,叩诊有移动性浊音；如出血时间较长,形成血凝块,在下腹可触及软性肿块。

(2)盆腔检查：输卵管妊娠未发生流产或破裂者,除子宫略大较软外,仔细检查可能触及胀大的输卵管并有轻度压痛。输卵管妊娠流产或破裂者,阴道后穹隆饱满,有触痛。将宫颈轻轻上抬或左右摇动时引起剧烈疼痛,称为宫颈抬举痛或摇摆痛,是输卵管妊娠的主要体征之一。子宫稍大而软,腹腔内出血多时子宫检查呈漂浮感。

(3)阴道后穹隆穿刺：是一种简单可靠的诊断方法,适用于疑有腹腔内出血的患者。由于腹腔内血液易积聚于子宫直肠陷凹,抽出暗红色不凝血为阳性,说明存在血腹症。无内出血、内出血量少、血肿位置较高或子宫直肠陷凹有粘连者,可能抽不出血液,因而穿刺阴性不能排除输卵管妊娠存在。如有移动性浊音,可做腹腔穿刺。

（4）妊娠试验：放射免疫法测血中 HCG，尤其是 β-HCG 阳性有助诊断。虽然此方法灵敏度高，异位妊娠的阳性率一般可达 $80\%\sim90\%$，但 β-HCG 阴性者仍不能完全排除异位妊娠。

（5）血清孕酮的测定：对判断正常妊娠胚胎的发育情况有帮助，血清孕酮值 $<5\ ng/ml$ 应考虑宫内妊娠流产或异位妊娠。

（6）超声检查：B 型超声显像有助于诊断异位妊娠。阴道 B 型超声检查较腹部 B 型超声检查准确性高。诊断早期异位妊娠，单凭 B 型超声现象有时可能会误诊。若能结合临床表现及 β-HCG 测定等，对诊断的帮助很大。

（7）腹腔镜检查：适用于输卵管妊娠尚未流产或破裂的早期患者和诊断有困难的患者，腹腔内有大量出血或伴有休克者，禁做腹腔镜检查。在早期异位妊娠患者，腹腔镜可见一侧输卵管肿大，表面紫蓝色，腹腔内无出血或有少量出血。

（8）子宫内膜病理检查：诊刮仅适用于阴道流血量较多的患者，目的在于排除宫内妊娠流产。将宫腔排出物或刮出物做病理检查，切片中见到绒毛，可诊断为宫内妊娠，仅见蜕膜未见绒毛者有助于诊断异位妊娠。现已经很少依靠诊断性刮宫协助诊断。

（二）护理诊断

1. 潜在并发症　出血性休克。
2. 恐惧　与担心手术失败有关。

（三）预期目标

1. 患者休克症状得以及时发现并缓解。
2. 患者能以正常心态接受此次妊娠失败的事实。

（四）护理措施

1. 接受手术治疗患者的护理

（1）护士在严密监测患者生命体征的同时，配合医生积极纠正患者休克症状，做好术前准备。手术治疗是输卵管异位妊娠的主要处理原则。对于严重内出血并发休克的患者，护士应立即开放静脉，交叉配血，做好输血输液的准备，以便配合医生积极纠正休克，补充血容量，并按急症手术要求迅速做好手术准备。术前准备与术后护理的有关内容详见腹部手术患者的护理章。

（2）加强心理护理：护士于术前简洁明了地向患者及家属讲明手术的必要性，并以亲切的态度和切实的行动赢得患者及家属的信任，保持周围环境的安静、有序，减少和消除患者的紧张、恐惧心理，协助患者接受手术治疗方案。术后，护士应帮助患者以正常的心态接受此次妊娠失败的现实，向她们讲述异位妊娠的有关知识，一方面可以减少因害怕再次发生移位妊娠而抵触妊娠的不良情绪，另一方面也可以增加和提高患者的自我保健意识。

2. 接受非手术治疗患者的护理　对于接受非手术治疗方案的患者，护士应从以下几方面加强护理。

（1）护士需密切观察患者的一般情况、生命体征，并重视患者的主诉，尤应注意阴道流血量与腹腔内出血量不成比例，当阴道流血量不多时，不要误认为腹腔内出血量亦很少。

（2）护士应告诉患者病情发展的一些指征，如出血增多、腹痛加剧、肛门坠胀感明显等，以便当患者病情发展时,医患均能及时发现,给予相应处理。

(3)患者应卧床休息,避免腹部压力增大,从而减少异位妊娠破裂的机会。在患者卧床期间,护士需提供相应的生活护理。

(4)护士应协助正确留取血标本,以检测治疗效果。

(5)护士应指导患者摄取足够的营养物质,尤其是富含铁蛋白的食物,如动物肝脏、肉类、豆类、绿叶蔬菜以及黑木耳等,以促进血红蛋白的增加,增强患者的抵抗力。

3. 出院指导 输卵管妊娠的预后在于防治输卵管的损伤和感染,因此护士应做好妇女的健康保健工作,防止发生盆腔感染。教育患者保持良好的卫生习惯,勤洗浴、勤换衣,性伴侣稳定。发生盆腔炎后须立即彻底治疗,以免延误病情。另外,由于输卵管妊娠者中约有10%的再发生率和50%~60%的不孕率。因此,护士需告诫患者,下次妊娠时要及时就医,并且不宜轻易终止妊娠。

(五)护理评价

1. 患者的休克症状得以及时发现并纠正。

2. 患者消除了恐惧心理,愿意接受手术治疗。

第三节 妊娠期高血压疾病

妊娠期高血压疾病(hypertensive disorders in pregnancy)是妊娠期特有的疾病。发病率我国 9.4%~10.4%,国外 7%~12%。本病命名强调生育年龄妇女发生高血压、蛋白尿症状与妊娠之间的因果关系。多数病例在妊娠期出现一过性高血压、蛋白尿症状,分娩后即随之消失。该病严重影响母婴健康,是孕产妇和围生儿患病率及死亡率的主要原因。

一、高危因素与病因

(一)高危因素

流行病学调查发现与妊娠期高血压疾病发病风险增加密切相关有如下高危因素:初产妇、孕妇年龄过小或大于 35 岁、多胎妊娠、妊娠期高血压病史及家族史、慢性高血压、慢性肾炎、抗磷脂抗体综合征、糖尿病、肥胖、营养不良、低社会经济状况。

(二)病因

妊娠期高血压疾病至今病因不明,多数学者认为当前可较合理解释的原因有如下几种。

1. 异常滋养层细胞侵入子宫肌层 研究认为,子痫前期患者胎盘有不完整的滋养层细胞侵入子宫动脉,蜕膜血管与血管内滋养母细胞并存,子宫螺旋动脉发生广泛改变,包括血管内皮损伤、组成血管壁的原生质不足、肌内膜细胞增殖及脂类,首先在肌内膜细胞,其次在巨噬细胞中积聚,最终发展为动脉粥样硬化而引发妊娠期高血压疾病的一系列症状。

2. 免疫机制 妊娠被认为是成功的自然同种异体移植。胎儿在妊娠期内不受排斥是因胎盘的免疫屏障作用、母体内免疫抑制细胞及免疫抑制物的作用。研究发现子痫前期呈间接免疫,子痫前期孕妇组织相容性抗原 HLA - DR4 明显高于正常孕妇。HLA - DR4 在妊娠期高血压疾病发病中的作用可能为：①直接作为免疫基因,通过免疫基因产物,如抗原影响巨噬细胞呈递抗原;②与疾病致病基因连锁不平衡;③使母胎间抗原呈递及识别功能降低,导致封闭抗体产生不足,最终导致妊娠期高血压疾病的发生。

3. **血管内皮细胞受损** 炎性介质如肿瘤坏死因子、白细胞介素-6、极低密度脂蛋白等可能促成氧化应激,导致类脂过氧化物持续生成,产生大量毒性因子,引起血管内皮损伤,干扰前列腺素平衡而使血压升高,导致一系列病理变化。研究认为这些炎性介质、毒性因子可能来源于胎盘及蜕膜。因此,胎盘血管内皮损伤可能先于全身其他脏器。

4. **遗传因素** 妊娠期高血压疾病的家族多发性提示遗传因素与该病发生有关。研究发现血管紧张素原基因变异 T235 的妇女妊娠期高血压疾病的发生率较高。也有人发现妇女纯合子基因突变有异常滋养细胞浸润。遗传性血栓形成可能发生于子痫前期。单基因假设能够解释子痫前期的发生,但多基因遗传也不能排除。

5. **营养缺乏** 已发现多种营养如低清蛋白血症、钙、镁、锌、硒等缺乏与子痫前期发生发展有关。研究发现妊娠期高血压疾病患者细胞内钙离子升高、血清钙下降,导致血管平滑肌细胞收缩,血压上升。

6. **胰岛素抵抗** 近年研究发现妊娠期高血压疾病患者存在胰岛素抵抗,高胰岛素血症可导致一氧化氮(NO)合成下降及脂质代谢紊乱,影响前列腺素 E_2 的合成,增加外周血管的阻力,升高血压。因此认为胰岛素抵抗与妊娠期高血压疾病的发生密切相关,但尚需进一步研究。

二、病理生理变化

本病基本病理生理变化是全身小血管痉挛,内皮损伤及局部缺血,全身各系统各脏器灌流减少。由于小动脉痉挛,造成管腔狭窄、血管外周阻力增大、内皮细胞损伤、通透性增加、体液和蛋白质渗漏,表现为血压上升、蛋白尿、水肿和血液浓缩等。全身各组织器官因缺血、缺氧而受到不同程度损害,严重者脑、心、肝、肾及胎盘等的病理变化可导致抽搐、昏迷、脑水肿、脑出血,以及心、肾衰竭、肺水肿、肝细胞坏死及被膜下出血,胎盘绒毛退行性变、出血和梗死,胎盘早期剥离以及凝血功能障碍而导致 DIC 等。主要病理生理变化简示如下(图6-3)。

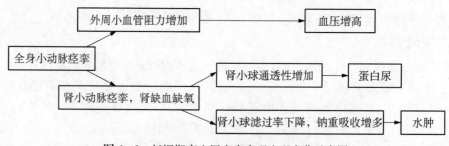

图6-3 妊娠期高血压疾病病理生理变化示意图

三、临床表现与分类

妊娠期高血压疾病分类与临床表现见表6-2。

表 6 - 2　妊娠期高血压疾病分类及临床表现

分类	临床表现
妊娠期高血压	妊娠期首次出现血压≥140/90 mmHg,并于产后 12 周恢复正常;尿蛋白(一);少数患者可伴有上腹部不适或血小板减少,产后方可确诊
子痫前期	
轻度	妊娠 20 周以后出现血压≥140/90 mmHg;尿蛋白>0.3 g/24 h 或随机尿蛋白(十);可伴有上腹不适、头痛等症状
重度	血压≥160/110 mmHg;尿蛋白>2.0 g/24 h 或随机尿蛋白>(十十);血清肌酐>106 mmol/L,血小板低于 100×10⁹/L;血 LDH 升高;血清 ALT 或 AST 升高;持续性头痛或其他脑神经或视觉障碍;持续性上腹不适
子痫	子痫前期孕妇抽搐不能用其他原因解释
慢性高血压并发子痫前期	高血压孕妇妊娠 20 周以前无尿蛋白,若出现尿蛋白>0.3 g/24 h;高血压孕妇妊娠 20 周后突然尿蛋白增加或血压进一步升高或血小板<100×10⁹/L
妊娠合并慢性高血压	妊娠前或妊娠 20 周以前舒张压>90 mmHg(除外滋养细胞疾病),妊娠期无明显加重;或妊娠 20 周后首次诊断高血压并持续到产后 12 周后

需要注意以下几方面:

(1) 通常正常妊娠、贫血及低蛋白血症均可发生水肿,妊娠期高血压疾病之水肿无特异性,因此不能作为其诊断标准及分类依据。

(2) 血压较基础血压升高 30/15 mmHg,但低于 140/90 mmHg 时,不作为诊断依据,但必须严密观察。

(3) 重度子痫前期是妊娠 20 周后出现高血压、蛋白尿,且伴随以下至少一种临床症状或体征者,见表 6 - 3。

表 6 - 3　重度子痫前期的临床症状和体征

收缩压>160～180 mmHg,或舒张压>110 mmHg
24 小时尿蛋白>3.0 g,或随机尿蛋白(十十十)以上
中枢神经系统功能障碍
精神状态改变和严重头痛(频发,常规镇痛药不缓解)
脑血管意外
视力模糊,眼底点状出血,极少数患者发生皮质性盲
肝细胞功能障碍,肝细胞损伤,血清转氨酶至少升高 2 倍
上腹部或右上象限痛等肝包膜肿胀症状,肝被膜下出血或肝破裂
少尿,24 小时尿量<500 ml
肺水肿,心力衰竭
血小板<100×10⁹/L
凝血功能障碍
微血管病性溶血(血 LDH 升高)
胎儿生长受限、羊水过少、胎盘早剥

子痫前可有不断加重的重度子痫前期,但子痫也可发生于血压升高不显著、无蛋白尿或水肿者。通常产前子痫较多,约 25%子痫发生于产后 48 小时。

子痫抽搐进展迅速,前驱症状短暂,表现为抽搐、面部充血、口吐白沫、深昏迷;随之深部肌肉僵硬,很快发展成典型的全身阵挛性惊厥、有节律的肌肉收缩和紧张,持续 1～1.5 分钟,

期间患者无呼吸动作,此后抽搐停止,呼吸恢复,但患者仍昏迷,最后意识恢复,但有困顿、易激惹、烦躁等症状。

四、处理原则

妊娠期高血压疾病的治疗目的和原则是争取母体可以完全恢复健康,胎儿生后能够存活,以对母儿影响最小的方式终止妊娠。对于妊娠期高血压可住院也可在家治疗,应保证休息,加强孕期检查,密切观察病情变化,以防发展为重症。子痫前期应住院治疗、积极处理,防止发生子痫及并发症。治疗原则为解痉、降压、镇静,合理扩容及利尿,适时终止妊娠。

常用的治疗药物如下:①解痉药物,以硫酸镁为首选药物。硫酸镁有预防和控制子痫发作的作用,适用于子痫前期和子痫的治疗。②镇静药物,适用于对硫酸镁有禁忌或疗效不明显时,但分娩时应慎用,以免药物通过而对胎儿产生影响,主要用药有地西泮和冬眠合剂。③降压药物,仅适用于血压过高,特别是舒张压高的患者,舒张压≥110 mmHg 或平均动脉压≥140 mmHg 者,可应用降压药物。选用的药物以不影响心输出量、肾血流量及子宫胎盘灌注量为宜,常用药物有肼屈嗪、硝苯地平、尼莫地平等。④扩容药物,扩容应在解痉的基础上进行,扩容治疗时,应严密观察脉搏、呼吸、血压及尿量,防止肺水肿和心力衰竭的发生。常用的扩容剂有:白蛋白、全血、平衡液和低分子右旋糖酐。⑤利尿药物,仅用于全身性水肿、急性心力衰竭、肺水肿、脑水肿、血容量过高且伴有潜在肺水肿者。用药过程中应严密监测患者的水和电解质平衡情况,以及药物的毒副反应。常用药物有呋塞米、甘露醇。

五、护理

(一)护理评估

1. 病史 详细询问患者与孕前及妊娠 20 周前有无高血压、蛋白尿和(或)水肿及抽搐等征象;既往病史中有无原发性高血压、慢性肾炎及糖尿病;有无家族史。此次妊娠经过,出现异常现象的时间及治疗经过。

2. 身心状况 除评估患者一般健康状况外,护士需重点评估患者的血压、蛋白尿、水肿、自觉症状,以及抽搐、昏迷等情况。在评估过程中应注意以下几方面。

(1)初测高血压有升高者,需休息 1 小时后再测,方能正确反映血压情况。同时不要忽略测得血压与其基础血压的比较。而且也可经过翻身试验(roll over test,ROT)进行判断,即在孕妇左侧卧位时测血压直至血压稳定后,嘱其翻身卧位 5 分钟再测血压,若仰卧位舒张压较左侧卧位≥20 mmHg,提示有发生先兆子痫的倾向。

(2)留取 24 小时尿进行尿蛋白检查。凡 24 小时蛋白尿定量≥0.3 g 者为异常。由于蛋白尿的出现及量的多少反映了肾小管痉挛的程度和肾小管细胞缺氧及其功能受损的程度,护士应给予高度重视。

(3)妊娠后期水肿发生的原因除妊娠期高血压疾病外,还可由于下腔静脉受增大子宫压迫使血液回流受阻、营养不良性低蛋白血症以及贫血等引起,因此水肿的轻重并不一定反应病情的严重程度。但是水肿不明显者,也有可能迅速发展为子痫,应引起重视。此外,还应注意水肿不明显,但体重于 1 周内增加超过 0.5 kg 的隐性水肿。

(4)孕妇出现头痛、眼花、胸闷、恶心、呕吐等自觉症状时提示病情的进一步发展,即进入子痫前期阶段,护士应高度重视。

（5）抽搐与昏迷是最严重的表现，护士应特别注意发作状态、频率、持续时间、间隔时间、神智情况，以及有无唇舌咬伤、摔伤，甚至发生骨折、窒息或吸入性肺炎等。

妊娠期高血压疾病孕妇的心理状态与病情程度密切相关。妊娠期高血压孕妇由于身体尚未感明显不适，心理上往往易忽略，不予重视。随着病情的发展，当血压明显升高，出现自觉症状时，孕妇紧张、焦虑、恐惧的心理也会随之加重。此外，孕妇的心理状态还与孕妇对疾病的认识，以及其支持系统的认识与帮助有关。

3. 诊断检查

（1）尿常规检查：根据蛋白尿量确定病情严重程度；根据镜检出现管型判断肾功能受损情况。

（2）血液检查

1）测定血红蛋白、血细胞比容、血浆黏度、全血黏度，以了解血液浓缩程度；重症患者应测定血小板数、凝血时间，必要时测定凝血酶时间、纤维蛋白原和鱼精蛋白副凝试验（3P试验）等，以了解有无凝血功能异常。

2）测定血电解质及二氧化碳结合力，以及时了解有无电解质紊乱及酸中毒。

（3）肝、肾功能测定：如进行丙氨酸氨基转移酶（ACT）、血尿素氮、肌酐及尿酸等测定。

（4）眼底检查：重度子痫前期时，眼底小动脉痉挛、动静脉比例可由正常的2：3变为1：2甚至1：4，或出现视网膜水肿、渗出、出血，甚至视网膜剥离、一时性失明等。

（5）其他检查：如心电图、超声心动图、胎盘功能、胎儿成熟度检查等，可视病情而定。

（二）护理诊断

1. 体液过多　与下腔静脉受增大子宫压迫或血液回流受阻或营养不良性低蛋白血症有关。

2. 有受伤的危险　与发生抽搐有关。

3. 潜在并发症　胎盘早期剥离。

（三）预期目标

1. 妊娠期高血压孕妇病情缓解，发展为中、重度。

2. 子痫前期病情控制良好，未发生子痫及并发症。

3. 妊娠高血压疾病孕妇明确孕期保健的重要性，积极配合产前检查及治疗。

（四）护理措施

1. 妊娠期高血压疾病的预防　护士应加强孕早期健康教育，使孕妇及家属了解妊娠期高血压疾病的知识及其对母儿的危害，从而促使孕妇自觉于妊娠早期开始做产前检查，并坚持定期检查，以便及时发现异常，及时得到治疗和指导。同时，还应指导孕妇合理饮食，增加蛋白质、维生素以及富含铁、钙、锌的食物，减少过量脂肪和盐的摄入，对预防妊娠期高血压疾病有一定作用。尤其是钙的补充，可从妊娠20周开始，每日补充钙剂2 g，可降低妊娠期高血压疾病的发生。此外，孕妇应采取左侧卧位休息以增加胎盘绒毛血供，同时保持心情愉快也有助于妊娠期高血压疾病的预防。

2. 妊娠期高血压的护理

（1）保证休息：妊娠期高血压孕妇可在家休息，但需注意适当减轻工作，创造安静、清洁环境，以保证充分的睡眠（8～10小时/天）。在休息和睡眠时以左侧卧位为宜，在必要时也可换成右侧卧位,但要避免平卧位,其目的是解除妊娠子宫对下腔静脉的压迫,改善子宫胎盘循环。此外,孕妇精神放松、心情愉快也有助于抑制妊娠期高血压疾病的发展。因此,护士应帮助孕妇合理安排工作和生活,既不紧张劳累,又不单调郁闷。

(2) 调整饮食:妊娠期高血压孕妇除摄入足量的蛋白质(100 g/天以上)、蔬菜,补充维生素、铁和钙剂。食盐不必严格限制,因为长期低盐饮食可引起低钠血症,易发生产后血液循环衰竭,而且低盐饮食也会影响食欲,减少蛋白质的摄入,对母儿不利。但全身水肿的孕妇应限制食盐的摄入量。

(3) 加强产前保健:根据病情需要适当增加检查次数,加强母儿监测措施,密切注意病情变化,防止发展为重症。同时向孕妇及家属讲解妊娠期高血压疾病相关知识,便于病情发展时孕妇能及时汇报,并督促孕妇每天数胎动,检测体重,及时发现异样,从而提高孕妇的自我保健意识,并取得家属的支持和理解。

3. 子痫前期的护理

(1) 一般护理

1) 轻度子痫前期的孕妇需住院治疗,卧床休息,左侧卧位。保持病室安静,避免各种刺激。若孕妇为重度子痫前期患者,护士还应准备以下物品:呼叫器、床档、急救车、吸引器、氧气、开口器、产包以及急救药品,如硫酸镁、葡萄糖酸钙等。

2) 每 4 小时测 1 次血压,如舒张压渐上升,提示病情加重。并随时观察和询问孕妇有无头晕、头痛、恶心等自觉症状。

3) 注意胎心变化,以及胎动、子宫敏感度(肌张力)有无变化。

4) 重度子痫前期孕妇应根据病情需要,适当限制食盐摄入量(每日少于 3 g),每日或隔日测体重,每日记录液体出入量、测尿蛋白,必要时测 24 小时蛋白定量,测肝肾功能、二氧化碳结合力等项目。

(2) 用药护理:硫酸镁是目前治疗子痫前期的首选解痉药物。镁离子能抑制运动神经末梢对乙酰胆碱的释放,阻断神经和肌肉间的传导,使骨骼肌松弛;镁离子可以刺激血管内皮细胞合成前列环素,降低机体对血管紧张素 II 的反应,缓解血管痉挛状态,从而预防和控制子痫的发作。同时,镁离子可以提高孕妇和胎儿血红蛋白的亲和力,改善氧代谢。护士应明确硫酸镁的用药方法、毒性反应以及注意事项。

1) 用药方法:硫酸镁可采用肌肉注射或静脉用药。①肌肉注射,通常于用药 2 小时后血液浓度达高峰,且体内浓度下降缓慢,作用时间长,但局部刺激性强,患者常因疼痛而难以接受。注射时应注意使用长针头行深部肌肉注射,也可加利多卡因于硫酸镁溶液中,以缓解疼痛刺激,注射后用无菌棉球或创可贴覆盖针孔,防止注射部位感染,必要时可行局部按揉或热敷,促进肌肉组织对药物的吸收。②静脉用药,可行静脉滴注或推注,静脉用药后可使血中浓度迅速达有效水平,用药后约 1 小时血浓度可达高峰,停药后血浓度下降较快,但可避免肌肉注射引起的不适。基于不同用药途径的特点,临床多采用两种方式互补长短。

2) 毒性反应:硫酸镁的治疗浓度和中毒浓度相近,因此在进行硫酸镁治疗时应严密观察其毒性作用,并认真控制硫酸镁的入量。通常主张硫酸镁的滴注速度以 1 g/h 为宜,不超过 2 g/h,每日维持用量 15～20 g。硫酸镁过量会使呼吸和心肌收缩功能受到抑制,危及生命。中毒现象首先表现为膝反射减弱或消失,随着血镁浓度的增加可出现全身肌张力减退及呼吸抑制,严重者心跳可突然停止。

3）注意事项：护士在用药前及用药过程中均应检测孕妇血压，同时还应检测以下指标：①膝腱反射必须存在；②呼吸不少于16次/分；③尿量每24小时不少于600 ml，或每小时不少于25 ml，尿少提示排泄功能受抑制，镁离子易蓄积发生中毒。由于钙离子可与镁离子争夺神经细胞上的同一受体，阻止镁离子的继续结合，因此应随时准备好10%的葡萄糖酸钙注射液，以便出现毒性作用时及时予以解毒。10%葡萄糖酸钙10 ml在静脉推注时宜在3分钟内推完，必要时可每小时重复1次，直至呼吸、排尿和神经抑制恢复正常，但24小时内不超过8次。

4. 子痫患者的护理　子痫为妊娠期高血压疾病最严重的阶段，直接关系到母儿安危，因此子痫患者的护理极为重要。

（1）协助医生控制抽搐：患者一旦发生抽搐，应尽快控制。硫酸镁为首选药物，必要时可加用强有力的镇静药物。

（2）专人护理，防止受伤：在子痫发生后，首先应保持患者的呼吸道通畅，并立即给氧，用开口器或于上、下磨牙间放置一缠好纱布的压舌板，用舌钳固定舌头，以防咬伤唇舌或发生舌后坠。使患者取头低侧卧位，以防黏液吸入呼吸道或舌头阻塞呼吸道，也可避免发生低血压综合征。必要时，用吸引器吸出喉部黏液或呕吐物，以免窒息。在患者昏迷或未完全清醒时，禁止给予一切饮食和口服药，防止误入呼吸道而致吸入性肺炎。

（3）减少刺激，以免诱发抽搐：患者应安置于单人暗室，保持绝对安静，以避免声、光刺激；一切治疗活动和护理操作尽量轻柔且相对集中，避免干扰患者。

（4）严密监护：密切注意血压、脉搏、呼吸、体温及尿量（留置尿管）、记出入量，及时进行必要的血、尿化验和特殊检查，及早发现脑出血、肺水肿、急性肾衰竭等并发症。

（5）为终止妊娠做好准备：子痫发作者往往在发作后自然临产，应严密观察并及时发现产兆，且做好母子抢救准备。如经治疗病情得以控制仍未临产者，应在孕妇清醒后24～48小时内引产，或子痫患者经药物控制后6～12小时，需考虑终止妊娠。护士应做好终止妊娠的准备。

5. 妊娠期高血压疾病孕妇的产时及产后护理　妊娠期高血压疾病孕妇的分娩方式应根据母儿的情形而定。若决定经阴道分娩，在第一产程中，应密切检测患者的血压、脉搏、尿量、胎心和子宫收缩情况，以及有无自觉症状；血压升高时应及时与医师联系。在第二产程中，应尽量缩短产程，避免产妇用力，初产妇可行会阴侧切并用产钳助产。在第三产程中，需预防产后出血，在胎儿娩出前肩后立即静脉推注缩宫素（禁用麦角新碱），及时娩出胎盘并按摩宫底，观察血压变化，重视患者的主诉。病情较重者于分娩开始即需开放静脉。胎盘娩出后测血压，病情稳定者，方可送回病房。重症患者产后应继续硫酸镁治疗1～2日，产后24小时至5日内仍有发生子痫的可能，故不可放松治疗及其护理措施。

妊娠期高血压疾病孕妇在产褥期仍需继续监测血压，产后48小时内应至少每4小时观察1次血压，即使产前未发生抽搐，产后48小时亦有发生的可能，故产后48小时内仍应继续硫酸镁的治疗和护理。使用大量硫酸镁的孕妇，产后易发生子宫收缩乏力，恶露较常人多，因此应严密观察子宫复旧情况，严防产后出血。

（五）护理评价

1. 妊娠期高血压孕妇休息充分、睡眠良好、饮食合理，病情缓解，未发展为重症。

2. 子痫前期预防病情得以控制，未发生子痫及并发症。

3. 妊娠期高血压孕妇分娩经过顺利。

4. 治疗中,患者未出现硫酸镁的中毒反应。

第四节 前置胎盘

妊娠 28 周后,胎盘附着于子宫下段,甚至胎盘下缘达到或覆盖宫颈内口,其位置低于胎先露部,称为前置胎盘(placenta previa)。前置胎盘是妊娠晚期严重并发症,也是妊娠晚期阴道流血最常见的原因。其发病率国外报道 0.5%,国内报道 0.24%～1.57%。

一、病因

目前尚不清楚,高龄初产妇(年龄＞35 岁)、经产妇及多产妇、吸烟或吸毒妇女为高危人群。其病因可能与下述因素有关。

1. **子宫内膜病变或损伤** 多次刮宫、分娩、子宫手术史等是前置胎盘的高危因素。上述情况可损伤子宫内膜,引起子宫内膜炎或萎缩性病变,再次受孕时子宫蜕膜血管形成不良、胎盘血供不足,刺激胎盘面积增大延伸到子宫下段。前次剖宫产手术瘢痕可妨碍胎盘在妊娠晚期向上迁移,增加前置胎盘的可能性。据统计发生前置胎盘的孕妇,85%～95%为经产妇。

2. **胎盘异常** 双胎妊娠时胎盘面积过大,前置胎盘发生率较单胎妊娠高 1 倍;胎盘位置正常而副胎盘位于子宫下段接近宫颈内口;膜状胎盘大而薄,扩展到子宫下段,均可发生前置胎盘。

3. **受精卵滋养层发育迟缓** 受精卵到达子宫腔后,滋养层尚未发育到可以着床的阶段,继续向下游走到达子宫下段,并在该处着床而发育成前置胎盘。

二、分类

根据胎盘下缘与宫颈内口的关系,将前置胎盘分为 3 类(图 6-4)。

1. **完全性前置胎盘(complete placenta previa)** 又称中央性前置胎盘(central placenta previa),胎盘组织完全覆盖宫颈内口。

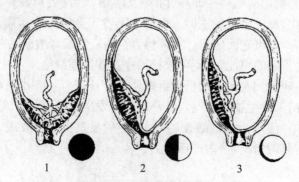

图 6-4 前置胎盘的类型

1. 完全性前置胎盘 2. 部分性前置胎盘 3. 边缘性前置胎盘

2. 部分性前置胎盘（partial placental previa） 宫颈内口部分为胎盘组织所覆盖。

3. 边缘性前置胎盘（marginal placental previa） 胎盘附着于子宫下段，胎盘边缘到达宫颈内口，未覆盖宫颈内口。

胎盘位于子宫下段，与胎盘边缘极为接近，但未达到宫颈内口，称为低置胎盘。胎盘下缘与宫颈内口的关系可因宫颈管消失、宫口扩张而改变。前置胎盘类型可因诊断时期不同而改变，如临产前为完全性前置胎盘，临产后因宫口扩张而成为部分性前置胎盘。目前临床上均依据处理前最后一次检查结果来决定其分类。

三、临床表现

（一）症状

前置胎盘的典型症状是妊娠晚期或临产时，发生无诱因、无痛性反复阴道流血。妊娠晚期子宫下段逐渐伸展，牵拉宫颈内口，宫颈管缩短；临产后规律宫缩使宫颈管消失成为软产道的一部分。宫颈外口扩张，附着于子宫下段及宫颈内口的胎盘前置部分不能相应伸展而与其附着处分离，血窦破裂出血。前置胎盘出血前无明显诱因，初次出血量一般不多，剥离处血液凝固后，出血自然停止；也有初次即发生致命性大出血而导致休克的。由于子宫下段不断伸展，前置胎盘出血常反复发生，出血量也越来越多。阴道流血发生的迟早、反复发生次数、出血量多少与前置胎盘类型有关。完全性前置胎盘初次出血时间早，多在妊娠28周左右，称为"警戒性出血"。边缘性前置胎盘出血多发生于妊娠晚期或临产后，出血量较少。部分性前置胎盘的初次出血时间、出血量及反复出血次数，介于两者之间。

（二）体征

患者一般情况与出血量有关，大量出血呈现面色苍白、脉搏增快微弱、血压下降等休克表现。腹部检查：子宫软，无压痛，大小与妊娠周数相符。由于子宫下段有胎盘占据，影响胎先露部入盆，故胎先露高浮，易并发胎位异常。反复出血或一次出血量过多可使胎儿宫内缺氧，严重者胎死宫内。当前置胎盘附着于子宫前壁时，可在耻骨联合上方听到胎盘杂音。临产时检查见宫缩为阵发性，间歇期子宫完全松弛。

四、处理原则

处理原则是抑制宫缩、止血、纠正贫血和预防感染。根据阴道流血量、有无休克、妊娠周数、产次、胎位、胎儿是否存活、是否临产及前置胎盘类型等综合作出决定。

（一）期待疗法

应在保证孕妇安全的前提下尽可能延长孕周，以提高围生儿存活率。适用于妊娠<34周、胎儿体重<2 000 g、胎儿存活、阴道流血量不多、一般情况良好的孕妇。

尽管国外有资料证明，前置胎盘孕妇的妊娠结局住院与门诊治疗并无明显差异，但我国仍应强调住院治疗。住院期间密切观察病情变化，为孕妇提供全面优质护理是期待疗法的关键措施。

（二）终止妊娠

1. 终止妊娠指征 孕妇反复发生多量出血甚至休克者，无论胎儿成熟与否，为了母亲安全应终止妊娠；期待疗法中发生大出血或出血量虽少，但胎龄达孕36周以上，胎儿成熟度检查提示胎儿肺成熟者;胎龄未达孕 36 周,出现胎儿窘迫征象,或胎儿电子监护发现胎心异常者;出血量多,危及胎儿;胎儿已死亡或出现难以存活的畸形,如无脑儿。

2. 剖宫产 剖宫产可在短时间内娩出胎儿,迅速结束分娩,对母儿相对安全,是处理前置胎盘的主要手段。剖宫产指征应包括:完全性前置胎盘,持续大量阴道流血;部分性和边缘性前置胎盘出血量较多,先露高浮,短时间内不能结束分娩;胎心异常。术前应积极纠正贫血、预防感染等,备血,做好处理产后出血和抢救新生儿的准备。

3. 阴道分娩 边缘性前置胎盘、枕先露、阴道流血不多、无头盆不称和胎位异常,估计在短时间内能结束分娩者,可予试产。

五、护理

(一) 护理评估

1. 病史 除个人健康史外,在孕产史中尤其注意识别有无剖宫产术、人工流产术及子宫内膜炎等前置胎盘的易发因素。此外妊娠中特别是孕 28 周后,是否出现无痛性、无诱因、反复阴道流血症状,并详细记录具体经过及医疗处理情况。

2. 身心状况 患者的一般情况与出血量的多少密切相关。大量出血时可见面色苍白、脉搏细速、血压下降等休克症状。孕妇及其家属可因突然阴道流血而感到恐惧或焦虑,既担心孕妇的健康,更担心胎儿的安危,可能显得恐慌、紧张、手足无措。

3. 诊断检查

(1) 产科检查:子宫大小与停经月份一致,胎儿方位清楚,先露高浮,胎心可以正常,也可因孕妇失血过多致胎心异常或消失。前置胎盘位于子宫下段前壁时,可于耻骨联合上方听到胎盘血管杂音。临产后检查,宫缩为阵发性,间歇期子宫肌肉可以完全放松。

(2) 超声波检查:B 型超声断层相可清楚看到子宫壁、胎头、宫颈和胎盘的位置,胎盘定位准确率达 95% 以上,可反复检查,是目前最安全、有效的首选检查方法。

(3) 阴道检查:目前一般不主张应用。只有在近临产期出血不多时,终止妊娠前为除外其他出血原因或明确诊断决定分娩方式前考虑采用。要求阴道检查操作必须在输血、输液和做好手术准备的情况下方可进行。怀疑前置胎盘的个案,切忌肛查。

(4) 术后检查胎盘及胎膜:胎盘的前置部分可见陈旧血块附着呈黑紫色或暗红色,如这些改变位于胎盘的边缘,而且胎膜破口处距胎盘边缘 <7 cm,则为部分性前置胎盘。如行剖宫产术,术中可直接了解胎盘附着的部分并确立诊断。

(二) 护理诊断

1. 潜在并发症 出血性休克。
2. 有感染的危险 与前置胎盘剥离面靠近子宫颈口、细菌易经阴道上行感染有关。

(三) 预期目标

1. 接受期待疗法的孕妇血红蛋白不再继续下降,胎龄可达或更接近足月。
2. 产妇产后未发生产后出血或产后感染。

(四) 护理措施

根据病情须立即接受终止妊娠的孕妇,立即安排孕妇去枕侧卧位,开放静脉,配血,做好输血准备。在抢救休克的同时,按腹部手术患者的护理进行术前准备,并做好母儿生命体征监护及抢救准备工作。接受期待疗法的孕妇的护理措施如下。

1. 保证休息，减少刺激　孕妇需住院观察，绝对卧床休息，尤以左侧卧位为佳，并定时间断吸氧，每日 3 次，每次 1 小时，以提高胎儿血氧供应。此外，还需避免各种刺激，以减少出血可能。医护人员进行腹部检查时动作要轻柔，禁做阴道检查和肛查。

2. 纠正贫血　除采取口服硫酸亚铁、输血等措施外，还应加强饮食营养指导，建议孕妇多食高蛋白及含铁丰富的食物，如动物肝脏、绿叶蔬菜和豆类等，一方面有助于纠正贫血，另一方面还可以增强机体抵抗力，同时也促进胎儿发育。

3. 监测生命体征，及时发现病情变化　严密观察并记录孕妇生命体征，阴道流血的量、色，流血事件及一般状况，检测胎儿宫内状态。按医嘱及时完成实验室检查项目，并交叉配血备用。发现异常及时报告医师并配合处理。

4. 预防产后出血和感染

(1) 产妇回病房休息时严密观察产妇的生命体征及阴道流血情况，发现异常及时报告医师处理，以防止或减少产后出血。

(2) 及时更换会阴垫，以保持会阴部清洁、干燥。

(3) 胎儿分娩后，及早使用宫缩剂，以预防产后大出血；对新生儿严格按照高危儿处理。

5. 健康教育　护士应加强对孕妇的管理和宣教。指导围孕期妇女避免吸烟、酗酒等不良行为，避免多次刮宫、引产或宫内感染，防止多产，减少子宫内膜损伤或子宫内膜炎。对妊娠期出血，无论量多少均应就医，做到及时诊断、正确处理。

(五) 护理评价

1. 接受期待疗法的孕妇胎龄接近(或达到)足月时终止妊娠。

2. 产妇产后未出现产后出血和感染。

第五节　胎 盘 早 剥

妊娠 20 周以后或分娩期正常位置的胎盘在胎儿娩出前部分或全部从子宫壁剥离，称为胎盘早剥(placental abruption)。胎盘早剥是妊娠晚期严重并发症，具有起病急、发展快特点，若处理不及时可危及母儿生命。胎盘早剥的发病率：国外 1‰～2‰，国内 0.46‰～2.1‰。

一、病因

胎盘早剥确切的原因及发病机制尚不清楚，可能与下述因素有关。

1. 孕妇血管病变　孕妇患严重妊娠期高血压疾病、慢性高血压、慢性肾脏疾病或全身血管病变时，胎盘早剥的发生率增高。妊娠合并上述疾病时，底蜕膜螺旋小动脉痉挛或硬化，引起远端毛细血管变性坏死甚至破裂出血，血液流至底蜕膜层与胎盘之间形成胎盘后血肿，致使胎盘与子宫壁分离。

2. 机械性因素　外伤尤其是腹部直接受到撞击或挤压；脐带过短(<30 cm)或脐带因绕颈、绕体相对过短时，分娩过程中胎儿下降牵拉脐带造成胎盘剥离；羊膜穿刺时刺破前壁胎盘附着处，血管破裂出血引起胎盘剥离。

3. 宫腔内压力骤减　双胎妊娠分娩时,第一胎儿娩出过速;羊水过多时,人工破膜后羊水流出过快,均可使宫腔内压力骤减,子宫骤然收缩,胎盘与子宫壁发生错位剥离。

4. 子宫静脉压突然升高　妊娠晚期或临产后,孕妇长时间仰卧位,巨大妊娠子宫压迫下腔静脉,回心血量减少,血压下降。此时子宫静脉淤血、静脉压增高、蜕膜静脉床淤血或破裂,形成胎盘后血肿,导致部分或全部胎盘剥离。

5. 其他　一些高危因素如高龄孕妇、吸烟、可卡因滥用、孕妇代谢异常、孕妇有血栓形成倾向、子宫肌瘤(尤其是胎盘附着部位肌瘤)等与胎盘早剥发生有关。有胎盘早剥史的孕妇再次发生胎盘早剥的危险性比无胎盘早剥史者高 10 倍。

二、分类及病理变化

胎盘早剥主要病理改变是底蜕膜出血并形成血肿,使胎盘从附着处分离。按病理类型,胎盘早剥可分为显性、隐性及混合性 3 种(图 6-5)。若底蜕膜出血量少,出血很快停止,多无明显的临床表现,仅在产后检查胎盘时发现胎盘母体面有凝血块及压迹。若底蜕膜继续出血,形成胎盘后血肿,胎盘剥离面随之扩大,血液冲开胎盘边缘并沿胎膜与子宫壁之间经宫颈管向外流出,称为显性剥离(revealed abruption)或外出血。若胎盘边缘仍附着于子宫壁或由于胎先露部固定于骨盆入口,使血液积聚于胎盘与子宫壁之间,称为隐性剥离(concealed abruption)或内出血。由于子宫内有妊娠产物存在,子宫肌不能有效收缩,以压迫破裂的血窦而止血,血液不能外流,胎盘后血肿越积越大,子宫底随之升高。当出血达到一定程度时,血液终会冲开胎盘边缘及胎膜外流,称为混合型出血(mixed bleeding)。偶有出血穿破胎膜溢入羊水中成为血性羊水。

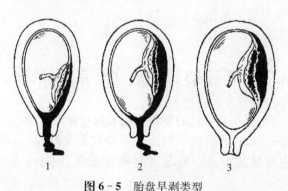

图 6-5　胎盘早剥类型

1. 显性剥离　2. 隐性剥离　3. 混合性剥离

胎盘早剥发生内出血时,血液积聚于胎盘与子宫壁之间,随着胎盘后血肿压力的增加,血液浸入子宫肌层,引起肌纤维分离、断裂甚至变性,当血液渗透至子宫浆膜层时,子宫表面呈现紫蓝色淤斑,称为子宫胎盘卒中(uteroplacental apoplexy),又称为库弗莱尔子宫(Couvelaire uterus)。有时血液还可渗入输卵管系膜、卵巢生发上皮下、阔韧带内。子宫肌层由于血液浸润、收缩力减弱,造成产后出血。

严重的胎盘早剥可以引发一系列病理生理改变。从剥离处的胎盘绒毛和蜕膜中释放大量组织凝血活酶,进入母体血循环,激活凝血系统,导致弥散性血管内凝血(DIC),肺、肾等脏器的毛细血管内微血栓形成,造成脏器缺血和功能障碍。胎盘早剥持续时间越长,促凝物质不断进入母血,激活纤维蛋白溶解系统,产生大量的纤维蛋白原降解产物(FDP),引起继发性纤溶亢进。发生胎盘早剥后,消耗大量凝血因子,并产生高浓度 FDP,最终导致凝血功能障碍。

三、临床表现

根据病情严重程度,Sher 将胎盘早剥分为 3 度。

1. Ⅰ度　多见于分娩期,胎盘剥离面积小,患者常无腹痛或腹痛轻微,贫血体征不明显。腹部检查见子宫软,大小与妊娠周数相符,胎位清楚,胎心率正常。产后检查见胎盘母体面有凝血块及压迹即可诊断。

2. Ⅱ度　胎盘剥离面为胎盘面积 1/3 左右。主要症状为突然发生持续性腹痛、腰酸或腰背痛,疼痛程度与胎盘后积血量成正比。无阴道流血或流血量不多,贫血程度与阴道流血量不相符。腹部检查见子宫大于妊娠周数,子宫底随胎盘后血肿增大而升高。胎盘附着处压痛明显(胎盘位于后壁则不明显),宫缩有间歇,胎位可扪及,胎儿存活。

3. Ⅲ度　胎盘剥离面超过胎盘面积 1/2。临床表现较Ⅱ度重。患者可出现恶心、呕吐、面色苍白、四肢湿冷、脉搏细数、血压下降等休克症状,且休克程度大多与阴道流血量不成正比。腹部检查见子宫硬如板状,宫缩间歇时不能松弛,胎位扪不清,胎心消失。

四、处理原则

纠正休克、及时终止妊娠是处理胎盘早剥的原则。患者入院时,情况危重、处于休克状态,应积极补充血容量,及时输入新鲜血液,尽快改善患者状况。胎盘早剥一旦确诊,必须及时终止妊娠。终止妊娠的方法根据胎次、早剥的严重程度、胎儿宫内状况及宫口开大等情况而定。此外,对并发症如凝血功能障碍、产后出血和急性肾衰竭等进行紧急处理。

五、护理

(一) 护理评估

1. 病史　孕妇在妊娠晚期或临产时突然发生腹部剧痛,有急性贫血或休克现象,应引起高度重视。护士需结合有无妊娠期高血压疾病或高血压病史、胎盘早剥史、慢性肾炎史、仰卧位低血压综合征史及外伤史,进行全面评估。

2. 身心状况　胎盘早剥孕妇发生内出血时,严重者常表现为急性贫血和休克症状,而无阴道流血或有少量阴道流血。因此对胎盘早剥孕妇除进行阴道流血的量、色评估外,应重点评估腹痛的程度、性质,孕妇的生命体征和一般情况,以及时、准确地了解孕妇的身体状况。胎盘早剥孕妇入院时情况危急,孕妇及其家属常常感到高度紧张和恐惧。

3. 诊断检查

(1) 产科检查:通过四步触诊判断胎方位、胎心情况、宫高变化、腹部压痛范围和程度等。

(2) B 型超声检查:正常胎盘 B 型超声图像应紧贴子宫体部后壁、前壁或侧壁,若胎盘与子宫壁之间有血肿时,在胎盘后方出现液性低回声区,暗区常不止一个,并见胎盘增厚。若胎盘后血肿较大时,能见到胎盘胎儿面凸向羊膜腔,甚至能使子宫内的胎儿偏向对侧。若血液渗入羊水中,见羊水回声增强、增多,系羊水混浊所致。当胎盘边缘已与子宫壁分离,未形成胎盘后血肿,则见不到上述图像,故 B 型超声检查诊断胎盘早剥有一定的局限性。重型胎盘早剥时常伴胎心、胎动消失。

（3）实验室检查：主要了解患者贫血程度及凝血功能。重型胎盘早剥患者应检查肾功能与二氧化碳结合力。若并发DIC时进行筛选试验（血小板计数、凝血酶原时间、纤维蛋白原测定），结果可疑者可做纤溶确诊试验（凝血酶时间、优球蛋白溶解时间、血浆鱼精蛋白副凝时间）。

（二）可能的护理诊断

1. 潜在并发症　弥散性血管内凝血。
2. 恐惧　此与胎盘早剥引起的起病急、进展快，危及母儿生命有关。
3. 预感性悲哀　此与死产、切除子宫有关。

（三）预期目标

1. 孕妇出血性休克症状得到控制。
2. 患者未出现凝血功能障碍、产后出血和急性肾衰竭等并发症。

（四）护理措施

胎盘早剥是一种妊娠晚期严重危及母儿生命的并发症，积极预防非常重要。护士应使孕妇接受产前检查，预防和及时治疗妊娠期高血压疾病、慢性高血压、慢性肾病等；妊娠晚期避免仰卧位及腹部外伤；施行外倒转术时动作要轻柔；处理羊水过多和双胎者时，避免子宫腔压力下降过快等。对于已诊断为胎盘早剥的患者，护理措施如下。

1. 纠正休克，改善患者的一般情况　护士应迅速开放静脉，积极补充其血容量，及时输入新鲜输血，既能补充血容量，又可补充凝血因子，同时密切监测胎儿状态。

2. 严密观察病情变化，及时发现并发症　凝血功能障碍表现为皮下、黏膜或注射部位出血，子宫出血不凝，有时有尿血、咯血及呕血等现象；急性肾衰竭可表现为尿少或无尿。护士应高度重视上述症状，一旦发现，及时报告医生并配合处理。

3. 为终止妊娠做好准备　一旦确诊，应及时终止妊娠，以孕妇病情轻重、胎儿宫内状况、产程进展、胎产式等具体状态决定分娩方式，护士需为此做好相应准备。

4. 预防产后出血　胎盘早剥的产妇胎儿娩出后易发生产后出血，因此分娩后应及时给予宫缩剂，并配合按摩子宫，必要时按医嘱做切除子宫的术前准备。未发生出血者，产后仍应加强生命体征观察，预防晚期产后出血的发生。

5. 产褥期的处理　患者在产褥期应注意加强营养，纠正贫血。更换消毒会阴垫，保持会阴清洁，预防感染。根据孕妇身体情况给予母乳指导。死产者及时给予退乳措施，可在分娩后24小时内尽早服用大剂量雌激素，同时紧束双乳，少进汤类；水煎生麦芽当茶饮；针刺足临泣、悬钟等穴位等。

（五）护理评价

1. 母亲分娩顺利，婴儿平安出生。
2. 患者未出现并发症。

第六节　早　产

早产是指妊娠满28周至不足37周（196～258天）间分娩者。此时娩出的新生儿称为早产儿，体重为1 000～2 499 g。各器官发育尚不够健全，出生孕周越小，体重越轻，预后越差。

国内早产占分娩总数的 5％～15％。约 15％早产儿于新生儿期死亡。近年由于早产儿治疗学及监护手段的进步,其生存率明显提高,伤残率下降,国外学者建议将早产定义时间上限提前到妊娠 20 周。

一、病因

诱发早产的常见原因有：①胎膜早破、绒毛膜羊膜炎最常见,30％～40％早产与此有关；②下生殖道及泌尿道感染,如 B 族溶血性链球菌、沙眼衣原体、支原体感染、急性肾盂肾炎等；③妊娠合并症与并发症,如妊娠期高血压疾病、妊娠期肝内胆汁淤积症,妊娠合并心脏病、慢性肾炎、病毒性肝炎、急性肾盂肾炎、急性阑尾炎、严重贫血、重度营养不良等；④子宫过度膨胀及胎盘因素,如羊水过多、多胎妊娠、前置胎盘、胎盘早剥、胎盘功能减退等；⑤子宫畸形,如纵隔子宫、双角子宫等；⑥宫颈内口松弛；⑦每日吸烟＞10 支,酗酒。

二、临床表现

早产的主要临床表现是子宫收缩,最初为不规则宫缩,常伴有少许阴道流血或血性分泌物,以后可发展为规则宫缩,其过程与足月临产相似,胎膜早破较足月临产多见。宫颈管先逐渐消退,然后扩张。妊娠满 28 周至不足 37 周出现至少 10 分钟一次的规则宫缩,伴宫颈管缩短,可诊断先兆早产。妊娠满 28 周至不足 37 周出现规则宫缩(20 分钟≥4 次,或 60 分钟≥8 次,持续＞30 秒),伴宫颈缩短≥80％,宫颈扩张 1 cm 以上,诊断为早产临产。部分患者可伴有少量阴道流血或阴道流液。以往有晚期流产、早产史及产伤史的孕妇容易发生早产。诊断早产一般并不困难,但应与妊娠晚期出现的生理性子宫收缩相区别。生理性子宫收缩一般不规则、无痛感,且不伴有宫颈管消退和宫口扩张等改变。

三、处理原则

若胎膜未破,胎儿存活、无胎儿窘迫,无严重妊娠合并症及并发症时,应设法抑制宫缩,尽可能延长孕周；若胎膜已破,早产不可避免时,应设法提高早产儿存活率。

四、护理

(一) 护理评估

1. **病史** 详细评估可致早产的高危因素,如孕妇以往有流产、早产史或本次妊娠期有阴道流血史,则发生早产的可能性大,应详细询问并记录患者既往出现的症状及接受治疗的情况。

2. **身心诊断** 妊娠晚期者子宫收缩规律(20 分钟≥4 次),伴以宫颈管消退≥75％,以及进行性宫颈扩张 2 cm 以上时,可诊断为早产者临产。

早产已不可避免时,孕妇常会不自觉地把一些相关的事情与早产联系起来而产生自责感；由于孕妇对结果的不可预知,恐惧、焦虑、猜测也是早产孕妇常见的情绪反应。

3. **辅助检查** 通过全身检查及产科检查,结合阴道分泌物的生化指标检测,核实孕周,评估胎儿成熟度、胎方位等；观察产程进展,确定早产的进程。

(二) 可能的护理诊断

1. **有新生儿受伤的危险** 与早产儿发育不成熟有关。

2. 焦虑　与担心早产儿预后有关。

（三）预期目标

1. 新生儿不存在因护理不当而产生的并发症。

2. 患者能平静地面对事实,接受治疗及护理。

（四）护理措施

1. 预防早产　孕妇良好的身心状况可减少早产的发生,突发的精神创伤亦可诱发早产。因此,应做好孕期保健工作,指导孕妇加强营养,保持平静心情。避免诱发宫缩的活动,如抬举重物、性生活等。高危孕妇必须多卧床休息,以左侧卧位为宜,以增加子宫血循环,改善胎儿供氧,慎做肛查和引导检查等,积极治疗合并症,宫颈内口松弛者应于孕 14～18 周或更早些时间做预防性宫颈环扎术,防止早产的产生。

2. 药物治疗的护理　先兆早产的主要治疗为抑制宫缩,与此同时,还要积极控制感染,治疗合并症和并发症。护理人员应能明确具体药物的作用和用法,并能识别药物的不良反应,以避免毒性作用的发生,同时,应对患者做相应的健康教育。常用抑制宫缩的药物有以下几类。

（1）β 肾上腺素受体激动素:其作用为激动子宫平滑肌 β 受体,从而抑制宫缩。此类药物的不良反应为心跳加快、血压下降、血糖增高、血钾降低、恶心、出汗、头痛等。常用药物有:利托君（ritodrine）、沙丁胺醇（salbutamol）等。

（2）硫酸镁:镁离子直接作用于肌细胞,使平滑肌松弛,抑制子宫收缩。一般采用 25% 硫酸镁 20 ml 加于 5% 葡萄糖液 100～250 ml 中,在 30～60 分钟内缓慢静脉滴注,然后用 25% 硫酸镁 20～40 ml 加于 5% 葡萄糖液 100～250 ml 中,以每小时 1～2 g 的速度缓慢静脉滴注,直至宫缩停止。关于硫酸镁的使用注意事项请参看第四节。

（3）钙拮抗剂:阻滞钙离子进入细胞而抑制宫缩。常用硝苯地平 5～10 mg,舌下含服,每日 3 次。用药时必须密切注意孕妇及血压的变化,若合并使用硫酸镁时更应慎重。

（4）前列腺素合成酶抑制剂:前列腺素有刺激子宫收缩和软化宫颈的作用,其抑制剂则有减少前列腺素合成的作用,从而抑制宫缩。常用药物有吲哚美辛及阿司匹林等。但此类药物可通过胎盘抑制胎儿前列腺素的合成和释放,使胎儿体内前列腺素减少,而前列腺素有维持胎儿动脉导管开放的作用,缺乏时导管可能过早关闭而致胎儿血循环障碍。因此,临床已较少应用,必要时仅能短期（不超过 1 周）服用。

3. 预防新生儿合并症的发生　在保胎过程中,应每日行胎心监护,教会患者自数胎动,有异常时及时采用应对措施。在分娩前按医嘱给孕妇糖皮质激素如地塞米松、倍他米松等,可促胎肺成熟,是避免发生新生儿呼吸窘迫综合征的有效步骤。

4. 为分娩做准备　如早产已不可避免,应尽早决定合理分娩的方式,如臀位、横位,估计胎儿成熟度低;而产程又需较长时间者,可选用剖宫产术结束分娩;经阴道分娩者,应考虑使用产钳和会阴切开术以缩短产程,从而减少分娩过程中对胎头的压迫。同时,充分做好早产儿保暖和复苏的准备,临产后慎用镇静剂,避免发生新生儿呼吸抑制的情况;产程中应给孕妇吸氧;新生儿出生后,立即结扎脐带,防止过多母血进入胎儿循环,造成循环系统负荷过载。

5. 为孕妇提供心理支持　安排时间与孕妇进行开放式的讨论,让患者了解早产的发生并非她的过错,有时甚至是无缘由的。也要避免为减轻孕妇的负疚感而给予过于乐观的保证。由于早产是出乎意料的,孕妇多没有精神和物质准备,对产程的孤独无助感尤为敏感,因此,丈夫、家人和护士在身旁提供支持较足月分娩更显重要,并能帮助孕妇重建自尊,以良好的心态承担早产儿母亲的角色。

(五) 护理评价

1. 患者能积极配合医护措施。

2. 母婴顺利经历全过程。

第七节　过 期 妊 娠

平时月经周期规则,妊娠达到或超过 42 周(>294 天)尚未分娩者,称为过期妊娠。其发生率占妊娠总数的 3%～15%。过期妊娠使胎儿窘迫、胎粪吸入综合征、过熟综合征、新生儿窒息、围生儿死亡、巨大儿,以及难产等不良结局发生率增高,并随妊娠期延长而增加。

一、病因

过期妊娠可能与下列因素有关。

1. **雌、孕激素比例失调**　内源性前列腺素和雌二醇分泌不足而孕酮水平增高,导致孕激素优势,抑制前列腺素和缩宫素的作用,延迟分娩发动,导致过期妊娠。

2. **头盆不称**　部分过期妊娠胎儿较大,导致头盆不称和胎位异常,使胎先露部不能紧贴子宫下段及宫颈内口,反射性子宫收缩减少,容易发生过期妊娠。

3. **胎儿畸形**　如无脑儿,由于无下丘脑,垂体-肾上腺轴发育不良或缺如,促肾上腺皮质激素产生不足,胎儿肾上腺皮质萎缩,使雌激素的前身物质 16α-羟基硫酸脱氢表雄酮不足,从而雌激素分泌减少;小而不规则的胎儿不能紧贴子宫下段及宫颈内口诱发宫缩,导致过期妊娠。

4. **遗传因素**　某家族、某个体常反复发生过期妊娠,提示过期妊娠可能与遗传因素有关。胎盘硫酸酯酶缺乏症是一种罕见的伴性隐性遗传病,可导致过期妊娠。其发生机制是因胎盘缺乏硫酸酯酶,胎儿肾上腺与肝脏产生的 16α-羟基硫酸脱氢表雄酮不能脱去硫酸根转变为雌二醇及雌三醇,从而使血雌二醇及雌三醇明显减少,降低子宫对缩宫素的敏感性,使分娩难以启动。

二、临床表现

(一) 胎盘

过期妊娠的胎盘病理有两种类型:一种是胎盘功能正常,除重量略有增加外,胎盘外观和镜检均与妊娠足月胎盘相似;另一种是胎盘功能减退,肉眼观察胎盘母体面呈片状或多灶性梗死及钙化,胎儿面及胎膜常被胎粪污染,呈黄绿色。

(二) 羊水

正常妊娠 38 周后,羊水量随妊娠推延逐渐减少,妊娠 42 周后羊水减少迅速,约 30% 减至 300 ml 以下；羊水粪染率明显增高，是足月妊娠的 2～3 倍，若同时伴有羊水过少，羊水粪染率达 71%。

（三）胎儿

过期妊娠胎儿生长模式与胎盘功能有关，可分以下 3 种。

1. **正常生长及巨大儿** 胎盘功能正常者，能维持胎儿继续生长，约 25% 成为巨大儿，其中 5.4% 胎儿出生体重＞4 500 g。

2. **胎儿成熟障碍** 10%～20% 过期妊娠并发胎儿成熟障碍。胎盘功能减退与胎盘血流灌注不足、胎儿缺氧及营养缺乏等有关。由于胎盘合成、代谢、运输及交换等功能障碍，胎儿不易再继续生长发育。临床分为 3 期：第 Ⅰ 期为过度成熟期，表现为胎脂消失、皮下脂肪减少、皮肤干燥松弛多皱褶，头发浓密，指（趾）甲长，身体瘦长，容貌似"小老人"。第 Ⅱ 期为胎儿缺氧期，肛门括约肌松弛，有胎粪排出，羊水及胎儿皮肤黄染，羊膜和脐带绿染，围生儿患病率及围生儿死亡率最高。第 Ⅲ 期为胎儿全身因粪染历时较长广泛黄染，指（趾）甲和皮肤呈黄色，脐带和胎膜呈黄绿色，此期胎儿已经历和渡过第 Ⅱ 期危险阶段，其预后反较第 Ⅱ 期好。

3. **胎儿生长受限** 小样儿可与过期妊娠共存，后者更增加胎儿的危险性，约 1/3 过期妊娠死产儿为生长受限小样儿。

三、处理原则

应根据胎盘功能、胎儿大小、宫颈成熟度综合分析，以确诊过期妊娠，并选择恰当的分娩方式终止妊娠，在产程中密切观察羊水情况、胎心监护，出现胎儿窘迫征象，行剖宫产尽快结束分娩。

四、护理

（一）护理评估

1. **病史** 准确核实孕周，确定胎盘功能是否正常是关键。诊断过期妊娠之前必须准确核实孕周。

2. **身心诊断** 平时月经周期规则，妊娠达到或超过 42 周（＞294 天）未分娩者，可诊断为过期妊娠。由于孕妇结果的不可预知，恐惧、焦虑、猜测是过期妊娠孕妇常见的情绪反应。

3. **诊断检查** 实验室检查：①根据 B 型超声检查确定孕周，妊娠 20 周内，B 型超声检查对确定孕周有重要意义。妊娠 5～12 周内以胎儿顶臀径推算孕周较准确，妊娠 12～20 周以内以胎儿双顶径、股骨长度推算预产期较好。②根据妊娠初期血、尿 HCG 增高的时间推算孕周。

（二）可能的护理诊断

1. **有新生儿受伤的危险** 与过期胎儿生长受限有关。
2. **焦虑** 与担心分娩方式、过期胎儿预后有关。

（三）预期目标

1. 新生儿不存在因护理不当而产生的并发症。
2. 患者能平静地面对事实，接受治疗和护理。

（四）护理措施

1. 预防过期妊娠

（1）加强孕期宣教,使孕妇及家属认识过期妊娠的危害性。

（2）定期进行产前检查,适时结束妊娠。

2. 加强监测,判断胎儿在宫内情况

（1）教会孕妇进行胎动计数:妊娠超过 40 周的孕妇,通过计数胎动进行自我监测尤为重要。胎动计数>30 次/12 h 为正常,<10 次/12 h 或逐日下降,超过 50%,应视为胎盘功能减退,提示胎儿宫内缺氧。

（2）胎儿电子监护仪检测:无应激试验(NST)每周 2 次,胎动减少时应增加检测次数;住院后需每日 1 次监测胎心变化。NST 无反应型需进一步做缩宫素激惹试验(OCT),若多次反复出现胎心晚期减速,提示胎盘功能减退、胎儿明显缺氧。因 NST 存在较高假阳性率,需结合 B 型超声检查,估计胎儿安危。

3. 终止妊娠　应根据胎盘功能、胎儿大小、宫颈成熟度综合分析,选择恰当的分娩方式。

（1）终止妊娠的指征:已确诊过期妊娠,严格掌握终止妊娠的指征有:①宫颈条件成熟;②胎儿体重>4 000 g 或胎儿生长受限;③12 小时内胎动<10 次或 NST 为无反应型,OCT 阳性或可疑;④尿 E/C 比值持续低值;⑤羊水过少(羊水暗区<3 cm)和(或)羊水粪染;⑥并发重度子痫前期或子痫。终止妊娠的方法应酌情而定。

（2）引产:宫颈条件成熟、Bishop 评分>7 分者,应予引产;胎头已衔接者,通常采用人工破膜,破膜时羊水多而清者,可静脉滴注缩宫素,在严密监视下经阴道分娩。对羊水Ⅱ度污染者,若阴道分娩,要求在胎肩娩出前用负压吸管或吸痰管吸净胎儿鼻咽部黏液。

（3）剖宫产:出现胎盘功能减退或胎儿窘迫征象,不论宫颈条件成熟与否,均应行剖宫产尽快结束分娩。过期妊娠时,胎儿虽有足够储备力,但临产后宫缩应激力的显著增加超过其储备力,出现隐性胎儿窘迫,对此应有足够认识。最好应用胎儿监护仪,及时发现问题,采取应急措施,适时选择剖宫产挽救胎儿。进入产程后,应鼓励产妇左侧卧位、吸氧。产程中最好连续监测胎心,注意羊水性状,必要时取胎儿头皮血测 pH,及早发现胎儿窘迫,并及时处理。过期妊娠时,常伴有胎儿窘迫、羊水粪染,分娩时应做相应准备。胎儿娩出后立即在直接喉镜指引下行气管插管吸出气管内容物,以减少胎粪吸入综合征的发生。过期儿患病率和死亡率均增高,应及时发现和处理新生儿窒息、脱水、低血容量及代谢性酸中毒等并发症。

（五）护理评价

1. 患者能积极配合医护措施。

2. 新生儿未发生窒息。

第八节　多 胎 妊 娠

一次妊娠宫腔内同时有两个或两个以上胎儿时称为多胎妊娠(multiple pregnancy)。一般双胎妊娠多见。Hellin 根据大量资料推算出自然状态下,多胎妊娠发生公式为:$1:80^{n-1}$

（*n* 代表一次妊娠的胎儿数）。近年辅助生殖技术广泛开展，多胎妊娠发生率明显增高。多胎妊娠易引起妊娠期高血压疾病等并发症，属高危妊娠范畴。本节主要讨论双胎妊娠（twin pregnancy）。

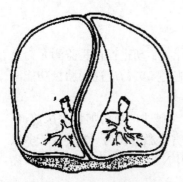

图 6-6　双卵双胎的胎盘及胎膜示意图

一、病因与分类

（一）双卵双胎

两个卵子分别受精形成的双胎妊娠，称为双卵双胎（dizygotic twin）。双卵双胎约占双胎妊娠的 70%，与应用促排卵药物、多胚胎宫腔内移植及遗传因素有关。两个卵子分别受精形成两个受精卵，各自的遗传基因不完全相同，故形成的两个胎儿有区别，如血型、性别不同或相同，但指纹、外貌、精神类型等多种表型不同。胎盘多为两个，也可融合成一个，但血液循环各自独立。胎盘胎儿面有两个羊膜腔，中间隔有两层羊膜、两层绒毛膜（图 6-6）。

（二）单卵双胎

由一个受精卵分裂形成的双胎妊娠，称为单卵双胎。单卵双胎约占双胎妊娠 30%。形成原因不明，不受种族、遗传、年龄、胎次、医源的影响。一个受精卵分裂形成两个胎儿，具有相同的遗传基因，故两个胎儿性别、血型及外貌等相同。由于受精卵在早期发育阶段发生分裂的时间不同，形成下述 4 种类型。

1. **双羊膜囊双绒毛膜单卵双胎**　分裂发生在桑椹期（早期胚泡），相当于受精后 3 天内，形成两个独立的受精卵、两个羊膜囊。两个羊膜囊之间，隔有两层绒毛膜、两层羊膜，胎盘为两个。此种类型约占单卵双胎的 30%。

2. **双羊膜囊单绒毛膜单卵双胎**　分裂发生在受精后第 4~8 天，胚胎发育处于胚泡期，即已分化出滋养细胞，羊膜囊尚未形成。胎盘为一个，两个羊膜囊之间仅隔有两层羊膜，此种类型约占单卵双胎的 68%。

3. **单羊膜囊单绒毛膜单卵双胎**　受精卵在受精后第 9~13 天分裂，此时羊膜囊已形成，两个胎儿共存于一个羊膜腔内，共有一个胎盘。此类型占单卵双胎的 1%~2%。

4. **联体双胎**　受精卵在受精第 13 日后分裂，此时原始胚盘已形成，机体不能完全分裂成两个，形成不同形式的联体儿，极罕见。

二、临床表现

1. **症状**　双卵双胎多有家族史，孕前曾用促排卵药或体外受精多个胚胎移植，早孕反应重。中期妊娠后体重增加迅速，腹部增大明显，下肢水肿、静脉曲张等压迫症状出现早且明显，妊娠晚期常有呼吸困难，活动不便。

2. **体征**　子宫大于停经周数，妊娠中晚期腹部可触及多个小肢体或 3 个以上胎极；胎头较小，与子宫大小不成比例；不同部位可听到两个胎心，其间有无音区，或同时听诊 1 分钟，两个胎心率相差 10 次以上。双胎妊娠时胎位多为纵产式，以两个头位或一头一臀常见（图 6-7）。

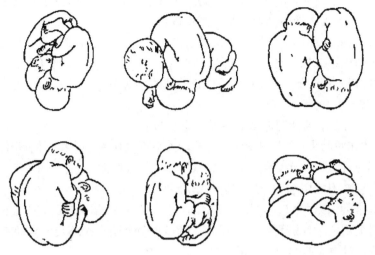

图 6 - 7　双胎胎位

三、处理原则

无论阴道分娩还是剖宫产,均需积极防治产后出血:①临产时应备血;②胎儿娩出前需建立静脉通道;③第二胎儿娩出后立即使用宫缩剂,并使其作用维持到产后 2 小时以上。

(一) 妊娠期

及早诊断出双胎妊娠者,增加其产前检查次数,注意休息,加强营养,补充足够营养;进食含高蛋白质、高维生素以及必需脂肪酸的食物,注意补充铁、叶酸及钙剂,预防贫血及妊娠期高血压疾病。防止早产、羊水过多、产前出血等。双胎妊娠有下列情况之一,应考虑剖宫产:①第一胎儿为肩先露、臀先露;②宫缩乏力致产程延长,经保守治疗效果不佳;③胎儿窘迫,短时间内不能经阴道结束分娩;④联体双胎孕周＞26 周;⑤严重妊娠并发症需尽快终止妊娠,如重度子痫前期、胎盘早剥等。

(二) 分娩期

观察产程和胎心变化,如发现有宫缩乏力或产程较长,应及时处理。第一个胎儿娩出后,应立即断脐,助手扶正第二个胎儿的胎位,使保持纵产式,等待 15～20 分钟后,第二个胎儿自然娩出。如等待 15 分钟仍无宫缩,则可人工破膜或静脉滴注缩宫素促进宫缩。如发现脐带脱垂或怀疑胎盘早剥时,即手术助产。如第一个胎儿为臀位,第二个胎儿为头位,应注意防止胎头交锁导致难产。

(三) 产褥期

第二个胎儿娩出后立即肌注或静滴缩宫素,腹部放置沙袋,防止腹压骤降而引起休克,同时预防发生产后出血。

四、护理

(一) 护理评估

1. 病史　询问家族中有无多胎史,孕妇的年龄、胎次,孕前是否使用促排卵药。

2. 身体评估 评估孕妇的早孕反应程度,食欲、呼吸情况,以及下肢水肿、静脉曲张程度。孕妇经常主诉感到多处胎动而非某一固定部位。

多胎妊娠的孕妇在孕期必须适应两次角色的转变,首先是接受妊娠,其次当被告知是双胎妊娠时,必须适应第二次角色转变,即成为两个孩子的母亲。双胎妊娠属于高危妊娠,孕妇既兴奋又常常担心母儿的安危,尤其是担心胎儿的存活率。

3. 诊断检查

(1) 产前检查:有下列情况应考虑双胎妊娠:①子宫比孕周大,羊水量也较多;②孕晚期触及多个小肢体和两胎头;③胎头较小,与子宫大小不成比例;④在不同部位听到两个频率不同的胎心,同时计数 1 分钟,胎心率相差 10 次以上,或两胎心音之间隔有无音区;⑤孕中晚期体重增加过快,不能用水肿及肥胖进行解释者。

(2) B超检查:可以早期诊断双胎、畸胎,能提高双胎妊娠的孕期监护质量。B超检查在孕期 7～8 周时见到两个妊娠囊,孕 13 周后清楚显示两个胎头光环及各自拥有的脊柱、躯干、肢体等,B超检查对中晚期的双胎诊断率几乎达 100%。

(二) 护理诊断

1. 有受伤的危险 与双胎妊娠引起早产有关。

2. 潜在并发症 早产、脐带脱垂或胎盘早剥。

(三) 预期目标

1. 孕妇摄入足够营养,保证母婴需要。

2. 孕妇及胎儿、婴儿的并发症被及时发现,保证了母婴的安全。

(四) 护理措施

1. 一般护理

(1) 增加产前检查的次数,每次检测宫高、腹围和体重。

(2) 注意多休息,尤其是妊娠最后 2～3 个月,要求卧床休息,防止跌伤意外。卧床时最好取左侧卧位,增加子宫、胎盘的血供,减少早产的机会。

(3) 加强营养,尤其是注意补充铁、钙、叶酸等,以满足妊娠的需要。

2. 心理护理 帮助双胎妊娠的孕妇完成两次角色的转变,接受成为两个孩子母亲的事实。告知双胎妊娠虽属于高危妊娠,但孕妇不必过分担心母儿的安危,随时保持心情愉快,积极配合治疗的重要性。指导家属准备双份新生儿用物。

3. 病情观察 双胎妊娠孕妇易伴发妊娠期高血压疾病、羊水过多、前置胎盘、贫血等并发症,因此,应加强病情观察,及时发现并处理。

4. 症状护理 双胎妊娠孕妇胃区受压致胃纳差、食欲减退,因此应鼓励孕妇减少多餐,满足孕妇需要,必要时给予饮食指导,如增加铁、叶酸、维生素的供给。因双胎妊娠的孕妇腰背部疼痛症状较明显,应增加休息,可指导其做盆骨倾斜的运动,局部热敷也可缓解症状。采取措施预防静脉曲张的发生。

5. 治疗配合

(1) 严密观察产程和胎心率的变化,如发现有宫缩乏力或产程延长,及时处理。

(2) 第一个胎儿娩出后,立即断脐,协助扶正第二个胎儿的胎位,以保持纵产式,通常在等待 20 分钟左右,第二个胎儿自然娩出。如等待 15 分钟仍无宫缩,则可协助人工破膜或遵医嘱静脉滴注缩宫素促进宫缩。产程过程中应严密观察,及时发现脐带脱垂或胎盘早剥等并发症。

（3）为预防产后出血的发生,第二个胎儿娩出后应立即肌肉注射或静脉滴注缩宫素,腹部放置沙袋,并以腹带紧裹腹部,防止腹压骤降而引起休克。

（4）双胎妊娠者如系早产,产后应加强对早产儿的观察和护理。

6. 健康教育　护士应指导孕妇注意休息,加强营养,注意阴道流血量和子宫复旧情况,防止产后出血。并指导产妇正确进行母乳喂养,选择有效的避孕措施。

（五）护理评价

1. 孕妇能主动与他人讨论两个孩子的将来,并做好分娩的准备。
2. 孕产妇、胎儿或新生儿安全。

案例分析与思考题

1. 患者 30 岁,停经 50 余天,阴道少量流血 2 天。晨起排便后突发下腹剧痛,伴恶心、呕吐,在家中昏厥一次。血压 90/60 mmHg,脉搏 110 次/分,呼吸 26 次/分,面色苍白。妇科检查:阴道通畅,有少量血液,后穹窿饱满有触痛,子宫略大,宫颈举痛,右侧附件区压痛明显。尿妊娠试验阳性。请问:

（1）此患者最有可能的诊断是什么?

（2）此时最简单有效的辅助检查方法是什么?

2. 某女 25 岁,孕 1 产 0,现妊娠 36 周,水肿 1 个月,头痛 2 天,抽搐 3 小时急诊入院,孕期未行检查。

查体:血压 190/120 mmHg,脉搏 110 次/分,呼吸 30 次/分,面部水肿,肺底部可闻及少许湿啰音,水肿＋＋＋,宫高为脐上 3 横指,胎心 182 次/分,胎方位 LOA。辅助检查:蛋白尿＋＋＋,眼底视网膜出血。请问:

（1）该患者的诊断是什么?

（2）该病的基本病理变化是什么?

（3）该病的药物护理有哪些?

3. 简述流产有哪些临床表现及分类。

4. 简述前置胎盘的患者适宜期待疗法的指征。

5. 诊断过期妊娠之前如何准确核实孕周?

（潘秀红）

第七章 妊娠期合并症妇女的护理

妊娠合并症是导致孕产妇及围生儿死亡的常见原因,常见的内科合并症有心脏病、糖尿病、病毒性肝炎,以及贫血和肝内胆汁淤积症等。

第一节 心 脏 病

妊娠合并心脏病是高危妊娠之一,发病率约为 1.06%,死亡率为 0.73%,是孕产妇死亡的主要原因。其中以风湿性心脏病最常见,其次是先天性心脏病、妊娠高血压综合征心脏病、围生期心肌病等。

一、妊娠、分娩对心血管系统的影响

(一) 妊娠期

妊娠期孕妇的血容量一般于妊娠 6 周时开始逐渐增加,32～34 周达到高峰,增加 30%～50%,此后维持在较高水平,产后 2～6 周回复正常。总循环血量增加引起心输出量和心率增快。妊娠早期以心输出量增加为主,妊娠中晚期则需增加心率以适应血容量的增多,分娩前1～2 个月心率每分钟平均增加 10 次。尤其是在妊娠晚期子宫增大,膈肌升高使心脏向上、向左前发生移位,导致心脏大血管轻度扭曲,易使患心脏病的孕妇发生心力衰竭而危及生命。

(二) 分娩期

分娩期是孕妇血流动力学变化最显著的阶段,加之机体能量及氧的消耗增加,是心脏负担最重的时期。第一产程中,每次子宫收缩有 250～500 ml 的血液被挤入体循环,加重心脏负担。第二产程中,除子宫收缩外,腹肌和骨骼肌的收缩使外周循环阻力增加,且分娩时产妇屏气用力动作使肺循环压力增加,心脏前后负荷显著加重。第三产程,胎儿娩出后,腹腔内压力骤减,大量血液流向内脏,回心血量锐减;继之胎盘循环停止,子宫收缩使子宫血窦内约 500 ml 血液进入体循环,使回心血量骤增,造成血流动力学急剧变化,此时妊娠合并心脏病孕妇极易诱发心力衰竭。

(三) 产褥期

产后 3 日内,子宫收缩和缩复使大量血液进入体循环,且产妇体内组织间隙内潴留的液

体也回流至体循环,体循环血量仍有一定程度的增加;而妊娠期心血管系统的变化不能立即恢复至非孕状态,加之产妇伤口和宫缩疼痛、分娩疲劳、新生儿哺乳等负担,仍需预防警惕心衰的发生。

总之,妊娠 32~34 周、分娩期及产后的最初 3 天内,是患有心脏病的孕妇最危险的时期。

二、心脏病对胎儿的影响

心脏病患者妊娠后,围生儿的死亡率是正常妊娠的 2~3 倍。心脏病孕妇心功能状态良好者,多以剖宫产终止妊娠。不宜妊娠的心脏病患者一旦受孕或妊娠后心功能状态不良者,则流产、早产、死胎、胎儿生长受限、胎儿宫内窘迫及新生儿窒息的发生率明显增加,围生儿死亡率增高。

三、心脏病对妊娠的影响

(一) 可以妊娠

心脏病不影响受孕,病情轻,心功能Ⅰ~Ⅱ级,无心力衰竭病史,且无其他并发症者,在密切监护下可以妊娠,必要时给予治疗。

(二) 不宜妊娠

心脏病病情重,心功能Ⅲ~Ⅳ级,既往有心力衰竭病史、肺动脉高压、严重心律失常、右向左分流型先天性心脏病(法洛四联症等)、围生期心肌病遗留有心脏扩大、并发细菌性心内膜炎、风湿热活动期者等情况不宜妊娠。如已妊娠应在早期终止。

美国纽约心脏病协会(NYHA)根据患者所能耐受的日常体力活动将心功能分为四级:

心功能Ⅰ级:一般体力活动不受限。

心功能Ⅱ级:一般体力活动稍受限制,休息时无自觉症状。

心功能Ⅲ级:心脏病患者体力活动明显受限,休息时无不适,轻微日常活动即感不适,有心悸、呼吸困难或继往有心力衰竭病史者。

心功能Ⅳ级:不能进行任何体力活动,休息状态下即出现心衰症状,体力活动后加重。

四、临床表现

一般情况下,妊娠合并心脏病孕妇无特异性症状,只有发生心力衰竭时有以下表现。

1. 早期心力衰竭　如孕妇出现下列表现,应考虑为早期心力衰竭:①轻微活动后即有胸闷、心悸、气短;②休息时心率超过 110 次/分,呼吸>20 次/分;③夜间常因胸闷而需坐起,或需到窗口呼吸新鲜空气;④肺底部出现少量持续性湿啰音,咳嗽后并不消失。

2. 左心衰竭　以肺淤血及心输出量降低为主要临床表现。

(1) 症状包括:①不同程度的呼吸困难:劳力性呼吸困难为最早出现的症状,端坐呼吸、夜间阵发性呼吸困难,有哮鸣音及心源性哮喘、急性肺水肿是左心衰竭呼吸困难最严重的表现;②咳嗽、咳痰、咯血;③疲倦、乏力、头晕、心慌;④少尿及肾功能损害症状。

(2) 体征包括:①肺部湿啰音;②除心脏病固有的基础体征外,一般均有心脏扩大、肺动脉瓣区第二心音亢进及舒张期奔马律。

3. 右心衰竭　以体静脉淤血的临床表现为主。症状如下:

（1）消化道症状：腹胀、恶心、呕吐、食欲不振。

（2）劳力性呼吸困难：体征有：①水肿，肝脏肿大；②颈静脉征，如出现肝颈静脉反流征阳性则更具特征性；③除心脏病固有体征外，还可因右心室显著扩大而出现三尖瓣关闭不全的反流性杂音。

4. 全心衰竭　右心衰竭继发于左心衰竭而形成全心衰竭。出现右心衰竭后，阵发性呼吸困难等肺淤血症状有所减轻，而左心衰竭则以心输出量减少的相关症状和体征为主，如乏力、头晕、少尿等。

五、处理原则

心脏病孕妇的主要死亡原因是心力衰竭和严重的感染。其治疗原则如下：

1. 非孕期　根据孕妇所患心脏病类型、病情及心功能状态，确定患者是否可以妊娠。

2. 妊娠期　凡不宜妊娠却已怀孕者，应在妊娠 12 周前行人工流产术；妊娠超过 12 周者应密切监护。对顽固性心力衰竭孕妇应在严密监护下行剖宫产术终止妊娠。

3. 分娩期　心功能Ⅰ～Ⅱ级，胎儿不大，胎位正常，宫颈条件良好者，在严密监护下可经阴道分娩，第二产程时需助产。心功能Ⅲ～Ⅳ级，胎儿偏大，宫颈条件不佳，合并有其他并发症者，可选择剖宫产终止妊娠。

4. 产褥期　产后 3 天内，尤其是 24 小时内，仍是心力衰竭发生的危险期，产妇应充分休息且需严密监护。按医嘱应用广谱抗生素，产后 1 周无感染征象时停药。心功能Ⅲ级或以上者不宜哺乳。不宜再妊娠者，建议 1 周行绝育术。

六、护理

（一）护理评估

1. 病史　详细询问孕妇是否有心脏病史，有无心力衰竭史等情况。

2. 身体状况　①一般状况；②产科情况；③心功能评估；④早期心力衰竭症状与体征。

3. 辅助检查

（1）心电图检查：提示各种严重的心律失常，如心房颤动、Ⅲ度房室传导阻滞、ST 段改变、T 波异常等。

（2）超声心动图：更精确地反映各心腔大小的变化、心瓣膜结构及功能情况。

（3）胎儿电子监护仪：预测宫内胎儿储备能力，评估胎儿情况。

（4）X 线检查：显示有心脏扩大，尤其是个别心腔的扩大。

（二）护理诊断

1. 活动无耐力　与妊娠合并心脏病有关。

2. 自理能力缺陷　与心脏病活动受限及卧床休息有关。

3. 潜在并发症　心力衰竭、感染、洋地黄中毒、胎儿宫内窘迫。

（三）护理目标

1. 孕产妇的基本生活得到满足，顺利渡过妊娠、分娩、产褥期。

2. 孕产妇的紧张、恐惧心理减轻，积极配合治疗和护理。

3. 孕产妇及胎儿、新生儿无严重并发症发生。

（四）护理措施

1. 非孕期 根据心脏病的种类、病情、心功能，以及是否手术矫治等具体情况，决定是否适宜妊娠。对不宜妊娠者，指导患者采取有效措施严格避孕。

2. 妊娠期护理

（1）指导孕妇密切产检：加强孕期保健，定期产前检查或家庭访视。重点评估心功能和胎儿宫内情况。若心功能在Ⅲ级或以上、有心力衰竭者，均应立即入院治疗。心功能Ⅰ～Ⅱ级者，应在妊娠36～38周入院待产。

（2）预防心力衰竭的发生

1）生活规律：保持良好的心境，每日至少睡眠10小时，中午保证休息1～2时，每餐后至少休息半个小时，宜左侧卧位或半卧位。

2）饮食合理：应进高蛋白、高热量、高维生素、低盐、低脂肪及富含铁、钙等食物，少食多餐。妊娠16周以后，每日食盐摄入量在4～5 g。多食蔬菜、水果，避免便秘。

3）预防诱发因素：预防治疗诱发心力衰竭的各种因素，如贫血、心律失常、妊娠期高血压疾病、各种感染，尤其是上呼吸道感染等。

4）加强心理护理，指导孕妇及家属掌握妊娠合并心脏病的相关知识，及时为家人提供信息，提前入院待产。

（3）心力衰竭的急救配合

1）协助患者采取半卧位或坐于床上，双腿下垂以减少回心血量，减轻心脏负荷。

2）吸氧：给予6～8 L/min的高流量鼻导管吸氧，或面罩加压给氧。给氧时在氧气湿化瓶内加入50%乙醇，有助于提高氧疗的效果。

3）遵医嘱正确使用药物，如吗啡、快速利尿剂、血管扩张剂（硝普钠、硝酸甘油、酚妥拉明）、强心剂、氨茶碱等。

4）病情观察：观察疗效和不良反应，视病情可用四肢轮流三肢结扎法。

3. 分娩期护理

（1）严密观察产程进展，防止心力衰竭的发生。左侧卧位，上半身抬高。观察子宫收缩、胎头下降及胎儿宫内情况，正确识别早期心力衰竭的症状及体征。第一产程，每15分钟测血压、脉搏、呼吸、心率各1次，每30分钟测胎心率1次。第二产程每10分钟测1次上述指标，或持续监护。给予吸氧，观察用药后反应，严格无菌操作，给予抗生素治疗持续至产后1周。

（2）缩短第二产程，减少产妇体力消耗。

（3）预防产后出血。胎儿娩出后，立即在产妇腹部放置沙袋，持续24小时。为防止产后出血过多，可静脉或肌内注射缩宫素（禁用麦角新碱）。遵医嘱输血、输液，仔细调整滴速。

（4）给予生理及情感支持，降低产妇及家属焦虑。

4. 产褥期护理

（1）产后72小时内严密监测生命体征，产妇应半卧位或左侧卧位，保证充足休息，必要时镇静，在心功能允许情况下，鼓励早期下床适度活动。

（2）心功能Ⅰ～Ⅱ级的产妇可以母乳喂养；Ⅲ级或以上者，应及时回乳。指导摄取清淡饮食，防止便秘。保持外阴部清洁。产后预防性使用抗生素及协助恢复心功能的药物。

（3）促进亲子关系建立，避免产后抑郁发生。

（4）健康教育：指导摄取清淡饮食，防止便秘；保持外阴部清洁；产后预防性使用抗生素及协助恢复心功能,促进亲子关系建立,避免产后抑郁症发生;对不宜妊娠的患者应做好解释工作,指导患者采取严格的避孕措施。心功能好,可以再次妊娠者,最好避孕 1 年后视情况而定。

(5)出院指导:详细制定出院计划,指导产妇掌握妊娠合并心脏病相关知识,包括如何自我照顾及限制活动程度,尤其是遵医嘱服药的重要性;确保产妇及新生儿得到良好的照顾;根据病情及时门诊随访。

(五) 护理评价

1. 孕产妇的基本生活得到满足、顺利度过妊娠、分娩、产褥期。
2. 孕产妇的紧张、恐惧心理减轻,积极配合治疗和护理。
3. 孕产妇及胎儿、新生儿无严重并发症发生。

第二节 糖 尿 病

妊娠糖尿病是指怀孕前未患糖尿病,而在怀孕时才出现高血糖的现象,其发生率为 1%~3%。

一、妊娠糖尿病的相关因素与特征

(一) 相关因素

胎儿从母体获取葡萄糖增加;孕期肾血浆流量及肾小球滤过率均增加,但肾小管对糖的再吸收率不能相应增加,导致部分孕妇排糖量增加;雌激素和孕激素增加母体对葡萄糖的利用。

种族、糖尿病家族史、肥胖、过去有不明原因的死胎或新生儿死亡、前胎有巨婴症、羊水过多症及孕妇年龄超过 30 岁等。

(二) 临床特征

妊娠合并糖尿病是临床常见合并症之一,通常包含以下 2 种情况:
(1)妊娠前确诊为糖尿病,即糖尿病合并妊娠(PG - DM)。
(2)妊娠期糖尿病(GDM),指在妊娠期首次发生或发现的不同程度的糖代谢异常者,多在产后恢复,但将来患糖尿病的机会增加。

二、妊娠、分娩对糖尿病的影响

(一) 妊娠期

1. 妊娠早、中期　妊娠可使原有糖尿病患者的病情加重,使隐性糖尿病显性化,使既往无糖尿病的孕妇发生糖尿病。孕妇血糖会随着妊娠进展而降低,空腹血糖约降低 10%。
2. 妊娠晚期　随着血容量的不断增加,血液稀释,胰岛素相对不足,使得血糖增高。因此,为了维持正常糖代谢水平,胰岛素用量需要不断增加。

(二) 分娩期

分娩过程中,产妇体力消耗较大,加之产妇进食减少,产妇容易发生低血糖。

（三）产褥期

胎盘娩出后,体内抗胰岛素样物质迅速消失,机体对胰岛素的需要量减少,易出现低血糖休克。胎盘娩出后,若未及时下调胰岛素剂量,则易导致产妇低血糖症状的发生。妊娠期胰岛素的需要量增加、糖耐量减低,由于体内激素水平变化,孕妇极易发生酮症酸中毒。

三、糖尿病对妊娠的影响

（一）对孕妇的影响

1. 流产　受孕率基本不受影响,流产率相对较高。

2. 妊娠高血压疾病　妊娠期高血压疾病发生率相对高,孕妇及围生儿预后较差。由于巨大儿发生率明显增高,手术产率、产伤及产后出血发生率也明显增高。

3. 羊水过多　羊水过多发生率高,也增加了胎膜早破和早产的发生率。

4. 损伤与感染　泌尿系统感染多见,且感染后易引发酮症酸中毒。

（二）对胎儿、新生儿的影响

1. 对胎儿的影响　巨大儿发生率高,胎儿畸形、早产（糖尿病孕妇因合并羊水过多容易导致早产）和胎儿生长受限发生率明显增高。

2. 对胎儿与新生儿的影响

（1）对胎儿的影响:巨大儿发生率高,胎儿畸形、早产和胎儿生长受限发生率明显增高。胎儿宫内发育迟缓及低体重儿增多,胎儿红细胞增多症增多,胎儿死亡率高。

（2）对新生儿的影响:新生儿高胆红素血症增多,新生儿呼吸窘迫综合征发生率增加,而且容易出现新生儿低血糖,新生儿死亡率高。

四、处理原则

糖尿病妇女于妊娠前应确定病情程度,确诊妊娠的可能性。被允许妊娠者,需在内科、产科密切监护下,尽可能将孕妇血糖控制在正常或接近正常范围内,并选择正确的分娩方式,以防止并发症的发生。饮食治疗是基础,部分孕妇靠饮食控制就能维持血糖的正常范围。对于饮食不能控制的糖尿病,胰岛素是主要治疗药物。

五、护理

（一）护理评估

1. 病史　了解孕妇有无糖尿病家族史、患病史,特别是不明原因的死胎等分娩史。胎儿健康状况,监测血糖结果。评估孕妇对糖尿病的知识了解。观察产妇有无低血糖症状。根据静脉输液的药物种类和宫缩情况调整输液速度。

2. 身体状况

（1）一般状况观察孕妇有无低血糖症状。根据静脉输液的药物种类和宫缩情况调整输液速度。监测胎心、子宫收缩、孕妇的生命体征,以了解产程进展,及早发现异常情况并及时处理。

（2）糖尿病的临床分期。

（3）评估子宫收缩情况,是否有感染的症状。

3. 辅助检查

(1) 血糖测定:两次或两次以上空腹血糖＞5.8 mmol/L 者,即可诊断为糖尿病。

(2) 糖筛查试验:用于糖尿病筛查,建议孕妇于妊娠 24～28 周进行。葡萄糖50 g 溶于 200 ml 水中,5 分钟内口服完,服后 1 小时测血糖≥7.8 mmol/L(140 mg/dl)为糖筛查异常,应进一步做口服糖耐量试验;如血糖≥11.2 mmol/L 的孕妇,则妊娠期糖尿病(GDM)可能性大。

(二) 护理诊断

1. 知识缺乏　缺乏糖尿病及其饮食控制、胰岛素使用知识。

2. 有胎儿受伤的危险　与糖尿病引起巨大胎儿、畸形儿、胎儿肺泡表面活性物质不足有关。

3. 有感染的危险　与糖尿病对感染的抵抗力下降有关。

4. 有低血糖的危险　与胰岛素用量过多、糖摄入量相对不足有关。

(三) 护理目标

(1) 孕产妇能够了解妊娠与糖尿病之间的相互影响。

(2) 孕妇主诉焦虑程度减轻。

(3) 住院期间未出现感染症状。

(4) 孕妇能复述糖尿病知识、饮食控制及胰岛素使用的方法。

(5) 顺利度过妊娠期、分娩期和产褥期,母婴一般状况良好,孕妇不发生低血糖和产后出血。

(四) 护理措施

1. 非孕期指导　糖尿病妇女在妊娠前寻求咨询。严重的糖尿病患者不宜妊娠;对于器质性病变较轻者,指导患者控制血糖水平在正常范围内后再妊娠。

2. 妊娠期

(1) 定期进行产前检查,指导孕妇正确控制血糖,使其掌握注射胰岛素的正确过程。空腹血糖＜5.8 mmol/L,餐后 2 小时血糖＜7.0 mmol/L,糖化血红蛋白＜5％,尿酮体阴性。

(2) 孕期监测血糖变化,并进行肾功能监测及眼底检查。

(3) 通过 B 超、胎儿超声心动图、胎动计数、胎心监护、胎盘功能测定等协助监测胎儿宫内情况。

(4) 控制孕妇饮食,协助摄取适当的营养,指导孕妇正确控制血糖,控制餐后 2 小时血糖值在 8.0 mmol/L 以下为宜,提倡多食绿叶蔬菜、豆类、粗谷物、低糖水果等,并坚持低盐饮食。

(5) 适度运动。

(6) 孕妇不宜口服降糖药物,而胰岛素是其主要的治疗药物。预防各种感染,缓解心理压力。

(7) 提供心理支持,维护孕产妇的自尊。

3. 分娩期

(1) 孕妇护理:在控制血糖、确保母儿安全的情况下,尽量推迟终止妊娠的时间,可等待至近预产期(38～39 周)。妊娠合并糖尿病本身不是剖宫产指征,如有胎位异常、巨大儿、病情严重需终止妊娠时,常选择剖宫产。若胎儿发育正常、宫颈条件较好,则适宜经阴道分娩。

阴道分娩时,应严密监测血糖、尿糖和尿酮体。鼓励产妇左侧卧位,密切监护胎儿状况。产程时间不超过 12 小时。剖宫产或引产当日早晨的胰岛素用量一般仅为平时的一半,临产及手术当日应每 2 小时监测血糖,以便调整胰岛素的用量。

(2) 新生儿护理:无论新生儿体重大小均按早产儿进行护理。在新生儿娩出 30 分钟后定时滴注 25％葡萄糖液以防止低血糖,同时预防低血钙、高胆红素血症及呼吸窘迫综合征的发生。多数新生儿在出生后 6 小时内血糖值可恢复正常。糖尿病产妇,即使接受胰岛素治疗,哺乳也不会对新生儿产生不良影响。

4. 产褥期　监测血糖的变化,观察有无低血糖反应,遵医嘱使用胰岛素。分娩后 24 小时内胰岛素减至原用量的 1/2,48 小时减少至原用量的 1/3,产后需重新评估胰岛素的需要量。预防产褥感染,保持腹部、会阴伤口清洁,每日 2 次会阴护理。鼓励母乳喂养。

5. 健康教育

(1) 了解 GDM 孕妇的健康需求,针对不同孕妇的具体情况给予相应的健康宣教,帮助她们正确认识疾病的饮食治疗和药物治疗,同时做好心理护理。

(2) 提高患者饮食治疗的遵医行为,在护理过程中护士帮助患者树立信心,积极参与营养治疗,根据血糖、尿糖等病情随时调整 GDM 饮食,使之既能控制母体糖尿病,又能为发育中的胎儿提供营养需要。

(3) 协助患者建立有规律的生活秩序和良好饮食习惯的同时,积极地做好自我保健,减少发病危险因素,真正提高生活质量。

(4) 保持外阴清洁,预防产褥感染。

(5) 鼓励母乳喂养。

(6) 指导产妇定期接受产科和内科复查。

(五) 护理评价

(1) 患者能够达到良好的自我照顾,以维持自身和胎儿的健康。

(2) 孕妇能描述并掌握正确应对焦虑的方法。

(3) 孕妇及家属掌握有关糖尿病的知识、饮食控制及胰岛素使用的方法,无低血糖等并发症发生。

(4) 胎儿宫内发育良好,分娩经过顺利,孕妇体温正常,会阴切口或腹部切口无感染,母婴一般情况良好,母乳喂养有效。

(5) 出院指导,监测血糖,遵医嘱用药,定期复诊。指导糖尿病饮食。

第三节　急性病毒性肝炎

急性病毒性肝炎是由多种肝炎病毒感染而引起的传染病,病毒性肝炎是妊娠妇女肝病和黄疸的最常见原因,妊娠合并病毒性肝炎发病率为 0.8％～17.8％,分为甲型、乙型、丙型、丁型、戊型、庚型和输血传播型肝炎 7 个类型。妊娠的任何时期都有被肝炎病毒感染的可能,其中乙型肝炎病毒感染最常见。在妊娠的这一特殊时期,病毒性肝炎不仅使病情复杂化,重症肝炎也仍是我国孕产妇死亡的主要原因之一;同时对胎儿也产生一定的影响,围生儿患病率、死亡率增高;流产、早产、死产和胎儿畸形发病率增高;胎儿可通过垂直传播而感染肝炎病毒,尤以乙肝病毒的母婴垂直传播率为高,围生期感染的婴儿容易成为慢性携带状态,以后更容易发展为肝硬化及原发性肝癌。

一、妊娠期肝脏的生理变化

孕期肝脏未见明显增大,胎盘循环的出现使肝脏血流量相对减少,肝细胞大小和形态略有改变,但无特异性;肝功能无明显改变,由于血液稀释所致,血清总蛋白降低至 $60\sim65$ g/L,主要以白蛋白降低为主;凝血因子有所改变,使血液处于高凝状态,纤维蛋白原明显增加;血清胆固醇、三酰甘油等均增加。

二、妊娠、分娩对病毒性肝炎的影响

妊娠并不增加对肝炎病毒的易感性,但由于其生理变化及代谢特点,肝脏负担加重,同时肝脏抗病能力下降,使病毒性肝炎病情加重、诊断和治疗难度增加,以致造成妊娠期重症肝炎及肝性脑病的发生率显著增高,达到非孕期的 $37\sim65$ 倍,主要表现为:

1. 妊娠后,母体新陈代谢增加,营养物质消耗增加,肝糖原储备降低,使肝脏负担加重。

2. 雌激素水平增高,雌激素在肝内代谢灭活,增加肝脏负担,并妨碍肝脏对脂肪的运转和胆汁的排泄。

3. 胎儿的代谢产物需要在母体肝脏内解毒。

4. 分娩时,体力消耗过多、酸性代谢产物增加,产后出血、手术、麻醉等均可加重肝脏损害。

三、病毒性肝炎对妊娠的影响

妊娠与肝炎互相产生不利因素,即肝炎可影响妊娠的正常发展,对母婴可产生不良后果,如流产、早产、妊娠期高血压综合征、产后出血,以及胎儿畸形、胎儿窘迫、胎儿生长发育受限、死胎、死产等的发生率均明显增高;妊娠期高血压综合征可引起小血管痉挛,使肝脏、肾脏血流减少,而肾功能损害、代谢产物排泄受阻,又进一步加重肝损害,易致肝细胞大块坏死,从而诱发重型肝炎,围生期患病率、死亡率增高。各型肝炎病毒感染的母婴传播,以乙型肝炎的母婴传播为主。

(一)甲型病毒性肝炎

甲型肝炎病毒(HAV)经粪口途径传播,甲型肝炎病毒不能通过胎盘,故孕期不用人工流产或引产,但妊娠晚期易患病,分娩过程中母体血液受粪便污染可使新生儿感染。

(二)乙型病毒性肝炎

母婴传播是乙型病毒性肝炎(HBV)感染的主要途径。主要有以下 3 种途径:

1. **宫内传播** 机制不清,可能是胎盘屏障受损或通透性增强而引起,占 9%~36%。

2. **产时传播** 是 HBV 母婴传播的主要途径,占 40%~60%,胎儿可通过母血、羊水、阴道分泌物或母血进入胎儿体内感染。

传播机制:①产时吞咽含 HBsAg 的母血、羊水、阴道分泌物;②产时宫缩绒毛破裂,母血漏入胎儿血循环。

3. **产后传播** 与接触母乳及母亲唾液有关。当母血 HBsAg、HBeAg、抗 HBc 均阳性时,母乳 HBV‑DNA 出现率 100%。

四、治疗要点

(一) 妊娠期轻症肝炎

处理原则与非孕期相同,注意休息,加强营养,高纤维素、高蛋白、足量碳水化合物、低脂肪饮食,应用中西药物,积极进行保肝治疗。避免应用可能损害肝脏的药物,注意预防感染,以防感染而加重肝脏损害,有黄疸者应立即住院。

(二) 妊娠期重症肝炎

1. 保护肝脏　高血糖素‑胰岛素‑葡萄糖联合应用能改善氨基酸及氨的异常代谢,防止肝细胞坏死、促进肝细胞再生;人血白蛋白促进肝细胞再生;新鲜血浆促进肝细胞再生并补充凝血因子。

2. 预防及治疗肝昏迷　蛋白质摄入量<0.5 g/kg,以控制血氨,增加碳水化合物,保持大便通畅,减少氨及毒素的吸收;六合氨基酸加等量葡萄糖稀释静滴能调整血清氨基酸比值,使肝性脑病患者清醒;辅酶 A、ATP 保肝治疗。

3. 预防及治疗 DIC　DIC 是妊娠期重症肝炎的主要死因。凝血功能异常应补充凝血因子,如新鲜血、凝血酶原复合物、纤维蛋白原、抗凝血酶Ⅲ和维生素 K_1。有 DIC 者,在凝血功能监测下,酌情应用肝素治疗,但产前 4 小时至产后 12 小时内不宜应用肝素,以免发生产后出血。

4. 肾脏损害的治疗　每日入液量为 500 ml 加前一天尿量,利尿、多巴胺扩肾血管。防治高血钾,避免损害肾脏药物。

(三) 妊娠处理

1. 妊娠早期　妊娠早期急性轻症,应积极治疗,可继续妊娠,慢性活动性肝炎,适当治疗后终止妊娠。

2. 妊娠中、晚期　尽量避免终止妊娠,避免手术、药物对肝脏的损害,加强胎儿监护,防止妊娠期高血压疾病,避免妊娠延期或过期。

3. 分娩期　分娩前数日肌注维生素 K_1,备新鲜血,防止滞产,缩短产程,防止产道损伤及胎盘残留。宫口开全后胎头吸引或产钳助产,以缩短第二产程,产后立即注射缩宫素以减少产后出血。对重症肝炎,积极控制 24 小时后迅速终止妊娠,以剖宫产为宜。

4. 产褥期　应用对肝脏损害较小的广谱抗生素控制感染是防止肝炎恶化的关键,回奶时不能用对肝脏有损害的药物,不宜哺乳者用生麦芽或芒硝回奶。

五、护理

(一) 护理评估

1. 病史　评估有无与病毒性肝炎患者密切接触史,半年内有无输血或使用血液制品史,患病时间、既往实验室检查结果、治疗经过、使用药物等,了解患者及家属对肝炎知识的认知程度。

2. 身体状况

(1) 症状与体征:消化道症状,有食欲减退、恶心、呕吐、腹胀、肝区痛,以及乏力、畏寒、发热等,部分患者有皮肤瘙痒、尿色深黄,孕早中期肝肿大,并有肝区叩击痛。

(2) 妊娠合并重症肝炎:妊娠时易发生重症肝炎,尤以妊娠晚期为多见。重症肝炎多于

119

发病 7～10 天后病情突然加剧,黄疸进行性加深,伴有高度乏力及持续性呕吐,继而出现神志障碍及扑翼样震颤,往往来不及抢救迅速陷入昏迷。妊娠合并重症肝炎的诊断依据是:①黄疸迅速加深;②肝脏进行性缩小;③出现中毒性臌肠;④肝臭气味;⑤不同程度的肝性脑病表现;⑥全身出血倾向、凝血酶原时间延长。

3. 辅助检查

(1) 肝功能的检查:血清 ALT 增高,持续时间较长,排除其他原因,血清胆红素增高,尿胆红素阳性。

(2) 肝炎病毒血清标记物检测:乙型肝炎表面抗原(HbsAg)阳性时有临床意义,条件允许者还应该检查肝炎病毒抗原体系统常用的标志项目。

(二) 护理诊断

1. 营养失调　低于机体需要量,与厌食、恶心、呕吐、营养摄入不足有关。

2. 知识缺乏　缺乏有关病毒性肝炎的知识。

3. 有产后出血的可能　与肝功能受损有关。

4. 母乳喂养中断　与保护性隔离有关。

(三) 护理目标

1. 孕产妇获得自我保健及隔离的相关知识。

2. 选择合适的喂养方式和避孕措施。

3. 母儿一般情况良好,无并发症的发生。

(四) 护理措施

肝炎患者原则上不宜妊娠。已经怀孕不能终止者,需与内科配合处理,加强高危门诊咨询指导,保证休息,加强营养,配合保肝措施,预防体力消耗及产后出血。

1. 妊娠期

(1) 早孕时期应行人工流产,重症者积极治疗肝炎,病情好转后再考虑人工流产。

(2) 妊娠中、晚期,一般不宜终止。需积极保肝治疗,例如保证休息,补充蛋白质、葡萄糖及维生素 B、维生素 C、维生素 K_1。选择护肝药物,避免应用可能损害肝脏的药物,禁用四环素等,同时需要严密监护病情,预防早产及妊娠高血压综合征的发生。

(3) 严格消毒隔离措施,患者用物应定期紫外线照射后,再用 2‰～4‰ 过氧乙酸浸泡,护理患者后需用 1‰ 过氧乙酸浸泡双手 5 分钟后再护理新患者。

2. 临产及分娩期

(1) 医院应设有隔离待产室及分娩室,主动热情护理肝炎孕妇,消除其孤独和自卑心理,促进产程正常进展。

(2) 无特殊情况则选择阴道分娩方式为宜,严密观察产程进展、监护胎心变化,产时严格消毒,使用对肝脏损伤小的抗生素,预防产道及肠道中细菌扩散。

(3) 有出血倾向者,静脉给予维生素 K、氨甲苯酸(止血芳酸)等,必要时输新鲜血。

(4) 减少孕妇体力消耗、尽量缩短第二产程,及时使用宫缩剂,减少产后出血。

(5) 分娩过程中所用物品,应严格消毒,并按肝炎患者的隔离要求进行隔离处理。

(6) 重症肝炎患者需配合内科监护治疗,警惕 DIC 的临床体征。需用肝素治疗时必须补充新鲜血或抗凝血酶Ⅲ,用药剂量按病情及凝血功能调整。临产期间及产后 12 小时内不宜使用肝素,以免发生致命性创面出血。

（7）产妇应在隔离房间内分娩,如条件不允许,分娩结束后要进行房间空气消毒。即用1%～2%过氧乙酸空气喷雾法,剂量为 0.16%g/m^2,喷雾时间为 10～15 分钟,密闭 30 分钟;房间的门窗和床及所接触的其他用具,可用 1%～3%甲酚(来苏尔)或 5%含氯石灰(漂白粉)刷洗、浸泡或喷洒。

3. 产褥期

（1）按肝炎病员护理外,需加强产后护理,保持外阴清洁,观察子宫复旧情况,发现情况及时与医师联系并配合处理。

（2）严格卧床休息,直至症状与肝功能明显好转。住隔离房间,行床边隔离及胃肠道隔离,至少 40 天。

（3）提供高糖、高蛋白、高碳水化合物、低脂肪及含大量维生素的饮食,忌用酒精饮料。肝功能严重障碍,可能出现肝功能衰竭者,给予低蛋白饮食,以预防氮血症的发生,并遵循少量多餐原则。

（4）肝炎患者停止哺乳,以减少母体消耗,回奶时避免使用雌激素类制剂。

（5）严密观察病情变化,预防并发症,如有肝性脑病前驱症状,及时与医师联系。做好床边护理,必要时加用床栏。

（6）帮助患者落实避孕措施。

4. 预防措施　向孕妇及家属进行健康教育,宣教病毒性肝炎的家庭护理和自我保健知识;预防疾病指导,预防接种;在肝炎的流行地区,孕妇的饮食应注意富有蛋白质、碳水化合物和维生素等,以增强抵抗力。加强卫生宣传,注意环境卫生和个人卫生,发现肝炎患者,要严格隔离,避免接触传染。对有肝炎接触史的孕妇,及早注射丙种球蛋白或胎盘球蛋白。对有黄疸的孕妇,应详细检查、及早确诊,并及时隔离和治疗。

（五）护理评价

1. 孕妇及家属获得有关肝炎的自我保健知识。

2. 母儿一般情况良好,无并发症的发生。

3. 产妇能正确选择喂养方式和避孕措施。

第四节　贫　血

贫血是妊娠期最常见的合并症,约 50%的孕妇合并贫血,以缺铁性贫血最常见。妊娠后,当孕妇血红蛋白低于 110 g/L,红细胞数低于 3.5×10^{12}/L 时,或血细胞比容<0.30 时视为贫血。妊娠期贫血的诊断标准不同于非孕期妇女,缺铁性贫血最为常见。贫血的主要原因,在妊娠早期,孕妇常因胃肠功能失调,伴有恶心、呕吐、食欲缺乏或腹泻等症状,从而影响铁的摄入。

一、贫血与妊娠的相互影响

（一）对母体的影响

不同程度的贫血均会导致孕妇机体抵抗力下降,对分娩、出血、手术和麻醉的耐受力差。

产后容易发生产后出血和产褥感染,重度贫血患者还可发生贫血性心脏病,导致孕妇风险增加。妊娠可使原有贫血病情加重,而贫血则使孕妇妊娠风险增加。重度贫血可导致贫血性心脏病、妊娠期高血压心脏病、产后出血、失血性休克、产褥感染等并发症的发生,危及孕产妇生命。

(二) 对胎儿的影响

因孕妇骨髓和胎儿在竞争摄取母体血清铁的过程中,一般以胎儿组织占优势,故一般情况下胎儿缺铁程度不会太严重。胎儿一般对铁的摄取是不可逆的,是单向转运。若母体缺铁严重时,会影响骨髓造血功能致重度贫血,造成胎儿生长受限、胎儿宫内窘迫、早产、死胎或死产等不良后果。

二、治疗原则

解除病因,治疗并发症,主要采用铁剂治疗。轻度贫血者口服铁制剂,如硫酸亚铁0.3 mg,3 次/天;重度贫血或严重胃肠道反应不能口服者,可改用右旋糖酐铁或山梨醇铁深部肌内注射;如血红蛋白<60 g/L,接近预产期或短期内行剖宫产术者,宜少量多次输血或输注浓缩红细胞,同时积极预防产后出血和产褥感染。

三、护理

(一) 护理评估

1. **病史** 评估孕妇既往月经情况,有无月经过多、经期过长等;评估孕妇的社会文化背景,既往饮食习惯或禁忌,有无异食癖;评估妊娠早期恶心、呕吐等反映情况;既往有无胃肠道功能紊乱病史。了解孕妇的年龄、身高和孕前体重,贫血的治疗经过、使用药物等情况。

2. **身体状况** 评估孕妇的贫血程度,评估胎儿宫内发育情况。

3. **辅助检查**

(1) 血象:血红蛋白<110 g,红细胞<3.5×10^{12}/L,血细胞比容<0.33 则可诊断为妊娠期贫血。妊娠期贫血的严重程度分为 4 度:轻度:RBC$(3.0\sim3.5)\times10^{12}$/L, Hb 91~100 g/L;中度:RBC$(2.0\sim3.0)\times10^{12}$/L, Hb 61~91 g/L;重度:RBC$(1.0\sim2.0)\times10^{12}$/L, Hb 31~61 g/L;极重度:RBC$\leqslant1.0\times10^{12}$/L, Hb$\leqslant30$ g/L。

(2) 血清铁测定:孕妇血清铁<6.5 μmol/L(35 μg/dl),为缺铁性贫血。

4. **心理社会评估** 评估孕妇对妊娠合并贫血的了解程度,对妊娠合并贫血注意事项的了解程度,以及对药物的用法、作用和不良反应的了解程度;评估焦虑的程度,给孕妇通过心理支持,帮助孕妇消除不良情绪,家庭对其支持与照顾。

(二) 护理诊断

1. **活动无耐力** 与贫血、机体乏力有关。

2. **有受伤的危险(胎儿)** 与母亲贫血、早产有关。

3. **便秘** 与服用铁剂有关。

4. **营养失调** 低于机体需要量,与铁的需要量增加、含铁食物摄入不足等有关。

5. **知识缺乏** 缺乏妊娠合并贫血的保健知识及服用铁剂的重要性知识。

（三）护理目标

1. 孕妇及家属了解合理饮食的重要性并积极配合。

2. 母儿顺利度过妊娠期、分娩期,一般状况良好。

3. 胎儿健康,孕妇没有便秘,孕妇获得有关的知识。

（四）护理措施

1. 预防 妊娠前积极治疗慢性失血性疾病,改变长期偏食等不良饮食习惯,适度增加营养,必要时补充铁剂,以增加铁的储备。

2. 妊娠期 建议合理饮食,孕妇应摄取高铁、高蛋白质及高维生素 C 食物,纠正偏食、挑食等不良习惯。多食富含铁的食物,如瘦肉、家禽、动物肝脏及绿叶蔬菜等。铁剂的补充应首选口服制剂,补充铁剂的同时服维生素 C 和稀盐酸可促进铁的吸收。指导餐后或餐中服用铁剂,并告诉孕妇服用铁剂后出现黑色便的道理。对于妊娠末期重度缺铁性贫血或口服铁剂胃肠道反应较重者,可采用深部肌内注射法补充铁剂。血红蛋白在 70 g/L 以下者应全休,以减轻机体对氧的消耗,避免因头晕而发生意外。妊娠期应加强产前检查和母儿监护措施,并积极预防各种感染。

3. 分娩期 临产前给止血药维生素 K 等,并备新鲜血。严密观察产程,为减少孕妇体力消耗,第二产程酌情给予阴道助产,预防产后出血。胎儿前肩娩出时,遵医嘱给予宫缩剂,同时为产妇提供心理支持及预防感染。

4. 产褥期 密切观察子宫收缩及阴道流血,继续应用抗生素预防和控制感染,补充铁剂,纠正贫血。

5. 健康教育 指导母乳喂养,对于因重度贫血不宜哺乳者,详细讲解原因。采取正确的回奶方法,如口服生麦芽冲剂或皮硝外敷乳房。提供家庭支持,增加休息和营养,避免疲劳。

（五）护理评价

1. 胎儿宫内生长发育良好。

2. 孕妇学会使用软化剂、保持大便通畅。

3. 孕妇能描述有关妊娠合并缺铁性贫血的自我保健知识、铁剂的名称、用法、作用和副作用。

第五节 妊娠期肝内胆汁淤积症

妊娠期肝内胆汁淤积症(intrahepatic cholestasis of pregnancy,ICP)是一种重要的妊娠期并发症,是妊娠中、晚期特发性疾病。临床以皮肤瘙痒、黄疸和病理上胆汁淤积为特征,主要危及胎儿,使围生儿发病率和死亡率增高,其发病与雌激素和遗传有密切关系,可引起流产、早产、胎儿窘迫、死产及产后出血等影响。

一、病因

ICP 的病因尚不清楚,根据其发病特征、流行病学和遗传学特点,可能与高雌激素水平、遗传和环境等因素有关。

1. **雌激素与 ICP** 妊娠期胎盘合成雌激素,致使孕妇体内雌激素水平大幅度提高,且实验室研究提示雌激素可使 Na^+、K^+- ATP 酶活性降低,能量提供减少,导致胆酸代谢障碍;雌激素可使肝细胞膜流动性降低,使胆汁流出受阻;同时,雌激素改变肝细胞蛋白质的合成,导致胆汁回流增加。上述综合作用导致 ICP 的发生。

另外,实验室研究显示 ICP 孕妇血中雌激素与正常妊娠一样平行增加,且雌、孕激素的合成是正常的,这说明雌激素不是 ICP 治病的唯一因素,可能是雌激素代谢异常及妊娠期肝脏对生理性增加的雌激素敏感性过高引起。

2. **遗传与环境因素** 遗传学研究发现,母亲或姐妹中有 ICP 病史的妇女中,ICP 的发生率明显增加,符合孟德尔优势遗传规律。

3. **药物** 妊娠期用药如氯丙嗪、地西泮、硫脲嘧啶、呋喃妥因、磺胺类、吲哚美辛(消炎痛)等亦可能诱发 ICP。

二、ICP 对母婴的影响

1. **对孕妇的影响** ICP 患者脂溶性维生素 K 的吸收减少,致使凝血功能异常,也可发生碳水化合物(糖)、脂代谢紊乱。

2. **对胎儿及新生儿的影响** 由于胆汁酸毒性作用使围生儿发病率和死亡率明显升高。ICP 孕妇因母体脂溶性维生素 K 吸收减少,肝脏合成凝血因子减少,导致产后出血发生率增加;由于母血中胆汁酸含量过高,引起子宫平滑肌收缩导致流产、早产发生率增加;胎盘病理改变使胎盘功能低下,导致胎儿宫内窘迫、生长受限、死胎、死产的发生率均明显升高。此外,还可引起新生儿颅内出血及新生儿神经系统后遗症等。

三、临床表现

ICP 在妊娠中、晚期出现瘙痒,或瘙痒与黄疸同时共存,分娩后迅速消失。

1. **瘙痒** 皮肤瘙痒是首先出现的症状,常发生于妊娠 28～30 周,亦有极少数患者在妊娠 12 周左右出现瘙痒症状。瘙痒常呈持续性,白昼轻,夜间加剧。一般先从手掌和脚掌开始,然后逐渐向肢体近端延伸甚至可发展到面部,但极少侵及黏膜。瘙痒程度不一,可自轻度瘙痒至重度瘙痒,个别因重度瘙痒引起失眠、疲劳、恶心、呕吐、食欲减退及脂肪痢。另外,大多数患者在分娩后数小时或数日内迅速消失,少数在 1 周或以上消失。

2. **黄疸** 20%～50% 的患者于瘙痒发生后的数日至数周内(平均为 2 周)出现黄疸,黄疸程度一般较轻,有时仅有巩膜黄染,同时伴有尿色加深、粪色变浅等高胆红素血症的表现,分娩后数日内消失,个别可持续达产后 1 个月以上。ICP 孕妇有无黄疸与胎儿预后密切相关,有黄疸者的羊水污染、新生儿窒息和围生儿死亡率明显增加。

3. **其他** 瘙痒严重者可有失眠和情绪上的改变,四肢皮肤可见抓痕。少部分患者可伴有恶心、呕吐、食欲减退、疲劳等症状。临床可无急、慢性肝病体征,肝大、质软,可有轻微压痛。

四、处理原则

积极缓解瘙痒症状,恢复肝功能,降低血胆酸水平等对症处理;加强胎儿宫内状况及母亲监护,适时终止妊娠,以改善妊娠结局。由于目前尚无特殊治疗方法,临床以对症和保肝治疗为主。

五、护理

(一) 护理评估

1. **病史** 评估既往有无不良孕产史,如流产、早产、死产、围生儿死亡及低体重儿等;既往妊娠或家庭中有无类似病史;口服避孕药后有无胆汁淤积发病史等。孕妇在妊娠中、晚期出现皮肤瘙痒和黄疸是 ICP 最主要的表现。护士在询问病史时应着重了解患者发生皮肤瘙痒及黄疸开始时间、持续时间、部位以及伴随症状,如恶心、呕吐、失眠等。

2. **身心状况** 重点评估瘙痒发生的时间、程度、有无黄疸、尿色加深、粪色变浅等症状;同时重点观察胎儿宫内发育情况,有无胎儿生长受限、宫内缺氧及早产征象等;因严重瘙痒可引起失眠和情绪改变,因此应评估患者的心理耐受程度,有无焦虑感以及孕妇和家属对疾病的认知程度。患者多因瘙痒而在四肢皮肤留下抓痕。护士应注意评估患者皮肤是否受损。若患者出现重度瘙痒,护士应特别注意评估患者的全身状况。对于出现黄疸的患者,护士还应评估患者黄疸的程度,以及有无急、慢性肝病的体征。

3. **辅助检查**

(1) 血清胆酸测定:ICP 患者血清胆酸较常可增加 10～100 倍(血清总胆红素的正常值为 1.7～17.1 μmol/L),并可持续至产后下降,产后 5～8 周可恢复正常。因血清胆酸升高是 ICP 最主要的特异性指标,并且与胎儿预后关系密切,其水平越高,病情越重,出现瘙痒时间越早,因此测定母血胆酸是早期诊断 ICP 最敏感的方法,对判断病情严重程度和及时监护、处理均有参考价值。动态监测孕妇血清胆酸值是判断病情严重程度和胎儿预后的最敏感指标。

(2) 肝功能测定:大多数 ICP 患者的门冬氨酸氨基转移酶(AST)、丙氨酸氨基转移酶(ALT)轻至中度升高,高于正常值 2～10 倍。ALT 较 AST 更敏感。合并黄疸者,血清胆红素轻、中度升高,一般不超过 85.5 μmol/L,其中 50% 以上为直接胆红素。

(3) 病理检查:毛细胆管胆汁淤积及胆栓形成。电镜切片发现毛细胆管扩张合并微绒毛水肿或消失。

(二) 护理诊断

1. **有皮肤完整性受损的危险** 与瘙痒抓伤有关。

2. **睡眠形态紊乱** 与夜间瘙痒症状加重,或全身严重瘙痒有关。

3. **知识缺乏** 缺乏肝内胆汁淤积症的相关知识。

4. **潜在并发症** 产后出血。

5. **其他** 胎儿早产、流产、宫内窘迫等。

(三) 护理目标

1. 治疗期间孕妇自诉瘙痒症状减轻,皮肤无损伤。

2. 妊娠期间母儿能维持最佳的健康状态,无并发症发生。

3. 孕妇分娩经过顺利,母儿平安。

(四) 护理措施

1. 一般护理

(1) 保持病室安静、舒适,温度适宜,床铺整洁。

(2) 指导孕妇选择宽松、舒适、透气性及吸水性良好的纯棉内衣裤袜,并保持良好的卫生习惯。

(3) 避免搔抓加重瘙痒和皮肤损伤,可压迫局部以减轻痒感,保持手部清洁。禁用过热的水沐浴,勿使用肥皂擦洗。护士应注意患者因瘙痒可能造成的皮肤受损。对重度瘙痒患者,护士可采取预防性的皮肤保护,如建议患者勿留长且尖的指甲,宜带柔软的棉质手套等。

(4) 指导孕妇配合做好胎儿监护,ICP 患者的胎儿在宫内的变化往往十分突然,所以要严密监护。孕妇入院后,督促孕妇注意休息,取左侧卧位,以增加胎盘的血流量,改善胎儿宫内缺氧的状况。指导孕妇进行胎动计数,每天早、中、晚 3 次,每次 1 小时,3~5 次为正常。协助孕妇完成胎儿监护、B 型超声和实验室检查,了解胎儿和胎盘功能情况,一旦发现异常情况,及时通知医师进行相应处理,适时终止妊娠,防止胎死宫内。

(5) 有计划安排好护理活动,减少对孕妇睡眠的影响。同时指导孕妇摄食清淡饮食,忌辛辣刺激及高蛋白食物,多食水果、蔬菜,补充各种维生素及微量元素。

2. 加强母儿监护,预防并发症的发生

(1) 增加产前检查的次数,定期测定孕妇血中胆酸、转氨酶及胆红素水平,动态了解病情变化。

(2) 对于在 32 周内发病者,伴有黄疸、妊娠期高血压疾病或双胎妊娠,或既往有死胎死产等不良孕产史者应立即住院监护:①每日吸氧 2 次,每次 30~60 分钟;②适当增加休息时间,取左侧卧位,改善胎盘循环;③遵医嘱给予高渗葡萄糖、维生素及能量合剂,既达到保肝作用又可提高胎儿对缺氧的耐受性,从而改善妊娠结局。由于 ICP 主要危害胎儿,因此护士应加强胎儿监护的管理,及时发现问题,并立即报告医生。

(3) 适时终止妊娠是降低围生儿发病率的重要措施。因此,当孕妇出现黄疸,胎龄已达 36 周者;无黄疸、妊娠已足月或胎肺成熟者;有胎儿宫内窘迫者应及时做剖宫产术前准备,及时终止妊娠。如胎儿监护正常、肝酶升高不明显、血胆酸正常,且无妊娠并发症及合并症者可阴道分娩;ICP 经对症治疗后各项生化指标恢复正常者亦可阴道分娩。同时,于分娩前遵医嘱补充维生素 K_1,预防产后出血。

(4) 在分娩期和产后,由于 ICP 产妇维生素 K 的吸收减少,所以应注意缩短第二产程;胎儿娩出后积极遵医嘱给孕妇注射止血药物,预防产后出血的发生。

3. 药物治疗的护理 药物可改善孕妇瘙痒症状和围生儿预后,减轻胆汁淤积症。

(1) 考来烯胺:影响脂溶性维生素 A、维生素 D、维生素 K 及脂肪的吸收,用药时注意补充维生素。

(2) 苯巴比妥:可增加新生儿呼吸抑制的危险,因此临近产前不宜应用。

(3) 地塞米松:遵医嘱每天 12 mg,连用 1 周,在后 3 天内应逐渐减量至停药,以防止不良反应的发生。

(4) 通过使用缩宫素和维生素 K_1,积极有效地进行产后子宫按摩,促进子宫收缩,改善凝血功能,明显减少产后出血。

(5) 氨茶碱:氨茶碱能扩张血管,松弛子宫平滑肌,提高胎盘及胎儿肝内环磷酸腺苷

(cAMP)的含量,增加胎盘血流量,改善胎盘通透性,恢复胎盘输送能力;促使胎儿肺Ⅱ型细胞分泌表面活性物质,使胎肺成熟,还能抑制血小板聚集,改善微循环。近年国内有报道氨茶碱治疗 ICP 是一种安全、有效、经济方便的药物。用法:氨茶碱 100 mg,每日 3 次,共 2～4 周。

4. 心理护理　孕妇常因瘙痒影响休息而心情烦躁,担心胎儿及新生儿预后而焦虑。

(1) 耐心倾听孕妇的叙述和提问,评估瘙痒程度及睡眠质量,详细讲解疾病的相关知识,及时提供其所需要的信息。

(2) 帮助孕妇及家人认识疾病并保持良好心态,积极配合治疗,同时发挥家庭系统支持作用,减轻其心理应激,增加孕妇的心理耐受性和舒适感,使其顺利地渡过妊娠期和分娩期。

5. 健康教育　指导产妇及家人正确评估产后身心康复情况,定期检测肝脏功能。知道正确的避孕方法,不可服用含雌、孕激素的避孕药,以免诱发肝内胆汁淤积。

(五) 护理评价

1. 孕妇及家人能够描述妊娠期肝内胆汁淤积对母儿的危害及自我监护方法。
2. 孕妇自我照顾能力提高,身体和心理舒适感增强。
3. 妊娠及分娩经过顺利,母婴健康。

案例分析与思考题

1. 产妇张某,女,35 岁,停经 35＋3 周,下腹胀痛 2 小时于 6 月 10 日入院,本院 B 超检查提示:"宫内孕单活胎,羊水过多",门诊拟诊"孕 3 产 1 孕 35＋3 周先兆早产,妊娠合并糖尿病,羊水过多"收入院。患者于 2009 年 12 月份在孕足月时发现"血糖高",之后持续血糖高,在本院内分泌科就诊,诊断为"糖尿病",一直予甘舒霖降血糖治疗,随血糖的情况调整用药。现甘舒霖针 8 U、5 U 早晚饭前皮下注射。监测空腹血糖在 5.0～5.3 mmol/L,餐后血糖在 9.3～15mmol/L。

请思考:

(1) 妊娠期糖尿病对母婴的影响因素有哪些?

(2) 针对本病例,除了胰岛素治疗外还需其他治疗吗?

(3) 如何做好糖尿病的健康教育?

2. 孕妇李某,27 岁,停经 4 个月,自觉活动后轻度心悸、气短,门诊就诊。查体:妊娠 16 周合并先天性心脏病,心功能Ⅱ级,医院要求孕妇入院观察治疗。孕 34 周休息时感呼吸困难加重,口周发绀,端坐呼吸,心率 126 次/分,决定终止妊娠。在产科及内科医生监护下,剖宫产分娩一活男婴,体重 2 100 g,送儿科暖箱监护,产妇经医护人员严密观察及护理,母婴平安健康出院。请思考:

(1) 该孕妇病情加重的时间有什么意义?

(2) 心脏病对妊娠、分娩有什么影响? 如何做好健康教育?

(3) 如何采取母婴保健护理措施?

3. 孕妇陈某,孕 32 周产前检查,发现口唇黏膜略显苍白,血常规红细胞 3.3×10^{12}/L,血红蛋白 85 g/L,医生作出如上贫血的诊断。请思考:

(1) 诊断为哪类贫血? 该孕妇应用何种方法治疗?

（2）应进行哪些健康指导？

4. 孕妇方某，第一胎孕 28 周时出现轻度腹部瘙痒，检测血清胆酸水平在正常范围，医生嘱 1 周后复查。因血清胆酸水平正常，方某未予重视且未行复查。34 周时因瘙痒严重，2 天无胎动感觉，来院检查，发现已无胎心搏动，诊断胎死宫内。请思考：

（1）分析该孕妇为何发生胎死宫内？

（2）根据此案例分析，应做好哪些方面的护理措施？

（赵印懿　盛爱萍）

第八章 异常分娩妇女的护理

异常分娩，俗称难产。影响分娩是否顺利进行的主要因素为产力、产道、胎儿及产妇的精神心理因素。这些因素在分娩过程中相互影响，其实任何一个或一个以上的因素发生异常，或者这些因素之间不能相互协调、相互适应而使分娩进展受到阻碍，称为异常分娩。一旦出现异常分娩，要仔细分析，了解导致难产的各种因素及其之间的联系，以便及时处理，保证母儿安全。

第一节 产 力 异 常

产力是分娩的动力，包括子宫收缩力、腹肌和膈肌收缩力，以及肛提肌收缩力，其中以子宫收缩力为主，子宫收缩力贯穿于分娩全过程。正常子宫收缩力有一定节律性、极性和一致性，并有相应的强度和频率。在分娩的过程中，子宫收缩的节律性、对称性和极性不正常或者强度、频率有所改变，称为子宫收缩力异常，临床简称为产力异常（abnormal uterine action）。临床上，产力异常分为子宫收缩乏力和子宫收缩过强两类，每一类又分为协调性子宫收缩和不协调性子宫收缩。

一、子宫收缩乏力

宫缩可自分娩开始时即微弱无力，亦可在开始时正常，其后逐渐变弱，前者称为"原发性宫缩乏力"，后者称为"继发性宫缩乏力"。两者的原因及临床表现相似，但后者多继发于机械性梗阻。

（一）病因

1. 精神因素 产力异常多发生于初产妇，因产妇精神过于紧张或对分娩怀有恐惧心理，对分娩知识不甚了解，致大脑皮质功能紊乱，睡眠减少，膀胱充盈，临产后进食不足，过多的体力耗损，均可影响对宫缩的正常调节。

2. 子宫因素 子宫壁过度膨胀，如双胎、羊水过多、巨大儿等可使子宫肌纤维过度伸展，失去正常收缩能力；经产妇、子宫炎症使子宫肌纤维变性，结缔组织增生影响子宫收缩；子宫肌瘤、子宫发育不良或畸形等，均能影响宫缩。

3. 产道因素 当骨盆异常或者胎位异常时，胎先露下降受阻，胎先露不能紧贴子宫下段及子宫颈内口,不能反射性引起宫缩,导致继发性宫缩乏力,常见于头盆不称、臀位及横位等。

4. 药物影响 临产后应用大量镇静剂、镇痛剂及麻醉药,如吗啡、氯丙嗪、哌替啶、硫酸镁、巴比妥类药物均可使宫缩得到抑制。

5. 内分泌失调 妊娠末期雌激素、缩宫素、前列腺素及乙酰胆碱分泌不足或孕激素过多,或子宫对乙酰胆碱的敏感性降低,均可影响子宫肌兴奋阈,致使子宫收缩乏力。同时,电解质异常,尤其是子宫平滑肌细胞内钙离子浓度降低、肌细胞间隙连接蛋白数量减少也可影响子宫肌纤维收缩的能力。

(二) 临床表现

1. 协调性子宫收缩乏力 子宫收缩具有正常的节律性、对称性和极性,但收缩力弱,宫腔内压力<15 mmHg,持续时间短、间歇期长且不规律,宫缩间隔>5 分钟/次。在收缩的高峰期,子宫不隆起和变硬,用手指压宫底部肌壁仍可出现凹陷,产程延长或停滞。根据出现的时间可分为以下两种:

(1) 原发性宫缩乏力:指产程开始即子宫收缩乏力,宫口不能如期扩张,胎先露部不能如期下降,产程延长。

(2) 继发性宫缩乏力:指产程开始子宫收缩正常,在产程进行到第一产程后期或第二产程时,子宫收缩力变弱,产程进展缓慢,甚至停滞。常见于中骨盆与骨盆出口平面狭窄,持续性枕横位或枕后位等头盆不称时。

2. 不协调性子宫收缩乏力 多见于初产妇。通常表现为子宫收缩的极性倒置,宫缩不是平常的起于两侧宫角部,宫缩的兴奋点是来自子宫的一处或多处,频率高,节律不协调。宫缩时宫底部不强,而是中段或下段强,宫腔内压力可达 20 mmHg。宫缩间歇期子宫壁不能完全放松,表现为子宫收缩不协调,这种宫缩不能使宫口如期扩张、先露部如期下降,属无效宫缩。但是这种宫缩往往使产妇自觉宫缩强,持续腹痛,精神紧张,烦躁不安,消耗体力,产程延长或停滞,严重者会出现脱水、电解质紊乱、尿潴留,影响胎儿-胎盘循环,导致胎儿宫内窘迫。

3. 产程曲线异常 产程进展的标志是宫口扩张和胎先露下降。利用产程图可以监护产程和及时识别难产。上述的各种宫缩乏力,均可导致产程曲线异常,通常有以下 8 种。

(1) 潜伏期延长(prolonged latent phase):从临产规律宫缩开始至宫口开大至 3 cm 为潜伏期。初产妇潜伏期正常约 8 小时,最大时限 16 小时,超过 16 小时为潜伏期延长。

(2) 活跃期延长(protracted active phase):从宫口开达 3 cm 至宫口开全为活跃期,初产妇活跃期正常约需 4 小时,最大时限 8 小时,超过 8 小时为活跃期延长。

(3) 活跃期停滞(arrest active phase):进入活跃期后,宫口不再扩张达 2 小时以上,为活跃期停滞。

(4) 第二产程延长(prolonged second stage):第二产程初产妇超过 2 小时,经产妇超过 1 小时尚未分娩,为第二产程延长。

(5) 第二产程停滞(protracted second stage):第二产程达 1 小时,胎头下降无进展,为第二产程停滞。

(6) 胎头下降迟缓(prolonged descent):活跃期晚期及第二产程胎头下降速度每小时<1 cm,称为胎头下降迟缓。

(7) 胎头下降停滞(protracted descent):活跃期晚期胎头停留在原处不下降达 1 小时以

上,称为胎头下降停滞。

（8）滞产（prolonged labor）：总产程超过 24 小时。

以上 8 种产程进展异常情况,可以单独存在,也可以合并存在（图 8-1）。

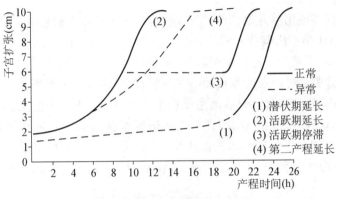

图 8-1　产程曲线

（三）对母儿的影响

1. 对产妇的影响　由于产程延长,产妇休息欠佳,进食少,精神与体力严重耗损,可出现产妇疲乏无力、肠胀气、尿潴留等,严重者出现脱水、酸中毒、低钾血症等,影响子宫收缩。由于第二产程延长,膀胱被压迫在胎先露与耻骨联合之间,可导致组织缺血、水肿、坏死,形成膀胱阴道瘘或尿道阴道瘘。产后宫缩乏力会影响胎盘剥离、娩出和子宫壁血窦关闭,引起产后出血。产程进展缓慢、滞产、多次肛查和阴指检查则增加感染概率。

2. 对胎儿的影响　协调性宫缩乏力易造成胎头在盆腔内旋转异常,使产程延长,手术产率高,胎儿产伤增多,新生儿颅内出血发病率增高;不协调性宫缩乏力不能使子宫壁完全放松,对胎盘-胎儿循环影响大,容易造成胎儿宫内缺氧,发生胎儿宫内窘迫。胎膜早破容易造成脐带受压或脱垂,发生胎儿宫内窘迫或胎死宫内。

（四）处理原则

首先找出原因,针对原因进行恰当处理。如为不协调性子宫收缩乏力,首先恢复子宫收缩的极性和协调性,再针对原因,适当处理。

（五）护理

1. 护理评估

（1）病史:首先要评估产前检查的一般资料,了解产妇的身体发育情况、身高和骨盆测量值、胎儿大小与头盆关系等;同时要注意既往病史,尤其是过去的妊娠和分娩史。注意评估产妇的精神状态、产妇休息、进食和排泄情况,重点评估宫缩的节律性、对称性、极性和频率,以及宫口进展和胎先露下降的情况,从而了解产程进展。

（2）身心状况:协调性子宫收缩乏力者产程开始时,产妇无特殊不适,精神好,进食正常,休息好,表现为宫缩无力、持续时间短、间歇时间长、先露下降及宫颈口扩张缓慢;也有表现为临产开始宫缩正常,宫缩时宫体隆起变硬、有痛感。当产程进展到某一阶段产妇自觉宫缩减弱,产程进展缓慢,产妇出现焦虑状态、休息差、进食少、出现肠胀气、尿潴留等。

不协调性子宫收缩乏力的产妇临产后出现持续性腹痛、烦躁不安、进食和休息均差,产妇疲乏无力,两次宫缩的间歇期产妇的子宫壁也不完全放松,下腹部有压痛,出现产程停滞。产妇及家属显示出焦虑、恐惧,担心母儿安危,请求医护人员尽快帮助产妇接除痛苦,结束分娩。

(3) 辅助检查

1) 用手触摸腹部或用胎儿电子监护仪监测宫缩的节律性、强度和频率的改变情况,区别是协调性宫缩乏力还是不协调性宫缩乏力。

2) 根据产程图,了解产程进展情况,对产程延长者及时查找原因并处理。

3) 多普勒听诊胎心可以及时发现胎心率减慢、加快或者心律不齐。

4) 尿查规检查可出现酮体阳性,血生化检查可出现各种电解质改变情况。

5) 进行 Bishop 宫颈成熟度评分,评估人工破膜增强宫缩这一措施的效果,该评分法满分为 13 分。若产妇得分 0~3 分,人工破膜均失败;应该使用其他方法,4~6 分的成功率为 50%,7~9 分的成功率为 80%,>9 分均成功(表 8-1)。

表 8-1　Bishop 宫颈成熟度评分

指标	分数			
	0	1	2	3
宫口开大(cm)	0	1~2	3~4	5~6
宫颈管消退(%) (未消退为 2~3 cm)	0~30	40~50	60~70	80~100
先露位置 (坐骨棘水平＝0)	−3	−2	−1~0	＋1~＋2
宫颈硬度	硬	中	软	
宫口位置	后	中	前	

2. 护理诊断

(1) 疲劳:与产程延长、孕妇体力消耗大有关。

(2) 有体液不足的危险:与产程延长、过度疲乏、摄入减少有关。

3. 护理目标

(1) 产妇情绪稳定,宫缩间歇能够休息,安全分娩。

(2) 产妇能够定时摄入营养,纠正水、电解质紊乱,恢复体液平衡。

4. 护理措施

(1) 协调性子宫收缩乏力:一旦出现协调性宫缩乏力,首先应寻找原因,检查有无头盆不称、胎位异常,阴道检查了解宫口扩张和胎先露下降情况。排除明显头盆不称不能从阴道分娩者,可阴道分娩者应做好以下护理。

1) 第一产程

a. 一般处理:消除产妇紧张、焦虑和恐惧的心理,鼓励其多进食,注意营养和水分的补充;不能进食者可给予静脉补充营养。产程时间过长或者产妇过度疲劳、烦躁不安者可给予镇静剂,如地西泮 10 mg 或者盐酸哌替啶 100 mg 肌内注射,使其休息后体力有所恢复,子宫收缩力也得以恢复。鼓励其进食高热量、易消化的食物,并且保持膀胱和直肠排空状态。自然排尿有困难者,可以先行诱导,无效时予以导尿,排空膀胱能够增宽产道。

　　b. 加强子宫收缩：如果使用上述护理措施后宫缩仍然乏力，可选择①人工破膜：宫口扩张 3 cm 及以上，无明显头盆不称，胎头已经衔接者，可行人工破膜。破膜后，胎头直接紧贴子宫下段及宫颈内口，引起反射性子宫收缩，加快产程进展。破膜前必须检查有无脐带先露，破膜应在宫缩间歇、下次宫缩将开始时进行。②针刺穴位：针刺三阴交、合谷、太冲、关元等穴位，或者刺激乳头都有增强宫缩的效果。③缩宫素静滴：可引起强烈宫缩，切忌一次大量使用，以免引起强直性宫缩，致胎儿窒息死亡，并造成子宫破裂。使用前必须除外头盆不称及胎位不正，胎头高浮者忌用。可用缩宫素 2.5 IU 加于 5％葡萄糖 500 ml 内摇匀静滴。开始每分钟 8～10 滴，如不见宫缩加强，可渐加快，最多以每分钟不超过 40 滴为宜。每 15 分钟观察一次宫缩、胎心，每 2 小时观察一次血压和脉搏，并予以记录。滴入时应专人监护，随时调节剂量、浓度和滴速，严密注意宫缩、先露部下降及胎心音变化情况，如收缩过强或胎心率变化，应减慢或停止静滴。

　　2）第二产程：做好阴道助产和抢救新生儿的准备，密切观察胎心、宫缩和胎先露下降的情况。

　　3）第三产程：为预防产后出血，胎儿娩出时，宫肌注射缩宫素 10 IU，以促进子宫收缩。破膜时间超过 12 小时，总产程超过 24 小时，或者阴道助产操作较多者，应用抗生素防止感染。

　　(2) 不协调性子宫收缩乏力：首先要告知产妇疼痛持续的原因，指导产妇宫缩时物理减痛的方法，做深呼吸、腹部按摩及如何放松、稳定情绪、缓解不适等。再者根据医嘱调节子宫收缩，恢复其正常的极性和节律性，给予哌替啶 100 mg 肌内注射等。确保产妇充分休息，使产妇经过充分休息后恢复为协调性子宫收缩，产程得以顺利进展。如不协调性子宫收缩不能纠正或者伴有胎儿窘迫的征象、头盆不称等，均应行剖宫产终止妊娠。

二、子宫收缩过强

(一) 病因

目前尚不明确，主要有以下几种：

1. 软产道阻力小，常见于经产妇急产。

2. 缩宫素使用不当，引产时剂量过大，或者产妇个体对缩宫素过于敏感，分娩发生梗阻，胎盘早剥血液浸润肌层均可导致强直性子宫收缩。

3. 产妇精神过度紧张、产程延长、产妇疲劳、多次粗暴的宫腔内操作等均可引起子宫壁肌肉痉挛致不协调性子宫收缩过强。

(二) 临床表现

子宫收缩过强主要有以下两种类型。

1. 协调性子宫收缩过强　子宫收缩的节律性、对称性和极性均无异常，仅子宫收缩力过强、过频，宫腔内压力＞50 mmHg。如产道无阻力，无头盆不称或胎位异常，宫口进展过快，分娩在短时间内结束，初产妇宫口扩张速度＞5 cm/h，经产妇宫口扩张速度＞10 cm/h，总产程不超过 3 小时，称为急产（precipitate delivery），多见于经产妇。如果伴有头盆不称、胎位异常或者瘢痕子宫者，可能出现病理性缩复环或发生子宫破裂。

2. 不协调性子宫收缩过强　不协调性子宫收缩过强也分为以下两种：

（1）强直性子宫收缩(tetanic contraction of uterus)：通常不是子宫肌组织功能异常，而是外界因素异常所造成。如不适当地使用缩宫素、对缩宫素敏感等。可出现宫颈口以上部分的子宫肌层出现强直性痉挛性收缩，宫缩间歇期短或者无间歇，产妇烦躁不安，持续性腹痛，拒按，胎位触不清，胎心音听诊不清，有时可出现病理性缩复环、肉眼血尿等先兆子宫破裂征象。

（2）子宫痉挛性狭窄环(constriction ring of uterus)：子宫壁肌肉呈痉挛性不协调性收缩形成的环状狭窄，持续不放松称为子宫痉挛性狭窄环。狭窄环可发生在宫颈、宫体的任何部位，多在子宫上下段交界处，也可出现在胎体某一狭窄部。产妇出现持续性腹痛、烦躁不安，以及宫颈扩张缓慢、胎先露部停止下降、胎心时快时慢，阴道检查时在宫腔内触及较硬的无弹性的狭窄环，此狭窄环不随宫缩上升。

（三）对母儿的影响

1. 对母亲的影响　宫缩过强、过频，产程过快，可导致初产妇宫颈、阴道，以及会阴撕裂伤，如胎先露部下降受阻，可发生子宫破裂。如果接产不及，可致产褥感染。胎儿娩出后子宫肌纤维缩复不良，可致产后出血。

2. 对胎儿的影响　子宫收缩过强、过频可影响胎盘血液循环，胎儿易在宫内缺氧，发生胎儿宫内窘迫，或胎死宫内。胎儿娩出过快，胎头在产道内受到的压力突然解除，可导致新生儿颅内出血。接产不及，可致新生儿发生感染。若坠地可致新生儿损伤。

（四）处理原则

孕期识别高危孕妇和有无急产先兆，正确处理急产，预防感染、产后出血等并发症。

（五）护理

1. 护理评估

（1）病史：评估孕妇产前检查记录、骨盆测量值、胎儿情况及妊娠期并发症等。评估孕妇既往史，经产妇了解有无急产史。评估产妇的临产时间，宫缩情况，胎心胎动情况。

（2）身心状况：评估产妇临产后有无腹痛难忍，有无烦躁不安，产妇有无出现恐惧、焦虑等精神状态改变。

（3）辅助检查：监测产妇的一般生命体征。发现待产妇宫缩时间过强、过频，手摸宫体发硬、持续时间长、间隔时间短，以及阴指检查宫口扩张过快、胎头下降迅速等现象。

如有产道梗阻，腹部有无出现环状凹陷，膀胱充盈或血尿等先兆子宫破裂征象。

2. 护理诊断

（1）疼痛：与子宫收缩过强、过频有关。

（2）焦虑：与担心自身与胎儿的安全有关。

3. 护理目标

（1）帮助产妇学会物理减轻疼痛的方法，产妇能配合医护人员工作。

（2）产妇能调整自身精神情绪，积极面对分娩。

4. 护理措施

（1）预防：经产妇尤其是有急产史的经产妇，应在预产期前1～2周入院待产。临产后切忌灌肠，提前做好接产工作，并且做好新生儿的抢救工作。待产妇要求大小便时，先判断宫口大小和胎先露下降情况，以防发生意外。

（2）临产后，产妇出现子宫收缩过强、过频，首先提供产妇关于缓解疼痛、减轻焦虑的物理性支持措施。鼓励产妇做深呼吸，可做腹部和背部按摩，宫缩时不要向下屏气用力。如出现强直性子宫收缩，应及时给予子宫收缩抑制剂，如25％硫酸镁加入补液静脉推注，或者肾上腺素加入补液中静脉滴注。如果属于梗阻性原因，则应立即行剖宫产术。如果强直性子宫收缩不能缓解，应行剖宫产术终止妊娠。如出现子宫痉挛性狭窄环，需要停止阴道内操作，停止使用缩宫素等。若无胎儿宫内窘迫的征象，可给予镇静剂，如哌替啶100 mg或者吗啡10 mg肌注。当子宫收缩恢复正常，可行阴道助产或者等待自然分娩。如果经处理后，子宫痉挛性狭窄环不能缓解，宫口未开全，胎先露部高或者伴有胎儿窘迫征象者，均应协助医生做好剖宫产术前准备。

（3）胎儿娩出后，根据医嘱给予维生素 K_1 肌注，预防新生儿颅内出血。检查会阴、宫颈、阴道有无撕裂伤，并予以缝合。向产妇宣教子宫复旧、会阴伤口、产后恶露、产后饮食等宣教。

第二节 产 道 异 常

产道包括骨产道和软产道，它是胎儿娩出的通道，产道异常可使胎儿娩出受阻，临床上以骨产道异常多见。

一、骨产道异常

骨盆径线过短或者形态异常，致使骨盆腔小于胎先露部可通过的限度，阻碍胎先露部下降，影响产程进展，为狭窄骨盆。狭窄骨盆可以为一个径线过短或者多个径线同时过短，可以是一个平面狭窄或者是多个平面同时狭窄。当一个径线过短时，要观察同一平面的其他径线大小，结合骨盆大小综合分析，正确判断。

（一）狭窄骨盆的分类

1. 骨盆入口平面狭窄（contracted pelvic inlet） 骨盆入口平面呈横扁圆形，分为3级：临界性狭窄为一级，骶耻外径为18 cm，入口前后径10 cm，绝大多数可以经阴道自然分娩；二级为相对性狭窄，骶耻外径16.5～17.5 cm，入口前后径8.5～9.5 cm，需试产决定是否可以经阴道分娩；三级为绝对性狭窄，骶耻外径≤16 cm，入口前后径≤8 cm，必须行剖宫产终止妊娠。常见的有两种：单纯扁平骨盆和佝偻病性扁平骨盆（图8-2）。

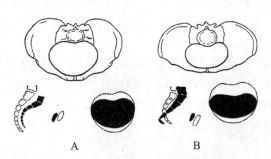

图 8-2 单纯扁平骨盆（A）和佝偻病性扁平骨盆（B）

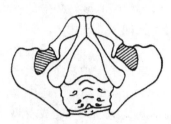

图 8-3 漏斗骨盆

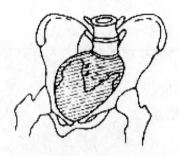

图 8-4 畸形骨盆

2. 中骨盆及骨盆出口平面狭窄 3级分类分别是：一级为临界性狭窄，坐骨棘间径10 cm，坐骨结节间径 7.5 cm；二级是相对性狭窄，坐骨棘间径 8.5～9.5 cm，坐骨结节间径为 6.0～7.0 cm；三级是绝对性狭窄，坐骨棘间径≤8 cm，坐骨结节间径≤5.5 cm，常见有漏斗骨盆。漏斗骨盆(图 8-3)的骨盆入口各径线均正常。两侧骨盆壁向内倾斜，似漏斗而命名。特点是中骨盆及骨盆出口平面均明显狭窄，使坐骨棘间径和坐骨结节间径缩短，耻骨弓角度＜90°，常见于男型骨盆。

3. 骨盆3个平面狭窄 骨盆外形属于女性骨盆，但是骨盆入口、中骨盆及骨盆出口平面均狭窄，每个平面径线均小于正常值2 cm 或更多，称为均小骨盆(generally contracted pelvis)，多见于身材矮小、体型匀称的妇女。

4. 畸形骨盆 骨盆失去正常形态称为畸形骨盆，包括骨软化症骨盆(因缺钙、磷、维生素 D，以及紫外线照射不足，使骨质矿化障碍，被类骨组织代替所致)，偏斜骨盆(一侧髂骨翼与髂骨发育不良所致骶髂关节固定以及下肢和髋关节疾病，引起骨盆一侧斜径缩短的偏斜骨盆)，见图 8-4。

(二) 对母儿的影响

1. 对母亲的影响 产妇如果骨盆入口平面狭窄，影响胎儿先露部的衔接，容易发生胎位异常。临产后由于胎儿先露部在骨盆入口之上，不能入盆，下降受阻会造成子宫收缩乏力，产程延长或停滞，产妇因此衰竭、疲劳，或者因为子宫收缩过强，导致病理性缩复环出现，发生子宫破裂，危及产妇生命。如果中骨盆平面狭窄，影响胎儿胎头内旋转，容易发生持续性枕横位和枕后位。胎头长期嵌顿，使产妇软产道充血、水肿、坏死。发生胎膜早破概率增大，感染发生率高，也容易导致产后出血。

2. 对胎儿的影响 如果发生胎位异常，胎先露不能紧贴宫颈，易发生胎膜早破、脐带脱垂或者受压，出现胎儿窘迫甚至宫内死亡。产程延长或停滞，会导致胎儿长期胎头受压，缺血、缺氧而致新生儿颅内出血。骨产道狭窄还容易导致胎儿产伤概率增加。

(三) 处理原则

明确狭窄骨盆的类别和程度，了解胎位、胎儿大小、胎心率、宫缩强度、宫口扩张程度、胎先露下降程度、有无胎膜早破、既往分娩史、胎产次等进行综合判断，决定分娩方式。

(四) 护理

1. 护理评估

(1) 病史：复习产妇产前检查的结果，尤其是产检时骨盆测量和妇科检查记录。评估产妇有无既往分娩史，有无内外科疾病史，如佝偻病、脊柱和关节外伤史等。

(2) 身心状况：评估此次妊娠经过，了解产妇情绪，是否有妊娠并发症发生，以及产妇的社会支持系统。

(3) 辅助检查

1) 一般检查：观察产妇外观、体型，有无脊柱和髋关节畸形，有无身材矮小等情况。

2）腹部检查：

a. 测量宫高腹围，估计胎儿大小。

b. 测量骨盆大小，包括骨盆外测量和内测量。

c. 四步触诊法：了解胎儿胎位是否正常，胎儿是否入盆。

d. 胎头跨耻征检查了解胎儿头盆是否相称。产妇排尿后仰卧，两腿伸直，检查者将手放于耻骨联合上方，将浮动的胎头向骨盆方向推压，若胎头低于耻骨联合平面，表示胎头可以入盆，头盆相称，为跨耻征阴性；若胎头与耻骨联合在同一平面，表示跨耻征可疑；若胎头高于耻骨联合平面，表示头盆不相称，为跨耻征阳性。跨耻征检查（图8-5）在初产妇预产期前2周或经产妇临产后胎头尚未入盆时有一定的临床意义。

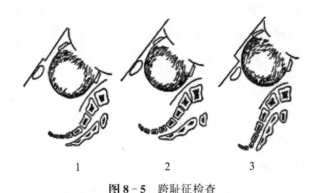

图8-5　跨耻征检查

1. 头盆相称　2. 头盆可能不称　3. 头盆不称

e. 超声检查：观察胎先露与骨盆的关系，可测量胎头双顶径、胸腹径、股骨长、预测胎儿体重等。

2. 护理诊断

（1）有感染的危险：与头盆不相称、胎膜早破、产程延长有关。

（2）有新生儿窒息的危险：与产道异常、产程中胎头受到挤压有关。

（3）潜在并发症：产后出血，子宫破裂。

3. 护理目标

（1）产妇未发生感染征象，血生化检查正常。

（2）新生儿出生未发生窒息和颅内出血等危险。

（3）产妇没有并发症发生，顺利分娩。

4. 护理措施

（1）一般护理：在分娩过程中要为产妇及家属提供心理支持，向产妇和家属讲解阴道分娩的可能性，增加产妇信心。同时保证产妇营养和水分的摄取，必要时给予静脉营养支持。向产妇及家属讲解关于骨产道异常对产妇和胎儿的影响，消除产妇及家属的顾虑，取得产妇和家属的支持与合作。

（2）骨盆入口平面狭窄：如果有明显的头盆不相称，即绝对性狭窄的产妇，不能行阴道分娩者，按医嘱做好剖宫产术前准备和宣教。轻度头盆不相称的产妇可以在严密的监护下试产，专人看护，保证产妇的饮食、营养、水分和休息。破膜后立即听胎心，密切观察胎心、羊水的变化，注意产程进展，用手或者使用电子监护仪了解产妇子宫收缩和胎心率变化，发现异常即刻停止试产,请示医生。

(3)中骨盆平面狭窄或者骨盆出口平面狭窄:在分娩过程中,胎儿在中骨盆平面完成俯屈和内旋转。如果中骨盆平面狭窄,则胎头俯屈和内旋转受阻,而发生持续性枕横位和枕后位。产妇出现第二产程延长或者继发性宫缩乏力,如果宫口开全,胎先露达坐骨棘水平或以下,可经阴道徒手旋转胎位,等待自然分娩。或者行产钳或胎头吸引术助产。如果出现胎儿窘迫征象,应即刻行剖宫产术。骨盆出口平面狭窄者,在产前对胎儿大小、头盆关系等作出充分预估,决定分娩方式,出口平面狭窄者原则上不宜试产。

(4)骨盆3个平面狭窄:如果胎儿估计不大,胎位正常,头盆相称,可予以试产;如果胎儿较大,明显头盆不相称者,胎儿不能通过产道,应及早行剖宫产终止妊娠。

(5)预防并发症的发生:胎儿娩出后,及时给予宫缩剂促进子宫收缩,预防产后出血。保持外阴清洁,每天给予会阴消毒2次,勤换会阴垫。如果产妇出现血尿或者因胎先露长时间压迫阴道而出现尿潴留,给予留置尿管,防止长时间膀胱充盈而影响产后子宫收缩。

二、软产道异常

软产道包括子宫下段、宫颈、阴道及外阴。软产道异常所致的难产较为少见,应于妊娠早期做妇科检查,了解软产道有无异常。

(一)软产道异常的临床表现和处理原则

1. **外阴异常** 常见于外阴瘢痕(由于外伤、药物腐蚀或者炎症后遗症致外阴及阴道口狭小而影响胎先露下降),外阴坚韧(组织坚韧、缺乏弹性、会阴伸展性差,使阴道口狭小),外阴水肿(妊娠期高血压疾病、贫血、心脏病及慢性肾炎孕妇可有外阴水肿)。

2. **阴道异常** 常见阴道横膈(多数较坚韧,位于阴道上中段,易被误认为宫颈外口,影响胎先露部下降),阴道纵隔(若伴有双子宫、双宫颈者,位于一侧子宫内的胎儿下降,通过该侧阴道分娩时,纵隔被推向对侧,基本对分娩无影响;若为单子宫、单宫颈者,若纵隔薄,可自行发生断裂,分娩无阻碍,若纵隔厚,阻碍胎先露下降时,可中间剪断,再行分娩),阴道囊肿或肿瘤(可阻碍胎先露部下降)。

3. **宫颈异常** 宫颈外口粘连,宫颈水肿(宫颈口未开全、过早使用腹压,致使宫颈前唇长时间被压迫,血液回流受阻引起宫颈水肿,影响宫颈扩张),宫颈坚韧(宫颈缺乏弹性或精神过度紧张引起,常见于高龄初产妇),宫颈瘢痕,宫颈癌等均可影响胎先露下降,导致产程延长。

(二)软产道异常的护理

根据不同的软产道异常原因,在产程进展过程中,对产妇采取不同的护理措施。如外阴坚韧的产妇因会阴延展性差、阴道口狭小,分娩时应做预防性会阴侧切;外阴水肿者可局部使用硫酸镁湿热敷,水肿严重者产后加强局部护理,预防感染;如果外阴瘢痕范围不大,接产时可做会阴侧切,如果外阴瘢痕过大,扩张困难,应行剖宫产术。对宫颈水肿者,应向产妇做好宣教,避免其精神紧张以及过早地使用腹压,如有发生,可抬高产妇臀部,减轻胎先露对宫颈的压力,或于宫颈两侧各注入利多卡因,待宫口近开全,将水肿的宫颈前唇上推,使其逐渐越过胎头,即可行阴道分娩。患有宫颈癌的产妇宫颈硬而脆,缺乏延展性,临产后会影响子宫收缩,经阴道分娩可出现大出血、裂伤、感染等危险,不宜阴道分娩,应行剖宫产术。

第三节　胎位及胎儿发育异常

一、胎位异常及临床表现

(一) 持续性枕后位、枕横位

在分娩过程中,胎头枕部持续位于母体骨盆后方(或侧方),于分娩后期仍然不能向前旋转,致使分娩发生困难者,称为持续性枕后位(枕横位)。多数因为骨盆异常、胎头俯屈不良、子宫收缩乏力和头盆不称所致。由于临产后胎头衔接较晚或者胎先露部不易紧贴子宫下段及宫颈内口,常导致协调性宫缩乏力及宫口扩张缓慢。持续性枕后位因枕骨持续位于骨盆后方压迫直肠,产妇自觉肛门坠胀感和排便感明显,致使宫口未开全而过早使用腹压,容易导致产妇宫颈前唇水肿和产妇疲劳,产程延长。

(二) 胎头高直位

胎头成不屈不仰姿势,以枕额径衔接于骨盆入口,其矢状缝与骨盆入口前后径相一致,称为高直位。可能原因为头盆不相称、腹壁松弛及腹直肌分离、胎膜早破等。当处于高直前位时,胎头入盆困难,活跃期宫口扩张延缓或停滞,胎头入盆后产程会进展顺利,胎头不能衔接者,活跃期停滞;处于高直后位时,胎头不能通过骨盆入口平面,胎头不下降,先露高浮,活跃期延缓或停滞,即使宫口开全,先露高浮也会发生先兆子宫破裂。

(三) 面先露

胎儿以面部为先露时称为面先露,通常于临产后发现。因胎头过度仰伸,使胎儿枕部与胎背接触。胎儿颜面部不能紧贴子宫下段和宫颈,引起子宫收缩乏力、产程延长,亦可发生会阴裂伤、梗阻性难产等。

(四) 臀先露

臀先露是最常见的异常胎位。臀先露以骶骨为指示点,共有 6 种胎位。妊娠 30 周前较多见,妊娠 30 周后臀先露的可能是胎儿在宫腔内活动范围过大,羊水过多、腹壁松弛等使胎儿在宫腔内自由活动形成臀先露;另外胎儿在宫腔内活动范围受限者,因子宫畸形、胎儿畸形、双胎妊娠等也容易发生臀先露;狭窄骨盆、前置胎盘、巨大儿等因胎头衔接受阻也会造成臀先露。臀先露产妇常感肋下有圆而硬的胎头,先露部胎臀不能紧贴子宫下段及宫颈内口,而致宫缩乏力、产程延长。

(五) 肩先露

胎体纵轴与母体纵轴相垂直为横产式。胎体横卧于骨盆入口之上,先露为肩称为肩先露。除死胎、早产儿胎体可折叠娩出外,足月活胎不可能经阴道娩出,若不及时处理,可造成子宫破裂,威胁母儿生命。造成肩先露的常见原因有早产儿、羊水过多、骨盆狭窄、子宫异常或肿瘤。胎肩对宫颈压力不均,易造成胎膜早破,破膜后胎儿上肢和脐带容易脱出,易导致胎儿宫内窘迫或死亡。宫缩加强,胎肩及胸廓一部分被挤入盆腔,胎体折叠弯曲,上肢脱出于阴道口外,胎头和胎臀被阻,形成嵌顿,宫缩增强后,子宫上段越来越厚,子宫下段越来越薄,形成厚薄不均的环状凹陷,随宫缩逐渐升高,形成病理性缩复环,是子宫破裂的先兆。

(六) 复合先露

胎先露部(胎头或者胎臀)伴有肢体(上肢或下肢)同时进入骨盆入口,称为复合先露。临产后胎头高浮、骨盆狭窄、早产、胎膜早破等为常见原因。

二、胎儿发育异常及临床表现

(一) 巨大儿

出生体重达到或者超过 4 000 g 者。常见于父母身材高大,孕妇有糖尿病史,经产妇或者过期妊娠。妊娠期子宫增大过快,孕妇自觉呼吸困难、平卧困难等。

(二) 胎儿畸形

脑积水胎儿、连体儿、胎儿胸、腹等处发生异常或者肿瘤,使局部变大而致难产。

三、对母儿的影响

(一) 对母亲的影响

胎位异常、胎儿发育异常均可导致继发性宫缩乏力、产程延长,有时需要手术助产,形成软产道裂伤、产褥感染和产后出血。胎位异常还可导致软产道长期被压迫而局部组织缺血、坏死。

(二) 对胎儿的影响

胎位异常、胎儿发育异常由于使宫颈受力不均,可出现胎膜早破、脐带脱垂,引起胎儿宫内窘迫,胎儿死亡、窒息等。胎位异常在分娩时会由于后出胎头牵出困难,发生新生儿窒息、新生儿臂丛神经损伤、颅内出血等。

四、处理原则

定期产检,及早发现妊娠 30 周以后的胎位异常,根据不同情况提早住院治疗,选择合适的分娩方式。

胎儿发育异常者,应查明原因、积极治疗,如为畸形儿确诊,及时终止妊娠。

五、护理

1. 护理评估

(1)病史:评估产前产检情况,如身高、体重、胎方位、骨盆测量值、估计胎儿大小、有无羊水过多、前置胎盘等,询问过去史、胎产次,有无糖尿病史。了解家族史,有无头盆不称、巨大儿、畸形儿分娩史等。

(2)身心状况:待产过程中,评估产程进展、胎头下降情况,有无出现产程延长、继发性宫缩乏力、胎膜早破、脐带先露等,监测胎儿宫内情况。评估产妇的一般情况,有无疲乏、衰竭、烦躁不安、焦虑等情绪波动。

(3)辅助检查:腹部使用四步触诊法判断胎位有无异常。如在宫底部触及胎臀,胎背偏向母体后方或侧方,前腹壁触及胎体,一般为枕后位。如在宫底部触及圆而硬、按压时有浮球感的胎头,在耻骨联合上方触及软而宽的胎臀,为臀位。

当宫口开大后,阴道检查或者肛查时感到盆腔后部空虚,胎头矢状缝在骨盆斜径上,前囟位于骨盆右前方,后囟位于骨盆右后方,提示为枕后位。若触及软而宽的不规则胎臀,或胎足、生殖器等可确定为臀位。

超声检查可估计头盆是否相称,检查胎头位置、胎儿大小、形态,做出胎位和胎儿发育是否异常的诊断。

2. 护理诊断

(1)有新生儿窒息的危险:与胎位异常、胎儿发育异常有关。

(2)恐惧:与产妇担心能否顺利分娩和新生儿预后有关。

3. 护理目标

(1)产妇能够正确对待分娩中的难关,配合医护人员。

(2)分娩顺利,新生儿未出现窒息等并发症。

4. 护理措施

(1)解除产妇恐惧与精神紧张,鼓励产妇进食,保持产妇良好的营养状况,维持电解质平衡,避免过早使用腹压,保持体力,以防宫颈水肿和疲劳。

(2)凡遇有先兆子宫破裂、头盆不称、巨大胎儿,以及初产妇复合先露、连体胎儿等情况者,配合医生,做好剖宫产终止妊娠的准备。若试产,应严密监测胎儿宫内情况,并且定时检查产程进展、宫口扩张和胎先露下降程度,及早发现胎位异常等。

(3)协助医生做好阴道助产和新生儿的抢救工作,必要时为缩短第二产程的产妇行阴道助产。新生儿娩出后检查有无产伤,必要时需儿科医生到场检查判断。新生儿娩出后,及时使用宫缩剂,预防产后出血。

(4)做好心理护理,争取家属的支持,共同陪伴产妇,解除产妇及家属的疑问、焦虑心理,进行护理操作时,做好充分的解释工作,并且取得产妇的配合,同时尽可能为待产妇增加分娩的舒适感,鼓励其与医护人员更好的配合,增强分娩信心。

案例分析与思考题

1. 张女士,孕 39 周,出现规律宫缩 13 小时,宫口开大 2 cm,现检查宫缩持续 10 秒,间歇 30 分钟,宫缩的高峰期,子宫体不隆起和变硬。请问:

(1)该孕妇的诊断是什么?

(2)主要原因有哪些?

(3)如果该孕妇要加强宫缩,主要方法有哪些?

2. 简述导致子宫收缩乏力的原因。

3. 简述协调性子宫收缩乏力的处理。

4. 简述子宫收缩过强对母儿的影响。

(张 菁)

第九章　分娩期并发症妇女的护理

第一节　胎膜早破

胎膜早破(premature rupture of membranes，PROM)是指在临产前胎膜自然破裂。它是常见的分娩期并发症，妊娠满 37 周的发生率为 10％，妊娠不满 37 周的发生率为 2％～3.5％。胎膜早破可引起早产及围生儿死亡率增加，亦可导致孕产妇宫内感染率和产褥期感染率增加。

一、病因

一般认为胎膜早破与以下因素有关，常为多因素所致：

1. 上行感染　可由生殖道病原微生物上行感染，引起胎膜炎，使胎膜局部张力下降而破裂。

2. 羊膜腔压力增高　常见于多胎妊娠、羊水过多等。

3. 胎膜受力不均　胎先露高浮、头盆不称、胎位异常可使胎膜受压不均导致破裂。

4. 营养因素　缺乏维生素 C、锌及铜，可使胎膜张力下降而破裂。

5. 宫颈内口松弛　常因手术创伤或先天性宫颈组织薄弱，宫颈内口松弛，胎膜进入扩张的宫颈或阴道内，导致感染或受力不均，而使胎膜破裂。

6. 细胞因子　IL-1、IL-6、IL-8、TNF-α升高，可激活溶酶体酶，破坏羊膜组织，导致胎膜早破。

7. 机械性刺激　创伤或妊娠后期性交也可导致胎膜早破。

二、临床表现

1. 症状　孕妇突感有较多液体自阴道流出，有时可混有胎脂及胎粪，无腹痛等其他产兆。当咳嗽、打喷嚏等腹压增加时，羊水可少量间断性排出。

2. 体征　肛诊或阴检时，触不到羊膜囊，上推胎儿先露部可见到羊水流出。如伴羊膜腔感染时，可有臭味，并伴有发热、母儿心率增快、子宫压痛，以及白细胞计数增多、C反应蛋白升高。

三、对母儿的影响

1. 对母亲的影响　胎膜早破后，生殖道病原微生物易上行感染，通常感染程度与破膜时间有关。羊膜腔感染易发生产后出血。

2. 对胎儿的影响 胎膜早破经常诱发早产,早产儿易发生呼吸窘迫综合征。羊膜腔感染时,可引起新生儿吸入性肺炎,严重者发生败血症、颅内感染等。脐带受压、脐带脱垂时可致胎儿窘迫。胎膜早破发生的孕周越小,胎肺发育不良发生率越高,围生儿死亡率越高。

四、处理原则

预防感染和脐带脱垂,如有感染、胎窘征象,及时行剖宫产终止妊娠。

五、护理

(一) 护理评估

1. 病史 询问病史,了解是否有发生胎膜早破的病因,确定具体的胎膜早破的时间、妊娠周数,是否有宫缩、见红等产兆,是否出现感染征象,是否出现胎窘现象。

2. 身心状况 观察孕妇阴道流液的色、质、量,是否有气味。孕妇常可能因为不了解胎膜早破的原因,而对不可自控的阴道流液形成恐慌,可能担心自身与胎儿的安危。

3. 辅助检查

(1) 阴道流液的 pH 测定:正常阴道液 pH 为 4.5~5.5,羊水 pH 为 7.0~7.5。若 pH>6.5,提示胎膜早破,准确率 90%。

(2) 肛查或阴道窥阴器检查:肛查时未触到羊膜囊,上推胎儿先露部,有羊水流出。阴道窥阴器检查时见液体自宫口流出或可见阴道后穹窿有较多混有胎脂和胎粪的液体。

(3) 阴道液涂片检查:阴道液置于载玻片上,干燥后镜检可见羊齿植物叶状结晶为羊水,准确率 95%。

(4) 羊膜镜检查:可直视胎先露部,看不到前羊膜囊,即可诊断。

(5) 胎儿纤维结合蛋白(fetal fibronectin, fFN)测定:fFN 是胎膜分泌的细胞外基质蛋白。当宫颈及阴道分泌物内 fFN 含量>0.05 mg/L 时,胎膜抗张能力下降,易发生胎膜早破。

(6) 超声检查:羊水量减少可协助诊断,但不可确诊。

(二) 护理诊断

1. 有感染的危险 与胎膜破裂后,生殖道病原微生物上行感染有关。

2. 知识缺乏 缺乏预防和处理胎膜早破的知识。

3. 有胎儿受伤的危险 与脐带脱垂、早产儿肺部发育不成熟有关。

(三) 护理目标

1. 孕妇无感染征象发生。

2. 孕妇了解胎膜早破的知识 如突然发生胎膜早破,能够及时进行初步应对。

3. 胎儿无并发症发生。

(四) 护理措施

1. 预防脐带脱垂的护理 胎膜早破并胎先露未衔接的孕妇绝对卧床休息,多采用左侧卧位,注意抬高臀部防止脐带脱垂造成胎儿宫内窘迫。注意监测胎心变化,进行肛查或阴检时,确定有无隐性脐带脱垂,一旦发生,立即通知医生,并于数分钟内结束分娩。

2. 预防感染　保持床单位清洁。使用无菌的会阴垫于外阴处,勤于更换,保持清洁干燥,防止上行感染。更换会阴垫时观察羊水的色、质、量、气味等。嘱孕妇保持外阴清洁,每日对其会阴擦洗 2 次。同时观察产妇的生命体征,血生化指标,了解是否存在感染征象。按医嘱一般破膜>12 小时给予抗生素防止感染。

3. 监测胎儿宫内情况　密切观察胎心率的变化,嘱孕妇自测胎动。如有混有胎粪的羊水流出,即为胎儿宫内缺氧的表现,应及时予以吸氧,左侧卧位,并根据医嘱做好相应的护理。

若胎膜早破孕周<35 周者,根据医嘱予地塞米松促进胎肺成熟。若孕周<37 周并已临产,或孕周>37 周,胎膜早破>12~18 小时后仍未临产者,可根据医嘱尽快结束分娩。

4. 健康教育　孕期时为孕妇讲解胎膜早破的定义与原因,并强调孕期卫生保健的重要性。指导孕妇,如出现胎膜早破现象,无须恐慌,应立即平卧,及时就诊。孕晚期禁止性交,避免腹部碰撞或增加腹压。指导孕期补充足量的维生素和锌、铜等微量元素。如宫颈内口松弛者,应多卧床休息,并遵医嘱根据需要于孕 14~16 周时行宫颈环扎术。

第二节　产后出血

产后出血(postpartum hemorrhage)是指胎儿娩出后 24 小时内失血量超过 500 ml。它是分娩期的严重并发症,居我国产妇死亡原因首位。其发病率占分娩总数 2%~3%,其中 80% 以上在产后 2 小时内发生产后出血。

一、病因

临床上产后出血的主要原因有子宫收缩乏力、胎盘因素、软产道裂伤及凝血功能障碍等,这些病因可单一存在,也可互相影响,共同并存。

(一) 子宫收缩乏力

子宫收缩乏力(uterine atony)是产后出血的最主要、最常见的病因,占产后出血总数的 70%~80%。

1. 全身因素　产妇对分娩有恐惧心理,精神高度紧张;产程过长,造成产妇体力衰竭;产妇合并慢性全身性疾病;临产后过多地使用镇静剂、麻醉剂或子宫收缩抑制剂。

2. 局部因素

(1) 子宫过度膨胀,肌纤维过度伸展:多胎妊娠、巨大儿、羊水过多等。

(2) 子宫肌水肿或渗血:前置胎盘、胎盘早剥、妊娠期高血压、宫腔感染等。

(3) 子宫肌壁损伤:剖宫产史、子宫肌瘤剔除术后、急产等。

(4) 子宫病变:子宫肌瘤、子宫畸形等。

(二) 胎盘因素

1. 胎盘滞留(retained placenta)　胎盘大多在胎儿娩出后 15 分钟内娩出,如 30 分钟后胎盘仍不娩出,胎盘剥离面血窦不能关闭而导致产后出血。常见于膀胱充盈,使已剥离的胎盘滞留宫腔;宫缩剂使用不当,使剥离后的胎盘嵌顿于宫腔内;第三产程时过早牵拉脐带或挤压宫底,影响胎盘正常剥离,胎盘剥离不全部位血窦开放而出血。

2. 胎盘粘连(placenta accreta)或胎盘植入(placenta increta) 胎盘绒毛仅穿入子宫壁表层为胎盘粘连。胎盘绒毛穿入子宫壁肌层为胎盘植入。部分性胎盘粘连或植入表现为胎盘部分剥离,部分未剥离,导致子宫收缩不良,已剥离面的血窦开放而致出血。完全性胎盘粘连或植入因胎盘未剥离而无出血。

3. 胎盘部分残留 当部分胎盘小叶、胎膜或副胎盘残留于宫腔时,影响子宫收缩而出血。

(三)软产道裂伤

常因为急产、子宫收缩过强、产程进展过快、软产道未经充分扩张、软产道组织弹性差、巨大儿分娩、会阴助产不当、未做会阴侧切或会阴侧切切口过小等,在胎儿娩出时可致软产道撕裂。

(四)凝血功能障碍

任何原因引起的凝血功能异常(coagulation defects)均可导致产后出血。

1. 妊娠合并凝血功能障碍性疾病 如血小板减少症、白血病、再生障碍性贫血、重症肝炎等。

2. 妊娠并发症导致凝血功能障碍 如重度妊娠期高血压疾病、胎盘早剥、死胎、羊水栓塞等均可影响凝血功能,从而发生弥散性血管内凝血(DIC),导致子宫大量出血。

二、临床表现

产后出血主要表现为阴道多量流血及失血性休克导致的相关症状和体征。

(一)症状

产后出血产妇会出现休克症状,面色苍白、冷汗淋漓、口渴、心慌、头晕、烦躁、畏寒、寒战,甚至表情淡漠、呼吸急促,很快会陷入昏迷状态。

胎儿娩出后立即出现鲜红色的阴道流血,应为软产道裂伤;胎儿娩出数分钟后出现暗红色阴道流血,可能是胎盘因素引起;胎盘娩出后见阴道流血较多,可能为子宫收缩乏力或胎盘、胎膜残留;胎儿娩出后阴道持续流血并且有出血不凝的现象,可能发生凝血功能障碍;如果产妇休克症状明显,但阴道流血量不多,可能发生软产道裂伤而造成阴道壁血肿,此类产妇会有尿频或明显的肛门坠胀感。

(二)体征

产妇会出现脉压缩小、血压下降、脉搏细速,子宫收缩乏力和胎盘因素所致产后出血的产妇,子宫轮廓不清、触不到宫底,按摩后子宫可收缩变硬,停止按摩子宫又变软,按摩子宫时会有大量出血。如有宫腔积血或胎盘滞留,宫底可升高,按摩子宫并挤压宫底部等刺激宫缩时,可使胎盘或者积血排出。若腹部检查宫缩较好、子宫轮廓清晰,但阴道流血不止,可考虑为软产道裂伤或凝血功能障碍所致。

三、处理原则

针对出血原因,迅速止血,补充血容量,纠正失血性休克,同时防止感染。

四、护理

(一) 护理评估

1. **病史** 评估产妇有无与产后出血相关的病史。例如,孕前有无出血性疾病,有无重症肝炎,有无子宫肌壁损伤史,有无多次人流史,有无产后出血史。孕期产妇有无妊娠合并妊娠期高血压疾病、前置胎盘、胎盘早剥、多胎妊娠,产妇有无合并内科疾病。分娩期产妇有无过多使用镇静剂,情绪是否稳定,是否产程过长或者急产,有无产妇衰竭、有无软产道裂伤等情况。

2. **身心状况** 评估产妇产后出血所导致症状和体征的严重程度。产后出血发生初期,产妇有代偿功能,症状、体征可能不明显,待机体出现失代偿情况,可能很快进入休克期,并且容易发生感染。当产妇合并有内科疾病时,可能出血不多,也会很快进入休克状态。

3. **辅助检查**

(1) 评估产后出血量:注意阴道流血是否凝固,同时估计出血量。通常有以下 3 种方法:

1) 称重法:失血量(ml) =【胎儿娩出后所有使用纱布、敷料总重(g) - 使用前纱布、敷料总重(g)】/1.05(血液比重 g/ml)

2) 容积法:用产后接血容器收集血液后,放入量杯测量失血量。

3) 面积法:可按接血纱布血湿面积粗略估计失血量。

(2) 测量生命体征和中心静脉压:观察血压下降的情况;呼吸短促,脉搏细速,体温开始低于正常后升高,通过观察体温情况来判断有无感染征象。中心静脉压测定结果若低于 $2\,cmH_2O$ 提示右心房充盈压力不足,即血容量不足。

(3) 实验室检查:抽取产妇血进行生化指标化验,如血常规、出凝血时间、凝血酶原时间、纤维蛋白原测定等。

(二) 护理诊断

1. **潜在并发症** 出血性休克。

2. **有感染的危险** 与出血过多、机体抵抗力下降有关。

3. **恐惧** 与出血过多、产妇担心自身预后有关。

(三) 护理目标

1. 及时补充血容量,产妇生命体征尽快恢复平稳。

2. 产妇无感染症状发生,体温、血常规指标等正常。

3. 产妇能理解病情,并且预后无异常。

(四) 护理措施

1. **预防产后出血**

(1) 妊娠期:加强孕前及孕期保健,如有凝血功能障碍等相关疾病的产妇,应积极治疗后再孕。定期接受产检,及时治疗高危妊娠。对有产后出血危险的高危妊娠者,应提早入院,住院待产。

(2) 分娩期:第一产程严密观察产妇的产程进展,鼓励产妇进食和休息,防止疲劳和产妇衰竭。同时合理使用宫缩剂,防止产程延长或急产,适当使用镇静剂以保证产妇休息。第二产程严格执行无菌技术,指导产妇正确使用腹压;严格掌握会阴切开的时机,保护会阴,避免胎儿娩出过快,胎儿娩出后立即使用宫缩剂,以加强子宫收缩,减少出血。第三产程时,不可过早牵拉脐带,挤压子宫,待胎盘剥离征象出现后,及时协助胎盘娩出,并仔细检查胎盘、胎膜,软产道有无裂伤或血肿。若阴道出血量多,应查明原因,及时处理。

（3）产后观察:产后2小时产妇仍于产房观察,80%的产后出血发生在这一期间。注意观察产妇子宫收缩,恶露的色、质、量,会阴切口处有无血肿,定时测量产妇的生命体征,发现异常,及时处理。督促产妇及时排空膀胱,以免因膀胱充盈影响宫缩致产后出血。尽可能进行早接触、早吸吮,可刺激子宫收缩,减少阴道出血量。重视产妇主诉,同时对有高危因素的产妇,保持静脉通畅,做好随时急救的准备。

2. 针对出血原因,积极止血,纠正失血性休克,防止感染

（1）子宫收缩乏力所致产后出血,可加强子宫收缩,通过使用宫缩剂、按摩子宫、宫腔填塞或结扎血管等方法止血。

1）使用宫缩剂:胎儿、胎盘娩出后即刻使用宫缩剂促进子宫收缩。可用缩宫素肌注或静脉滴注,卡前列甲酯栓纳肛、地诺前列酮宫肌注射等均可促进子宫收缩,用药前注意产妇有无禁忌证。

2）按摩子宫:胎盘娩出后,一手置于产妇腹部,触摸子宫底部,拇指在前,其余四指在后,均匀而有节律地按摩子宫,促使子宫收缩,直至子宫收缩正常为止(图9-1)。如效果不佳,可采用腹部-阴道双手压迫子宫方法。一手在子宫体部按摩子宫体后壁,另一手戴无菌手套深入阴道握拳置于阴道前穹隆处,顶住子宫前壁,两手相对紧压子宫,均匀而有节律地按摩,不仅可以刺激子宫收缩且可压迫子宫内血窦,减少出血(图9-2)。

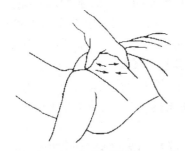

图9-1　按摩子宫

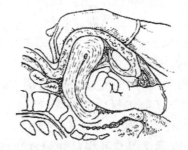

图9-2　腹部-阴道双手压迫子宫

3）宫腔填塞:一种是宫腔纱条填塞法:应用无菌纱布条填塞宫腔,有明显的局部止血作用,适用于子宫全部松弛无力,以及经过子宫按摩、应用宫缩剂仍然无效者。术者用卵圆钳将无菌纱布条送入宫腔内,自宫底由内向外填紧宫腔,压迫止血,助手在腹部固定子宫。一般于24小时后取出纱条,填塞纱条后要严密观察子宫收缩情况,观察生命体征,警惕填塞不紧,若留有空隙,可造成隐匿性出血,以及宫腔内继续出血、积血而阴道不流血的假象。24小时后取出纱条,取出前应先使用宫缩剂。另一种是宫腔填塞气囊(图9-3)。宫腔纱布条填塞可能会造成填塞不均匀、填塞不紧等情况而造成隐性出血,纱条填塞无效时或可直接使用宫腔气囊填塞。如图9-3所示。在气泵的作用下向气球囊充气配合止血辅料对子宫腔进行迅速止血,它对宫腔加压均匀,并且止血效果较好,操作简单,便于抢救时能

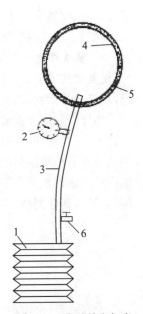

图9-3　宫腔填塞气囊

气囊球4外球面上设置有止血敷料5,硅胶管3一端固定连接气球囊4,另一端连接气泵1,硅胶管3上设置有压力显示表2和放气开关6。

及时使用。

4）结扎盆腔血管：如遇子宫收缩乏力、前置胎盘等严重产后出血的产妇，上述处理无效时，可经阴道结扎子宫动脉上行支或结扎髂内动脉。

5）动脉栓塞：在超声提示下，行股动脉穿刺插入导管至髂内动脉或子宫动脉，注入吸收性明胶海绵栓塞动脉。栓塞剂可于2～3周自行吸收，血管恢复畅通，但需要在产妇生命体征平稳时进行。

6）子宫切除：如经积极抢救无效者，危及产妇生命，根据医嘱做好全子宫切除术的术前准备。

（2）胎盘因素：怀疑有胎盘滞留时应立即做阴道检查或宫腔探查，做好必要的刮宫准备。胎盘已剥离者，可协助产妇排空膀胱，牵拉脐带，按压宫底，协助胎盘娩出。若胎盘部分剥离、部分粘连时，可徒手进入宫腔，协助剥离胎盘后取出。若胎盘部分残留者，徒手不能取出胎盘，使用大刮匙刮取残留胎盘；胎盘植入者，不可强行剥离，做好子宫切除的准备。

（3）软产道裂伤：应及时准确地进行修复缝合。如果出现血肿，则需要切开血肿、清除积血、缝合止血，同时补充血容量，必要时可置橡皮引流。

（4）凝血功能障碍：排除以上各种因素后，根据血生化报告，针对不同病因治疗，及时补充新鲜全血，补充血小板、纤维蛋白原，或凝血酶原复合物、凝血因子等。如果发生弥散性血管内凝血应进行抗凝与抗纤溶治疗，积极抢救。

（5）失血性休克：对失血量多的产妇，其休克程度与出血量、出血速度和产妇自身状况有关。在抢救的同时，尽可能正确地判断出血量，判断出血程度，并补充相同的血量为原则，止血治疗的同时进行休克抢救。建立有效的静脉通路，测量中心静脉压，根据医嘱补充晶体和胶体，纠正低血压。给予产妇安静的环境，平卧，吸氧并保暖，纠正酸中毒，同时观察产妇的意识状态、皮肤颜色、生命体征和尿量。根据医嘱使用广谱抗生素防止感染。

3．健康指导　产后出血后，产妇抵抗力下降、活动无耐力，医护人员应主动给予产妇关心，使其增加安全感，并且帮助产妇进行生活护理，鼓励产妇说出内心感受，针对产妇的情况，逐步改善饮食，纠正贫血，逐步增加活动量，促进预后。

指导产妇加强营养和适度活动等自我保健知识，同时宣教关于自我观察子宫复旧和恶露情况，自我护理会阴伤口、功能锻炼等方法，指导其定时产后检查，随时根据医生的检查结果调节产后自我恢复的方案。向产妇提供产后避孕指导，产褥期禁止盆浴，禁止性生活。晚期产后出血可能发生于分娩24小时之后，于产褥期发生大量出血，也可能发生于产后1～2周，应予以高度警惕。

第三节　子宫破裂

子宫破裂（rupture of uterus）是指在分娩期或妊娠晚期子宫体部或子宫下段发生破裂。是产科严重的并发症，若不及时诊治，可随时威胁母儿生命。

根据子宫破裂发生的时间可分为妊娠期破裂和分娩期破裂；根据子宫破裂发生的部位可分为子宫体部破裂和子宫下段破裂；根据子宫破裂发生的程度可分为完全性破裂和不完全性破裂。完全破裂是指子宫壁的全层破裂，导致宫腔内容物进入腹腔，破裂常发生于子宫下段。不完全破裂是指子宫内膜、肌层部分或全部破裂,而浆膜层完整,常发生于子宫下段,宫腔与腹腔不相通,而往往在破裂侧进入阔韧带之间,形成阔韧带血肿。

一、病因

(一) 梗阻性难产

它是引起子宫破裂最常见的原因。骨盆狭窄、头盆不称、软产道阻塞(发育畸形、瘢痕或肿瘤等),胎位异常(肩先露、额先露),胎儿异常(巨大胎儿、胎儿畸形)等,均可以导致胎先露部下降受阻,子宫上段为克服产道阻力而强烈收缩,使子宫下段过分伸展变薄超过最大限度,而发生子宫破裂。

(二) 瘢痕子宫

剖宫产、子宫修补术、子宫肌瘤剔除术等都会使术后子宫肌壁留有瘢痕,于妊娠晚期或者临产后因子宫收缩牵拉及宫腔内压力增高而致子宫瘢痕破裂。宫体部瘢痕多于妊娠晚期发生自发破裂,多为完全破裂;子宫下段瘢痕破裂多发生于临产后,为不完全破裂。前次手术后伴感染或愈合不良者,发生子宫破裂概率更大。

(三) 宫缩剂使用不当

分娩前肌注缩宫素或过量静脉滴注缩宫素,使用前列腺素栓剂及其他子宫收缩药物使用不当,均可导致子宫收缩过强,造成子宫破裂。多产、高龄、子宫畸形或发育不良、多次刮宫史、宫腔感染等都会增加子宫破裂的概率。

(四) 手术创伤

多发生于不适当或粗暴的阴道助产手术,如宫颈口未开全时行产钳或臀牵引术,强行剥离植入性胎盘或严重粘连胎盘,行毁胎术、穿颅术时器械、胎儿骨片伤及子宫等情况均可导致子宫破裂。

二、临床表现

子宫破裂多发生于分娩期,通常是个逐渐发展的过程,可分为先兆子宫破裂和子宫破裂两个阶段。其症状与破裂发生的时间、部位、范围、出血量、胎儿及子宫肌肉收缩情况有关。

(一) 先兆子宫破裂

子宫病理性缩复环形成、下腹部压痛、胎心率异常、血尿,是先兆子宫破裂的四大主要表现。

1. 症状 常见于产程长、有梗阻性难产因素的产妇。产妇通常在临产过程中,当宫缩愈强,但胎儿下降受阻,产妇表现为烦躁不安、疼痛难忍、下腹部拒按、呼吸急促、脉搏加快,同时膀胱受压充血,出现排尿困难及血尿。

2. 体征 因胎先露部下降受阻,子宫收缩过强,子宫体部肌肉增厚变短,子宫下段肌肉变薄拉长,在两者间形成环状凹陷,称为病理性缩复环(pathologic retraction ring)。可见该环逐渐上升至脐平或脐上,压痛明显(图 9 - 4)。因子宫收缩过强过频,胎儿可能触不清,胎心率先加快后减慢或听不

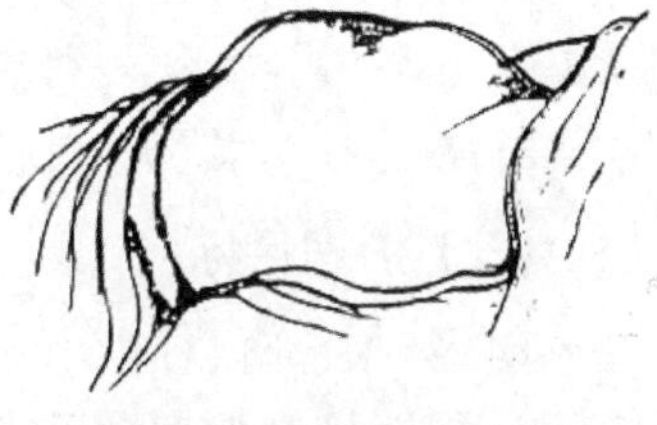

图 9 - 4 病理性缩复环

清,胎动频繁。

(二) 子宫破裂

1. 症状　产妇突感下腹部撕裂样剧痛,子宫收缩停止,腹部稍感舒适。后因血液、羊水进入腹腔,出现全腹持续性疼痛,伴有面色苍白、冷汗淋漓、脉搏细速、呼吸急促等现象。

2. 体征　产妇全腹压痛、反跳痛,腹壁下可扪及胎体,子宫位于侧方,胎心胎动消失。阴道出血可见鲜血流出,下降中的胎儿先露部消失,扩张的宫颈口回缩,部分产妇可扪及子宫下段裂口及宫颈。若为子宫不完全破裂者,上述体征不明显,仅在不全破裂处有压痛、腹痛,若破裂口累及两侧子宫血管,可致急性大出血或形成阔韧带内血肿,查体时可在子宫一侧扪及逐渐增大且有压痛的包块。

三、处理原则

(一) 先兆子宫破裂

立即抑制宫缩,使用麻醉药物或者肌注哌替啶,即刻行剖宫产终止妊娠。

(二) 子宫破裂

在输血、输液、吸氧等抢救休克的同时,无论胎儿是否存活,都尽快做好剖宫产的准备,进行手术治疗。根据产妇全身状况、破裂的部位和程度、破裂的时间、有无感染征象等决定手术方法。

四、护理

(一) 护理评估

1. 病史　收集产妇既往有无与子宫破裂相关的病史,如子宫手术瘢痕、剖宫产史;此次妊娠有无出现高危因素,如胎位不正、头盆不称等;临产期间有无滥用缩宫素。

2. 身心状况　评估产妇目前的临床表现和生命体征、情绪变化。如宫缩的强度、间隔时间、腹部疼痛的性质,有无排尿困难、有无血尿、有无出现病理性缩复环,同时监测胎儿宫内情况,了解有无出现胎儿窘迫征象。产妇精神状态有无烦躁不安、恐惧、焦虑、衰竭等现象。

3. 辅助检查

(1) 腹部检查:可了解产妇腹部疼痛的部位和体征,从而判断子宫破裂的阶段。

(2) 实验室检查:血常规检查可了解有无白细胞计数升高、血红蛋白下降等感染、出血征象;同时尿常规检查可了解有无肉眼血尿。

(3) 超声检查:可协助发现子宫破裂的部位和胎儿的位置。

(二) 护理诊断

1. 疼痛　与产妇出现强直行宫缩、子宫破裂有关。

2. 组织灌注无效　与子宫破裂后出血量多有关。

3. 预感性悲哀　与担心自身预后和胎儿可能死亡有关。

(三) 护理目标

1. 及时补充血容量,产妇低血容量予以纠正。

2. 能够抑制强直性子宫收缩,产妇疼痛略有缓解。

3. 产妇情绪能够得到安抚和平稳。

（四）护理措施

1. **预防子宫破裂** 向孕产妇宣教，做好计划生育工作，避免多次人工流产，减少多产。认真做好产前检查，如有瘢痕子宫、产道异常者提前入院待产。正确处理产程，严密观察产程进展，尽早发现先兆子宫破裂的征象并进行及时处理。严格掌握使用缩宫素的指征和禁忌证，避免滥用，滴注缩宫素时应有专人看护并记录，从小剂量起，逐渐增加，严防发生过强宫缩。

2. **先兆子宫破裂的护理** 密切观察产程进展，注意胎儿心率变化。待产时，如果宫缩过强过频，下腹部压痛明显，或出现病理性缩复环时，及时报告医生，停止缩宫素等一切操作，严密监测产妇生命体征，根据医嘱使用抑制宫缩药物。

3. **子宫破裂的护理** 迅速开放静脉通路，短时间内补充液体、输血，补足血容量，同时吸氧、保暖，纠正酸中毒，进行抗休克处理，根据医嘱做好手术前各项准备，严密监测产妇生命体征，24 小时出入量，各种实验室检查结果，评估出血量，根据医嘱使用抗生素防止感染。

4. **心理支持** 协助医生根据产妇的情况，向产妇及家属解释病情治疗计划，取得家属的支持和产妇的配合。如果出现胎儿死亡的产妇，要努力开解其悲伤的心情，鼓励其说出内心感受，为其提供安静的环境，同时给予关心和生活上的护理，努力帮助其接受现实，调整情绪，为产妇提供相应的产褥期休养计划，做好关于其康复的各种宣教。

第四节 羊 水 栓 塞

羊水栓塞（amniotic fluid embolism，AFE）是指在分娩过程中，羊水突然进入母体血循环而引起的急性肺栓塞、休克和弥散性血管内凝血（DIC）、肾衰竭和猝死的严重分娩并发症。其起病急、病情凶险，是造成孕产妇死亡的重要原因之一，发生于足月分娩者死亡率高达70%～80%。也可发生在妊娠早、中期的流产，但病情较轻，死亡率较低。

一、病因

羊水栓塞是由污染羊水中的有形物质（胎儿毳毛、角化上皮、胎脂、胎粪）进入母体血循环引起。通常有以下几个原因：

（1）羊膜腔内压力增高（子宫收缩过强），胎膜与宫颈壁分离或宫颈口扩张引起宫颈黏膜损伤时，静脉血窦开放，羊水进入母体血循环。

（2）宫颈裂伤、子宫破裂、前置胎盘、胎盘早剥或剖宫产术中羊水通过病理性开放的子宫血窦进入母体血循环。

（3）羊膜腔穿刺或钳刮术时子宫壁损伤处静脉窦也可以成为羊水进入母体通道。

二、病理生理

近年来研究认为，羊水栓塞主要是变态反应。羊水进入母体循环后，通过阻塞肺小血管，引起变态反应而导致凝血机制异常，使机体发生一系列的病理生理变化。

1. **肺动脉高压** 羊水内的有形物质如胎儿毳毛、胎脂、胎粪、角化上皮细胞等直接形成栓子。一方面，羊水的有形物质激活凝血系统，使小血管内形成广泛的血栓而阻塞肺小血管,反射性引起迷走神经兴奋,使肺小血管痉挛加重。另一方面,羊水内有形物质经肺动脉进入肺循环,阻塞小血管,引起肺内小支气管痉挛,支气管内分泌物增加,使肺通气、换气量减少,反射性地引起肺小血管痉挛,肺小血管阻塞而引起肺动脉压增高,导致急性右心衰竭,继而发生呼吸和循环功能衰竭、休克,甚至死亡。

2. 过敏性休克　羊水中有形物质成为致敏原,作用于母体,引起变态反应所导致的过敏性休克,多在羊水栓塞后立即出现血压骤降甚至消失,甚至心、肺功能衰竭的表现。

3. 弥散性血管内凝血(DIC)　妊娠时母体血液呈高凝状态。羊水中含有大量促凝物质可激活母体凝血系统,进入母血循环后,在血管内产生大量的微血栓,消耗大量的凝血因子和纤维蛋白原,从而导致 DIC。同时纤维蛋白原下降时,可激活纤溶系统,由于大量凝血物质的消耗和纤溶系统的激活,产妇血液系统由高凝状态转变为纤溶亢进,血液不凝固,极易发生严重的产后出血及失血性休克。

4. 急性肾衰竭　由于休克和 DIC,导致肾脏急剧缺血,进一步发生肾衰竭。

三、临床表现

1. 症状　羊水栓塞起病急骤、来势凶险,多发生于分娩过程中,尤其发生在胎儿娩出前后的短时间内。临床经过可分为以下 3 个阶段:

(1) 急性休克期:在分娩过程中,尤其是刚破膜不久,产妇突感寒战、烦躁不安、气急、恶心、呕吐等先兆症状,继而出现呛咳、呼吸困难、发绀、抽搐、昏迷,迅速出现循环衰竭,进入休克或昏迷状态。病情严重者仅在数分钟内死亡。

(2) 出血期:患者渡过呼吸、循环衰竭和休克而进入凝血功能障碍阶段,表现为难以控制的大量出血,血液不凝,身体其他部位出血如切口渗血、全身皮肤黏膜出血、血尿、消化道大出血或肾脏出血,产妇可死于出血性休克。

(3) 急性肾衰竭:后期存活的患者出现少尿、无尿和尿毒症的症状。主要为循环功能衰竭引起的肾脏缺血,DIC 早期形成的血栓堵塞肾内小血管,引起肾脏缺血、缺氧,导致肾脏器质性损害。

2. 体征　心率增快,血压骤降,肺部听诊可闻及湿罗音。全身皮肤黏膜有出血点及瘀斑,阴道流血不止,切口渗血不凝。

四、处理原则

及时处理,立即抢救,抗过敏,纠正呼吸、循环系统衰竭和改善低氧血症,抗休克,防止DIC 和肾衰竭的发生。

五、护理

(一) 护理评估

1. 病史　评估发生羊水栓塞临床表现的各种诱因,有无胎膜早破或人工破膜,前置胎盘或胎盘早剥,宫缩过强或强直性宫缩,中期妊娠引产或钳刮术,羊膜腔穿刺术等病史。

2. 身心状况　胎膜破裂后,胎儿娩出后或手术中产妇突然出现寒战、呛咳、气急、烦躁不安、尖叫、呼吸困难、发绀、抽搐、出血不凝、不明原因休克等症状和体征,血压下降或消失,应考虑为羊水栓塞,立即进行抢救。

3. 辅助检查

（1）血涂片查找羊水有形物质：采集下腔静脉血，镜检见到羊水有形成分可确诊。

（2）床旁胸部 X 线摄片：可见肺部双侧弥漫性点状、片状浸润影，沿肺门分布，伴轻度肺不张和右心扩大。

（3）床旁心电图或心脏彩色多普勒超声检查：提示右心房、右心室扩大，ST 段下降。

（4）若患者死亡，行尸检时，可见肺水肿、肺泡出血。心内血液查到有羊水有形物质，肺小动脉或毛细血管有羊水有形成分栓塞，子宫或阔韧带血管内查到羊水有形物质。

（二）护理诊断

1. 气体交换受损　与肺血管阻力增加、肺动脉高压、肺水肿有关。

2. 组织灌注无效　与弥散性血管内凝血及失血有关。

3. 有胎儿窘迫的危险　与羊水栓塞、母体血循环受阻有关。

（三）护理目标

1. 实施抢救后，患者胸闷、气急、呼吸困难等症状有所改善。

2. 患者心率、血压恢复正常，出血量减少，肾功能恢复正常。

3. 新生儿无生命危险。

（四）护理措施

1. 羊水栓塞的预防　加强产前检查，及时注意有无诱发因素，及时发现前置胎盘、胎盘早剥等并发症并予以积极处理。严密观察产程进展情况，正确掌握缩宫素的使用方法，防止宫缩过强。严格掌握人工破膜的指征和时间，宜在宫缩间歇期行人工破膜术，破口要小，并注意控制羊水流出的速度。

2. 配合医生，并积极抢救患者

（1）吸氧：最初阶段是纠正缺氧。给予患者半卧位，加压给氧，必要时给予气管插管或者气管切开，减轻肺水肿，改善脑缺氧。

（2）抗过敏：根据医嘱，尽快给予大剂量肾上腺糖皮质激素抗过敏、解除痉挛，保护细胞。可予地塞米松 20～40 mg 静脉推注，以后根据病情可静脉滴注维持。氢化可的松 100～200 mg 加入 5%～10% 葡萄糖注射液 50～100 ml 快速静脉滴注，后予 300～800 mg 加入 5% 葡萄糖注射液 250～500 ml 静脉滴注，日用上限可达 500～1 000 mg。

（3）缓解肺动脉高压：解痉药物能改善肺血流灌注，预防右心衰竭所致的呼吸循环衰竭。首选盐酸罂粟碱，30～90 mg 加入 25% 葡萄糖注射液 20 ml 缓慢推注，能松弛平滑肌，扩张冠状动脉、肺和脑动脉，降低小血管阻力。与阿托品合用扩张小动脉效果更佳。其次使用阿托品，阿托品能阻断迷走神经反射所导致的肺血管和支气管痉挛。1 mg 阿托品加入 10%～25% 葡萄糖注射液 10 ml，每 15～30 分钟静脉推注 1 次，直至症状缓解，微循环改善为止。第三，使用氨茶碱。氨茶碱具有松弛支气管平滑肌、解除肺血管痉挛的作用，250 mg 氨茶碱加入 25% 葡萄糖注射液 20 ml 缓慢推注。第四，酚妥拉明为 α 肾上腺素能抑制剂，能解除肺血管痉挛，降低肺动脉阻力，消除肺动脉高压。可用 5～10 mg 加入 10% 葡萄糖注射液 100 ml 静脉滴注。

（4）抗休克

1）补充血容量、使用升压药物：扩容常使用低分子右旋糖酐静脉滴注，并且补充新鲜的血液和血浆。在抢救过程中,监测中心静脉压,了解心脏负荷情况,并据此调节输液量和输液速度。升压药物可用多巴胺 20 mg 加入 5％葡萄糖溶液 250 ml 静脉滴注,随时根据血压调节滴速。

2) 纠正酸中毒:根据血氧分析和血清电解质结果,判断是否存在酸中毒。一旦发现,5％碳酸氢钠 250 ml 静脉滴注,及时应用可纠正休克和代谢失调,并根据血清电解质,及时纠正电解质紊乱。

3) 纠正心衰消除肺水肿:使用毛花苷 C 或毒毛花苷 K 静脉滴注。同时使用呋塞米静脉推注,有利于消除肺水肿,防止急性肾衰竭。

(5) 防治 DIC:DIC 阶段应早期抗凝,补充凝血因子,及时输注新鲜血液和血浆、纤维蛋白原等;应用肝素钠,尤其在羊水栓塞时其血液呈高凝状态时短期内使用。用药过程中监测出凝血时间,如使用肝素过量(凝血时间＞30 分钟),则出现出血倾向,如伤口渗血、血肿、阴道流血不止等,可用鱼精蛋白对抗。

DIC 晚期纤溶时期,抗纤溶可使用氨基己酸、氨甲苯酸、氨甲环酸抑制纤溶激活酶,使纤溶酶原不被激活,从而抑制纤维蛋白溶解。抗纤溶的同时补充纤维蛋白原和凝血因子,防止大出血。

(6) 预防肾衰竭:抢救的同时注意尿量,如补足血容量后仍然少尿或无尿,需要及时使用呋塞米等利尿剂,预防与治疗肾衰竭。

(7) 预防感染:使用肾毒性较小的抗生素防止感染。

(8) 产科处理:第一产程发病的产妇应立即考虑行剖宫产终止妊娠,去除病因。第二产程发病者,及时行阴道助产结束分娩,并且密切观察出血量、出凝血时间等,如果发生产后出血不止,应及时配合医生,做好子宫切除术的准备。

3. 提供心理支持　如果在发病抢救过程中,产妇神志清醒,应给予产妇鼓励,安抚其紧张和恐惧的心理,使其配合医生抢救;对于家属要表示理解和抚慰,向家属解释产妇的病情,争取家属的支持和配合。在产妇病情稳定的情况下,可允许家属探视并且陪伴产妇,同时,病情稳定的康复期,可与产妇和家属一起制定康复计划,适时地给予相应的健康教育。

案例分析与思考题

1. 张女士,35 岁,妊娠足月临产,滞产,胎儿胎盘娩出后,出现间歇性阴道流血,量较多,混有血块,检查子宫体柔软、轮廓不清。请问:

(1) 导致张女士出血的原因是什么?

(2) 有什么方法可以止血?

(3) 产后如何护理?

2. 简述胎儿窘迫的临床表现。

3. 简述子宫收缩乏力所致产后出血的处理方法。

(张　菁)

第十章 产后并发症妇女的护理

第一节 产褥感染

产褥感染是指分娩时及产褥期生殖道受病原体感染,引起局部和全身的炎性变化。发病率为 1%～7.2%,是产妇死亡的四大原因之一。产褥病率是指分娩 24 小时以后的 10 日内用口表每日测量 4 次,体温有 2 次达到或超过 38℃。可见产褥感染与产褥病率的含义不同。虽造成产褥病率的原因以产褥感染为主,但也包括产后生殖道以外的其他感染与发热,如泌尿系感染、乳腺炎、上呼吸道感染等。

一、病因

(一) 感染来源

1. 自身感染　正常孕妇生殖道或其他部位的病原体,当出现感染诱因时使机体抵抗力低下而致病。孕妇生殖道病原体不仅可以导致产褥感染,而且在孕期即可通过胎盘、胎膜、羊水间接感染胎儿,并导致流产、早产、死胎、IUGR、胎膜早破等。有些病原体造成的感染,在孕期只表现出阴道炎、宫颈炎等局部症状,常常不被患者重视,而在产后机体抵抗力低下时发病。

2. 外来感染　由被污染的衣物、用具、各种手术器械、物品等接触患者后引起感染,常常与无菌操作不严格有关。产后住院期间探视者、陪伴者的不洁护理和接触,是引起产褥感染极其重要的来源,也是极容易被疏忽的感染因素,应引起产科医师、医院管理者的高度重视。

(二) 感染病原体

引起产褥感染的病原体种类较多,较常见者有链球菌、大肠杆菌、厌氧菌等,其中内源性需氧菌和厌氧菌混合感染的发生有逐渐增高的趋势。需氧性链球菌是外源性感染的主要致病菌,有极强的致病力、毒力和播散力,可致严重的产褥感染。大肠杆菌属包括大肠埃希菌及其相关的革兰阴性杆菌、变形杆菌等,亦为外源性感染的主要致病菌之一,也是菌血症和感染性休克最常见的病原体。在阴道、尿道、会阴周围均有寄生,平常不致病,产褥期机体抵抗力低下时可迅速增殖而发病。厌氧性链球菌存在于正常阴道中,当产道损伤、机体抵抗力下降,可迅速大量繁殖,并与大肠杆菌混合感染,其分泌物异常恶臭。

（三）感染诱因

1. 一般诱因　机体对入侵的病原体的反应,取决于病原体的种类、数量、毒力以及机体自身的免疫力。女性生殖器官具有一定的防御功能,任何削弱产妇生殖道和全身防御功能的因素均有利于病原体的入侵与繁殖,如贫血、营养不良,和各种慢性疾病,如肝功能不良、妊娠合并心脏病、糖尿病,等等,以及临近预产期前性交、羊膜腔感染。

2. 与分娩相关的诱因

（1）胎膜早破:完整的胎膜对病原体的入侵起着有效的屏障作用,胎膜破裂导致阴道内病原体上行性感染,是病原体进入宫腔并进一步入侵输卵管、盆腔、腹腔的主要原因。

（2）产程延长、滞产、多次反复的肛查和阴道检查增加了病原体入侵机会。

（3）剖宫产操作中无菌措施不严格、子宫切口缝合不当,导致子宫内膜炎的发生率为阴道分娩的 20 倍,并伴随严重的腹壁切口感染,尤以分枝杆菌所致者为甚。

（4）产程中宫内仪器使用不当或使用次数过多、使用时间过长,如宫内胎儿心电监护、胎儿头皮血采集等,将阴道及宫颈的病原体直接带入宫腔而感染。宫内监护超过 8 小时者,产褥病率可达 71%。

（5）各种产科手术操作(产钳助产、胎头吸引术、臀牵引等),以及产道损伤、产前产后出血、宫腔填塞纱布、产道异物、胎盘残留,等等,均为产褥感染的诱因。

二、分型及临床表现

发热、腹痛和异常恶露是最主要的临床表现。由于机体抵抗力不同,炎症反应程度、范围和部位的不同,临床表现有所不同。根据感染发生的部位可将产褥感染分为以下几种类型。

（一）急性外阴、阴道、宫颈炎

此常由于分娩时会阴损伤或手术产、孕前有外阴阴道炎者而诱发,表现为局部灼热、坠痛、肿胀,炎性分泌物刺激尿道可出现尿痛、尿频、尿急。会阴切口或裂伤处缝线嵌入肿胀组织内,针孔流脓。阴道与宫颈感染者其黏膜充血、水肿、溃疡、化脓,日久可致阴道粘连甚至闭锁。病变局限者,一般体温不超过 38℃,病情发展可向上或宫旁组织,导致盆腔结缔组织炎。

（二）剖宫产腹部切口、子宫切口感染

剖宫产术后腹部切口的感染多发生于术后 3～5 天,局部红肿、触痛,组织侵入有明显硬结,并有浑浊液体渗出,伴有脂肪液化者其渗出液可呈黄色浮油状,严重患者组织坏死,切口部分或全层裂开,伴有体温明显升高,超过 38℃。Soper 报道剖宫产术后的持续发热主要为腹部切口的感染,尤其是普通抗生素治疗无效者。

据报道,3.97%的剖宫产术患者有切口感染、愈合不良,常见的原因有合并糖尿病、妊娠期高血压疾病、贫血等。剖宫产术后子宫切口感染者则表现为持续发热,早期低热多见,伴有阴道出血增多,甚至晚期产后大出血,子宫切口缝合过紧过密是其因素之一。妇检子宫复旧不良、子宫切口处压痛明显,B超检查显示子宫切口处隆起呈混合性包块,边界模糊,可伴有宫腔积液(血),彩色多普勒超声检查显示有子宫动脉血流阻力异常。

（三）急性子宫内膜炎、子宫肌炎

此为产褥感染最常见的类型,由病原体经胎盘剥离面侵犯至蜕膜所致者为子宫内膜炎,

侵及子宫肌层者为子宫肌炎，两者常互相伴随。临床表现为产后 3～4 天开始出现低热，下腹疼痛及压痛，恶露增多且有异味，如早期不能控制，病情加重，出现寒战、高热、头痛、心率加快、白细胞及中性粒细胞增高，有时因下腹部压痛不明显及恶露不一定多而容易误诊。Figueroa 报道急性子宫内膜炎的患者 100% 有发热，61.6% 其恶露有恶臭，60% 患者子宫压痛明显，最常培养分离出的病原体主要有溶血性葡萄球菌、大肠杆菌、链球菌等。当炎症波及子宫肌壁时，恶露反而减少，异味亦明显减轻，容易误认为病情好转。感染逐渐发展可于肌壁间形成多发性小脓肿，B 超检查显示子宫增大复旧不良、肌层回声不均，并可见小液性暗区，边界不清。如继续发展，可导致败血症甚至死亡。

（四）急性盆腔结缔组织炎、急性输卵管炎

此多继发于子宫内膜炎或宫颈深度裂伤，病原体通过淋巴道或血行侵及宫旁组织，并延及输卵管及其系膜。临床表现主要为一侧或双侧下腹持续性剧痛，妇检或肛查可触及宫旁组织增厚或有边界不清的实质性包块，压痛明显，常常伴有寒战和高热。炎症可在子宫直肠窝积聚形成盆腔脓肿，如脓肿破溃则向上播散至腹腔。如侵及整个盆腔，使整个盆腔增厚呈巨大包块状，不能辨别其内各器官，整个盆腔似乎被冻结，称为"冰冻骨盆"。

（五）急性盆腔腹膜炎、弥漫性腹膜炎

炎症扩散至子宫浆膜层，形成盆腔腹膜炎，继续发展为弥漫性腹膜炎，出现全身中毒症状：高热、寒战、恶心、呕吐、腹胀、下腹剧痛，体检时下腹明显压痛、反跳痛。产妇因产后腹壁松弛，腹肌紧张多不明显。腹膜炎性渗出及纤维素沉积可引起肠粘连，常在直肠子宫陷凹形成局限性脓肿，刺激肠管和膀胱导致腹泻、里急后重及排尿异常。病情不能彻底控制者可发展为慢性盆腔炎。

（六）血栓性静脉炎

细菌分泌肝素酶分解肝素导致高凝状态，加之炎症造成的血流淤滞静脉脉壁损伤，尤其是厌氧菌和类杆菌造成的感染极易导致血栓性静脉炎。可累及卵巢静脉、子宫静脉、髂内静脉、髂总静脉及下腔静脉，病变常为单侧性，患者多在产后 1～2 周，继子宫内膜炎之后出现寒战、高热、反复发作，持续数周，不易与盆腔结缔组织炎鉴别。下肢血栓性静脉炎者：病变多位于一侧股静脉和腘静脉及大隐静脉，表现为弛张热、下肢持续性疼痛、局部静脉压痛或触及硬索状包块，血液循环受阻，下肢水肿，皮肤发白，称为股白肿。可通过彩色多普勒超声血流显像检测确诊。

（七）脓毒血症及败血症

病情加剧则细菌进入血液循环引起脓毒血症、败血症，尤其是当感染血栓脱落时，可致肺、脑、肾脓肿或栓塞死亡。

三、处理原则

治疗原则是抗感染，辅以整体护理、局部病灶处理、手术或中医中药治疗。

1. **支持疗法**　纠正贫血与电解质紊乱，增强免疫力。半卧位以利脓液流于陶氏腔，使之局限化。进食高蛋白、易消化的食物，多饮水，补充维生素，纠正贫血和水、电解质紊乱。发热者以物理退热方法为主，高热者酌情给予 50～100 mg 双氯芬酸栓塞肛门退热，一般不使用安替比林退热，以免体温不升。重症患者应少量多次输新鲜血或血浆、白蛋白，以提高机

体免疫力。

2. 清除宫腔残留物　有宫腔残留者应予以清宫,对外阴或腹壁切口感染者可采用物理治疗,如红外线或超短波局部照射,有脓肿者应切开引流,盆腔脓肿者行阴道后穹隆穿刺或切开引流,并取分泌物培养及药物敏感试验。严重的子宫感染,经积极的抗感染治疗无效,病情继续扩展恶化者,尤其是出现败血症、脓毒血症者,应果断及时地行子宫全切术或子宫次全切除术,以清除感染源,拯救患者的生命。

3. 抗生素的应用　应注意需氧菌与厌氧菌以及耐药菌株的问题。感染严重者,首选广谱高效抗生素,如青霉素、氨苄西林、头孢类或喹喏酮类抗生素等,必要时进行细菌培养及药物敏感试验,并应用相应的有效抗生素。可短期加用肾上腺糖皮质激素,提高机体应激能力。

4. 活血化瘀　血栓性静脉炎者产后在抗感染同时,加用肝素48～72小时,即肝素50 mg加5%葡萄糖溶液静脉滴注,6～8小时一次,体温下降后改为每日2次,维持4～7日,并口服双香豆素、双嘧达莫(潘生丁)等。也可用活血化瘀中药及溶栓类药物治疗。若化脓性血栓不断扩散,可考虑结扎卵巢静脉、髂内静脉等,或切开病变静脉直接取栓。

四、护理

(一)护理评估

1. 病史　认真进行全身及局部体检,注意有无引起感染的诱因,排除可致产褥病率的其他因素或切口感染等,查血尿常规、C反应蛋白(CRP)、红细胞沉降率(ESR)则有助于早期诊断。

2. 身心状况　通过全身检查,三合诊或双合诊检查,有时可触到增粗的输卵管或盆腔脓肿包块,辅助检查如B型超声、彩色超声多普勒、CT、磁共振等检测手段能对产褥感染形成的炎性包块、脓肿以及静脉血栓作出定位及定性诊断。

3. 辅助检查　病原体的鉴定对产褥感染诊断与治疗非常重要,方法有:

(1)病原体培养:常规消毒阴道与宫颈后,用棉拭子通过宫颈管,取宫腔分泌物或脓液进行需氧菌和厌氧菌的双重培养。

(2)分泌物涂片检查:若需氧培养结果为阴性,而涂片中出现大量细菌,应疑厌氧菌感染。

(3)病原体抗原和特异抗体检查:已有许多商品药盒问世,可快速检测。

(二)护理诊断

1. 疼痛　与产褥感染有关。

2. 体温过高　与伤口、宫内等感染有关。

3. 焦虑　与自身疾病有关。

(三)护理目标

1. 产妇疼痛减轻,体温正常。

2. 产妇感染得到控制,舒适感增加。

3. 产妇焦虑减轻或消失,能积极配合治疗。

（四）护理措施

1. 卧床休息　取半卧位,有利于恶露的排出及炎症的局限。

2. 注意观察子宫复旧情况　给予宫缩剂即缩宫素,促使子宫收缩,及时排出恶露。

3. 饮食　增强营养,提高机体抵抗力,高热量、高蛋白、高维生素、易消化饮食。产后 3 天内不能吃过于油腻、汤太多的食物。饮食中必须含足量的蛋白质、矿物质及维生素。少食或不食辛辣刺激性食物。保持精神愉快,心情舒畅,避免精神刺激。

4. 体温升高的护理　严密观察体温、脉搏,每 4 小时测量 1 次,体温在 39℃以上者,可采取物理降温(冰帽、温水、酒精擦洗),鼓励患者多饮水。

5. 食欲缺乏者　可静脉补液,注意纠正酸中毒,纠正电解质紊乱,必要时输血。

6. 保持会阴部清洁、干燥　每日消毒、擦洗外阴 2 次;会阴水肿严重者,可用 50%硫酸镁湿热敷;会阴伤口感染扩创引流者每日用消毒液换药或酌情坐浴;盆腔脓肿切开者,注意引流通畅。

7. 抗感染治疗　使用大剂量的抗生素。应用抗生素的原则是早用、快速、足量;对于严重的病例要采取联合用药(氨苄霉素、庆大霉素、卡那霉素、甲硝唑等);必要时取分泌物做药敏试验。

8. 下肢血栓性静脉炎　卧床休息,局部保暖并给予热敷,以促进血液循环而减轻肿胀,注意抬高患肢,防栓子脱落栓塞肺部。急性期过后,指导和帮助患者逐渐增加活动。

9. 做好患者的口腔、乳房护理　感染患者实施床边隔离,尤其是患者使用的便盆要严格隔离,防止交叉感染;及时消毒患者用物,产妇出院后应严格消毒所用物品。

（五）护理评价

1. 产妇疼痛减轻,体温正常。

2. 产妇感染得到控制,舒适感增加。

3. 产妇焦虑减轻或消失,积极配合治疗。

第二节　晚期产后出血

晚期产后出血是指分娩 24 小时后,在产褥期内发生的子宫大量出血,出血量超过 500 ml。产后 1~2 周发病最常见,亦有迟至产后 6 周发病,又称产褥期出血。晚期产后出血发生率的高低与各地产前保健及产科质量水平密切相关。近年来,随着各地剖宫产率的升高,晚期产后出血的发生率有上升趋势。

一、病因

1. 胎盘、胎膜残留　是最晚期产后出血常见的病因,多发生于产后 10 天左右。黏附在子宫腔内的小块胎盘组织发生变性、坏死、机化,可形成胎盘息肉。当坏死组织脱落时,基底部血管开放,引起大量出血。

2. 蜕膜残留　产后 1 周内正常蜕膜脱落并随恶露排出,若蜕膜剥离不全或剥离后长时间残留在宫腔内诱发子宫内膜炎症,影响子宫复旧,可引起晚期产后出血。

3. 子宫胎盘附着部位复旧不全　胎盘娩出后,子宫胎盘附着部位即刻缩小,可有血栓形成,随着血栓机化,可出现玻璃样变,血管上皮增厚,管腔变窄、堵塞,胎盘附着部位边缘有内膜向内生长,内膜逐渐修复,此过程需 6～8 周。如果胎盘附着面复旧不全,可使血栓脱落,血窦重新开放,导致子宫大量出血。

4. 感染　以子宫内膜炎为多见,炎症可引起胎盘附着面复旧不全及子宫收缩不佳,导致子宫大量出血。

5. 剖宫产术后　子宫切口裂开多见于子宫下段剖宫产横切口两侧端,其主要原因有感染与伤口愈合不良。

6. 其他　妊娠合并凝血功能障碍性疾患;胎盘部位滋养细胞肿瘤、子宫黏膜下肌瘤、子宫内膜息肉、宫腔内异物、宫颈糜烂、宫颈恶性肿瘤等均可能引起晚期产后出血。诊断依靠妇科检查血或尿 HCG 测定、X 线或 CT 检查、B 型超声检查及宫腔刮出物病理检查等。

二、临床表现

产后出血的主要临床表现为阴道流血过多,产后 24 小时内流血量超过 500 ml,继发出血性休克及易于发生感染。随病因的不同,其临床表现亦有差异。

1. 阴道流血　胎盘胎膜残留、蜕膜残留表现为血性恶露持续时间延长,以后反复出血或突然大量流血。检查发现①子宫复旧不全:宫口松弛,有时可触及残留组织。②子宫胎盘附着面感染或复旧不全:表现为突然大量阴道流血,检查发现子宫大而软、宫口松弛,阴道及宫口有血块堵塞。③剖宫产术后:子宫伤口裂开多发生于术后 2～3 周,出现大量阴道流血,甚至引起休克。

2. 腹痛和发热　常合并感染,伴有恶露增加,有恶臭。

3. 全身症状　继发性贫血,甚至出现失血性休克而危及生命。

三、处理原则

针对不同出血原因引起的产后出血,采取以下相应的措施:

1. 少量或中等量阴道流血　应给予足量广谱抗生素及子宫收缩剂。

2. 疑有胎盘、胎膜、蜕膜残留或胎盘附着部位复旧不全者　应行刮宫术。刮宫前做好备血,建立静脉通路及开腹手术准备,刮出物送病理检查,以明确诊断。刮宫后应继续给予抗生素及子宫收缩剂。

3. 疑有剖宫产后子宫切口裂开　仅少量阴道流血可先住院给予广谱抗生素及支持疗法,密切观察病情变化;若阴道流血多量,可作剖腹探查;若切口周围组织坏死范围小,炎症反应轻微,可作清创缝合及髂内动脉、子宫动脉结扎止血或行髂内动脉栓塞术;若组织坏死范围大,酌情作子宫次全切除术或子宫全切术。

四、护理

(一) 护理评估

1. 病史　详细询问患者有无产后出血史、剖宫产史等,询问产妇在分娩过程中有无胎盘、胎膜残留,有无下腹痛、低热或产后低热史。若为剖宫产术后,应注意剖宫产前或术中特殊情况及术后恢复情况,尤其应注意术后有无发热等情况,同时应排除全身出血性疾病。

2. 身心状况 症状和体征除阴道流血外,一般可有腹痛和发热。双合诊检查应在严密消毒、输液、备血等有抢救条件下进行。检查可发现子宫增大、软,宫口松弛,可以食指轻触子宫下段剖宫产者切口部位,了解切口愈合情况。

3. 辅助检查

(1) 血常规:了解贫血和感染情况。

(2) 超声检查:了解子宫大小、宫腔有无残留物及子宫切口愈合情况。

(3) 病原菌和药物敏感性试验:选择有效广谱抗生素。

(4) 血 β - HCG 测定:有助于排除胎盘残留及绒毛膜癌。

(5) 病理学检查:宫腔刮出物或切除子宫标本,送病理检查。

(二) 护理诊断

1. 组织灌注不足 与阴道大量出血有关。

2. 潜在并发症 出血性休克。

3. 恐惧 与阴道大量出血致生命威胁有关。

(三) 护理目标

1. 产妇经过治疗,出血能得到控制,生命体征恢复正常。

2. 产妇的血容量恢复,组织灌注良好。

3. 产妇能积极配合治疗及护理,生理及心理上的舒适感增加。

(四) 护理措施

1. 预防

(1) 术前预防:剖宫产时做到合理选择切口,避免子宫下段横切口两侧角部撕裂及合理缝合。

(2) 产后检查:产后应仔细检查胎盘、胎膜,如有残缺,应及时取出。在不能排除胎盘残留时,以进行宫腔探查为宜。

(3) 预防感染:术后应用抗生素预防感染,严格无菌操作。

2. 产后 24 小时后的护理 应严密观察产妇恶露量颜色、气味及子宫复旧情况,保持会阴及切口清洁干燥,严密观察体温、脉搏、呼吸、血压变化,必要时对产妇做进一步的相关检查,例如 B 超检查,以检查宫内情况。

3. 失血性休克患者的护理 为患者提供安静的环境,保证其舒适和休息。严密观察出血征象,观察皮肤颜色、血压、脉搏。观察子宫复旧情况、有无压痛等。遵医嘱使用抗生素防治感染,遵医嘱进行输血。

4. 心理护理 绝大多数患者对出血存在恐慌心理,应在做好抢救及护理工作的同时,安慰患者,做好解释工作,对患者细心、热情,解除其紧张心理,保持镇静,积极配合医生、护士进行诊治。

(五) 护理评价

1. 产妇经过治疗出血得到控制,生命体征恢复正常。

2. 产妇的血容量恢复,组织灌注良好。

3. 产妇积极配合治疗及护理,主诉生理及心理上的舒适感增加。

第三节 产后心理障碍(产褥期抑郁症)

产褥期抑郁症,又称产后抑郁症,是指产妇在分娩后出现抑郁症状,是产褥期精神综合征中最常见的一种类型。易激惹、恐怖、焦虑、沮丧和对自身及婴儿健康过度担忧,常失去生活自理及照料婴儿的能力,有时还会陷入错乱或嗜睡状态。多于产后2周发病,于产后4～6周症状明显,既往无精神障碍史。有关其发生率,国内研究资料多为10%～18%,国外资料高达30%以上。

一、病因

与生理、心理及社会因素密切相关。其中,B型血性格、年龄偏小、独生子女、不良妊娠结局对产妇的抑郁情绪影响很大。此外,与缺乏妊娠、分娩及小儿喂养常识也有一定关系。

1. 社会因素 家庭对婴儿性别的敏感,以及孕期发生不良生活事件越多,越容易患产褥期抑郁症。孕期、分娩前后诸如孕期工作压力大、失业、夫妻分离、亲人病丧等生活事件的发生,以及产后体形改变,都是患病的重要诱因。产后遭到家庭和社会的冷漠,缺乏帮助与支持,也是致病的危险因素。

2. 遗传因素 遗传因素是精神障碍的潜在因素。有精神病家族史,特别是有家族抑郁症病史的产妇,产褥期抑郁症的发病率高。在过去有情感性障碍的病史、经前抑郁症史等均可引起该病。

3. 心理因素 由于分娩带来的疼痛与不适使产妇感到紧张恐惧,出现滞产、难产时,产妇的心理准备不充分,紧张、恐惧的程度增加,导致躯体和心理的应激增强,从而诱发产褥期抑郁症的发生。

二、临床表现

心情沮丧、情绪低落,易激惹、恐怖、焦虑,对自身及婴儿健康过度担忧,失去生活自理及照料婴儿的能力,有时还会出现嗜睡、思维障碍、迫害妄想,甚至伤婴或出现自杀行为。

三、处理原则

产褥期抑郁症通常需要治疗,包括心理治疗和药物治疗。

1. 心理治疗 通过心理咨询,以解除致病的心理因素(如婚姻关系不良、想生男孩却生女孩、既往有精神障碍史等)。对产褥妇多加关心和无微不至的照顾,尽量调整好家庭中的各种关系,指导其养成良好睡眠习惯。

2. 药物治疗 应用抗抑郁症药,主要是选择5-羟色胺再吸收抑制剂、三环类抗抑郁药等。例如帕罗西汀以20 mg/d为开始剂量,逐渐增至50 mg/d口服;舍曲林以50 mg/d为开始剂量,逐渐增至200 mg/d口服;氟西汀以20 mg/d为开始剂量,逐渐增至80 mg/d口服;阿米替林以50 mg/d为开始剂量,逐渐增至150 mg/d口服等。这类药物优点为不进入乳汁中,故可用于产褥期抑郁症。

3. BN-脑神经平衡疗法 世界精神病学协会(WPA)、亚洲睡眠研究会(ASRS)、抑郁症防治国际委员会(PTD)、中国红十字会全国精神障碍疾病预防协会、广州海军医院精神病治疗中心宣布,治疗精神疾病技术的新突破:BN 脑神经介入平衡疗法为精神科领域治疗权威技术正式在广州海军医院启动。BN 脑神经介入平衡疗法引进当今世界最为先进的脑神经递质检测技术,打破了传统的诊疗手段,采用全球最尖端测量设备,结合 BN 脑神经介入平衡疗法开创精神科领域检测治疗新标准。

四、诊断标准

产褥期抑郁症至今尚无统一的诊断标准。美国精神病学会(1994)在《精神疾病的诊断与统计手册》一书中,制定了产褥期抑郁症的诊断标准。在产后 2 周内出现下列 5 条或 5 条以上的症状,必须具备①②两条:①情绪抑郁;②对全部或多数活动明显缺乏兴趣或愉悦;③体重显著下降或增加;④失眠或睡眠过度;⑤精神运动性兴奋或阻滞;⑥疲劳或乏力;⑦遇事皆感毫无意义或自罪感;⑧思维力减退或注意力溃散;⑨反复出现死亡想法。

五、护理

1. 引导解决心理问题　耐心倾听产妇的诉说,做好心理疏导工作,解除产妇不良的社会、心理因素,减轻产妇的心理负担。

2. 关心、体贴产妇　加强与产妇的沟通,取得其信任,缓解其焦虑情绪。

3. 指导、帮助产妇　进行母乳喂养、照顾婴儿,使产妇逐步适应母亲角色,增强产妇的自信心。

4. 做好基础护理工作　使产妇感到舒适,缓解躯体症状,并指导产妇养成良好的睡眠习惯。

5. 重视高危因素　对存在抑郁症的高危因素、有焦虑症状及手术结束妊娠的产妇应高度重视,加强心理关怀与生活护理。

6. 发动产妇的家庭成员及其他的支持系统　使他们理解、关心产妇,多与产妇进行交流沟通,形成良好的家庭氛围。

7. 做好出院指导　出院时做好指导工作,并定期随访,提供心理咨询,解决产妇的心理问题。

六、预防

1. 加强对孕妇的精神关怀　利用孕妇学校等多种渠道普及有关妊娠、分娩常识,减轻孕妇妊娠、分娩的紧张、恐惧心情,完善自我保健。

2. 运用医学心理学、社会学知识　对孕妇在分娩过程中,多关心和爱护,对于预防产褥期抑郁症有积极意义。

案例分析与思考题

1. 李女士,29岁,自然分娩,产后 3 天突然畏寒,高热达 40℃,恶心、呕吐,下腹剧痛,有压痛及反跳痛、腹肌紧张感,请列出最可能的医疗诊断,以及可能的护理诊断和主要护理措施。

2. 何谓产褥感染?何谓产褥病率?

3. 简述产褥感染的病因及治疗。

(穆传慧　张燕)

163

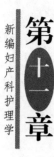
妇科护理病历

第一节 护理评估

一、病史采集方法

护理评估是护理程序的基础,是指收集有关患者的全面资料,并加以整理、综合、判断的过程。妇科护理评估可以通过对患者进行观察、会谈、身体检查、心理测试等方法获得妇女生理、心理、文化和家庭支持系统等各方面的资料。这些资料的收集一定要尽可能做到准确、系统和全面。由于女性生殖系统疾病常常涉及患者的隐私和与性生活有关的内容,收集资料时可能会使患者产生尴尬和不适感,所以在护理评估的过程中,要注意照顾患者心理,做到语言亲切、态度和蔼、关心体贴并尊重保护患者隐私,消除患者紧张情绪和思想顾虑,耐心细致地询问和进行体格检查,在需要的情况下要避免他人在场,若患者有语言理解障碍,可请家属或专业人员帮忙,这样才能收集到患者真实的病史、生理、心理和社会资料。

二、妇科护理评估内容

(一)健康史评估内容

包括一般项目、主诉、现病史、既往史、月经史、婚育史、个人史和家族史等8个方面。

1. **一般项目** 询问患者的姓名、年龄、籍贯、民族、婚姻、职业、教育程度、宗教信仰、家庭住址等,记录入院日期,观察患者的入院方式。了解患者的这些基本情况,有助于了解患者文化及生活方式,便于治疗。

2. **主诉** 通过交谈或填写资料,了解患者入院的主要问题、症状、发病的时间和可能原因及患者已采取的措施等。妇科疾病常见的症状有白带异常、外阴瘙痒、阴道异常流血、闭经、下腹痛、下腹部包块和不孕不育等。有些患者可能没有任何不适感,在妇科普查时发现一些妇科问题,故来就诊。

3. **现病史** 是病史中重要信息,主要围绕主诉了解本次发病的时间、病因及可能的诱因、病情发展经过、就医经过、采取的护理措施及效果,可按照时间顺序进行询问,还需了解患者有无伴随症状,伴随症状出现的时间、特点及其与主要症状的关系等。此外,还需询问食欲、大小便、睡眠、体重变化、活动能力、性生活、自我感觉、角色关系和对疾病的应激能力等心理社会资料等。

4. 既往史　询问患者以往健康状况和曾患过何种疾病,特别是妇科疾病、心血管疾病、肺结核、结核性腹膜炎、肝炎及腹部手术史等,同时也需询问患者对哪些物质包括动物、植物、食物、药物等过敏及过敏程度和可能出现的过敏症状,以及采取的应急措施。

5. 月经史　询问患者初潮年龄、周期、经期、经量以及有无痛经史,月经前期有无不适症状,如乳房胀痛、水肿、精神抑郁或易激动等,若有不适,讲出不适部位、性质、程度、起始时间、消失时间,对停经的患者需询问末次月经时间(LMP),月经异常者应了解再前次月经日期(PMP)。绝经后患者应询问绝经年龄、绝经后有无不适、有无阴道出血和白带增多等症状。月经史的简单书写方式:初潮年龄$\dfrac{经期}{周期}$绝经年龄。如13岁初潮,月经周期28～30天,每次持续4～5天,绝经年龄50岁,可简写为:$13\dfrac{4～5}{28～30}50$。

6. 婚育史　包括结婚年龄、是否再婚、丈夫或伴侣健康状况、是否近亲结婚(直系血亲及3代旁系)、同居情况、双方性功能及性病史。足月产、早产、流产及现存子女数,可用数字简写表达。如足月产1次,早产1次,流产0次,现存子女2,可简写为1-1-0-2。同时记录曾用分娩方式、有无难产史、产后或流产后无出血、感染史,有无产后抑郁症等,末次分娩或流产的时间,以及采用的避孕措施和效果。

7. 个人史　询问患者的生活环境、居住情况、个人特殊嗜好、经常的运动方式和自理程度,出生地和曾居住地区、与疾病相关的职业、工种和劳动环境等。

8. 家族史　了解患者的家庭成员,包括父母、兄弟、姊妹及子女的健康状况,询问家族成员有无遗传性疾病(如血友病、白化病等)、可能与遗传有关的疾病(如糖尿病、心脏病、高血压、癌肿等),以及传染病(如结核、乙肝等)。

(二) 身体评估内容

体格检查常常在采集病史后进行,包括全身检查、腹部检查和盆腔检查,盆腔检查为妇科检查所特有,常称为妇科检查。

1. 全身体格检查　常规测量体温、脉搏、呼吸、血压、身高和体重;观察精神状态、全身发育、毛发分布、皮肤、淋巴结(特别是左锁骨上淋巴结和腹股沟淋巴结)、头颈部器官、乳房(检查其发育、有无包块或分泌物等异常情况),以及心、肺、脊柱和四肢。

2. 腹部检查　是妇科体格检查的重要组成部分,应在盆腔检查前进行。腹部检查包括视诊、触诊、叩诊和听诊。观察腹部有无隆起,腹壁有无瘢痕、妊娠纹、静脉曲张、腹壁疝、腹直肌分离等。触诊检查腹壁厚度,肝、脾、肾有无增大及压痛,腹部其他部位有无压痛、反跳痛及肌紧张,腹部能否扪及包块及包块部位、大小、形状、质地、活动度、表面是否光滑、有无压痛等。叩诊时注意鼓音和浊音分布范围,有无移动性浊音存在。听诊主要在腹部4个区间听肠鸣音。在腹部检查中,西方医学界常常强调先听诊后触诊,以减少因触诊引起的杂音影响。若患者合并妊娠,应测量宫底高度、胎方位、胎心率及胎动等。

3. 盆腔检查　又称妇科检查,是妇科特有的检查。检查器械包括无菌手套、阴道窥器、鼠齿钳、长镊子、子宫探针、宫颈刮板、玻片、棉拭子、消毒液、液状石蜡、肥皂水或生理盐水等。

（1）基本要求和注意事项

1）准备好用物，室内温度适宜，保护患者隐私，劝退非相关人员。检查者关心体贴患者，态度亲切，语言平和，检查前应向患者做好解释工作，取得患者的信任和配合。

2）检查前嘱咐患者排空膀胱，必要时先导尿。

3）每检查一人，应洗手，并更换相关用物，如置于臀部下面的垫单（塑料布或纸单）、无菌手套和检查器械，以防发生交叉感染。检查使用过的物品及时安全处理。

4）协助患者脱去一侧裤腿，取膀胱截石位（除尿瘘患者有时需取膝胸位外）。患者臀部置于检查台下缘，头部略抬高，两手平放于身旁，使腹肌松弛。检查者一般面向患者，立在患者两腿间。危重患者不能上检查台者可在病床上检查。检查时仔细认真，动作轻柔。

5）月经期间应避免检查，若是异常出血则须检查，检查前应先消毒外阴，并使用无菌手套及器械，以防发生感染。

6）未婚妇女一般仅限于直肠-腹部诊，禁做阴道检查。如确有检查必要时，也应向患者解释并征得家人及其本人同意后方可进行。

7）男性医生或护理人员对女性患者进行检查时，需有其他医护人员在场，给予患者心理安全感和避免不必要的误会。

8）若患者腹直肌高度紧张，可采取边聊天边检查的方法，使患者在交流中放松腹肌。

（2）检查方法　一般按下列步骤进行。

1）外阴检查：观察外阴发育、阴毛多少和分布情况，有无畸形、损伤、充血或水肿、炎症、溃疡、赘生物或包块，注意皮肤和黏膜色泽及质地变化，有无增厚、变薄或萎缩。左手拇指、示指分开大小阴唇，暴露前庭、尿道口、阴道口，检查有无异常。嘱咐患者用力向下屏气，观察有无阴道壁膨出、子宫脱垂及尿失禁等。

2）阴道窥器检查：根据患者年龄、阴道腔大小选用合适的阴道窥器。在检查前，先将阴道窥器两叶合拢，并用润滑剂（生理盐水、液状石蜡或肥皂液）润滑两叶前端，左手拇指和示指轻轻分开小阴唇，右手持窥器斜行插入阴道口，沿阴道后壁缓慢插入阴道内，边旋转边向上向后推进，并将两叶转平、张开，直至完全暴露宫颈（图 11-1）。冬天气温较低时，可将窥器前端置于 40～45℃肥皂液中预先加温，防止因窥器的温度影响对患者的检查效果。如拟作宫颈刮片或阴道上 1/3 段涂片细胞学检查，则不宜用润滑剂，以免影响检查结果，可改用生理盐水润滑。取出窥器时应将两叶合拢后再行退出，以免小阴唇和阴道壁黏膜被夹入两叶侧壁间而引起患者受伤或不适。

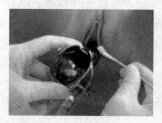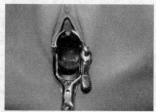

图 11-1　阴道窥器检查

窥器检查内容：① 观察宫颈。观察宫颈大小、颜色、外口形状，以及硬度、有无糜烂、撕裂、外翻、腺囊肿、息肉、赘生物或畸形，有无接触性出血和举痛。宫颈管分泌物检查和宫颈刮片可于此时采集。② 观察阴道。观察阴道前后壁和侧壁黏膜、皱襞是否正常,是否有阴道膈或双阴道等先天畸形,有无溃疡、赘生物或囊肿等。阴道分泌物的量、性状、色泽,有无臭味也需注意。白带异常者应进行分泌物涂片检查或培养检查滴虫、念珠菌和淋菌等。

　　3) 双合诊检查:此为最常用的妇科检查方法。洗手戴消毒手套后,检查者用常用手示指和中指涂擦润滑剂后伸入阴道内,另一手放在腹部向下按压配合检查,称为双合诊检查(图11-2)。逐步检查患者阴道、宫颈、子宫、输卵管、卵巢及宫旁结缔组织和韧带,以及盆腔内壁情况,可以检查阴道是否通畅和深度如何,有无先天畸形、瘢痕、结节或肿块;通过触诊了解宫颈的大小、形状、硬度以及宫颈外口情况,有无接触性出血和宫颈举痛;检查阴道穹窿部是否饱满、有无触痛;检查子宫体位置、形状、大小、软硬度、活动度以及有无压痛;触摸子宫附件处有无肿块、增厚或压痛,以及肿块的位置、形状、大小、软硬度、活动度与子宫的关系等。

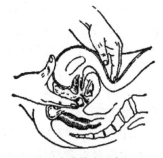
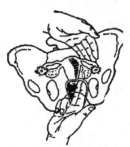
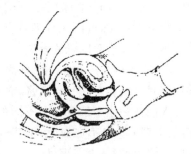

双合诊检查子宫　　　　双合诊检查附件

图 11-2　双合诊检查　　　　　　　　　　　　**图 11-3　三合诊检查**

　　4) 三合诊检查:将双合诊时的中指退出,进入直肠,即一手示指在阴道内,中指在直肠内,另一手在腹部配合,此为三合诊检查(图11-3)。与双合诊相比,还可扪清后倾或后屈子宫的大小、直肠子宫陷凹,以及盆腔后壁等情况,可及早发现异常。

　　5) 直肠-腹部诊(肛-腹诊):检查者一手示指伸入直肠,另一手在腹部配合检查称为直肠-腹部诊,一般适用于未婚、阴道闭锁或经期不宜做阴道检查者。

　　(3) 记录:盆腔检查结束后需按照顺序记录检查结果,包括内容大致如下:

　　1)外阴:包括发育情况、阴毛分布形态、婚产类型,有无异常。

　　2)阴道:是否通畅,黏膜情况,分泌物量、色、性状,以及有无臭味异味等。

　　3)子宫颈:大小、硬度,有无糜烂、撕裂、息肉、腺囊肿,有无接触性出血和举痛等。

　　4)子宫:位置、大小、硬度、活动度、有无压痛等。

　　5)附件:左右两侧情况分别记录,有无肿块、增厚及压痛。如扪及块状物,记录其位置、大小、硬度、表面是否光滑、活动度、有无压痛及疼痛位置和性质,与子宫及盆壁关系等。

　　4. 辅助检查　包括血、尿、便三大常规检查,相关的实验室检查项目和相应的物理学诊断,如超声检查、X线检查和内镜检查等。

　　(三) 心理社会评估
　　由于妇科疾病或手术常常出现影响夫妻生活、生育、家庭关系等问题,妇科患者也经常思想顾虑和压力比较大,有的还严重影响其精神状态和日常生活,所以心理社会问题不容忽视。

1. 患者的精神心理状态 评估患者仪表、情绪、语言和行为,发病后患者的仪表、情绪、沟通交流能力、注意力、行为举止、认知水平、思维清晰度、记忆和判断能力有无改变。患病后患者有无愤怒、否认、焦虑、恐惧、绝望、沮丧、悲哀、自责等负面情绪。

2. 患者对健康问题的理解 了解患者对健康问题的感受,对自己所患疾病的认识和态度,对住院、治疗和护理的期望和感受,对患者角色的接受等。患者对疾病的认识水平可能与文化程度及病程相关。有的人比较重视平时检查,对健康问题比较关注;有的人没病从不检查身体;有的患者担心通过住院检查发现更严重的疾病如癌症,不能面对未来压力,可能选择逃避,不愿就医。有些人对健康保健认识不足,也可能因为经济因素、工作忙碌等原因延误就医。随着健康和医学知识的普及和宣传,人们对健康问题和就医的理解在发生着变化。

3. 患者对疾病的应激水平和应对措施 应用量化评估量表评估患者患病前及患病后的应激方法、面对压力时的解决方式、处理问题过程中遭遇到的困难。常用的量化评估量表为拉丝如斯(Lazarus)与弗克曼(Folkman)1984年编制的应对量表。如评估患者睡眠、精力、食欲等有无变化,询问患者平时应对压力和危机的办法,可协助患者发现能帮助其减轻或消除心理压力及应对困难的方法。

4. 患者的人格类型 评估患者人格类型也很重要。判断患者是属于依赖/独立型、主动/被动型、内向/外向型、紧张/放松型等,可对制定护理措施提供有效依据。

人们在一生中都有一个不同的社会圈,包括家庭、亲属、朋友、单位及社区等个人、组织和团体,对其个体有归属感,依赖其中其他成员或易受他们影响。护士应对患者的社会关系有所了解,看看是否能满足患者基本需求。如评估患者社会关系、经济状况、生活方式、家庭成员及其与之亲密度、夫妻感情等,评估内容包括患者家属探视或照顾情况,家属对病情的态度以及对患者的经济物质和心理支持等。总之,护士有责任协助患者找到对患者有帮助的社会资源和家庭支持。

第二节 护 理 计 划

护理计划是系统地制定护理活动的一个过程,包含对护理诊断进行排序、制定护理目标和选择护理措施,并及时评价实施措施后的反应。它是护士观察患者健康问题发生、发展的记录,是诊断和处理健康问题及医护人员相互沟通的依据。

一、护理诊断

护理诊断是对患者生命历程中所遇到的生理、心理、精神、社会和文化等方面问题的阐述,这些问题可以通过护理措施解决。当护士全面收集了有关患者的资料,并加以综合整理和分析后,应根据患者的问题作出护理诊断。护理诊断应包括患者的潜在性与现存性问题、自我护理的能力及妇女群体健康改变的趋势。护理诊断可以按照 Maslow 的基本需要层次分类,也可以按照 Gordon 的 11 个功能性健康形态分类。我国目前使用的是北美护理诊断协会(NANDA)认可的护理诊断。妇科患者常见的护理诊断有疼痛、皮肤完整性受损、尿潴留、舒适度的改变、活动无耐力、焦虑、恐惧、预感性悲哀、自我形象紊乱、知识不足等。确认相应的护理诊断后,按照其重要性和紧迫性排列先后顺序,使护士能够根据病情轻重缓急采取先后措施。一般按照下列顺序排列。

1. **首先考虑问题**　是指会威胁生命、需立即行动去解决的问题,如清理呼吸道无效有窒息的危险。

2. **其次考虑问题**　是指虽不直接威胁患者生命,但也能导致身体上不利或情绪上的变化,如疼痛、活动无耐力、慢性疼痛、有感染的危险、皮肤完整性受损和预感性悲哀等。

3. **最后考虑问题**　是指人们在应对发展和生活变化时产生的问题,如高于机体需要量的营养失调等。

二、护理目标

(一) 定义

护理目标是指通过护理干预,护士期望患者在预期的时间内可达到的健康状态或在行为上可测量、可观察到的改变,也是评价护理工作是否达到预期效果的标准。

制定护理目标不仅可以明确护理工作的最终方向,而且指导护士为达到目标中期望的结果去设计护理措施,并在护理程序的最后一步对护理工作进行效果评价。目标应在患者必须有现实性和可实现性,可测量或可观察的、具体的。患者及其家属可共同参与护理计划,制定护理目标。

(二) 分类

根据目标所需的时间的长短可将护理目标分为长期目标和短期目标。

1. **长期目标**　又称为远期目标,是指在较长时间内(1周以上,甚至数月之久)方能达到的目标。长期目标有利于妇科护士针对患者长期存在的问题采取连续护理行动,适用于病程长及康复期的妇科患者,如长期卧床不起、慢性炎症患者和手术后康复患者等。

2. **短期目标**　又称为近期目标,是指在较短的时间内(1周或1天甚至更短的时间)能够达到的目标。适用于病情变化较快或短期住院的妇科患者的护理计划。

有时长期目标中期望的结果往往需要一系列的短期目标才能更好实现,或者长期目标包括一系列渐进性的短期目标,这样可以使护士分清各个护理阶段的工作任务,也可因短期目标的逐步实现而增加患者达到长期目标的信心。长期目标和短期目标在时间上没有绝对的分界,有些护理计划只有短期目标,有些护理计划则可能同时具有长期和短期目标。

(三) 护理目标的陈述

目标的陈述包括主、谓语、行为标准和时间状语。主语是指患者或患者的任何一部分,如不说明默认为患者;谓语是指患者将要完成的行为,必须使用行为动词表达。如,患者在术前能理解并叙述手术的必要性和手术后可能出现的症状;患者在住院期间不发生交叉感染;患者的疼痛度在使用药物的 2 个小时后可降低到 2~3 等。护理目标的陈述要准确、不模棱两可。

三、护理措施

(一) 定义

护理措施是指护士为帮助患者达到预定目标所采取的具体护理活动。包括执行医嘱、缓解症状、促进舒适的护理措施,预防、减轻和消除病变反应的措施,用药指导和健康教育等。

(二) 护理措施分类

根据护理内容,可分为以下 3 类:

1. **依赖性护理措施** 是指护士执行医生、营养师或药剂师等医护人员的医嘱。受过专业训练的注册护士,既执行医嘱完成护理活动,又应对给予患者的治疗和护理负有责任。

2. **协作性护理措施** 是指护士与其他医务人员协同完成的护理活动。

3. **独立性护理措施** 是指护士运用自己的护理知识和能力,自行或授权其他护理人员进行的护理活动,包括住院评估、生活护理、患者教育、对患者住院环境的管理及对患者病情和心理社会反应的监测等,都属于护士独立提出和采取的措施。

制定护理措施要有针对性,结合患者特征制定出因人而异、切实可行、具有科学性、保证患者安全的护理措施。

四、护理评价

护理评价是对整个护理效果的鉴定。它可以判断执行护理措施后患者的反应是否达到预期目标。将患者目前的健康状况与护理计划中的护理目标进行比较,判断目标是否达到,现实与目标之间可能会存在目标完成实现、目标部分实现和目标未实现等几种结果,在评价的基础上,对患者的健康要重新评估,如原来提出的问题是否正确可行,是否有发展的可能,是否又有新的健康问题出现。此时应重新收集患者资料,调整护理诊断和护理计划。重新评估时常见有以下几种选择的可能。

1. **停止** 护理问题已解决,目标已全部实现,其相应的护理措施可以同时停止。

2. **修订** 对护理目标部分实现和未实现的情形进行分析,然后对护理诊断、护理目标、护理措施中不恰当的地方或效果不明显的进行重新修订。

3. **排除** 经过分析和实践,排除已经不存在的护理问题。

4. **继续** 护理诊断依然存在,措施有效,需要继续执行。

评价也是一个再评估的过程,根据对所获得的资料的判断,可发现新的护理诊断,应将这些诊断及其目标和措施加入护理计划中。在评价过程中应注意总结经验教训,不断改进和提高护理质量,以争取患者早日康复。

案例分析与思考题

1. 一位妇女 15 岁第一次来月经,月经周期 30～31 天,每次持续 5～6 天,绝经年龄 54 岁,应该如何简写月经史?

2. 双合诊和三合诊检查的方法和作用分别是什么?

3. 一位要做盆腔检查的患者,检查者应该做好哪些准备? 注意事项又有哪些?

(刘远慧)

第十三章 女性生殖系统炎症患者的护理

第一节 概 述

女性生殖系统炎症是妇女常见病、多发病,主要有外阴炎、阴道炎、子宫颈炎及盆腔炎。

一、女性生殖器官自然防御功能

女性生殖器官的解剖和生理特点,具有比较完善的自然防御功能,从而增强了对感染的防御功能。

(1)两侧大阴唇自然合拢遮盖阴道口、尿道口。

(2)由于盆底肌肉的作用,阴道口闭合,阴道前后壁紧贴一起,可防止外界污染。但经产妇的阴道松弛则这种防御功能较差。

(3)阴道自净功能。阴道上皮在卵巢雌激素作用下,增生变厚,从而增强抵抗病原菌侵入的能力。阴道上皮细胞含有丰富的糖原,在阴道杆菌的作用下,分解为乳酸,维持阴道正常的酸性环境,pH4~5,使嗜碱性病原菌的活动和繁殖受到抑制。

(4)子宫颈分泌的黏液形成黏液栓,堵塞子宫颈管。宫颈内口平时紧闭,病原体不易侵入。

(5)子宫内膜周期性剥脱,也是消除宫内感染的有利条件。

(6)输卵管黏膜上皮细胞的纤毛向宫腔方向摆动,以及输卵管的蠕动都有利于阻止病原菌侵入。

(7)宫颈阴道部表面覆以复层鳞状上皮,具有较强的抗感染能力。

虽然女性生殖系统在解剖、生理方面具有较强的自然防御功能,但由于外阴前与尿道毗邻,后与肛门邻近,容易受到感染;外阴与阴道又是性交、分娩及其他妇科检查的必经之道,易受到损伤及外界病原体的感染。此外,妇女在特殊生理时期如月经期、妊娠期、分娩期及产褥期,防御功能受到破坏,或机体免疫力下降,内分泌发生变化,病原体容易侵入生殖道而造成炎症。

二、常见生殖道感染的病原体

1. 细菌 大多为化脓菌,如金黄色葡萄球菌、链球菌、大肠埃希菌、厌氧菌、变形杆菌、淋病双球菌、结核分枝杆菌。金黄色葡萄球菌是产后、手术后生殖器炎症及伤口感染常见的病原菌,致病力最强。

2. 原虫 阴道毛滴虫最为多见,其次为阿米巴原虫。

3. 真菌 真菌以白假丝酵母菌(念珠菌)为主。

4. 病毒 病毒以疱疹病毒、人乳头瘤病毒为多见。

5. 螺旋体 以苍白密螺旋体多见。

6. 衣原体 常见为沙眼衣原体,其感染症状不明显,但常导致严重的输卵管黏膜结构和功能破坏,并可引起盆腔广泛粘连。

7. 支原体 是正常阴道菌群的一种,在一定条件下可引起生殖器炎症。

三、传染途径

(一) 沿黏膜上行蔓延

病原体侵入外阴、阴道后,沿黏膜上行,经宫颈、子宫内膜、输卵管黏膜到达卵巢及腹腔。淋病奈瑟菌、葡萄球菌、衣原体多沿此途径蔓延(图12-1)。

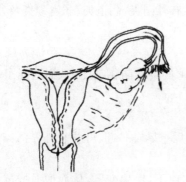

图 12-1

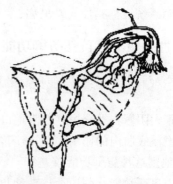

图 12-2 经血液循环播散

(二) 经血液循环播散

病原体先侵入人体的(图12-1)炎症黏膜上行蔓延其他系统,再经血循环感染生殖器,为结核菌感染的主要途径(图12-2)。

(三) 经淋巴系统蔓延

病原体经外阴、阴道、宫颈及宫体创伤处的淋巴管侵入盆腔结缔组织及内生殖器其他部分,是产褥感染、流产后感染及放置宫内节育器后感染的主要传播途径,多见于链球菌、大肠埃希菌、厌氧菌感染(图12-3)。

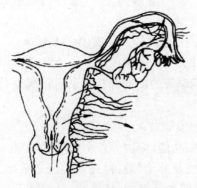

图 12-3 炎症经淋巴系统蔓延

(四) 直接蔓延

腹腔其他脏器感染后,直接蔓延到内生殖器,如阑尾炎可引起右侧输卵管炎。

四、炎症的发展与转归

1. 痊愈　机体防御功能较强、病原体致病力弱或治疗及时有效、抗生素使用恰当时,炎症反应轻微、局限,炎性渗出物完全被吸收,可迅速好转或痊愈。

2. 扩散与蔓延　当机体防御功能下降或病原体的致病力强,炎症可经淋巴和血行扩散或蔓延到邻近器官,严重者可形成败血症,甚至危及生命。

3. 转为慢性　急性炎症治疗不及时、不彻底,病原体对抗生素不敏感则可转为慢性,且炎症长期存在。慢性炎症经过恰当的治疗,可得到控制并逐渐好转或痊愈,当机体抵抗力下降时亦可急性发作。

五、临床表现

(一) 白带增多

白带是一种带有黏性的白色液体,由前庭大腺、子宫颈腺体、子宫内膜的分泌物和阴道黏膜的渗出液、脱落的阴道上皮细胞混合而成,与雌激素作用有关。正常白带呈白色稀糊状或蛋清样,高度黏稠,无腥臭味,量较少,对妇女健康无不良影响,称为生理性白带。若生殖道感染,特别是罹患阴道炎和宫颈炎时,白带显著增多,有臭味,且形状有改变,称为病理性白带。

(二) 外阴不适

外阴受到阴道分泌物的刺激,若不注意清洁卫生可引起瘙痒、疼痛、烧灼感。

(三) 不孕

黏稠的分泌物不利于精子穿透,或慢性炎症导致盆腔炎时,可造成不孕。

六、处理原则

(一) 控制炎症

选用合适的抗生素治疗炎症,原则是及时、足量、规范、彻底、有效,可全身或局部使用。

(二) 加强预防

保持外阴清洁、干燥,经常更换内裤,注意个人卫生。加强锻炼,增强体质,提高机体抵抗力,并避免不彻底和重复感染的可能。定期进行妇科检查,及时发现炎症并积极治疗。

(三) 局部治疗

局部药物热敷、冲洗、坐浴或熏洗。

(四) 物理或手术治疗

物理治疗有微波、短波、超短波、激光、冷冻、离子透入等,可促进血液循环,改善组织营养状态,提高机体新陈代谢,以利于炎症的吸收和消退。手术治疗可根据情况选择经阴道、经腹部手术或腹腔镜手术,以彻底治愈为原则,避免遗留病灶再复发的可能。

(五) 中药疗法

根据病情不同,选用清热解毒、清热利湿或活血化瘀的中药。

七、护理

(一) 护理评估

1. **病史** 询问发病可能的病因、年龄、月经史、婚育史、哺乳史、生殖系统手术史、性生活史、结核病及糖尿病史,有无吸毒史、输血史,有无接受大剂量雌激素治疗或长期应用抗生素治疗病史,宫腔内手术操作后及产后、流产后有无感染史,采用的避孕或节育措施,个人卫生及月经期卫生保健。发病后有无其他症状,如发热、寒战、白带增多及量色等、外阴瘙痒、肿胀、疼痛、灼热等。

2. **身心状况** 结合既往史,通过询问和观察、评估患者的症状和出现症状后相应的心理反应。

3. **辅助检查**

(1) 阴道分泌物检查:在分泌物中寻找病原体,必要时做细菌培养。

(2) 宫颈刮片或分段诊刮术:有血性白带者,为了与子宫恶性肿瘤鉴别,需常规做宫颈刮片,必要时行分段诊刮术。

(3) 阴道镜检查:辅助诊断宫颈病变。

(4) 聚合酶链反应(PCR):此方法简便、快捷、灵敏度高、特异性强,可检测、确诊人乳头瘤病毒感染、淋病奈瑟菌感染等。

(5) 局部组织活检:活体组织检查可明确诊断疾病。

(6) 腹腔镜:可直接观察到子宫、输卵管浆膜面,并可取腹腔液进行细菌培养,或在病变处取活组织检查。

(7) B超检查:了解子宫、附件情况。

(二) 护理诊断

1. **组织完整性受损** 与炎性分泌物刺激引起的局部瘙痒有关。

2. **焦虑** 与知识缺乏治疗效果不佳有关。

3. **睡眠型态紊乱** 与局部瘙痒不适、住院环境有关。

(三) 护理目标

1. 患者接受治疗后,分泌物减少,并不搔抓外阴。

2. 患者能掌握控制炎症的方法,并积极配合治疗。

3. 患者学会促进睡眠的方法,并改善睡眠质量。

(四) 护理措施

1. **一般护理** 注意休息,避免劳累。指导患者进食高热量、高蛋白、高维生素饮食。注意穿纯棉透气内裤,保持外阴清洁、干燥,增强体质,提高机体抵抗力。定期进行妇科检查,及早发现并积极治疗。

2. **注意缓解症状,促进舒适** 指导患者定时清洁会阴,保持会阴清洁。炎症急性期患者采取半卧位姿势,以利于炎症局限或便于引流。发热患者协助做好物理降温,并及时更换衣服及床单位。注意止痛、止痒对症处理,促进舒适。

3. **执行医嘱配合治疗** 严格执行医嘱,评估患者对治疗方案的了解程度及执行能力,要帮助护理对象接受妇科诊疗时的各种准备,解除患者不安的情绪。及时、正确收集各种标本。

4. **心理护理** 注意尊重患者的隐私,耐心解释及时治疗和随访的重要性,消除患者的顾虑,给予精神支持,配合医生做治疗工作。使用通俗易懂的语言与患者及其家属交流,争取家人的理解和支持。

5. **健康教育指导** 对患者进行卫生宣教,指导患者一人一巾一盆,用具注意消毒,治疗期间禁止性生活,耐心教会患者用药的方法和注意点,并讲解有关药物的作用、不良反应。向患者及其家属讲解常见的妇科症的病因、诱发因素、预防措施,并与患者及其家人共同讨论采取适用于个人、家庭的防治措施。积极开展普查普治,指导患者定期进行妇科检查,及早发现异常,及时治疗。

(五) 护理评价

1. 患者自述接受治疗后,分泌物减少,并不再搔抓外阴。
2. 患者掌握控制炎症的方法,积极配合治疗。
3. 患者学会促进睡眠的方法,改善睡眠质量得到改善。

第二节 外 阴 部 炎 症

一、外阴炎

外阴炎主要是指外阴部的皮肤或黏膜发炎,分为急、慢性两种。由于外阴暴露于外,又与尿道、肛门邻近,行动时又受两腿摩擦,因此外阴部易发生炎症,其中以大、小阴唇最为多见。

(一) 病因

经血、阴道分泌物、产后恶露、尿液、粪便的刺激;糖尿病患者糖尿、粪瘘患者粪便及尿瘘患者尿液的长期刺激、浸渍;穿紧身化纤内裤,经期使用卫生巾等导致局部透气性差、潮湿。

(二) 临床表现

外阴皮肤黏膜瘙痒、疼痛、烧灼感,于性交、活动、排尿及排便时加重。检查见局部充血、肿胀、糜烂,常有抓痕,严重者形成溃疡或湿疹,腹股沟淋巴结肿大、压痛,体温可稍升高,白细胞增多。慢性炎症可使皮肤增厚、粗糙、皲裂,甚至苔癣样变。

(三) 处理原则

消除病因,局部保持清洁、干燥,局部应用抗生素。
1. **病因治疗** 积极寻找病因,治疗糖尿病,修补粪、尿瘘。
2. **局部治疗** 0.1%聚维酮碘液或1:5 000高锰酸钾液坐浴,水温40℃左右,每天2次,每次15~30分钟。破溃处涂抗生素软膏或紫草油,如四环素或金霉素软膏等。还可选用中药水煎熏洗外阴,每天1~2次。急性期还可选用微波或红外线局部物理治疗。

(四) 护理要点

1. **对妇女进行外阴清洁和疾病预防知识的指导** 保持外阴的清洁和干爽,在进行外阴冲洗时要使用正确浓度的洗液,以保证阴部的酸性环境,勤换内裤;在经期、孕期、产褥期,使用符合卫生标准的卫生巾和卫生纸,勤换月经垫、少穿纤内裤;避免使用马桶、公共浴盆,也尽量避免坐浴冲洗,防止细菌的感染。外阴瘙痒者应勤剪指甲、勤洗手,不要搔抓皮肤,以防破溃感染而继发细菌性感染。

2. 教会患者坐浴的方法 包括液体的配制、温度、坐浴的时间及注意事项。溶液浓度不宜过浓,以免灼伤皮肤。坐浴时要使会阴部浸没于溶液中,月经期停止坐浴。不用刺激性的香皂、药物以及太凉或太热的水来清洗外阴。

3. 患有宫颈炎、阴道炎或宫颈癌引起阴道分泌物过多者 要注意保持外阴清洁干燥。注意预防糖尿病患者的糖尿、尿瘘患者的尿液、粪瘘患者的粪便浸渍外阴注意保持外阴干净。

4. 合理使用药物 以免破坏阴道酸碱平衡。

二、前庭大腺炎

前庭大腺位于两侧大阴唇后部,腺管开口于小阴唇内侧靠近处女膜处,性兴奋时分泌黏液。因解剖部位的特点,在性交、分娩或其他情况污染外阴部时,病原体容易侵入而引起炎症。由于解剖位置的特殊性,病原体易侵入引起前庭大腺炎,多见于育龄期妇女,幼女及绝经后妇女少见。

(一) 病因

主要病原体为葡萄球菌、大肠埃希菌、链球菌、肠球菌。性传播疾病病菌如淋病奈瑟菌、沙眼衣原体也是常见病菌。急性炎症发作时,病原体首先侵犯腺管,导致前庭大腺管炎,导管往往因肿胀或渗出物凝聚而阻塞,脓液不能外流而形成脓肿称为前庭大腺脓肿。当急性炎症消退后,腺管口粘连闭塞,分泌物不能排出,脓液逐渐转为清液而形成前庭大腺囊肿。

(二) 临床表现

炎症多为一侧。初起时局部肿胀、疼痛、灼热感,行走受限,有时会导致大小便困难。查体见局部皮肤红肿、发热、压痛明显,患侧前庭大腺开口处有时可见白色小点。脓肿形成后,可有波动感,脓肿直径可达 5~6 cm,表面皮肤发红、变薄,疼痛加重,有时患者可有全身症状,腹股沟淋巴结肿大。脓肿压力增大时可自行破溃、引流,炎症自行消退;引流不畅致脓液不能完全排净,炎症持续不退或反复发作。

(三) 处理原则

炎症急性发作时,须卧床休息,局部保持清洁。可取开口处分泌物做细菌培养,确定病原体,根据病原体选择抗生素。可采用清热、解毒中药局部热敷或坐浴。脓肿形成后,可行脓肿切开引流或造口术,但因局部炎症肿胀、引流不畅,需每天更换引流条,愈合速度慢,切口易封闭而至复发。近年来常采用 CO_2 激光或微波造口。激光治疗手术时间短、操作方便,省去了止血、缝针打结时间,局部肿块立即消失,术后局部无肿胀,引流通畅,愈合快,仅 4~5 天局部愈合。微波治疗前大腺囊肿,探头直接接触囊壁组织,手术深度易控制,可准确限定治疗部位,不易损伤周围组织,止血效果好,无需缝合切缘。

(四) 护理要点

(1) 急性期应卧床休息,局部热敷或坐浴。保持外因清洁、干燥,每天清洗外阴,更换内裤。

(2) 女性尽量少吃辛辣油炸性的食物,容易刺激炎症感染,改变阴道酸碱环境,引起前庭大腺炎。

（3）脓肿及囊肿手术治疗后,局部放置引流条,引流条每天更换。用 1∶5 000 氯己定(洗必泰)棉球擦洗外阴,外阴擦洗,每天 2 次。也可用清热解毒的中药热敷或坐浴,每天 2 次。

（4）给予心理支持,关心体贴患者,向患者做好解释工作,外阴擦洗换药时注意遮掩患者,解除其心理障碍。

<h1 style="text-align:center">第三节　阴 道 炎 症</h1>

一、滴虫阴道炎

(一) 病因

滴虫阴道炎是由阴道毛滴虫引起的常见阴道炎。阴道毛滴虫呈梨形,适宜在温度 25～40℃、pH 为 5.2～6.6 的潮湿环境中生长,在 pH5.0 以下或 7.5 以上环境中则不生长(图 12-4)。滴虫生活史简单,只有滋养体而无包囊期,滋养体生命力较强,能在 3～5℃生存 21 天,在 46℃生存 20～60 分钟,在半干燥环境中约生存 10 小时;在普通肥皂水中也能生存 45～120 分钟。月经前、后阴道 pH 发生变化,月经后接近中性,故隐藏在腺体及阴道皱襞中的滴虫于月经前、后常得以繁殖,引起炎症发作。妊娠期、产后等因阴道环境改变也可引起炎症。滴虫能消耗或吞噬阴道上皮细胞内的糖原,阻碍乳酸生成,使阴道 pH 升高,滴虫阴道炎患者的阴道 pH5.0～6.5。滴虫不仅寄生于阴道,还常侵入尿道或尿道旁腺,甚至膀胱、肾盂以及男性的包皮皱襞、尿道或前列腺等处。滴虫性阴道炎就是感染了阴道毛滴虫后引起的一种阴道炎症,是最常见的阴道炎症之一。

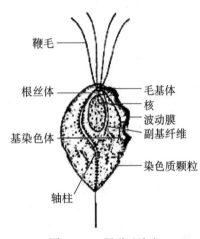

图 12-4　阴道毛滴虫

（鞭毛、根丝体、基染色体、轴柱、毛基体、核、波动膜、副基纤维、染色质颗粒）

(二) 传播途径

1. 直接传播　经性交传播。

2. 间接传播　经公共浴池、浴盆、浴巾、游泳池、坐式便器、衣物等传播。

3. 医源性传播　通过污染的器械及敷料等传播。

(三) 临床表现

1. 症状　潜伏期为 4～28 天,主要症状是阴道分泌物增多及外阴瘙痒,白带呈灰黄色、黄白色稀薄液体或为黄绿色脓性分泌物,常呈泡沫状。若有其他细菌混合感染则排出物呈脓性,可有臭味,瘙痒部位主要为阴道口及外阴,间或有灼热、疼痛、性交痛等。若尿道口有感染,可有尿频、尿痛,有时可见血尿。阴道毛滴虫能吞噬精子,并能阻碍乳酸生成,影响精子在阴道内存活,可致不孕。

2. 体征　检查时可见阴道黏膜充血,严重者有散在的出血斑点,宫颈甚至有出血斑点,形成"草莓样"宫颈,后穹隆有多量白带,带虫者阴道黏膜可无异常发现。少数患者阴道内有滴虫存在而无炎症反应,称为带虫者。带虫者阴道黏膜无异常改变。阴道毛滴虫长期存在于阴道内,消耗或吞噬阴道上皮细胞内的糖原,阻碍乳酸生成,不仅破坏阴道的弱酸性环境,还有可能引起阴道细胞发育异常,诱发癌前期病变。

(四) 处理原则

夫妻双方共同治疗,切断直接传播途径,杀灭阴道毛滴虫,恢复阴道正常状态。此病常在月经期后复发,治疗后应在每次月经干净后复查 1 次,3 次均为阴性称为治愈。

1. 全身用药 因滴虫阴道炎可同时有尿道、尿道旁腺、前庭大腺滴虫感染,欲治愈此病,需全身用药,主要治疗药物为甲硝唑及替硝唑。初次治疗可选择甲硝唑 2 g,单次口服;或替硝唑 2 g,单次口服;或甲硝唑 400 mg,每天 2～3 次,连服 7 天。口服药物的治愈率为 90%～95%。女性患者口服药物的治愈率为 82%～89%,若性伴侣同时治疗,治愈率达 95%。服药后偶见胃肠道反应,如食欲减退、恶心、呕吐。此外,偶见头痛、皮疹、白细胞减少等,一旦发现应即停药。甲硝唑用药期间及停药 24 小时内,替硝唑用药期间及停药后 72 小时内禁止饮酒。孕早期及哺乳期妇女应慎用。

2. 局部用药 不能耐受口服药物或不适宜全身用药者,可选择阴道局部用药。全身及局部联合用药效果更佳。甲硝唑阴道泡腾片 200 mg,每晚置入阴道后穹隆处 1 次,连用 7 天。若先用 1% 乳酸或 0.5% 醋酸冲洗,改善阴道内环境,将提高疗效。也可用甲硝唑液阴道灌洗,每天 1 次,7～10 天为一个疗程。

(五) 护理

1. 护理评估

(1) 病史:详细询问患者既往妇科炎症病史、月经史及有无异常,以及治疗经过与个人的生活习惯和卫生情况等。

(2) 身心状况:询问外阴有无瘙痒、疼痛、灼热等主观感觉;询问阴道分泌物的量、性状及气味等。了解患者的情绪、心理状态的改变;丈夫有无同时接受治疗的心理准备等。

(3) 辅助检查

1) 悬滴法:悬滴法是检查阴道毛滴虫最简单的方法,阳性率可达 60%～70%。将检体涂在载玻片上,再加 1 滴生理盐水后加盖玻片,用 100～200 倍镜检,可见原虫鞭毛波动膜活动。在生理盐水中加 5% 的中性红,滴虫不能死亡,并不着色,而周围形成粉红色,对白色的原虫易于认出,或用 1 600 倍吖啶橙液 1 滴滴入新鲜标本上,用荧光显微镜观察,可见虫体带有淡黄绿色的荧光,特别好看,直接镜检法检出率极高。

2) 培养法:对可疑者,若多次悬滴法未能发现滴虫时,可送培养,准确性可达 98% 左右。取分泌物前 24～48 小时避免性交、阴道灌洗或局部用药,取分泌物时阴道窥阴器不涂润滑剂。将阴道分泌物或尿道分泌物加入培养基内,置 37℃ 温箱中培养 48 小时,每隔 72 小时接种 1 次,取培养混匀液 1 滴涂片,染色镜检。

3) 滴虫病涂片染色法:将分泌物涂在玻片上,待自然干燥后可用不同染液染色,如革兰染色、瑞特染色、姬姆萨染色、高碘酸-希夫(PAS)染色和利什曼染色。这种方法不仅可看到滴虫的形状和内容,而且能同时看到阴道内存在的其他微生物。也可用吖啶橙染色、荧光显微镜检查。

4）免疫学方法:检测阴道毛滴虫特定的抗原。常用的免疫学方法有荧光抗体检查法、酶联免疫吸附(ELISA)法、胶乳凝集法等,其阳性率较涂片法高,但临床一般不采用免疫学方法检查。

2. 护理诊断

(1) 组织完整性受损:与炎性分泌物刺激组织有关。

(2) 舒适的改变:与外阴、阴道瘙痒、分泌物增多有关。

(3) 知识缺乏:缺乏外阴清洁知识和预防、治疗滴虫阴道炎的知识。

3. 护理目标

(1) 患者接受治疗后阴道分泌物减少并转为正常,刺激症状减轻。

(2) 患者接受护理人员指导后,能积极配合治疗,不舒适症状减轻。

(3) 患者能正确掌握预防炎症的知识。

4. 护理措施

(1) 一般护理

1）保持外阴、阴道卫生,避免不洁的性生活。做好卫生宣传,积极开展普查普治,消灭传染源,禁止滴虫患者、带虫者进入游泳池,浴盆、浴巾要消毒。医疗单位应做好消毒隔离,以免交叉感染。

2）饮食指导:避免进食辛辣等刺激性的食物,如辣椒、胡椒、咖喱等;辛辣食物和羊肉、狗肉、桂圆等热性食物要少吃,它们能助火生炎,加重症状;忌吃海产品如虾、蟹、贝等海产品会加重瘙痒;勿吃甜、腻食物,会增加白带分泌,从而加重瘙痒。

3）教会患者自我护理的方法,将内裤煮沸消毒 5～10 分钟以消灭病原体,避免交叉感染。保持外阴清洁、干燥,避免搔抓外阴引起皮肤破损,每天换内裤,擦洗外阴,擦洗外阴的毛巾用后应煮沸消毒 5～10 分钟,保证治疗效果。便盆和外阴用盆应隔离,用后消毒。

(2) 疾病护理

1）治疗期间勤换内裤,避免性生活。

2）指导患者注意局部用药前、后手的卫生,减少感染的机会。

3）指导阴道用药的患者在放药前,用酸性溶液灌洗阴道后再采取下蹲位将药片送入阴道后穹隆部。

4）已婚者还应检查男方是否有生殖器滴虫病,前列腺液有无滴虫,若为阳性,需同时治疗。指导患者配偶口服甲硝唑或替硝唑 2 g 顿服,并告知患者口服上述药后需 24 小时或 72 小时禁酒。

5）因甲硝唑可透过胎盘到达胎儿体内,故孕 20 周前禁用此药。

6）哺乳期全身用药,因甲硝唑可通过乳汁排泄,服药期间及服药后 6 小时内不宜哺乳。

7）及时发现用药后的不良反应,并报告医生停药。口服甲硝唑(灭滴灵)可有食欲不振、恶心、呕吐、头痛、皮疹、白细胞减少等不良反应。阴道灌洗要注意温度、浓度、方法。

(3) 健康教育

1）指导患者配合检查,讲解滴虫的特性,提高滴虫检出率。

2）告知患者治愈的标准及随访要求:滴虫性阴道炎易于月经期后复发,应在月经干净后复查,连续 3 次滴虫检查阴性者为治愈。

3）教育患者养成良好的卫生习惯,避免无保护性交,减少疾病的发生。

4）告知患者复查白带前 24～48 小时禁止阴道用药和同房，以免影响检查结果。

5. 护理评价

（1）患者自诉局部症状减轻，悬滴法试验连续 3 个月均为阴性。

（2）患者能正确叙述预防滴虫阴道炎的知识。

二、外阴阴道假丝酵母菌病

外阴阴道假丝酵母菌病（VVC）也称外阴阴道念珠菌病，曾称霉菌阴道炎，念珠菌阴道炎，是由假丝酵母菌病引起的常见外阴阴道炎症。国外显示约 75％的女性一生中患过一次外阴阴道假丝酵母菌病，45％的妇女经历过 2 次或者以上的发作。

（一）病因

80％～90％病原体为白假丝酵母菌，10％～20％为光滑假丝酵母菌，酸性环境适合假丝酵母菌的生长，有假丝酵母菌感染的阴道 pH 多在 4.0～4.7。假丝酵母菌对热的抵抗力不强，加热到 60℃ 1 小时即死亡；但对干燥、日光、紫外线及化学制剂等抵抗力较强。

白假丝酵母菌为条件致病菌，10％～20％非孕妇女及 30％孕妇阴道内有此菌寄生，但菌量极少，呈酵母相，并不引起症状。只有在全身及阴道局部免疫能力下降，尤其是局部细胞免疫力下降，假丝酵母菌大量繁殖，并转变为菌丝相，才引发阴道炎症状。常见发病诱因主要有妊娠、糖尿病及接受大量雌激素治疗者。此外，长期应用抗生素，改变了阴道内微生物之间的相互制约关系；服用皮质类固醇激素或免疫缺陷综合征，使机体的抵抗力降低；穿紧身化纤内裤、肥胖可使会阴局部的温度及湿度增加，也易使白假丝酵母菌得以繁殖而引起感染。

（二）传染途径

1. 内源性传染　此为主要传染方式，假丝酵母菌除作为条件致病菌寄生于阴道外，还可寄生于阴道、口腔、肠道，这 3 个部位的假丝酵母菌可互相传染，当局部环境条件适合时容易发病。

2. 性交直接传染　少数患者可通过性交直接传染。

3. 接触间接传染　极少通过接触污染的衣物间接传染。

（三）临床表现

1. 症状　主要表现为外阴瘙痒、灼痛，还可伴有尿频、尿痛及性交痛，部分患者阴道分泌物增多。阴道分泌物由脱落上皮细胞和菌丝体、酵母菌和假菌丝组成，其特征是白色稠厚呈凝乳或豆腐渣样。外阴瘙痒程度居各种阴道炎症之首，严重时坐卧不宁，异常痛苦。

2. 体征　妇科检查外阴可见地图样红斑，即在界限清楚的大红斑周围有小的卫星病灶，另可见外阴水肿，常伴有皮肤抓痕。若为阴道炎，阴道黏膜可见水肿、红斑，小阴唇内侧及阴道黏膜上附有白色块状物，擦除后露出红肿黏膜面，少部分患者急性期可能见到糜烂或浅表溃疡。

（四）处理原则

1. 消除诱因　有糖尿病患者应给予积极治疗；及时停用广谱抗生素、雌激素及皮质类固醇激素。

2. 局部用药　用 2％～4％碳酸氢钠溶液冲洗阴道，改变阴道酸碱度，再选用咪康唑栓剂、克霉唑栓剂或片剂、制霉菌素栓剂或片剂等药物放于阴道内。

3. 全身用药　氟康唑 150 mg,顿服,或伊曲康唑 200 mg,每天 1 次,连用 3～5 天。

（五）护理

1. 护理评估

（1）病史:详细询问患者既往病史,有无糖尿病;有无用药史,如雌激素、抗生素等。

（2）身体状况:了解患者阴道分泌物的量、性状及气味;了解阴道黏膜受损程度,有无红肿糜烂,有无白色块状物覆盖。

（3）辅助检查:10％KOH 湿片上,显微镜检查分泌物中找到白假丝酵母菌的芽孢和菌丝即可确诊。此外,可用革兰染色检查。若有症状而多次湿片检查阴性;或为顽固病例,为确诊是否为非白假丝酵母菌感染,可采用培养法。pH 测定具有重要鉴别意义,若 pH<4.5,可能为单纯假丝酵母菌感染,若 pH>4.5,并且涂片中有多量白细胞,可能存在混合感染。

2. 护理诊断

（1）舒适改变:与阴道分泌物刺激组织黏膜有关。

（2）知识缺乏:缺乏假丝酵母菌阴道病的预防及治疗知识。

3. 护理目标

（1）患者经过治疗阴道分泌物减少,舒适度转为正常。

（2）经过护理人员的宣教,患者能正确掌握相关阴道炎的知识。

4. 护理措施

（1）一般护理:保持外阴清洁干燥,非月经期不使用卫生护垫,选择使用棉制且通透性好的内裤。指导患者平时用温开水清洗外阴,避免使用刺激性洗液;患病期间避免进食辛辣等刺激性的食物;治疗期间勤换内裤,避免性生活;指导患者注意局部用药前、后手的卫生,减少感染的机会。

（2）疾病护理:指导阴道用药的患者在放药前,用 2％～4％碳酸氢钠溶液灌洗阴道后再采取下蹲位将药片送入阴道后穹隆部。灌洗液要冲洗溶化,温度一般 40℃,避免温度过高而灼伤皮肤。妊娠期合并感染者,为避免胎儿感染,应禁用口服咪唑类药物并坚持局部治疗,甚至到妊娠 8 个月。患者治疗同时性伴侣也应进行念珠菌的检查和治疗,以免重复感染。注意糖尿病患者的血糖变化,消除病因减少刺激。

（3）健康教育:向患者讲解引起外阴阴道念珠菌病的因素及疾病治疗护理的相关知识,为妊娠患病妇女讲解坚持治疗的意义,消除顾虑,配合治疗;教育患者养成良好的卫生习惯,平日切勿进行阴道冲洗;教育患者避免长期使用或滥用抗生素;强调坚持用药,按时复查;告知患者复查白带前 24～48 小时禁止阴道用药和同房,以免影响检查结果。

5. 护理评价

（1）患者经过治疗后阴道分泌物减少并转为正常。

（2）经过护理人员的宣教,患者能正确掌握相关阴道炎的知识,积极配合治疗。

三、老年性阴道炎

（一）病因

老年性阴道炎又叫萎缩性阴道炎,常见于自然绝经后及卵巢去除后妇女,也可见于产后闭经或药物假绝经治疗的妇女。因卵巢功能衰退,雌激素水平降低,阴道壁萎缩,黏膜变薄,上皮细胞内糖原含量减少,阴道内 pH 上升,多为 5.0~7.0,局部抵抗力降低,致病菌容易入侵繁殖而引起炎症。另外,个人卫生习惯不良、营养缺乏,尤其是维生素 B 族缺乏,可能与发病有关。此外,手术切除双侧卵巢、卵巢功能早衰、盆腔放疗后、长期闭经、长期哺乳等均可引起本病的发生。

(二) 临床表现

1. 症状　主要症状为阴道分泌物增多及外阴瘙痒、灼热感,分泌物稀薄,呈淡黄色,严重者呈脓血性白带,有臭味。阴道黏膜萎缩,可伴有性交痛。有时有小便失禁。感染还可侵犯尿道而出现尿频、尿急、尿痛等泌尿系统的刺激症状。

2. 体征　检查见阴道呈老年性改变,上皮萎缩,皱襞消失,上皮变平滑、菲薄。阴道黏膜充血,有小出血点,有时见浅表溃疡。若溃疡面与对侧粘连,阴道检查时粘连可被分开而引起出血,粘连严重者可造成阴道狭窄甚至闭锁,炎症分泌物引流不畅可形成阴道积脓甚或宫腔积脓,目前这种情况已少见。

(三) 处理原则

治疗原则为抑制细菌生长,补充雌激素,增强阴道抵抗力。

1. 增加阴道酸度　1％乳酸或 0.5％醋酸液阴道冲洗,冲洗后局部用药,甲硝唑或氟哌酸每次 1 片,放入阴道深部,7~10 天为一个疗程。

2. 增加阴道抵抗力　针对病因,补充雌激素是老年性阴道炎的主要治疗方法,可使阴道黏膜增厚、增强抵抗力。可局部用药,也可全身用药。己烯雌酚 0.125~0.25 mg,每晚放入阴道一次,7 天为一个疗程;顽固病例可口服尼尔雌醇,维持 2~3 个月。

(四) 护理要点

1. 个人护理　加强健康教育,注意保持会阴部清洁,勤换内裤。用药前注意洗净双手及会阴,消毒器具,以减少感染的机会。

2. 用药护理　严格按医嘱正确用药。雌激素的不合理使用易引发子宫内膜癌和乳腺癌,一定要在医生指导下使用。乳癌或子宫内膜癌患者更要慎用雌激素制剂。补充雌激素,食补比药补更安全。建议老年女性以及有卵巢早衰征兆的中年妇女,早晚空腹时用凉开水送服 1~2 汤匙新鲜蜂王浆,并坚持每天喝一杯鲜豆浆,或者吃一份豆制品,因为蜂王浆和大豆都含有丰富的天然雌激素。英美科学家经过研究,揭示东方女性容颜俏丽、肌肤细腻、乳腺癌发生率较欧美低的奥秘,原来是食用大豆(黄豆),堪称"雌激素之王"。由于该病的发生与维生素 B 族的缺乏有关,因此可适当服用复合维生素 B,蜂蜜、枸杞、核桃仁、紫菜等食物富含维生素 B 族,可以适当多吃些。

第四节　慢 性 宫 颈 炎

慢性子宫颈炎是妇科疾病中最为常见的一种,经产妇女较为多见。多发生于急性子宫颈炎之后,或由于各种原因所致的宫颈裂伤造成宫口变形,极易受到外界细菌的感染。于生育年龄的妇女多见,老年人也可随阴道炎而发病。

一、病因

慢性子宫颈炎多因分娩、流产或手术操作等损伤子宫颈局部，经细菌感染引起，产褥期、经期卫生注意不够，或性生活不洁，也可将致病菌带入生殖道，引起宫颈炎。病原体主要为葡萄球菌、链球菌、大肠埃希菌和厌氧菌，其次是淋病奈瑟菌、沙眼衣原体，原虫中有滴虫和阿米巴。特殊情况下为化学物质和放射线所引起。另外，用某种酸性或碱性溶液冲洗阴道，或将栓剂放入阴道，都可引起宫颈炎。

二、病理

慢性宫颈炎的病理变化表现为宫颈糜烂、宫颈肥大、宫颈息肉、宫颈腺体囊肿和宫颈黏膜炎，最常见的为宫颈糜烂。

1. 宫颈糜烂　是最常见的一种慢性宫颈炎，表现为宫颈外口处的宫颈阴道部分外观呈细颗粒状的红色区。主要是该部位鳞状上皮因炎症刺激而脱落，被柱状上皮所覆盖。糜烂面与周围的正常鳞状上皮有清楚的界限。临床上分为以下3种类型。

（1）单纯性糜烂：见于炎症初期，糜烂面被单层柱状上皮所覆盖，表皮比较平坦光滑。

（2）颗粒型糜烂：炎症继续存在，柱状上皮过度增生并伴有间质增生，糜烂面凹凸不平，外观呈颗粒状。

（3）乳突型糜烂：柱状上皮和间质继续增生，表面不平现象更加明显呈乳突状。

临床还常根据糜烂面积将其分成轻度（Ⅰ°）、中度（Ⅱ°）、重度（Ⅲ°）。当糜烂面积小于整个子宫颈面积的1/3时为轻度宫颈糜烂；糜烂面积占子宫颈面积的1/3～2/3之间者为中度宫颈糜烂；糜烂面积占整个宫颈面积2/3以上者为重度宫颈糜烂（图12-5）。

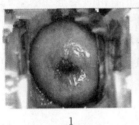
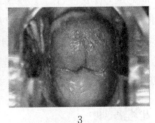

1　　　　　　　2　　　　　　　3

图12-5　宫颈糜烂分度

1. 宫颈糜烂（Ⅰ°）轻　2. 宫颈糜烂（Ⅱ°）中　3. 宫颈糜烂（Ⅲ°）重

在幼女和未婚妇女有时可见宫颈呈现类似糜烂状。但事实上是由于宫颈管柱状上皮外移所致，并非病理性宫颈糜烂。另外，国外有些国家已经将"宫颈糜烂"剔除疾病这一范畴。近几年，国内有些教材已经取消"宫颈糜烂"病名，以"宫颈柱状上皮异位"或"宫颈柱状上皮细胞凸起"生理现象取代。

2. 宫颈肥大　由于慢性炎症的长期刺激，子宫颈充血、水肿，腺体和间质增生，而使宫颈呈不同程度的肥大。但表面多光滑，由于纤维结缔组织增生，使宫颈硬度增加（图12-6）。

3. 宫颈息肉　在慢性炎症的长期刺激下，宫颈管黏膜局部增生，由于子宫具有排异作用，使增生的黏膜逐渐自基底部向外突出于宫颈口，形成息肉（图12-7）。息肉为一个或多个不等，色红、质脆、易出血。直径约1cm，由于炎症的存在，息肉除去后常有复发。

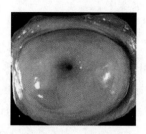 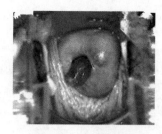 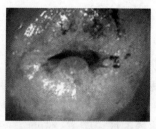

图 12 - 6 宫颈肥大   图 12 - 7 宫颈息肉   图 12 - 8 宫颈腺体囊肿

4. 宫颈腺体囊肿 又称宫颈纳氏囊肿(图 12 - 8)。在宫颈糜烂愈合的过程中,新生的鳞状上皮覆盖宫颈管口或深入腺管,将腺管阻塞。腺管周围的结缔组织增生或瘢痕形成,腺管挤压,使腺体内的分泌物不能外流而潴留于内,致腺腔扩张,形成大小不等的囊形肿物。囊肿内包含的黏液常清澈透明。囊肿一般小而分散,可突出于子宫颈表面。小的仅有小米粒大,大的可达玉米粒大,呈青白色,可能伴有糜烂,但亦常见于表面光滑的子宫颈。

5. 宫颈黏膜炎 即宫颈管炎。炎症局限于宫颈管黏膜及其下的组织,临床见宫颈阴道部光滑,但宫颈口充血或有脓性分泌物堵塞,炎症细胞浸润和结缔组织增生致宫颈肥大。

三、临床表现

1. 白带增多 白带性状根据病原体的种类、炎症的程度而不同,通常为黏稠的乳白色黏液或淡黄色脓性黏液。有时分泌物中可带有血丝或少量血液,也可有接触性出血。

2. 疼痛 下腹或腰骶部经常出现疼痛,盆腔部下坠感,有时疼痛可出现在上腹部、大腿部及髋关节,每于月经期、排便或性生活时加重。尤其是当炎症向后沿子宫骶韧带扩展或沿阔韧带底部蔓延,形成慢性子宫旁结缔组织炎,子宫颈主韧带增粗时疼痛更甚。每触及子宫颈时,立即引起髂窝、腰骶部疼,有的患者甚至可引起恶心,影响性生活。

3. 不孕 宫颈黏稠脓性分泌物不利于精子穿过,可造成不孕。

4. 其他症状 尿频或排尿困难症状,有的患者在大便时感到疼痛;有的患者出现月经不调、痛经等。

四、处理原则

慢性宫颈炎以局部治疗为主,可采用物理治疗、药物治疗及手术治疗,以物理治疗最常用。治疗前应先作宫颈刮片细胞学检查,排除早期宫颈癌,以免将早期癌误认为炎症而延误治疗。

1. 物理治疗 是目前治疗宫颈糜烂疗效较好、疗程最短的方法。一般只需治疗一次即可治愈,故临床上最常选用。它可使糜烂面柱状上皮坏死,结痂脱落后,为新生的鳞状上皮覆盖。临床常用的方法有激光、冷冻、红外线凝结及微波疗法等。治疗时间在月经干净后3~7 天内。

2. 药物治疗 糜烂面较小和炎症浸润较浅的病例,过去用硝酸银腐蚀,但现已较少用。目前临床上多用妇科栓剂,简便易行,疗效满意。每天放入阴道一枚,连续 7~10 天。

3. 手术治疗 宫颈息肉可手术摘除,对于宫颈肥大、久治不愈的宫颈糜烂或宫颈刮片怀疑癌者,可做宫颈锥切。

五、护理

（一）护理评估

1. **病史**　询问患者有无妇科手术史、宫颈损伤等情况，了解患者的婚育史、阴道分娩史，评估患者的日常生活习惯。

2. **身心状况**　了解有无白带异常、接触性出血，有无出现腰骶部酸痛、下坠感等；评估糜烂面的大小和程度，有无囊肿、息肉、肥大等。评估患者有无焦虑、不安等情绪。

3. **辅助检查**

（1）妇科检查：观察外阴、阴道前庭、尿道口有无炎症，再用窥阴器暴露阴道和宫颈，用消毒干棉签擦去宫颈表面的白带，即可清楚地看到宫颈是光滑还是有部分表现上皮脱落。

（2）白带常规检查：查明pH、清洁度、有无滴虫、念珠菌（老百姓俗称霉菌，但医务人员不能称霉菌，否则是基本概念不清）或其他病原体，以及胺试验的结果等。

（3）宫颈刮片细胞学检查为妇科常规检查，简便易行，经济有效，是最重要的辅助检查及防癌普查首选的初筛方法。

（二）护理诊断

1. 皮肤完整性受损：与宫颈糜烂及炎性分泌物刺激有关。
2. 舒适的改变：与炎性分泌物增多有关。
3. 焦虑：与担心癌变有关。

（三）护理目标

1. 患者经过治疗，炎性分泌物减少，舒适感增加。
2. 患者焦虑情绪消失，积极配合治疗。

（四）护理措施

1. **健康宣教**　平时应注意卫生，保持外阴清洁，勤换内裤，防止病原菌侵入。定期做妇科检查，发现慢性宫颈炎症予以积极治疗。注意经期、流产期及产褥期卫生，经期、产后应严禁性交、盆浴，避免致病菌乘虚而入。平素房事有度，避免房劳过度。注意性卫生，配偶要注意清除阴茎的包皮垢。

2. **注意事项**　物理治疗后阴道分泌物增多，甚至有大量黄水流出，在术后1～2周脱痂时可有少量血水或少许流血，如出血多应及时就诊；术后每天清洗外阴2次，保持外阴清洁，禁止性生活及盆浴2个月；一般于两次月经干净后3～7天复查，未痊愈者可行第2次治疗；治疗期间要忌食辛辣、油腻之品；分娩及手术时减少宫颈裂伤，发现裂伤及时缝合。

（五）护理评价

（1）患者经过治疗，炎性分泌物减少，恢复正常，舒适感增加。
（2）患者焦虑情绪消失，乐观面对生活，积极配合治疗。

第五节　盆腔炎

盆腔炎即盆腔炎症性疾病，是由女性上生殖道炎症引起的一组疾病，包括子宫内膜炎、输卵管炎、输卵管卵巢脓肿和盆腔腹膜炎。炎症可局限于一个部位,也可同时累及几个部位,以输卵管炎、输卵管卵巢炎最常见。盆腔炎多发生在性活跃期,有月经的妇女,初潮前、绝经后或未婚妇女很少发生盆腔炎。引起盆腔炎的病原体如淋病奈瑟菌、沙眼衣原体、结核杆菌、铜绿假单胞菌等。盆腔炎若未能得到及时、彻底治疗,可导致不孕、输卵管妊娠、慢性盆腔痛以及炎症的反复发作,从而影响妇女的生殖健康。国内按照疾病的病程曾将其分为急性盆腔炎和慢性盆腔炎。

一、急性盆腔炎

女性内生殖器及其周围的结缔组织、盆腔腹膜发生急性的炎症称为急性盆腔炎,是妇科常见病。炎症可局限于一个部位,也可以几个部位同时发病,急性炎症有可能引起弥漫性腹膜炎、败血症以致感染性休克等严重后果。

(一) 病因

急性盆腔炎多为需氧菌与厌氧菌的混合感染,引起急性盆腔炎的主要病因有:产后或流产后感染、宫腔内手术操作术后感染、经期不卫生、邻近器官的炎症直接蔓延、性活动、慢性盆腔炎急性发作等。主要致病菌:葡萄球菌、链球菌、大肠埃希菌、厌氧菌等。

1. *产后或流产后感染* 患者产后或小产后体质虚弱、产道损伤,宫颈口经过扩张尚未很好地关闭,此时阴道、宫颈中存在的细菌有可能上行感染盆腔;如果宫腔内尚有胎盘、胎膜残留,则感染的机会更大。

2. *宫腔内手术操作术后感染* 行人工流产术、放环或取环手术、输卵管通液术、输卵管造影术、子宫内膜息肉摘除术,或黏膜下子宫肌瘤摘除术时,如果消毒不严格或原有生殖系统慢性炎症,即有可能引起术后感染。放置宫内节育器10天内有引起急性盆腔炎的可能,长期放置也有继发感染的可能。

3. *月经期不注意卫生* 月经期间子宫内膜剥脱、宫腔内血窦开放,并有凝血块存在,这是细菌滋生的良好条件。如果在月经期间不注意卫生,使用卫生标准不合格的卫生巾或卫生纸,或有性生活,就会给细菌提供逆行感染的机会,导致盆腔炎。

4. *邻近器官的炎症蔓延* 最常见的是发生阑尾炎、腹膜炎时,由于它们与女性内生殖器官毗邻,炎症可通过直接蔓延而引起女性盆腔炎症。

5. *性活动* 盆腔炎多发生于性活跃期妇女,尤其是不洁性生活史、早年性交、性交过频、性伴侣有性传播疾病等。据资料显示,盆腔炎的高发年龄在15～25岁,年轻者容易发生盆腔炎可能与频繁的性活动、宫颈柱状上皮生理性移位(高刺激影响)、宫颈黏液的机械防御功能较差有关。

6. *慢性盆腔炎急性发作* 如长期放置节育器激发感染形成慢性盆腔炎,以及有急性发作期等。

(二) 临床表现

可因炎症轻重及范围大小而有不同的临床表现。轻者无症状或症状轻微。常见症状为下腹痛、高热、阴道分泌物增多。病情严重者可有寒战、高热、头痛、食欲缺乏。月经期发病可出现经量增多、经期延长。沙眼衣原体感染病程较长,表现为阴道不规则出血。患者呈急性病容,体温升高,心率加快,腹胀,下腹压痛、反跳痛及肌紧张,肠鸣音减弱或消失。

盆腔检查:阴道可能充血,并有大量脓性分泌物,宫颈充血、水肿,宫颈举痛时明显;宫体稍大,有压痛,活动受限;子宫两侧压痛明显,宫旁结缔组织炎时,可扣及宫旁一侧或两侧有片状增厚,或两侧宫骶韧带高度水肿、增粗、压痛明显;若有脓肿形成且位置较低时,可扣及后穹隆或侧穹隆有肿块且有波动感。

(三) 处理原则

采用物理疗法、药物治疗、中医治疗和手术治疗等措施控制炎症、消除病灶。

1. 物理治疗(简称理疗)　可以改善和增加局部血液循环,改善组织营养状态,提高新陈代谢,有利于炎症吸收和消退。可用红外线、超短波、激光、蜡疗及离子透入。

2. 药物治疗　由于急性盆腔炎的病原体多为需氧菌、厌氧菌及衣原体的混合感染,需氧菌及厌氧菌又有革兰阴性及革兰阳性之分,因此,在抗生素的选择上多采用联合用药。联合用药的配伍须合理,药物种类要少、毒性要小。抗生素的应用要求达到足量,且须注意毒性反应。在治疗过程中,根据药敏试验结果与临床治疗反应,随时予以调整。在应用抗生素的同时,加用糜蛋白酶或透明质酸酶肌肉注射,有利于粘连的分解和炎症的吸收;必要时抗生素与泼尼松同时应用。盆腔炎性包块、输卵管积水经药物治疗无效时,可考虑手术切除病灶。

3. 中医治疗　内服清热利湿、活血化瘀、行经止痛中药;常用红藤汤加减保留灌肠,每天1～2次,7～20天为一个疗程。灌肠后俯卧休息半小时以上,如能睡前排便后保留灌肠至次晨,效果更好。

4. 手术治疗　盆腔炎性包块、输卵管积水经药物治疗无效时,可考虑手术切除病灶。下列情况为手术指征。

(1) 药物治疗无效:盆腔脓肿形成经药物治疗 48～72 小时,体温持续不降,患者中毒症状加重或包块增大者,应及时手术,以免发生脓肿破裂。

(2) 输卵管积脓或输卵管卵巢脓肿:经药物治疗病情有好转,继续控制炎症数日,肿块仍未消失但已局限化,应行手术切除,以免日后再次急性发作,则仍需手术。

(3) 脓肿破裂突然腹痛加剧,有寒战、高热、恶心、呕吐、腹胀,检查腹部拒按或有中毒性休克表现,均应怀疑为脓肿破裂,需立即剖腹探查。

(四) 护理

1. 护理评估

(1) 病史:询问患者病史及起病原因,注意了解有无发病诱因存在,既往有无慢性盆腔炎史及其治疗经过。

(2) 身心状况:淋病奈瑟菌感染起病急,多在 48 小时内出现高热,若病情严重可有寒战、高热、头痛、食欲缺乏。沙眼衣原体感染病程较长,高热不明显,长期持续低热。月经期发病可出现经量增多、经期延长,非月经期发病可有白带增多。沙眼衣原体感染病程较长,表现为阴道不规则出血。若有脓肿形成,可有下腹包块及局部压迫刺激症状;包块位于前方可出现膀胱刺激症状,包块位于后方可有直肠刺激症状,若在腹膜外可致腹泻、里急后重感和排便困难。非淋病奈瑟菌性盆腔炎起病较缓慢,常伴有脓肿形成。病原菌不同,腹痛症状也不同,淋病奈瑟菌感染会出现腹膜刺激征,而沙眼衣原体感染主要表现为轻微下腹痛。

患者因为患有盆腔炎而出现焦虑不安、恐惧等情绪,家属也可能因为缺乏相关知识而出现迷茫、不安等心理状态。

（3）辅助检查

1）血常规、尿常规检查提示有无炎症反应，急性期常有白细胞计数升高。

2）宫颈管分泌物及后穹隆穿刺物检查淋病奈瑟菌阳性或沙眼衣原体阳性。

3）B超检查：可发现盆腔炎性包块或积液。

4）腹腔镜检查可发现盆腔炎性粘连、炎性包块或脓肿：①输卵管表面明显充血；②输卵管壁水肿；③输卵管伞端或浆膜面有脓性渗出物。

2. 护理诊断

（1）体温过高：与感染有关。

（2）疼痛：与盆腔炎急性发作有关。

（3）焦虑：与担心病情或长期治疗有关。

3. 护理目标

（1）患者体温有所下降、恢复正常。

（2）下腹、腰骶部疼痛减轻或消失。

（3）患者能诉说对疾病的心理感受，增强患者对抗疾病的信心，焦虑减轻或消失。

4. 护理措施

（1）卧床休息：半卧位有利于脓液积聚于直肠子宫陷窝而使炎症局限。给予高热量、高蛋白、高维生素流食或半流食，补充液体，注意纠正电解质紊乱及酸碱失衡，必要时少量输血，以增加身体抵抗力。尽量避免不必要的妇科检查，禁用阴道灌洗，以免引起炎症扩散，若有腹胀应行胃肠减压或肛管排气。腹痛时遵医嘱使用止痛剂和镇静剂。

（2）高热的护理：应每4小时测体温、脉搏、呼吸一次，体温超过39℃时应首先采用物理降温，根据患者全身状况，给予酒精或温水擦浴，也可用冰袋降温；若体温下降不明显，可按医嘱给药降温，如吲哚美辛（消炎痛）栓等。

（3）使用抗生素期间：注意观察患者有无过敏反应或药物毒性反应，严格执行药物输入时间，以确保体内的药物浓度，维持药效。

（4）健康宣教：治疗急性盆腔炎时，应做到及时治疗、彻底治愈，防止转为慢性盆腔炎。注意性生活卫生，减少性传播疾病，经期禁止性交。

5. 护理评价

（1）患者体温经过治疗降温治疗后有所下降，恢复正常。

（2）患者下腹、腰骶部疼痛消失。

（3）患者能诉说对疾病的心理感受，增强患者对抗疾病的信心，使焦虑减轻或消失。

二、慢性盆腔炎

慢性盆腔炎指的是女性内生殖器官、周围结缔组织及盆腔腹膜发生慢性炎症，常为急性盆腔炎未能彻底治愈或患者体质较差迁延所致；但亦可无急性盆腔炎病史，如沙眼衣原体感染所致的输卵管炎。慢性盆腔炎病情较顽固，当机体抵抗力下降时，可以急性或亚急性发作。

（一）病理

1. 慢性子宫内膜炎　大多发生于产后、流产后或剖宫产后，因胎盘、胎膜残留或子宫复旧不良，极易感染；也可见于绝经后的老年女性，由于内膜菲薄，易受细菌感染，严重者宫颈管粘连形成宫腔积脓。子宫内膜充血、水肿，间质炎性细胞浸润。

2. 慢性输卵管炎与输卵管积水 慢性输卵管炎最常见,多为双侧性,输卵管黏膜与间质因炎症破坏,使输卵管增粗、纤维化而呈条索状或进而使卵巢、输卵管与周围器官粘连,形成质硬而固定的肿块。输卵管发炎后,伞端粘连闭锁,管壁渗出浆液性液体,潴溜于管腔内形成输卵管积水。输卵管积脓,脓液被吸收,浆液性渗出液积聚时,亦可形成输卵管积水。

3. 输卵管卵巢炎及输卵管卵巢囊肿 输卵管炎症波及卵巢并发生粘连,形成输卵管卵巢炎。输卵管伞端与卵巢粘连、贯通,液体渗出形成输卵管卵巢囊肿,也可由输卵管卵巢脓肿的脓液被吸收后所致。

4. 慢性盆腔结缔组织炎 炎症蔓延到宫旁结缔组织和子宫骶韧带处最多见。局部组织增厚、变硬,向外呈扇形散开直达盆壁,子宫固定不动或被牵向患侧。

(二) 临床表现

1. 症状

(1) 全身症状多不明显,有时出现低热、乏力。由于病程较长,部分患者可出现精神不振、全身不适、容易疲劳,当抵抗力下降时,常伴有急性或亚急性发作。

(2) 下腹部坠胀痛:由于慢性炎症形成瘢痕、粘连引起盆腔充血,导致下腹部坠胀、疼痛及腰部酸痛,常在月经期前后、房事后加剧。有报道显示约20%急性盆腔炎发作后遗留慢性盆腔痛。

(3) 不孕及异位妊娠:在慢性盆腔炎症时,由于输卵管发炎与周围组织粘连,形成瘢痕,使输卵管阻塞,造成输卵管不通而导致原发或继发不孕或异位妊娠。盆腔炎性疾病后异位妊娠发生率是正常妇女的8~10倍。

(4) 月经不调:卵巢功能损害可有月经失调;由于慢性炎症引起盆腔淤血,患者常有月经量增多;如卵巢功能受损时可引起月经失调;子宫内膜炎常有月经不规则;老年性子宫内膜炎可有脓血性分泌物。

2. 体征 子宫多后倾、活动受限或粘连固定。慢性输卵管炎在子宫一侧或两侧触及条索状物。输卵管积水或卵管卵巢囊肿则盆腔一侧或两侧扪到腊肠型、固定的囊性包块。如是盆腔结缔组织炎,则在子宫一侧或两侧片状增厚、压痛,骶骨韧带粗、硬、触痛。

(三) 处理原则

慢性盆腔炎的疗程比较长,因此治疗起来要比急性盆腔炎更复杂,通常采用综合疗法进行治疗,包括药物治疗、物理治疗、中医治疗及手术治疗。患者需增强治疗信心,加强营养,锻炼身体,以提高机体抵抗能力。

1. 药物治疗 由于本病性质及病位的特点,慢性期全身给予抗生素不易进入病灶,且长期用药,容易产生耐药性及消化道反应等不良反应,故多采用抗生素局部用药为主,配合粘连松解剂等使药液直达病灶。用于病情反复发作伴输卵管炎症阻塞、盆腔粘连而继发不孕的患者较为适宜。

2. 物理治疗 主要是通过温热刺激,促进局部血液循环,改变局部组织的新陈代谢,以利炎症的吸收和消退,包括激光、超短波、微波、中波直流电离子透入法、紫外线疗法等。

3. 中医治疗 主要根据疼痛的性质、部位、程度及发作时间,结合全身症状、月经和带下的情况,以辨寒、热、虚、实。治疗原则以清热利湿、活血化瘀为主。

4. 手术治疗 经综合治疗无效者,应手术治疗。手术范围以获得彻底治愈为原则,以免遗留病灶再有复发机会。一般行单侧附件切除术或子宫全切除术加双附件切除术。对年轻妇女应尽量保留卵巢功能。

(四) 护理

1. 护理评估

(1) 病史:详细询问患者年龄、孕产史、妇科手术史,有无急性盆腔炎的发作史,以及有无经过治疗、使用的药物等。

(2) 身心状况:评估患者有无出现疼痛及疼痛的部位、程度、月经期及性交时有无加重等;是否有体温升高、月经周期是否正常等。

慢性盆腔炎因其病程较长和易反复发作,不仅影响妇女受孕,还严重影响身心健康。应了解患者有无焦虑、失眠、精神忧郁,甚至丧失治疗信心。

(3) 辅助检查

1) 实验室检查:血常规检查白细胞和中性粒细胞增加,红细胞沉降率(血沉)增快,宫颈分泌物常规检查衣原体、支原体。

2) B超检查:可见盆腔内有炎性渗出、积液,或输卵管增粗,或有炎性包块形成。可了解包块的性质,有利于鉴别诊断。

3) 腹腔镜:可窥视盆腔的全貌,能观察到盆腔脏器粘连范围、程度及判定输卵管的功能。腹腔镜下慢性盆腔炎的典型特征为:输卵管增粗、迂曲、粘连、双侧或单侧输卵管不通或通而不畅、积液等改变,严重者可见子宫直肠窝粘连封闭。

2. 护理诊断

(1) 恐惧:与知识缺乏、病程长、迁延不愈或疗效不明显有关。

(2) 慢性疼痛:与炎症、盆腔淤血及组织增生、粘连有关。

(3) 睡眠形态紊乱:与疼痛及长期心理压力有关。

(4) 体温过高:与感染有关。

3. 护理目标

(1) 患者能说出对疾病的心理感受,增强患者对抗疾病的信心,焦虑减轻或消失。

(2) 下腹、腰骶部疼痛减轻或消失。

(3) 疼痛消失,心理压力减轻,睡眠得到改善。

(4) 患者体温有所下降,恢复正常。

4. 护理措施

(1) 一般护理:嘱患者进高蛋白、高热量、高维生素食物,以增加营养,改善机体状况,增强抵抗力。注意休息,避免劳累,保持大小便通畅。

(2) 健康教育:指导患者注意个人卫生,尤其是经期卫生,节制性生活,以防反复感染,加重病情。注意性生活卫生,减少性传播疾病。对沙眼衣原体感染高危妇女筛查和治疗可减少盆腔炎性疾病发生率。加强公共卫生教育,提高公众对生殖道感染的认识及预防感染的重要性。及时治疗盆腔炎,防止后遗症的发生。

(3) 随访:对于抗生素治疗的患者,应在72小时内随诊,明确有无临床情况的改善。若期间症状无改善,需进一步检查,重新进行诊断和评估,必要时行腹腔镜或手术探查。对沙眼衣原体以及淋病奈瑟菌感染者,可在治疗后4~6周复查病原体。

(4) 心理护理:关心患者疾病,耐心倾听患者有关疾病方面的思想顾虑,尽可能帮助患者解决问题,满足患者的需求,增强对治疗的信心。与家属一起探讨治疗的最佳方案,取得家属的理解和帮助,让患者家属关心、解释、体贴患者,帮助患者合理安排饮食、起居及适度锻炼,避免疲劳,保持心情愉快,坚持治疗,促进康复。

5. 护理评价

(1)患者能说出对疾病的心理感受,焦虑消失。

(2)下腹、腰骶部疼痛消失。

(3)疼痛消失,心理压力减轻,睡眠得到改善。

(4)患者体温有所下降,恢复正常。

案例分析与思考题

1. 赵女士,30岁,两年前曾2次行人工流产术。近一年白带增多,通常为黏稠的乳白色黏液或淡黄色脓性;有时伴有腰酸痛,盆腔部下坠感。经检查,宫颈有糜烂,糜烂面积占宫颈的2/1。请问:

(1)该女士的疾病诊断是什么?

(2)此病最好的治疗方法是什么?

(3)疾病治疗后的健康宣教及注意事项有哪些?

2. 请比较滴虫性阴道炎、假丝酵母菌性阴道炎及老年性阴道炎在病因、临床表现及治疗措施上的区别。

3. 简述慢性宫颈炎的病理变化及治疗措施。

4. 简述护士应怎样指导患者预防阴道炎。

(穆传慧 张燕)

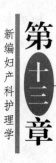

月经失调患者的护理

第一节 功能失调性子宫出血

正常月经是下丘脑-垂体-卵巢生理调节的周期性子宫内膜剥脱性出血。正常月经的周期、持续时间、月经量呈现明显的规律性和自限性。当机体受到内部和外部各种因素,诸如精神过度紧张、情绪变化、环境气候改变、营养不良、贫血、代谢紊乱、甲状腺、肾上腺功能异常等影响时,均可通过中枢神经系统引起下丘脑-垂体-卵巢轴功能调节异常,导致月经失调。

功能失调性子宫出血(dysfunctional uterine bleeding, DUB)简称功血。是由于下丘脑-垂体-卵巢轴功能调节异常引起的子宫出血。按发病机制可分为无排卵性和排卵性功血两大类:无排卵性功血常见于青春期和围绝经期妇女,占70%～80%;排卵性功血多发生于生育年龄妇女占20%～30%。常见有两种类型,有黄体功能不足和子宫内膜不规则脱落。

一、病因

(一) 无排卵性功能失调性子宫出血

无排卵性功血主要包括青春期功血和围绝经期功血。在青春期由于下丘脑-垂体-卵巢轴调节功能尚未健全而出现。围绝经期妇女,是由于卵巢功能衰退,卵泡几乎耗竭而出现。生育期妇女有时因内外环境应激等因素干扰也可发生无排卵性功血,但较少见。各期无排卵期功血发病机制不同。

1. **青春期** 由于该期下丘脑-垂体-卵巢轴功能尚未成熟,促滤泡生成素(FSH)呈持续低水平,虽有卵泡生长,但不能发育为成熟卵泡,合成分泌的雌激素量未能达到促使黄体生成素(LH)高峰(排卵必需)释放的阈值,故无排卵。此外,青春期少女正处于生理与心理的急剧变化期,过度劳累、精神过度紧张、恐惧、忧伤、环境、气候骤变等应急刺激或肥胖等遗传因素的影响,就可能引起功血。

2. **围绝经期** 该时期女性卵巢功能衰退,卵泡逐渐耗尽,剩余卵泡对垂体促性腺激素反应性降低,卵泡未能发育成熟,雌激素分泌量波动不能形成排卵前高峰,故不排卵。

3. **育龄期** 可因内外环境刺激,如劳累、应激、流产、手术和疾病等引起短暂的无排卵,也可因肥胖、多囊卵巢综合征、高催乳素等引起持续无排卵。

（二）排卵性功能失调性子宫出血

排卵性功血（ovulatory menstrual dysfunction）较无排卵性功血少见，多发生于生育期妇女。患者虽有排卵，但黄体功能异常。常见有两种类型。

1. 黄体功能不足（luteal phase defect，LPD）

（1）卵泡发育不良：原因在于卵泡颗粒数目和功能分化缺陷，特别是颗粒细胞膜上 LH 受体缺陷，引起排卵后颗粒细胞黄素化不良及分泌孕酮量不足。神经内分泌调节功能紊乱，导致卵泡期 FSH 缺乏，卵泡发育缓慢，使雌激素分泌减少，从而对垂体及下丘脑正反馈不足，导致卵泡发育不良。

（2）LH 排卵高峰分泌不足：卵泡成熟时 LH 排卵峰分泌量不足，促进黄体形成的功能减弱，是黄体功能不足的常见原因。循环中雄激素水平偏高和垂体泌乳素升高等因素都可抑制 LH 排卵峰。

（3）LH 排卵峰后低脉冲缺陷：LH 排卵峰后的垂体 LH 低脉冲分泌是维持卵泡膜黄体细胞功能的重要机制，若此分泌机制缺陷将导致黄体功能不足。

2. 子宫内膜不规则脱落（irregular shedding of endomertrium）　月经周期中，有卵泡发育及排卵，黄体发育良好，但由于下丘脑-垂体-卵巢轴调节功能紊乱或溶黄体机制异常引起黄体萎缩不全，内膜持续受孕激素影响，以致不能如期完整脱落。

二、分类

（一）无排卵性功血

无排卵性功血是下丘脑-垂体-卵巢功能失调所致的子宫出血性疾病，为生殖内分泌失调所致的疾病。最常见于青春期和围绝经期。

（二）排卵性功血

排卵性功血较无排卵性功血少见，多发生于生育年龄妇女。患者虽有排卵功能，但黄体功能异常。常见黄体功能不足和子宫内膜不规则脱落两种类型。

三、病理生理

无排卵型功血主要发生于青春期和围绝经期妇女。在青春期是由于下丘脑和垂体的调节功能尚未成熟，它们与卵巢间尚未建立稳定的周期性调节和正负反馈作用。此时期垂体分泌 FSH 呈持续低水平，LH 无高峰形成。因此，虽有成批的卵泡生长，却无排卵，最后发生卵泡闭锁。而围绝经期妇女是由于卵巢功能衰退，卵泡耗竭，雌激素分泌量锐减，对垂体的负反馈变弱，使促性腺激素水平升高，但不能形成排卵前高峰，导致无排卵型功血。

大多数无排卵型功血是雌激素撤退出血或雌激素突破出血，这是由于单一雌激素刺激而无孕酮对抗所引起。在单一雌激素持久刺激下，子宫内膜增生过长，此时若有卵泡闭锁，雌激素水平可突然下降，子宫内膜因失去激素支持而剥脱出血。如果是低水平雌激素维持在阈值水平，可发生间断少量出血，内膜修复慢使出血时间延长；如果是高水平雌激素且维持在有效浓度，则引起长时间闭经，因无孕激素参与，内膜增厚但不牢固，易发生急性突破出血,且出血量多而快。

四、子宫内膜的病理变化

(一) 无排卵性功血

根据血内雌激素浓度高低和作用时间的长短,以及子宫内膜对雌激素反应的敏感程度,子宫内膜可表现出不同的增生性变化。

1. 子宫内膜增生症(endometrial hyperplasia) 根据世界卫生组织(WHO,Scully RE等建议,1994)制定的标准分型如下:

(1) 单纯性增生(simple hyperplasia):以前称腺囊性增生过长。组织学特点是内膜腺体和间质细胞增生程度超过正常周期的增殖晚期,常局部腺体密集、大小轮廓不规则、腺腔囊性扩大,犹如瑞士干酪样外观,故又称瑞士干酪样增生。

(2) 复杂性增生(complex hyperplasia):即腺瘤型增生过长。是指腺体增生拥挤,结构复杂。子宫内膜腺体高度增生,呈出芽状生长,形成子腺体或突向腺腔,腺体数目明显增多,腺体背靠背,致使间质明显减少。腺上皮呈复层或假复层排列,细胞核大、深染,位于中央,有核分裂象,核浆界限明显但无不典型改变。

(3) 不典型性增生(atypical hyperplasia):腺上皮出现异型性改变,表现为腺上皮细胞增生,层次增多,排列紊乱,细胞核大深染有异型性。

不论是单纯性或是复杂性增生,只要腺上皮细胞出现不典型增生改变,都应归于不典型增生。此类改变已不属于功血的范畴,属癌前病变,10%～15%可转化为子宫内膜癌。

2. 增殖期子宫内膜(proliferative phase endometrium) 子宫内膜的形态表现与正常月经周期中的增殖期内膜无区别,只是在月经周期后半期甚至月经期,仍表现为增殖期形态。

3. 萎缩性子宫内膜(atrophic endometrium) 子宫内膜萎缩菲薄,腺体少而小,腺管狭而直,间质少而致密,胶原纤维相对增多。

(二) 排卵性功血

1. 黄体功能不足 子宫内膜形态表现为分泌期腺体呈分泌不良,间质水肿不明显,也可有腺体与间质不同步现象或各个部位内膜分泌反应不均。

2. 子宫内膜不规则脱落 于月经期第5～6日仍能见呈分泌反应的子宫内膜。由于出血时间长,使内膜失水,间质变致密,腺体皱缩,子宫内膜表现为混合型,即分泌期内膜和增生期内膜共存。

五、临床表现

(一) 生理方面

1. 症状

(1) 无排卵性功血:无排卵性功血失去正常周期和出血自限性,临床上主要症状是子宫不规则出血,特点是患者月经紊乱,出血间隔长短不一,短者几日,长达数周至数月,常误诊为闭经;出血量多少不一,出血量少者仅为点滴出血,多者大量出血,不能自止,可能导致贫血甚至休克。出血期不伴有下腹疼痛或其他不适。

（2）排卵性功血

1）黄体功能不足者表现为月经周期缩短，月经频发。有时月经周期虽在正常范围内，但是卵泡期延长，黄体期缩短，故不孕或早孕期流产发生率高。

2）子宫内膜不规则脱落者，表现为月经周期正常，但经期延长，多达9～10天，且出血量多，后几日常常表现为少量淋漓不断出血。

2. 体征　出血时间长者常呈贫血貌。妇科检查子宫大小在正常范围，出血时子宫较软。

（二）心理方面

异常出血、月经紊乱等都会造成患者的思想压力。尤其是年轻人常常害羞或有其他顾虑，不及时就诊，病程延长或并发感染或止血不止效果不佳，会产生恐惧和焦虑感。围绝经期功血患者担心是否有生殖器肿瘤，心理压力较大。

六、治疗原则

（一）无排卵性功血

1. 支持治疗　贫血者应补充铁剂、维生素C和蛋白质，严重贫血者需输血。流血时间长者给予抗生素预防感染。出血期间应加强营养，避免过度劳累和剧烈运动，保证休息。

2. 药物治疗　内分泌治疗极有效果，但应根据不同年龄的对象采取不同方法。青春期少女和生育期妇女应以止血、调整周期、促使卵巢恢复功能和排卵为原则；围绝经期妇女止血后则以调整周期、减少经量，防止子宫内膜病变为原则。通常采取性激素止血和调整月经周期。

（1）止血：可采用大剂量雌激素或雌孕激素联合用药。根据出血量采用合适的制剂和使用方法。

1）大量出血：要求在性激素治疗6～8小时内见效，24～48小时内出血基本停止，若96小时以上仍不止血，应考虑有器质性病变存在的可能。常用的内分泌药物有雌激素、孕激素、雄激素、抗前列腺素及其他止血药如卡络柳钠（安络血）、酚磺乙胺（止血敏）等。

① 孕激素：无排卵性功血由单一雌激素刺激所致，补充孕激素使处于增生期或增生过长的子宫内膜转化为分泌期，停药后内膜脱落，出现撤药性出血，即"药物性刮宫"。适用于体内已有一定水平的雌激素的患者。合成孕激素分为17-羟孕酮衍生物（甲羟孕酮，甲地孕酮）和19-去甲基睾酮衍生物（炔诺酮，双醋炔诺酮）等两类。

② 雌激素：大剂量雌激素可迅速促使子宫内膜生长，短期内修复创面而止血，也称"子宫内膜修复法"，适用于出血时间长、量多、血红蛋白<80 g/L的患者。目前多选用妊马雌酮，也可用己烯雌酚、苯甲酸雌二醇。血止后2周开始加用孕激素，使子宫内膜转化。雌孕激素同时撤退，有利于子宫内膜同步脱落，一般在3～7天发生撤药性出血。大剂量雌激素止血对存在血液高凝状态或有血栓性疾病史的患者应禁用。血红蛋白增加至90 g/L以上后均必须加用孕激素，有利于停药后子宫内膜完全脱落。若激素治疗无效或疑有器质性病变，应根据情况考虑诊刮。

③ 雄激素：雄激素有拮抗雌激素作用，能增强子宫平滑肌以及子宫血管张力，减轻盆腔充血而减少出血量。但大量出血时雄激素不能立即改变内膜脱落过程，也不能使其迅速修复，单独应用效果不佳。

④ 联合用药:性激素联合用药的止血效果优于单一药物。青春期功血的患者在孕激素止血同时配伍小剂量雌激素,以克服单一孕激素的治疗不足,可减少孕激素用量,并防止突破性出血。围绝经期功血的患者在孕激素止血基础上配伍雌、雄激素,常用三合激素(黄体酮、雌二醇、睾酮)肌注。

⑤ 抗前列腺素药物:出血期间服用前列腺素合成酶抑制剂如氟芬那酸,可使子宫内膜剥脱时出血减少。

⑥ 其他止血药:卡络柳钠血和酚磺乙胺可减少微血管通透性,是减少出血量的辅助药物,不能赖以止血。中药三七、云南白药也有良好的止血效果。

2) 少量出血:使用最低有效量激素,减少药物不良反应。采用孕激素占优势的口服避孕药,如去氧孕烯炔雌醇片(妈富隆)、复方孕二烯酮片(敏定偶)或复方醋酸环丙孕酮(达英-35)。

(2) 调整月经周期:使用性激素血止后需调整月经周期。青春期及生育期无排卵性功血患者,需恢复正常的内分泌功能,以建立正常月经周期;对围绝经期妇女起到控制出血、预防子宫内膜增生症的发生。一般连续服用 3 个周期。常用的调整月经周期的方法有 3 种:①后半周期疗法;②雌、孕激素序贯疗法;③雌、孕激素合并使用。

1) 孕激素后半周期疗法:适用于有内源性雌激素的青春期或生育期功血患者。可于月经周期后半期(撤药性出血的第 16~25 天)服用醋酸甲羟孕酮或肌注黄体酮,连用 10 天为一个周期,共 3 个周期为一个疗程。

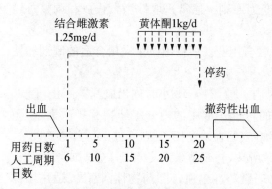

图 13-1 雌、孕激素贯序疗法示意图

2) 雌、孕激素序贯法(即人工周期):模拟月经周期中卵巢分泌的雌、孕激素变化,将雌、孕激素序贯应用,使子宫内膜发生相应的变化,引起周期性脱落。使用于青春期功血或生育期功血内源性雌激素水平较低者。结合雌激素 1.25 mg 或戊酸雌二醇 2 mg,子宫出血第 5 天起,每晚 1 次,连服 21 天,服雌激素 11 天起加用醋酸甲羟孕酮,每天 10 mg,连续 3 个周期为一个疗程。若患者体内有一定雌激素水平,雌激素可采用半量或 1/4 量(图 13-1)。

3) 雌、孕激素合并应用:雌激素使子宫内膜再生修复,孕激素可限制雌激素引起的内膜增生程度。适用于生育期功血内源性雌激素水平较高者。连用 3 个周期,撤药后出血,血量较少。

(3) 促进排卵:适用于青春期功血和生育期功血,尤其是不孕患者。促排卵治疗可从根本上防止功能失调性子宫出血复发。常用药物有氯米芬(clomiphene citrate, CC,又名克罗米芬)、人绒毛膜促性腺激素(human chorionic gonadotropin, HCG)、人围绝经期促性腺激素(human menopausal gonadotropin, HMG)和促性腺激素释放激素激动剂(gonadotropin releasing hormone agonist, GnRHa)。

3. 手术治疗

(1) 刮宫术:最常用。既能明确诊断,又能迅速止血。围绝经期出血患者激素治疗前宜常规刮宫,最好在子宫镜下行分段诊断性刮宫,以排除子宫腔内细微器质性病变。青春期功血患者刮宫应持谨慎态度。刮宫时间的选择,如出血多应立即进行,出血少者可先服用 3 天抗生素后进行。

(2) 子宫内膜切除术:很少用于治疗功血,适用于经量多的围绝经期妇女和经激素治疗无效且无生育要求的生育期妇女,年龄超过 40 岁的顽固性功血患者或对子宫切除有禁忌证者。可采用经宫腔镜行微波、红外线、液氮冷冻、激光或显微外科内膜剥脱术。治疗优点是创伤小,可减少月经量,部分患者可达到闭经效果;缺点是组织受热效应破坏而影响病理学诊断。

(3) 子宫切除术:子宫切除术很少用于治疗功血,适用于患者年龄超过 40 岁的,子宫内膜病理检查为不典型的增生,或合并子宫肌瘤、子宫肌腺症、严重贫血者。

(二) 排卵性功血

1. 黄体功能不足　治疗原则为促进卵泡发育,刺激黄体功能及黄体功能替代。分别应用氯米芬(clomiphene citrate, CC)、人绒毛膜促性腺激素(chorionicgonadotropin, HCG)和黄体酮。CC 可促进卵泡发育,诱发排卵,促进正常黄体形成。HCG 可促进和支持黄体功能。黄体酮补充黄体分泌孕酮的不足,用药后使月经周期正常,出血量减少。

2. 子宫内膜不规则脱落　治疗原则为调节下丘脑-垂体-卵巢轴的反馈功能,使黄体及时萎缩,常用药物有孕激素和 HCG。孕激素的作用是调节下丘脑-垂体-卵巢轴的反馈功能,使黄体及时萎缩,内膜及时完整脱落。HCG 有促进黄体功能的作用。

七、护理

(一) 护理评估

1. 病史　询问患者年龄、月经史、婚育史、避孕措施、既往健康史、有无慢性病史(如肝病、血液病、高血压、代谢性疾病等),以及精神创伤史、营养、过度疲劳和环境改变的因素。回顾发病经过如发病时间、目前流血情况、流血前有无停经史及诊治经历、所用激素名称和剂量、效果、诊刮的病理结果,区分异常子宫出血的几种类型:①月经过多(menorrhagia):患者月经周期规则,但经量过多(>80 ml)或经期延长(>7 天);②月经频发(polymenorrhea):患者月经周期规则,但短于 21 日;③不规则出血(metrorrhagia):患者的月经周期不规则,在两次月经周期之间任何时候发生子宫出血;④月经频多(menometrorrhagia):患者月经周期不规则,血量过多。询问有无贫血和感染。

2. 身心状况　观察精神和营养状态,有无肥胖、贫血貌、出血点、紫癜、黄疸和其他病态。体格检查淋巴结、甲状腺、乳房发育情况,进行腹部触诊。患者尤其是年轻人常因害羞或其他顾虑而不及时就诊,随着病程延长并发感染或止血效果不佳,大量出血更容易使患者产生恐惧和焦虑,影响其身心健康和工作学习。围绝经期常担心疾病严重程度,疑有肿瘤而焦虑不安、恐惧。

3. 实验室及其他辅助检查

(1) 血凝功能测试:血小板计数,出、凝血时间,凝血酶原时间,活化部分凝血酶原时间等。

(2) 血红蛋白、血红细胞计数及血细胞比容:了解患者贫血情况。

(3) 超声检查:可了解子宫大小、形状、宫腔内有无赘生物,子宫内膜厚度等。

（4）妊娠试验：有性生活史者应行妊娠试验，以排除妊娠以及妊娠相关疾病。

（5）诊断性刮宫：简称诊刮，评估子宫内膜是增生期变化还是分泌期变化。目的有二，其一止血，其二是明确子宫内膜病理诊断。为确定卵巢有无排卵和黄体功能应在月经前 3～7 天或月经来潮 6 小时内刮宫，以确定排卵或黄体功能。为确定子宫内膜不规则脱落，应在月经第 5～7 天进行诊刮。不规则流血者可随时进行刮宫。诊刮时应注意宫腔大小、形态、宫壁是否光滑，以及刮出物的性质和量。

（6）宫腔镜检查：在宫腔镜直视下选择病变区进行活检，较盲区取内膜的诊断价值高，直接观察子宫内膜情况，表面是否光滑，有无组织突起及充血。尤其可排除早期子宫内膜病变，如子宫内膜息肉、子宫黏膜下肌瘤、子宫内膜癌等。

（7）基础体温测定：基础体温（base body temperature，BBT）是机体处于静息状态下的体温。具有正常卵巢功能的生育年龄妇女基础体温呈特征性变化。在月经后及卵泡期体温比较低（36.6℃以下），排卵后体温上升 0.3～0.5℃，一直持续到经前 1～2 天或月经第 1 天，体温又降到原来水平。将月经周期每天测量的基础体温画成连线则呈双相曲线（图 13-2）。如无排卵性功血基础体温无上升改变呈单相曲线（图 13-3），提示无排卵。排卵性功血者则表示为基础体温呈双相性，但排卵后体温上升缓慢，上升幅度偏低，升高时间仅维持 9～10 天即下降（图 13-4）提示黄体发育不良。

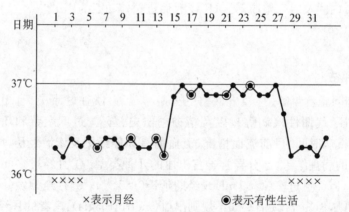

图 13-2　双相基础体温（正常）

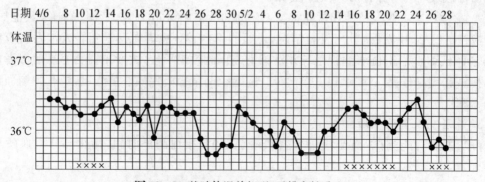

图 13-3　基础体温单相型（无排卵性功血）

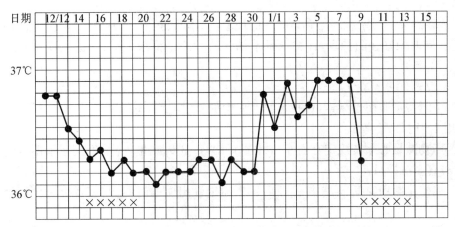

图 13-4　基础体温双相型(黄体期短)

（8）宫颈黏液结晶检查:若出现羊齿状植物叶结晶提示无排卵。

（9）阴道脱落细胞涂片检查:判断雌激素影响程度。

（10）激素测定:酌情测定检查血清孕酮或尿孕二酮,若呈卵泡期水平为无排卵。为排除其他内分泌疾病,可测定血催乳素激素水平及甲状腺功能。

（11）宫颈细胞学检查:巴氏分类法或 TBS(the Bethesda system)报告系统,用于排除宫颈癌及其癌前病变。

(二) 护理诊断

1. 潜在并发症　贫血。
2. 焦虑　与反复不规则阴道出血,担心疾病性质和治疗效果有关。
3. 有感染的危险　与月经量过多、贫血致机体抵抗力下降有关。
4. 知识缺乏　缺乏如何使用性激素的相关知识。

(三) 护理目标

1. 患者不出现贫血或贫血得到及时纠正。
2. 焦虑程度减轻,积极配合治疗及护理。
3. 感染征象被及早发现。
4. 能说出使用性激素的相关知识。

(四) 护理措施

1. 补充营养　患者体质往往较差,应加强营养,改善全身情况,可补充铁剂、维生素 C 和蛋白质。成人体内大约每 100 ml 血中含 50 mg 铁,行经期妇女,每天约从食物中吸收铁 0.7~2.0 mg,经量多者应额外补充铁。向患者推荐含铁较多的食物如猪肝、豆角、蛋黄、胡萝卜、葡萄干等。按照患者的饮食习惯,为患者制定适合个人的饮食计划,保证患者获得足够的营养。

2. 维持正常的血容量　观察并记录患者生命体征、出入量,嘱患者保留出血期间使用的会阴垫及内裤,以便更准确地估计出入量。出血较多者,督促其卧床休息,避免过度疲劳和剧烈活动。贫血严重者,遵医嘱做好配血、输血、止血措施,执行治疗方案,维持患者正常血容量。

3. 预防感染 严密观察与感染有关的征象,如体温、脉搏、子宫体压痛等,监测白细胞计数和分类,同时做好会阴护理,保持局部清洁。若有感染征象,及时与医生联系并遵医嘱进行抗生素治疗。

4. 遵医嘱使用性激素

(1) 按时按量服用性激素,保持药物在血中的稳定程度,不得随意停服和漏服,以免因性激素使用不当引起子宫出血。

(2) 药物减量必须按规定在血止后才能开始,每 3 天减量一次,每次减量不得超过原剂量的 1/3,直至维持量。

(3) 维持量服用时间,通常按停药后发生撤退性出血的时间,与患者上一次行经时间相应考虑。

(4) 指导患者在治疗期间严格遵医嘱正确用药,如出现不规则阴道流血,应及时就诊。

5. 加强心理护理缓解焦虑情绪

(1) 建立良好的护患关系,鼓励患者表达内心的感受,向患者解释疾病防治和护理过程。

(2) 教会患者使用放松技术,如看电视、听音乐等分散注意力。鼓励不孕患者树立治疗信心,解除思想顾虑,缓解焦虑。

(五) 护理评价

1. 患者贫血症状是否得到改善,有无并发症发生。

2. 焦虑感是否减轻,能否积极配合治疗与护理。

3. 有无感染征象发生或感染是否得到及时控制。

4. 是否能接受性激素治疗,并坚持正规用药。

第二节 闭 经

闭经(amenorrhea)是妇科常见症状,表现为无月经或月经停止。通常将闭经分为原发性和继发性两类。年龄超过 16 岁(有地域性差异),第二性征已发育,或年龄超过 14 岁,第二性征尚未发育,且无月经来潮者称为原发性闭经;以往曾建立正常月经,但以后因某种病理性原因而月经停止 6 个月以上者,或按自身原来月经周期计算停经 3 个周期以上者称为继发性闭经。根据其发生原因,闭经又可分为生理性和病理性两大类,青春期前、妊娠期、哺乳期及绝经后的月经不来潮均属生理现象,本章不讨论。

一、病因及分类

原发性闭经较少见,往往由于遗传学原因或先天性发育缺陷引起,如米勒管发育不全综合征、雄激素不敏感综合征、对抗性卵巢综合征、低促性腺激素功能减退和高促性腺激素功能减退。继发性闭经发生率明显高于原发性闭经,病因复杂,根据控制正常月经周期的 4 个主要环节,按病变区可分为以下 4 种,其中以下丘脑闭经最常见,依次为垂体、卵巢及子宫性闭经。

1. 下丘脑性闭经 是最常见的一类闭经。中枢神经系统-下丘脑功能失调可影响垂体,进而影响卵巢而引起闭经,其病因最复杂。

(1) 特发性因素:是闭经中最常见的原因之一。其确切机制不明,但表现为 GnRH 的脉冲式分泌异常,这种改变与中枢神经系统的神经传递或下丘脑功能障碍有关。

(2) 精神性因素:精神创伤、紧张忧虑、环境改变、过度劳累、情感变化、盼子心切或畏惧妊娠等强烈的精神因素可使机体处于紧张的应激状态,扰乱内分泌的调节功能而发生闭经。闭经多为一时性,通常很快自行恢复,也有持续时间较长者。

(3) 体重下降、神经性厌食:中枢神经对体重急剧下降极为敏感,而体重又与月经联系密切。单纯性体重下降或真正的神经性厌食均可诱发闭经。单纯性体重下降系指体重减轻标准体重的 15%～25%。神经性厌食者通常由于内在情感的剧烈矛盾或为保持体型而强迫节食引起下丘脑功能失调、促性腺激素释放激素、促性腺激素和雌激素水平均低下,当体重下降到正常体重的 85% 以下时即可发生闭经。

(4) 运动性闭经:长期剧烈运动如长跑、芭蕾舞、现代舞训练等易致闭经。原因是多方面的。初潮发生和月经的维持有赖于一定比例(17%～20%)的机体脂肪,若运动员机体肌肉/脂肪比率增加或总体脂肪减少,而脂肪是合成类固醇激素的原料,故可使月经异常。现认为,体内脂肪下降及营养低下引起瘦素下降是生殖轴功能抑制的机制之一。另外,运动加剧后 GnRH 释放受到抑制而引起闭经。

(5) 药物:除垂体腺瘤可引起闭经溢乳综合征外,长期应用某些药物如吩噻嗪及其衍生物(奋乃静、氯丙嗪)、利血平以及类固醇类避孕药,也可出现继发性闭经和异常乳汁分泌,其机制是药物抑制了下丘脑分泌 GnRH 或通过抑制下丘脑多巴胺使垂体分泌催乳素增加。药物性闭经常常是可逆的,一般在停药后 3～6 个月月经自然恢复。

(6) 颅咽管瘤:是垂体、下丘脑性闭经的罕见原因,瘤体增大压迫下丘脑和垂体柄时,影响下丘脑 GnRH 和多巴胺向垂体的转运,从而导致低促性腺激素闭经伴垂体催乳激素分泌增加引起闭经、生殖器官萎缩、肥胖、颅压增高、视力障碍等症状,称为肥胖生殖无能营养不良症。

2. 垂体性闭经　主要病变在垂体。垂体前叶器质性病变或功能失调可影响促性腺激素的分泌,继而影响卵巢功能而引起闭经。如垂体肿瘤、垂体前叶功能减退(席汉综合征)、垂体梗死、原发性垂体促性腺功能低下。

3. 卵巢性闭经　闭经的原因在卵巢。卵巢分泌的性激素水平低落,子宫内膜不发生周期性变化而导致闭经。如先天性卵巢发育不全或缺如、卵巢功能早衰、卵巢已切除或组织被破坏、卵巢功能性肿瘤和多囊卵巢综合征等。

4. 子宫性闭经　闭经的原因在子宫。此时月经调节功能正常,第二性征发育也往往正常,但因子宫内膜受到破坏或对卵巢激素不能产生正常的反应,从而引起闭经。如先天性子宫缺陷、子宫内膜损伤、子宫内膜炎、子宫切除后或子宫腔内放射治疗后。

5. 其他内分泌功能异常　肾上腺、甲状腺、胰腺等功能异常也可引起闭经。常见的疾病为甲状腺功能减退或亢进、肾上腺皮质功能亢进、肾上腺皮质肿瘤、糖尿病等均可通过下丘脑影响垂体功能而造成闭经。

二、临床表现

(一) 生理方面

1. 症状　年满 16 岁仍无月经来潮;以往曾建立月经,但以后月经停止 6 个月以上。

2. 体征

(1) 全身检查:由体重下降引起的闭经往往伴营养、发育不良。

(2) 妇科检查:子宫性闭经可有子宫畸形、缺如,卵巢性闭经及垂体性闭经可有性腺、性器官及性征发育不良或异常。闭经、泌乳综合征有乳腺泌乳。多囊卵巢综合征者有多毛肥胖。

(二) 心理社会方面

闭经对患者的自我概念有较大的影响,患者会担心自己健康、性生活、生育能力等。如果病程较长、反复治疗效果不明显时,患者和家属会产生很大的心理压力,情绪低落、对自己丧失信心,又将加重闭经。

三、治疗原则

纠正全身健康状况,进行心理和病因治疗,因某种疾病或因素引起的下丘脑-垂体-卵巢轴功能紊乱者,可用性激素替代治疗。

1. 全身治疗 由于闭经的发生与神经内分泌的调控有关,因此全身体质性治疗在闭经治疗中占有重要地位。急性或慢性疾病引起的闭经首先考虑全身性治疗;单纯性营养不良则需要增加营养,保持标准体重;体重过重而肥胖妇女的闭经,大部分并发内分泌失调,需用低热量饮食,但需富含维生素和矿物质,此外要经常进行适当体力劳动和锻炼。

2. 心理治疗 在治疗闭经中占重要位置。如精神性闭经者应行精神心理疏导疗法,神经性厌食症者应接受精神心理方面的治疗。

3. 病因治疗 闭经若由器质性病变引起,应针对病因治疗。如宫颈-宫腔粘连者可行宫腔镜宫颈-宫腔粘连分离后放置避孕环。先天性畸形如处女膜闭锁、阴道横隔或阴道闭锁均可手术切开或成形术,使经血畅流。结核性子宫内膜炎者应积极接受抗结核治疗。卵巢或垂体肿瘤者应按所制订的相应治疗方案。

4. 性激素替代疗法 明确病变环节及病因后,可给予相应激素治疗以补充机体激素不足或拮抗其过多,达到治疗目的。常用雌激素替代疗法,以及雌、孕激素序贯疗法和雌、孕激素合并疗法。雌激素可促进或维持生殖器官和第二性征的发育,并对下丘脑和垂体产生反馈而起调节作用。用雌、孕激素做人工周期,模仿自然月经周期进行治疗。雌、孕激素合并治疗可抑制垂体分泌促性腺激素,停药后可能出现反跳作用,使月经恢复并排卵。

5. 诱发排卵 下丘脑垂体性闭经而卵巢功能存在且要求生育者,可根据临床情况遵医嘱选用促排卵药,如 CC、HMG/HCG、溴隐亭治疗。

四、护理

(一) 护理评估

1. 病史 回顾患者婴幼儿期生长发育过程,有无先天性缺陷或其他疾病。询问家族中有无相同疾病者。详细询问月经史,包括初潮年龄、第二性征发育情况、月经周期、经期、经量、有无痛经,了解闭经前月经情况。已婚妇女询问其生育史及产后并发症。此外,应特别注意询问闭经期限及伴随症状,发病前有无引起闭经的诱因如精神因素、环境改变、体重增减、剧烈运动、各种疾病及用药影响等。

2. 身心状况　注意观察患者精神状态、营养、全身发育状况,测量身高、体重、智力情况、躯干和四肢的比例,五官生长特征,检查有无多毛,患者第二性征发育情况,如音调、乳房发育、阴毛及腋毛情况、骨盆及是否具有女性体态,并挤双乳观察有无乳汁分泌。因闭经是主要的症状,其对患者的自我概念有较大的影响,患者担心闭经对自己的健康、性生活和生育能力的影响。病程过长及反复治疗效果不佳时会加重患者和家属的心理压力,表现为情绪低落、对治疗和护理丧失信心,反过来又会加重闭经。

3. 辅助检查

(1) 妇科检查:检查第二性征发育程度,注意内、外生殖器的发育,有无缺陷、畸形和肿瘤,腹股沟区有无肿块。

(2) 子宫功能检查:主要了解子宫、子宫内膜状态及功能。

1) 诊断性刮宫:适用于已婚妇女。用于了解宫腔深度和宽度,宫颈管或宫腔有无粘连。刮取子宫内膜做病理学检查,可了解子宫内膜对卵巢激素的反应,刮出物同时做结核菌培养,还可以确定子宫内膜结核的诊断。

2) 子宫输卵管碘油造影:了解宫腔形态、大小及输卵管情况,用以诊断生殖系统发育不良、畸形、结核及宫腔粘连等病变。

3) 子宫镜检查:在子宫镜直视下观察子宫腔及内膜有无宫腔粘连、可疑结核病变,常规取材送病理学检查。

4) 药物撤退试验:常用孕激素试验和雌、孕激素序贯试验。①孕激素试验用以评估内源性雌激素水平。服用或肌注孕激素(黄体酮或安宫黄体酮)5 天,停药 3~7 天后出现撤药性出血(阳性反应),提示子宫内膜已受一定水平的雌激素影响;如孕激素试验无撤药性出血(阴性反应),提示患者体内雌激素水平低下,对孕激素无反应,应进一步做雌、孕激素序贯试验。②雌激素试验目的是以雌激素刺激子宫内膜增生,停药后出现撤退性出血,可以了解子宫和下生殖道情况。服用雌激素 20 天,最后 5 天加用孕激素,停药后 3~7 天发生撤药性出血为阳性,提示子宫内膜功能正常,对类固醇激素有反应。闭经是由于患者体内雌激素水平低落所致,应进一步寻找原因。若无撤药性出血为阴性,可再重复试验一次,若两次试验均阴性,提示子宫内膜有缺陷或被破坏,可诊断为子宫性闭经。

(3) 卵巢功能检查

1) 基础体温测定:基础体温在正常月经周期中显示双相型,即月经周期后半期的基础体温较前半期上升 0.3~0.6℃,提示卵巢功能正常,有排卵或黄体形成。

2) 阴道脱落细胞检查:涂片见有正常周期变化,提示闭经原因在子宫。涂片中见中、底层细胞,表层细胞极少或无,无周期性变化,若 FSH 升高,提示病变在卵巢。涂片表现不同程度雌激素低落,或持续轻度影响,若 FSH、LH 均低,提示垂体或以上中枢功能低下引起的闭经。

3) 宫颈黏液结晶检查:羊齿状结晶越明显、越粗,提示雌激素作用越显著。若涂片上见成排的椭圆体,提示雌激素作用的基础上已受孕激素影响。

4) 血类固醇激素测定:做雌二醇、孕醇及睾醇的放射免疫测定。若雌、孕激素浓度低,提示卵巢功能不正常或衰竭;若睾酮值高,提示有多囊卵巢综合征、卵巢男性化肿瘤或睾丸女性化疾病的可能。

5) B 型超声监测:从周期第 10 天开始用 B 型超声动态监测卵泡发育及排卵情况。卵泡直径 18～20 mm 时为成熟卵泡,估计约在 72 小时内排卵。

6) 卵巢兴奋试验:又称尿促性素(HMG)刺激试验。用 HMG 连续肌肉注射 4 天,了解卵巢是否产生雌激素。若卵巢对垂体激素无反应,提示病变在卵巢;若卵巢有反应,则病变在垂体或垂体以上。

(4) 垂体功能检查:雌激素试验阳性提示患者体内雌激素水平低落,为确定原发病因在卵巢、垂体或下丘脑,需做以下检查:

1) 血 PRL、FSH、LH 放射免疫测定:PRL>25 μg/L 时称高催乳激素血症,PRL 升高时应进一步做头颅 X 线摄片或 CT 检查,以排除垂体肿瘤;FSH>40 IU/L 升高提示卵巢功能衰竭;LH>25 IU/L 升高应怀疑多囊卵巢;FSH、LH 均<5 IU/L,提示垂体功能减退,病变可能在垂体或下丘脑。

2) 垂体兴奋试验:又称 GnRH 刺激试验,用以了解垂体功能减退起因于垂体或下丘脑。静脉注射 LHRH15～60 分钟后 LH 较注射前高 2～4 倍以上,提示垂体功能正常,病变在下丘脑;若经多次重复试验,LH 值仍无升高或增高不显著,提示引起闭经的病变在垂体。

3) 影像学检查:疑有垂体肿瘤时应作蝶鞍 X 线摄片,阴性时需再做 CT 或 MRI 检查。疑有子宫畸形、多囊卵巢、肾上腺皮质增生或肿瘤时可做 B 型超声检查。

4) 其他检查:疑有先天性畸形者,应做染色体核型分析及分带检查。考虑闭经与甲状腺功能异常有关者应测定血 T3、T4、TSH。闭经与肾上腺功能有关时可做尿 17 -酮、17 -羟类固醇或血皮质醇测定。

(二) 护理诊断

1. 功能障碍性悲哀　与长期闭经及治疗效果不明显有关。
2. 焦虑　与担心疾病对健康、性生活、生育的影响有关。

(三) 护理目标

1. 患者能够接受闭经的事实,客观地评价自己。
2. 患者能够主动诉说病情及担心。
3. 患者能够主动、积极地配合诊治方案。

(四) 护理措施

1. 加强心理护理　建立良好的护-患关系,鼓励患者表达自己的感情,对健康问题、治疗和预后提出问题。向患者提供诊疗信息,帮助其澄清一些观念,解除患者担心疾病及其影响的心理压力。

2. 促进患者与社会的交往　鼓励患者与同伴、亲人交往,参与力所能及的社会活动,保持心情舒畅,正确对待疾病。

3. 指导合理用药　说明性激素的作用、不良反应、剂量、具体用药方法、时间等问题。

4. 其他　鼓励患者加强锻炼,供给足够的营养,保持标准体重,增强体质。对肥胖引起的闭经应告知患者及时治疗内分泌疾病,对运动性闭经者,应适当减少运动量。

(五) 护理评价

1. 患者能以客观的态度评价自我。
2. 患者能主动配合治疗方案。

3. 治疗期间,患者能与病友交流病情和治疗感受,保持较好的情绪,积极遵循正规治疗方案,寻求理解和支持。

第三节　痛　　经

痛经(dysmenorrhea)为妇科最常见的症状之一,是指行经前后或月经期出现下腹疼痛、坠胀、腰酸或合并头痛、乏力、头晕、恶心等其他不适,影响生活和工作质量者。痛经分为原发性和继发性两类。原发性痛经是无盆腔器质性病变的痛经,发生率占 36.06％,痛经始于初潮或其不久;继发性痛经是器质性盆腔脏器的后果,如子宫内膜异位症、盆腔炎或宫颈狭窄等引起的痛经。本节只叙述原发性痛经。

一、病因与发病机制

原发性痛经多见于青少年期,其疼痛与子宫肌肉活动增强所导致的子宫张力增加和过度痉挛性收缩有关。

(一) 前列腺素合成与释放异常

原发性痛经的发生与月经期子宫内膜释放前列腺(prostaglandin, PG)有关。痛经患者子宫内膜和月经血中 PG 含量,尤其是 $PGF_{2\alpha}$ 和 PGE_2 较正常妇女明显升高,前列腺素诱发子宫平滑肌收缩,产生分娩样下腹痉挛性绞痛。

(二) 子宫收缩异常

子宫平滑肌过度收缩历时稍长,可使子宫腔压力升高至 8 kPa 以上,造成子宫供血不足,当子宫压力超过平均动脉压即可引起子宫缺血,结果刺激子宫自主神经疼痛纤维而发生痛经。PG 的刺激还可使子宫收缩图形与正常妇女的不同,痛经患者子宫基础张力升高,收缩强度及频率增加,且收缩不协调或非节律性。异常的子宫收缩使子宫缺血、缺氧,引起疼痛。

(三) 其他

黄体退化时,孕酮合成减少,细胞内溶酶体释放磷脂酶 A,后者水解磷脂产生花生四烯酸。花生四烯酸通过环氧化酶途径生成前列腺素;也可通过 5-脂氧化酶途径生成白三烯,后者可刺激子宫收缩。垂体后叶加压素也可能导致子宫肌层的高敏感性,减少子宫血流,引起原发性痛经。

研究表明原发性痛经的发生还受内分泌因素、遗传因素、免疫因素,以及精神、神经因素等的影响。

1. 内分泌因素　痛经经常发生在有排卵的月经周期,无排卵的月经周期一般不发生痛经,提示痛经与黄体期孕酮升高有关。

2. 精神、神经因素　内在或外在的应激可使机体痛阈降低,精神紧张、焦虑、恐惧、寒冷刺激、经期剧烈运动,以及生化代谢产物均可通过中枢神经系统刺激盆腔疼痛纤维。

3. 遗传因素　女儿与母亲发生痛经有相关关系。

4. 免疫因素　痛经患者免疫细胞的免疫反应有改变。

二、临床表现

(一)生理方面

1. 症状 月经期下腹痛是原发性痛经的主要症状,疼痛多数位于下腹中线或发射至腰骶部、外阴与肛门,少数人的疼痛可放射至大腿内侧。疼痛的性质以胀坠痛为主,重者呈痉挛性。疼痛时月经未来潮或仅见少量经血,行经第 1 天疼痛最剧烈,持续 2~3 天月经畅通,疼痛即可缓解。50%患者有后背部疼痛,可伴随恶心、呕吐、腹泻、头晕、乏力等症状,严重者面色发白、四肢厥冷、出冷汗。

2. 体征 一般妇科检查无异常发现,偶有子宫发育不良、子宫过度前屈、后屈以及子宫内膜呈管状脱落的膜样痛经等情况。

3. 辅助检查 为排除盆腔病变,可做超声检查、腹腔检查、子宫输卵管造影、宫腔镜检查。

(二)心理社会方面

痛经引起小腹胀痛或腰酸的感觉,往往会使患者有意识或无意识地怨恨自己是女性,认为来月经是"倒霉"、"痛苦",甚至出现神经质的性格。

三、治疗原则

(一)一般治疗

应重视精神心理治疗,阐明月经期轻度不适等是生理反应。对症治疗为主,可使用镇痛、镇静、解痉治疗痛经的作用,还可配合中医中药治疗。

(二)药物治疗

1. 抑制排卵药物 通过抑制下丘脑-垂体-卵巢轴,抑制子宫内膜生长,降低前列腺素和加压素水平,从而缓解痛经程度。口服避孕药可达 90%以上。主要适用于要求避孕的患者。

2. 抑制子宫收缩药物

(1)前列腺素合成抑制剂:通过抑制前列腺素合成酶的活性,减少 PG 产生,防止子宫过强收缩和痉挛,降低子宫压力,从而达到治疗的目的,有效率达 60%~90%,适用于不要求避孕或对口服避孕药效果不好的原发性痛经患者。

(2)钙离子拮抗剂:可干扰钙离子通过细胞膜,并阻止钙离子由细胞释放,降低子宫肌细胞周围的钙离子浓度,使子宫收缩减弱。

(三)手术治疗

1. 宫颈管扩张术 适用已婚宫颈狭窄的患者。

2. 神经切除术 对顽固性痛经还可以考虑经腹腔镜骶前神经切除术手术治疗,但手术有一定并发症。

四、护理

(一)护理评估

1. 病史 了解患者的年龄、月经史与婚育史,询问与诱发痛经相关的因素,疼痛与月经的关系,疼痛发生的时间、部位、性质及程度,是否服用止痛药缓解疼痛,用药量及持续时间,疼痛时伴随的症状以及自觉最能缓解疼痛的方法和体位。

2. **身心状况**　一般妇女对痛经不适都能耐受,但对此不适的反应因人而异。有的人疼痛阈低,对疼痛较为敏感,反应强烈,因此伴随痛经还可产生一些其他的身体不适。痛经引起小腹胀痛或腰酸的感觉,往往会使患者有意识或无意识地怨恨自己是女性,认为来月经是"倒霉"、"痛苦",甚至出现神经质的性格。

3. **辅助检查**　妇科检查无阳性体征(注意行经期无特殊需要不行妇科检查)。为排除盆腔病变,可做超声检查、腹腔镜检查、子宫输卵管造影、宫腔镜检查,用于排除子宫内膜异位、子宫肌瘤、盆腔粘连、感染、充血等疾病。腹腔镜检查是最有价值的辅助诊断方法。

(二) 护理诊断

1. **急性疼痛**　与月经期子宫收缩、子宫肌组织缺血缺氧,刺激疼痛神经元有关。
2. **恐惧**　与长时期痛经造成的精神紧张有关。
3. **睡眠型态紊乱**　与痛经症状有关。

(三) 护理目标

1. 患者疼痛症状缓解。
2. 患者月经来潮前及经期无恐惧感。
3. 患者在月经期得到足够的休息和睡眠。

(四) 护理措施

1. 健康教育

(1) 进行月经期保健的教育工作,包括注意经期清洁卫生,经期禁止性生活,加强经期保护,预防感冒,注意合理休息和充足睡眠,加强营养。

(2) 重视精神心理护理,关心并理解患者的不适和恐惧心理,阐明月经期可能有一些生理反应如小腹坠胀和轻度腰酸,讲解有关痛经的生理知识,疼痛不能忍受时提供非麻醉性镇痛治疗。

2. 缓解症状

(1) 腹部局部热敷和进食热的饮料,如热汤或热茶。

(2) 药物处理:指导患者按医嘱使用两种药物可以有效地治疗原发性痛经,即口服避孕药和前列腺素合成酶抑制剂。避孕药适用于要求避孕的痛经妇女,可抑制子宫内膜生长,使月经量减少;药物抑制排卵,使机体缺乏黄体,无内源性孕酮产生,而孕酮刺激为子宫内膜生物合成 PG 所必需,从而使月经血 PG 浓度降低。前列腺素合成酶抑制剂可抑制环氧合酶系统而减少 PG 的产生,缓解痛经。未婚少女可行雌、孕激素序贯疗法,以减轻症状。

(3) 服用止痛剂:若因每一次经期习惯服用止痛剂,则应防止成瘾。必要时,还可以配合中医中药治疗。

(4) 应用生物反馈法:增加患者的自我控制感,使身体放松,以解除痛经。

(五) 护理评价

1. 患者诉说痛经症状减轻,并能够列举减轻疼痛的应对措施。
2. 患者恐惧的行为表现和体征减少,在心理和生理上的舒适感增加。
3. 患者自诉在月经期睡眠良好。

第四节 围绝经期综合征

绝经是每个妇女生命进程中必然发生的生理过程。绝经提示卵巢功能衰退,生殖功能终止。卵巢功能衰退呈渐进性,绝经有多种方式,围绕绝经发生的时间与距离绝经的时间有关。长期以来人们习惯用"更年期"来形容卵巢功能衰退的过程。世界卫生组织人类生殖特别规划委员会于1994年6月14日在日内瓦召开的有关20世纪90年代绝经研究进展工作会议提出废除"更年期"术语,并推荐采用"围绝经期"一词。围绝经期(peri-menopause period)是指妇女绝经前后的一段时期,包括从接近绝经出现与绝经有关的内分泌、生物学和临床特征起至最后一次月经后1年内的间期,即绝经过渡期至绝经后1年,也就是卵巢功能衰退的征兆。

我国妇女人均预期寿命已超过70岁,50岁左右绝经的妇女还有1/3的生命历程要在缺乏雌激素的情况下度过。据统计,2000年,我国50岁以上的妇女高达1.2亿,2030年将达到2.8亿,绝经后出现的骨质疏松、心脑疾病等已成为公众问题。

围绝经期综合征以往称更年期综合征,是妇女在绝经前后由于雌激素水平波动或下降所致的以自主神经系统功能紊乱为主,伴有神经心理症状的一组综合征。多发生在45～55岁之间。有人可持续至绝经后2～3年,少数人可持续到绝经后5～10年症状才有所减轻或消失。

绝经方式有自然绝经和人工绝经两种。自然绝经是指由于卵巢卵泡活动的丧失引起月经永久停止,无明显病理或其他生理原因。临床上,连续12个月无月经后才认为是绝经,实践中将40岁或以后自然绝经归为生理性,40岁以前月经自动停止为过早绝经,视为病理性。人工绝经是手术切除双卵巢(切除或保留子宫)或因医源性丧失双卵巢功能(如化学治疗或放射治疗)。人工绝经妇女较自然绝经妇女更易发生围绝经期综合征。

一、围绝经期的内分泌变化

围绝经期的最早变化是卵巢功能衰退,然后表现为下丘脑和垂体功能退化。此时期卵巢渐趋停止排卵,卵巢激素的分泌相应减少。此阶段首先表现为雌激素水平下降,血中FSH水平相应升高,孕激素相对不足或缺乏。继而,由于FSH水平升高,又加快了卵泡发育的速度,也就进一步刺激了雌激素分泌,在卵巢功能开始减退以后出现代偿性雌激素相对升高阶段。卵泡发育的加速,导致卵泡期的缩短。以后,随卵泡数目的继续减少直至耗竭,卵巢激素分泌继续下降,FSH水平升高,但无卵泡发育成熟,进入雌激素低下阶段,月经最后终止。

1. 促性腺激素的变化 下丘脑、垂体与卵巢之间在育龄妇女中存在周期性的正、负反馈关系,绝经后卵巢性激素水平明显低下,对下丘脑与垂体的负反馈作用削弱,故促性腺激素FSH、LH均有升高。绝经后2～3年,血清中FSH水平较正常育龄妇女卵泡期增加10～15倍,LH水平也增加约3倍,此后,这两种促性腺激素水平不再上升,并随年龄的增长而有所降低。绝经后10年,促性腺激素约下降到最高值的一半。

2. 雌激素 绝经后由于卵巢萎缩,循环中的雌激素来源和性质发生了重要的变化,最重要的循环雌激素是雌酮。绝经后血中雌二醇水平明显降低。

3. 孕激素 在正常月经周期中只有排卵后黄体分泌大量孕酮,绝经后不再排卵,孕酮明显降低,仅为育龄妇女卵泡期孕酮值的 30%。

4. 雄激素 雄烯二酮血中含量仅为育龄妇女的一半,主要来源于肾上腺。

5. 泌乳素 绝经后泌乳素变化不大。

6. 促性腺激素释放激素(GnRH) 绝经后 GnRH 脉冲式分泌的幅度增加,与 LH 相平行,提示下丘脑和垂体间仍保持良好的功能。

7. 生长激素 随年龄的增长而减少。

8. 甲状旁腺素 随年龄的增长而增加。

9. 降钙素 绝经后减少。

10. β 内啡肽 绝经后明显降低。

以上内分泌变化会引起围绝经期及绝经后妇女产生一系列的生理与心理上的变化。

二、病因

1. 内分泌因素 卵巢功能减退,血中雌-孕激素水平降低,使正常的下丘脑-垂体-卵巢轴之间平衡失调,影响了自主神经中枢及其支配下的各脏器功能,从而出现一系列自主神经功能失调的症状。在卵巢切除或放疗后雌激素急剧下降,症状更为明显,而雌激素补充后可迅速改善。

2. 神经递质 血 β-内啡肽及其自身抗体含量明显降低,引起神经内泌调节功能紊乱。神经递质 5-羟色胺(5-HT)水平异常,与情绪变化密切相关。

3. 种族、遗传因素 个体人格特征、神经类型,以及职业、文化水平均与绝经期综合征的发病及症状严重程度可能有关。围绝经期综合征患者大多神经类型不稳定,且有精神压抑或精神上受过较强烈刺激的病史。另外,经常从事体力劳动的人发生围绝经期综合征的较少,即使发生症状也较轻,消退较快。

三、临床表现

(一) 生理方面

1. 症状

(1) 月经改变:绝经前半数以上妇女出现月经紊乱,有 4 种表现:①月经频发:月经周期短于 21 天,常常伴有经前点滴出血致出血时间延长;②月经稀发:月经周期超过 35 天;③不规则子宫出血:排卵停止而发生功能失调性子宫出血;④闭经:子宫内膜不再增殖和脱落。多数妇女不同类型和时期的月经改变后,逐渐进入闭经,而少数妇女可能突然闭经。

(2) 全身症状

1) 潮红、潮热:为围绝经期最常见且典型的症状,患者时感自胸部向颈部及面部扩散的阵阵上涌的热浪,同时上述部位皮肤有弥散性或片状发红,伴有出汗,汗后又有畏寒。持续时间短者 30 秒,长则 5 分钟,一般潮红与潮热同时出现,多在凌晨乍醒时、黄昏或夜间,活动、进食、穿衣、盖被过多等热量增加的情况下或情绪激动时容易发作,影响情绪、工作、睡眠,患者感到异常痛苦。此种血管舒缩症状可历时 1 年,有时长达 5 年或更长。自然绝经者潮热发生率超过 50%,人工绝经者发生率更高。

2) 精神神经症状:主要包括情绪、记忆及认知功能症状,其临床特征是绝经期首次发病,多伴有性功能衰退，主要精神症状是忧郁、焦虑、多疑等，可有兴奋型和抑郁型两种表现：①兴奋型表现为情绪烦躁、易激动、失眠、注意力不集中、多言多语、大声哭闹等神经质样症状。②抑郁型表现为多烦躁、焦虑、内心不安，甚至惊慌恐惧，记忆力减退、缺乏自信、行动迟缓，严重者对外界冷淡，丧失情绪反应，甚至发展成严重的抑郁性神经官能症。近来研究发现，雌激素缺乏对发生阿尔茨海默病（Alzheimer）可能有潜在危险，表现为老年痴呆、记忆丧失、失语失认，定向计算判断障碍及性格行为情绪改变。

（3）自主神经失调症状：常出现眩晕、头痛、心悸、失眠、耳鸣等自主神经失调症状。

（4）心血管症状：①血压升高或血压波动；②假性心绞痛，有时伴心悸、胸闷等，症状发生常受精神因素的影响，且易多变。绝经后妇女易发生动脉粥样硬化、心肌缺血、高血压和脑出血，冠心病发生率及并发心肌梗死的死亡率也随年龄而增加。

（5）泌尿、生殖系统症状：乳房萎缩、下垂。外阴、阴道干燥、性交痛及反复发生阴道炎。排尿困难、尿急、尿失禁，易反复发作膀胱炎，常有张力性尿失禁。

（6）骨质疏松：绝经后妇女骨质吸收速度快于骨质生成，促使骨质丢失变为疏松，围绝经期过程中约25％的妇女患有骨质疏松症，其发生与雌激素下降有关。骨质疏松主要指骨小梁减少，最后可能引起骨质压缩使体格变小，严重者导致骨折，桡骨远端、股骨颈、椎体等部位易发生，骨折将引起一系列问题如疼痛、残废。

（7）皮肤和毛发的变化：皮肤皱纹增多加深；皮肤变薄、干燥甚至皲裂；皮肤色素沉着，出现斑点；皮肤营养障碍易发生围绝经期皮炎、瘙痒、多汗、水肿及烧灼痛；暴露区皮肤经常受到日光刺激易发生皮肤癌。绝经后大多数妇女出现毛发分布的改变，通常是口唇上方毳毛消失，代之以恒久毛，形成轻度胡须，阴毛、腋毛有不同程度丧失；躯体和四肢毛发增多或减少，偶有轻度脱发。

（8）性欲改变：围绝经期妇女常常自述性欲下降，但并没有性交痛及性交困难。少数妇女性欲亢进。

2. 体征　全身检查有水肿体征，妇科检查无异常发现。

（二）心理社会方面

患者常有心情不愉快、忧虑、多疑、孤独等。

四、治疗原则

1. 一般治疗　围绝经期精神症状可因神经类型不稳定或精神状态不健全而加剧，故应进行心理治疗。必要时可选用适量的镇静药以助睡眠，谷维素调节自主神经功能，治疗潮热症状。为预防骨质疏松，应坚持体育锻炼，增加日晒时间，饮食注意摄取足量蛋白质及含钙丰富食物，并补充钙剂。

2. 激素替代治疗（hormone replacement therapy，HRT）　激素替代治疗是一种医疗措施。当机体缺乏性激素，并由此发生或将会发生健康问题，需要外源给予具有性激素活性的药物，以纠正与性激素不足有关的健康问题。

（1）适应证：主要包括因雌激素缺乏所致的老年性阴道炎、泌尿道感染、潮红、潮热及精神症状，预防存在高危因素的心血管疾病、骨质疏松等。

（2）禁忌证：绝对禁忌证有妊娠、原因不明的子宫出血、血栓性静脉炎、胆囊疾病及肝脏疾病；相对禁忌证有乳癌、复发性血栓性静脉炎病史或血栓、血管栓塞疾病。

（3）制剂及剂量：主要药物为雌激素，常同时使用孕激素。剂量个体化，以取最小有效量为佳。原则上尽量选用天然性激素，以雌三醇和雌二醇间日给药最为安全有效。我国应用最多的是国产尼尔雌醇，可有效地控制潮热、多汗、阴道干燥和尿路感染。国外常用的有妊马雌酮、微粒化 17-β 雌二醇和 7-甲异炔诺酮。孕激素制剂中最常用的是甲羟孕酮。

（4）用药途径：性激素可经不同途径使用，需要相应的不同制剂。口服以片剂为主；经皮肤的皮贴、皮埋片、涂抹胶；经阴道的有霜、片、栓、硅胶环及盐悬剂；肌肉注射有油剂及鼻喷用制剂。

（5）用药方案：序贯给药，在雌激素治疗的后半周期加用孕激素制剂。联合用药，采用雌、孕激素合剂。

（6）用药时间：根据治疗目的而不同。短期用药目的主要是为了解除围绝经期症状，待症状消失后即可停药。长期用药用于防治骨质疏松，雌激素替代疗法（HRT）至少持续 5～10 年以上，有人主张绝经后终身用药。

五、护理

（一）护理评估

1. 病史　对已 40 岁的妇女，若月经增多或不规则阴道出血，必须详细询问并记录病史，包括月经史、生育史、肝病、高血压、其他内分泌腺体疾病等。

2. 身心状况

（1）症状

1）卵巢功能减退及雌激素不足引起的症状。了解月经周期、经量、阵发性潮热。

2）由于家庭因素和社会环境因素的变化诱发的一系列的症状。妇女进入绝经期以后，由于家庭和社会环境的变化可加重身体与精神的负担，如子女长大离家自立、父母年老或去世、丈夫工作地位的改变、自己健康与容貌的改变、工作责任的加重等等引起心情不愉快、忧虑、多疑、孤独等。

3）个性特点与精神因素引起的症状。妇女在绝经期以前曾有过精神状态不稳定，绝经期以后则往往较易发生失眠、多虑、抑郁、易激动等，也有一些妇女认为绝经后解脱了妇女生理上的烦恼，反而可以焕发出青春的活力。

（2）体征：进行全身状况的体格检查，包括精神状态、贫血程度、出血倾向、高血压程度及症状、肺部及泌尿系统检查，以及皮肤、毛发改变，乳房萎缩、下垂，并排除器质性病变。

3. 辅助检查

（1）血常规、血小板计数、出凝血时间、异常血细胞检查：了解贫血程度及有无出血倾向。

（2）心电图及血脂检查：胆固醇增高主要是 β 脂蛋白升高。

（3）尿常规、细菌学检查、膀胱镜检查，以排除泌尿系病变。

（4）宫颈刮片：进行防癌涂片检查。

（5）分段诊断性刮宫：除外器质性病变。

（6）B 型超声波检查。

（7）其他：必要时行 X 线、阴道脱落细胞、腹腔镜检查。

（二）护理诊断

1. 自我认同紊乱　与月经紊乱、出现精神和神经症状等围绝经期综合征有关。

2. 焦虑　与不适应围绝经期内分泌改变、家庭和社会环境改变有关。

3. 有感染的危险　与绝经期膀胱黏膜变薄、防御感染能力下降有关。

(三) 护理目标

1. 患者能够积极参与社会活动,正确评价自己。

2. 患者能够描述自己的焦虑心态和应对方法,焦虑程度减轻。

3. 患者在围绝经期不发生膀胱炎、阴道炎等感染。

(四) 护理措施

1. 健康教育

(1) 向围绝经期妇女及其家属讲解绝经是一个生理过程,绝经发生的原因及绝经前后身体将发生的变化,帮助患者消除因绝经变化产生的恐惧心理,并对将发生的变化作好心理准备。

(2) 介绍减轻绝经期前后症状的方法,以及预防围绝经期综合征的措施。如适当地摄取钙质和维生素 D,将减少因雌激素降低而使骨质疏松的状况;规律的运动如散步、骑自行车等可以促进血液循环,维持肌肉良好的张力,延缓老化的速度,还可以刺激骨细胞的活动,延缓骨质疏松症的发生;正确对待性生活等。

(3) 设立“妇女围绝经期门诊”,提供咨询、指导和加强护理。具体咨询内容包括:

1) 帮助患者了解围绝经期是正常生理过程。

2) 消除无谓的恐惧和焦虑,以乐观积极的态度对待老年期的到来,帮助解决各种心理矛盾、情绪障碍、心理冲突等问题。

3) 耐心解答患者提出的问题,建立护患合作和相互信任关系,共同发挥防治作用。并对围绝经期妇女的性要求和性生活等方面给予关心和指导。

4) 积极防治围绝经期妇女常见病、多发病,如糖尿病、高血压、冠心病、阴道炎、尿失禁、肿瘤和骨质疏松等,特别注意是女性生殖道和乳腺肿瘤。

5) 宣传雌激素补充疗法的有关知识。

2. 心理护理

(1) 与围绝经期妇女交往时,通过语言、表情、态度、行为等去影响患者的认识、情绪和行为,使护理人员和患者双方发挥积极性,相互配合,达到缓解症状的目的。

(2) 使其家人了解围绝经期妇女可能出现的症状并给予同情、安慰和鼓励。

3. 指导用药　帮助患者了解用药目的、药物剂量、适应证、禁忌证、用药时可能出现的反应等。激素替代治疗必须在专业医师指导下进行,督促长期使用性激素者接受定期随访。指导患者用药期间注意观察,若子宫不规则出血,应做妇科检查并进行诊断性刮宫,刮出物送病理检查以排除子宫内膜病变。雌激素剂量过大时可引起乳房胀痛、白带多、阴道出血、头疼、水肿或色素沉着等。孕激素不良反应包括抑郁、易怒、乳腺痛和浮肿。雄激素有发生高血脂、动脉粥样硬化、血栓栓塞性疾病危险,大量应用出现体重增加、多毛及痤疮,口服时影响肝功能。症状严重者应及时就医。

(五) 护理评价

1. 患者认识到绝经是女性正常生理过程,能以乐观、积极的态度对待自己,参与社区活动。

2. 与家人、亲戚及朋友关系融洽，互相理解。

3. 围绝经期无感染性疾病发生。

案例分析与思考题

1. 张女士，50岁，G_2P_1 因月经紊乱1年多，同时伴有抑郁、失眠来院诊治。患者近1年来出现经期持续时间延长，经量减少，同时伴有情绪不佳、抑郁、失眠等。既往身体健康，月经周期规律，3～5天/28～30天，宫内节育器避孕。

体格检查：体温 36.8℃，脉搏 80 次/分，呼吸 22 次/分，血压 140/90 mmHg。心肺正常，腹软，肝脾未触及。

妇科检查：外阴发育正常，黏膜无充血，宫颈光滑，无举痛，子宫前位稍小，活动良好，双附件正常。

(1) 可能的临床诊断和护理诊断是什么？

(2) 如何为患者进行健康指导？

2. 许××，16岁，学生，因经期下腹部痉挛性疼痛1天伴有恶心、呕吐入院。13岁月经初潮，近半年来无诱因出现月经下腹部疼痛，有时疼痛放射至腰骶部及大腿内侧，未经治疗。此次行经为第1天，下腹部疼痛剧烈伴恶心、呕吐。临床诊断为"原发性痛经"。

(1) 引起痛经的病因有哪些？

(2) 如何指导患者减轻疼痛？

3. 简述功血的概念、分类、治疗原则、护理措施。

4. 闭经的概念、病因、检查有哪些？

5. 围绝经期的相关概念、生理和心理变化有哪些？

(张佩英)

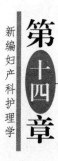

第十四章 妊娠滋养细胞疾病患者的护理

妊娠滋养细胞疾病（gestational trophoblastic disease，GTD）是一组源于胎盘滋养细胞的疾病，根据组织学将其分为葡萄胎、侵蚀性葡萄胎、绒毛膜癌（简称绒癌）及胎盘部位滋养细胞肿瘤。侵蚀性葡萄胎、绒癌和胎盘部位滋养细胞肿瘤又统称为妊娠滋养细胞肿瘤（gestational trophoblastic neoplasia，GTN）。

滋养细胞是胎儿的附属物，对母体来说是一种同种异体移植物。正常妊娠时，构成绒毛的上皮滋养细胞可直接从母体吸收养分或自己合成蛋白质和葡萄糖，以供胚胎生长。这种滋养细胞有侵蚀周围组织、穿破血管进入血液循环的能力，但它的侵蚀范围仅限于蜕膜层内。少数穿破血管进入母体血液的滋养细胞可进入母体子宫肌层，但它并不造成破坏。当胎盘形成继续发育至一定阶段，滋养细胞逐步退化。分娩后，随着胎盘的剥离和排出，大部分滋养细胞被排出母体，少数在产褥期随蜕膜脱落而消失。

葡萄胎较常见于年龄极轻（＜17 岁）或年龄较大（近 40 岁与 40 年岁）的患者。在美国约为 2 000 次妊娠中有一次。不知什么原因，亚洲国家的发病率为 200 个里有 1 个。80％以上的葡萄胎为良性，并自然退化。然而，15％～20％趋向于存留下去，2％～3％随后成为绒毛膜癌（25 000～50 000 个妊娠中有 1 个）。

第一节　葡　萄　胎

葡萄胎（hydatidiform mole）亦称水泡状胎块，是指妊娠后滋养细胞增生，绒毛间质水肿，成水泡状，水泡相连成串，形如葡萄而得名，属良性滋养细胞肿瘤。葡萄胎的确切病因不明。葡萄胎的发生与营养状况、感染因素、孕卵异常、细胞遗传异常、社会经济及年龄有关。葡萄胎可发生于育龄期的任何年龄，以 20 岁以下和 40 岁以上女性多见，这可能与卵巢功能不足或衰退有关。该病在我国较常见，23 个省市和自治区调查统计表明发病率为 1/150 次妊娠。

葡萄胎分为两类：完全性葡萄胎，表现为宫腔内充满水泡组织，没有胎儿及其附属物；部分性葡萄胎，表现为有胚胎，胎盘绒毛部分水泡状变性，并有滋养细胞增生。

一、病理

葡萄胎病变局限于子宫腔内(图 14-1),不侵入肌层,也不发生远处转移。

肉眼观:病变局限于宫腔内,不侵入肌层。胎盘绒毛高度水肿,形成透明或半透明的薄壁水泡,内含清亮液体,有蒂相连,形似葡萄。若所有绒毛均呈葡萄状,称之为完全性葡萄胎;部分绒毛呈葡萄状,仍保留部分正常绒毛,伴有或不伴有胎儿或其附属器官者,称为不完全性或部分性葡萄胎。绝大多数葡萄胎发生于子宫内,个别病例也可发生在子宫外异位妊娠的所在部位。

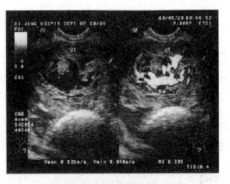

图 14-1 葡萄胎

镜下:葡萄胎有 3 个特点:①绒毛因间质高度水肿而增大;②绒毛间质内血管消失,或见少量无功能的毛细血管,内无红细胞;③滋养层细胞有不同程度增生,增生的细胞包括合体细胞滋养层细胞和细胞滋养层细胞,两者以不同比例混合存在,并有轻度异型性。滋养层细胞增生为葡萄胎的最重要特征。

二、临床表现

1. **停经** 因葡萄胎系发生于孕卵的滋养层,100%的患者有停经史,故多有 2~3 个月或更长时间闭经,平均为 12 周。

2. **阴道流血** 此为最常见的症状,是葡萄胎自然流产的表现。一般开始于停经的 2~3 个月,多为断续性少量出血,开始少量,呈咖啡色或暗红色血,但其间可有反复多次大流血,从而可导致贫血、继发感染,甚至休克。如葡萄胎组织自行排出,可在出血中发现水泡状物。除此之外,部分出血可蓄积于子宫内,从而导致闭经时间延长。

3. **子宫增大** 多数患者的子宫大于相应的停经月份的妊娠子宫,不少患者即因触及下腹包块(胀大子宫或黄素囊肿)而来就诊,但也有少数子宫和停经月份符合甚或小于停经月份者。可能有两种情况:①为绒毛水泡退变呈萎缩状,停止发展,形成稽留性葡萄胎;②部分水泡状胎块已排出,使子宫体缩小,形成葡萄胎不全流产。

4. **腹痛** 呈现阵发性下腹隐痛。由于子宫迅速增大而胀痛或葡萄胎流产,刺激子宫收缩而疼痛,一般发生在阴道流血前。若是黄素囊肿急性扭转时则为急性腹痛。

5. **妊娠高血压疾病征象** 约半数患者在停经后可出现严重呕吐,较晚时可出现高血压、浮肿及蛋白尿,甚至抽搐。

6. **无胎儿可及** 闭经 8 周前后,B超监测,未发现有胎囊、胎心及胎儿。孕周、甚至 18 周仍不感有胎动,听不到胎心。B超扫描显示雪片样影像而无胎儿影像。

7. **卵巢黄素化囊肿** 部分患者出现卵巢黄素化囊肿,常为双侧囊性增大,大小不等、表面光滑。可经双合诊发现或更经B超检查发现,一般不发生症状,偶有急性扭转而有急腹痛。

8. **贫血和感染** 反复出血而未及时治疗,必然导致贫血及其相关症状,个别患者甚至可因出血而死亡。反复出血容易导致感染,如阴道操作不洁或在流血期间性交,更易促使感染发生。感染可局限于子宫及附件,可导致败血症。

三、辅助检查

1. **产科检查** 子宫大于停经月份,较软,子宫>5个月者,腹部检查扪不到胎体,卵巢黄素囊肿可因子宫过大而不易触及。

2. **多普勒胎心测定** 只能听到子宫血流杂音,无胎心音。

3. **绒毛膜促性腺激素(HCG)测定** HCG滴度往往高于相应孕周的正常值,血 β - HCG大多在 100 U/L 以上,患者的血、尿 HCG 处于高值范围且持续不降或超出正常妊娠水平。

4. **胎盘催乳素(HPL)测定** HPL 存在于细胞质内,正常妊娠孕 5 周即可查出,34 周浓度上升维持平稳,产后即消失。葡萄胎患者 HPL 水平比相应月份的正常妊娠者低 10~100倍。有活动病灶时血中可测出 β - HCG,但 HPL 则不能检出。

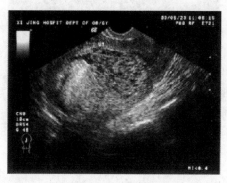

图 14 - 2 葡萄胎

5. **超声检查** 是诊断葡萄胎的重要辅助检查方法。B 型超声检查示子宫明显大于相应孕周,无妊娠囊,或无胎体及胎心搏动,宫腔内充满不均质密集状或短条状回声,呈"落雪状"(图 14 - 2)。若水泡较大而形成大小不等的回声区,则呈"蜂窝状"。彩色多普勒超声检查可见子宫动脉血流丰富,但子宫肌层内无血流或仅稀疏"星点状"血流信号。超声检查对患者安全无创伤,可重复检查,配合 HCG 测定可提高早期诊断率。

四、临床护理

(一)护理评估

1. **病史** 询问患者的月经史、生育史,本次妊娠早孕反应发生的时间及程度,有无阴道流血等。

如有阴道流血,应询问阴道流血的量、质、时间,并询问是否有水泡状物质排出。询问患者及其家族的既往病史,包括滋养细胞病史。

2. **身心状况** 患者往往停经后反复不规则阴道流血症状,出血多又未得到适当的处理者可有贫血和感染的症状,急性大出血可出现休克。多数患者子宫大于停经月份,变软,扪不到胎体,无自觉胎动。患者因子宫快速增大伴有腹部不适或阵发性隐痛而就诊。发生黄素囊肿急性扭转时则有急腹痛。

一旦确诊,应迅速清除子宫腔内容物。患者及家属可能会担心孕妇的安全,是否需进一步治疗、此次妊娠对今后生育的影响,并表现出对清宫手术的恐惧。对妊娠滋养细胞疾病知识的缺乏及预后的不确定性会增加患者的焦虑情绪。

(二)护理诊断

1. **焦虑** 与担心清宫手术及预后有关。

2. **功能障碍性悲哀** 与分娩的期望得不到满足及对将来妊娠担心有关。

3. **知识缺乏** 缺乏疾病的信息及葡萄胎随访知识。

4. **有感染的危险** 与长期阴道流血、贫血造成免疫力下降有关。

5. 有活动无耐力的危险　与阴道反复出血或大量出血有关。

(三) 护理目标

1. 患者能掌握减轻焦虑的技能,积极配合刮宫手术。

2. 患者能接受葡萄胎及流产结局。

3. 患者能陈述随访的重要性和具体方法。

(四) 护理措施

1. **心理护理**　详细评估患者对疾病的心理承受能力,鼓励患者表达不能得到良好妊娠结局的悲伤,对疾病、治疗手段的认识,确定其主要的心理问题。通过护理活动与患者建立良好的护患关系,向患者及家属讲解有关葡萄胎的性质,以及治疗、预后等疾病知识,说明尽快清宫手术的必要性。告诉患者治愈 2 年后可正常生育,让患者以较平静的心理接受手术。

2. **严密观察病情**　观察和评估腹痛及阴道流血情况。流血过多时,密切观察血压、脉搏、呼吸等生命体征。

3. **做好术前准备及术中护理**　刮宫前配血备用,建立静脉通路,术前备皮,准备好缩宫素(催产素)和抢救药品及物品,以防止大出血造成的休克。葡萄胎清宫不易一次吸刮干净,一般于 1 周后再次刮宫。注意选用大号吸管吸引,待子宫缩小后再慎重刮宫。

4. **预防性化疗**　对年龄>40 周岁、刮宫前 HCG 异常升高、刮宫后 HCG 不进行性下降、子宫比相应的妊娠月份明显大或短期内迅速增大、卵巢黄素化囊肿直径>6 cm、滋养细胞高度增生或伴有不典型性增生,出现可疑的转移灶或无条件随访的患者可采用预防性化疗。

5. **健康教育及随访指导**　葡萄胎的恶变率为 10%～25%,让患者和家属了解坚持正规的治疗和随访是根治葡萄胎的基础,懂得监测 HCG 的意义。①保证营养,纠正贫血,告知患者进食高蛋白、高维生素、易消化饮食。②适当活动,保证充足的睡眠时间和质量,以改善机体的免疫功能。③保持外阴清洁,每次刮宫术后禁止性生活及盆浴 1 个月以防感染。④必须重视刮宫术后定期随访。一般为第一次葡萄胎刮宫术后,每周测定一次 HCG 定量,直至降至正常水平。随后 3 个月内仍每周 1 次,若持续阴性改为半月 1 次,共 3 个月。若持续阴性,则改为 1 个月 1 次,持续 6 个月,第 2 年起每半年一次,共随访 2 年。患者出现阴道流血、咳嗽、痰中带血时随时复查,并定时作妇科检查,盆腔 B 超及 X 线胸片检查。⑤葡萄胎患者随访期间必须严格避孕 2 年。首选避孕套,一般不选用宫内节育器,以免混淆子宫出血的原因;含有雌激素的避孕药可能促进滋养细胞生长,以不用为妥。

(五) 护理评价

1. 患者和家属能理解清宫手术的重要性,配合医护人员顺利完成清宫术。

2. 患者情绪稳定,焦虑减轻,治愈疾病的信心增加。

3. 患者和家属了解随访的重要性,并能正确地参与随访全过程。

第二节　侵蚀性葡萄胎

侵蚀性葡萄胎(invasive mole)是指葡萄胎组织侵入子宫肌层或转移至子宫以外,具有恶性肿瘤行为,称为恶性滋养细胞肿瘤。常转移至阴道、肺、甚至脑部,但恶性程度不高,预后较好。侵蚀性葡萄胎基本上是继发于良性葡萄胎,多数在葡萄胎清除后6个月内发生。患者可表现为不规则阴道出血,亦可合并子宫外转移病灶。侵蚀性葡萄胎治疗原则以化疗为主,手术为辅。可单药治疗或联合化疗。

一、病理

侵蚀性葡萄胎肉眼观(图14-3)大体可见子宫肌壁内有大小不等、深浅不一的水泡状物组织或血块。葡萄胎组织侵蚀肌层或接近子宫浆膜层时,子宫表面可见紫蓝色结节。

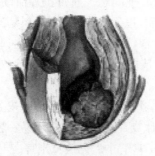

图14-3　侵蚀性葡萄胎

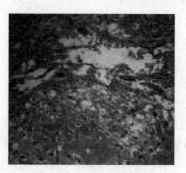

图14-4　侵蚀性葡萄胎

显微镜下(图14-4)可见绒毛结构与滋养细胞增生和分化不良。绒毛和滋养细胞可破坏正常组织侵入血管。增生的滋养细胞有明显的出血及坏死,但仍可见变性的或完好的绒毛结构。若原发灶和转移灶诊断不一致,只要在任一组织切片中见到绒毛结构即可诊断为侵袭性葡萄胎。

二、临床表现

1. 阴道出血　为侵蚀性葡萄胎最常见的症状。多发生于葡萄胎排除后,阴道不规则出血。合并有阴道转移结节时,破溃时可发生反复大出血。

2. 子宫复旧不全或不均匀增大　葡萄胎排空后4～6周子宫未回复正常大小,质软,也可表现为子宫不均匀增大。

3. 腹痛　卵巢黄素化囊肿在葡萄胎排空、流产或足月产后,可持续存在,发生扭转时可致腹痛。

4. 转移灶症状　侵袭性葡萄胎最常见的转移部位是肺(80%),其次是阴道、宫颈等,脑转移较少见,但致死率高。肺转移的常见症状为咳嗽、咯血或痰中带血丝、胸痛等;阴道转移常见表现为紫蓝色结节,破溃后大量出血。病灶穿破子宫时,腹腔内大出血,表现为腹痛、休克;肝脾转移时,可导致黄疸;泌尿道转移时,可发生血尿;脑转移预后凶险,为主要死亡原因。患者可出现头痛、呕吐、抽搐、偏瘫以及昏迷等症状。

三、辅助检查

1. 血和尿绒毛膜促性腺激素(HCG)测定　患者往往于葡萄胎排空后8周以上,血、尿HCG测定持续高水平或一度下降后又上升,排除妊娠物残留或再次妊娠,结合临床表现,可虑为侵蚀性葡萄胎。

2. B型超声波检查 子宫正常大或不同程度增大,子宫壁有局灶性或弥漫分布光点或暗区相间的蜂窝样病灶。彩色多普勒超声主要显示丰富的血流信号和低阻力型血流频谱。对判断病灶大小及侵犯的程度、发现病灶区异常血流、观察治疗后的变化,均具有重要价值。

3. 妇科检查 子宫增大、质软,发生阴道宫颈转移时局部可见紫蓝色结节。

4. 胸片X线摄片 若患者有咳嗽、咯血等症状应给予胸部X线摄片检查,有结节状阴影是肺部转移体征。典型表现为棉球状或团块状阴影。

5. 组织学诊断 在子宫肌层或子宫外转移灶中若见到绒毛或退化的绒毛阴影,则可诊断为侵蚀性葡萄胎(详见本节病理)。

四、临床护理

(一)护理评估

1. 病史 采集个人及家属的既往史,包括滋养细胞疾病史、药物使用史及药物过敏史;若既往史中曾患葡萄胎,应详细了解第一次清宫的时间、水泡大小、吸出组织物的量等;以后清宫次数及清宫后阴道流血的量、质、时间,子宫恢复情况;收集血、尿HCG随访的资料;肺部X线检查结果。采集阴道不规则流血的病史,询问生殖道、肺部、脑等转移的相应症状的主述,是否作过化疗及化疗的时间、药物、剂量、疗效及用药后机体的反应。

2. 身心状况 大多数患者有阴道不规则的流血,量多少因人而异。当滋养细胞穿破子宫浆膜层时则有腹腔内出血及腹痛;若发生转移,要评估转移灶症状,不同部位的转移病灶可出现相应的临床表现。若出血较多,患者可有休克表现。由于上述表现,患者往往会有不适感、恐惧感,若出现转移症状,患者和家属必然担心疾病的预后,表现出焦虑不安、悲哀、情绪低落等对手术的恐惧,生育过的患者担心切除子宫后会有女性特征的改变;未生育的患者则因为生育无望而产生绝望,迫切希望得到家人的理解、帮助。

(二)护理诊断

1. 活动无耐力 此与腹痛、存在转移灶症状及化疗副作用有关。

2. 角色紊乱 此与较长时间住院或接受化疗有关。

3. 恐惧 此与接收化疗后疾病转归有关。

4. 潜在并发症 肺转移、阴道转移、脑转移。

5. 有感染的危险 与阴道不规则、反复出血或大量出血致贫血、抵抗力下降有关;以及化疗药物不良反应导致白细胞下降有关。

(三)护理目标

1. 患者能主动参与治疗的护理活动。

2. 患者适应角色改变。

3. 患者避免了不该有的并发症。

(四)护理措施

1. 心理护理 评估患者及家属对疾病的心理反应,让患者有机会宣泄心理痛苦及失落感,鼓励其接受现实。对住院者做好环境、病友及医护人员介绍,减轻患者的陌生感。向患者提供有关化学药物治疗及其护理的信息,以减少恐惧及无助感。详细解释患者所担心的各种疑虑,减轻患者的心理压力,帮助患者和家属树立战胜疾病的信心。

2. 严密观察病情 严密观察腹痛及阴道流血情况,记录出血量,出血多时除密切观察患者的血压、脉搏、呼吸外,配合医生做好抢救工作,及时做好手术准备。认真观察转移灶症状,发现异常,立即通知医生并配合护理。

3. 减轻不适 对疼痛、化疗不良反应等,积极采取措施,减轻症状,尽可能满足患者的合理要求。

4. 做好治疗配合 手术治疗者按妇科手术前后护理常规实施护理。接受化疗者按化疗护理(详见本章第四节化疗病人的护理)。

5. 转移灶护理

(1) 阴道转移患者护理:①卧床休息,预防出血,密切注意有无阴道流血,禁止行阴道检查;②配血备用,做好各种抢救器械和物品的准备;③若发生大出血时,立即通知医生并配合抢救,用长纱条填塞阴道压迫止血,同时观察生命体征及感染症状。

(2) 肺转移患者护理:①卧床休息,减轻患者消耗;②按医嘱给予镇静剂及化疗药物,因肺部接受药物比较直接,局部药物浓度最大,故用药效果比较好;③大量咯血时,避免发生窒息、休克。

(3) 脑转移患者护理:①严密观察病情,有无电解质紊乱的症状,做好记录;②配合治疗及相关的各项检查,遵医嘱用药;③预防并发症做好护理措施,防跌倒、咬伤、吸入性肺炎、压疮等。

6. 健康教育 鼓励患者进食,推荐高蛋白、高维生素、易消化的饮食,以增强机体抵抗力。注意休息,不过分劳累,待病情缓解后再适当活动。注意保持外阴清洁,以防感染。节制性生活,做好避孕指导。出院后严密随访 2～3 年,1 年内每个月一次,1 年后每 3 个月一次,3 年后每年一次至 5 年。随访内容同葡萄胎。

(五) 护理评价

1. 患者能理解并信任所采取的治疗方案和护理措施,配合治疗,树立战胜疾病的信心。

2. 患者获得一定的化疗自我护理知识、技能。能较好处理与家人的关系,诊治过程中表现为积极的行为。

3. 患者没有因护理不当引起的并发症。

第三节 绒毛膜癌

绒毛膜癌(choriocarcinoma)为一种高度恶性的肿瘤,早期可通过血行转移至全身,破坏组织及器官,引起出血坏死。继发于葡萄胎、流产或足月分娩以后,少数可发生于异位妊娠后,患者多为生育年龄妇女,少数发生于绝经以后,这是因为滋养细胞可隐匿(处于不增殖状态)多年,以后才开始活跃,原因不明。

一、病理

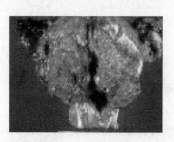

图 14-5 绒毛膜癌

绒毛膜癌多发生于子宫(图 14-5),少数未发现子宫内原发病灶而只出现转移灶者。肿瘤常位于子宫肌层内,肉眼观:癌结节呈单个或多个,位于子宫的不同部位,大者可突入宫腔,常侵入深肌层,甚至穿透宫壁达浆膜外。肿瘤不含间质和自身血管,极易出血,宫旁静脉中往往发现癌栓。镜下表现为滋养细胞极度不规则增生,分化不良并广泛侵入子宫肌层及血管,周围大片出血、坏死,绒毛结构消失。若仅见大量的滋养细胞浸润和坏死出血,未见绒毛结构者,诊断为绒癌。

二、临床表现

1. 阴道出血　为最常见的症状。多发生于葡萄胎排除后,阴道不规则出血。合并有阴道转移结节时,破溃时可发生反复大出血。若原发灶消失,可以无阴道流血,甚至闭经。

2. 子宫复旧不全或不均匀增大　葡萄胎排空后 4～6 周子宫未回复正常大小,质软,也可表现为子宫不均匀增大。

3. 腹部包块　患者发现的下腹包块往往是增大的子宫或阔韧带形成血肿,或增大的黄素囊肿。

4. 腹痛　由于癌组织侵蚀子宫壁或子宫腔积血所致,或穿破子宫、转移至内脏所致。

5. 转移灶表现　基本与侵蚀性葡萄胎相同,但症状更严重,破坏性更强。肺部最多,阴道次之。脑转移常继发于肺转移之后,是死亡的主要原因。

三、辅助检查

1. 血和尿绒毛膜促性腺激素(HCG)测定　患者流产、足月产、异位妊娠 4 周以上,血、尿HCG 测定持续高水平或一度下降后又上升,排除妊娠物残留或再次妊娠。

2. B 型超声波检查　子宫正常大或不同程度增大。子宫腔内病变与良性葡萄胎大致相同,主要区别是子宫肌层有大小不等、疏密不均光点回声反射和液性暗区。侵蚀性葡萄胎和绒癌的声像难以区分,最后以临床或病理诊断为依据。

3. 妇科检查　子宫增大、质软,发生阴道宫颈转移时局部可见紫蓝色结节。

4. 胸片 X 线摄片　是诊断肺转移的重要检查方法。典型表现为棉球状或团块状阴影。转移灶以右侧肺及中下部较为多见。

5. 诊断性刮宫　是一个重要的诊断方法。如果病灶凸出于宫腔,则可得阳性结果。若病灶在肌层内,则可能会得到阴性结果。若刮出物组织病理学检查有成团的滋养细胞伴增生与分化不良及坏死组织,则对诊断恶变有帮助。但不能了解滋养细胞侵蚀肌层的情况,且有穿孔的危险,需谨慎操作。

6. 组织学诊断　详见本节病理。

四、临床护理

绒毛膜癌患者治疗以化疗为主,手术为辅。年轻未育者尽可能保留生育能力。若需切除子宫应尽量保留卵巢。一般主张先化疗再手术,以减少因手术干扰而引起的病灶扩散或盆腔转移。其护理基本与侵蚀性葡萄胎患者的护理相同(详见本章第二节临床护理)。

第四节　化疗患者的护理

化疗是恶性肿瘤治疗中颇有前途、很受重视的一种治疗方法。滋养细胞疾病是所有肿瘤中对化疗最为敏感的一种。随着化疗的方法学和药物学的快速发展,绒毛膜癌患者的死亡率已大为下降。但化疗药物在抑制肿瘤细胞生长的同时,也影响正常细胞代谢,引起一系列毒性反应,表现为骨髓抑制、恶心呕吐、食欲不振、肝功能受损。掌握化疗药物的作用机制和毒副作用、观察用药反应、减轻化疗反应,以及对化疗患者不适时的护理是尤其重要的内容。

一、药物作用机制

药物进入血流经人体到达大多数组织。药物可杀灭特定的细胞,尤其是快速增殖的细胞。这意味着肿瘤细胞受化疗药物影响较大,但人体一些正常细胞也会受到不同程度的损伤。一般来说,化疗对正常人体组织的影响是暂时的,由于存在修复和愈合的正常过程,停药后可快速恢复。

二、常用药物的种类

化疗药物依据它们的作用机制分为几大类:

1. 烷化剂 烷化剂直接作用于 DNA,防止癌细胞再生。

2. 抗代谢药 抗代谢药干扰 DNA 和 RNA 的合成。

3. 抗肿瘤抗生素 抗肿瘤抗生素通过抑制酶的作用和有丝分裂或改变细胞膜干扰 DNA。

4. 植物类抗癌药 植物类抗癌药都是植物碱和天然产品,它们可以抑制有丝分裂或酶的作用,从而防止细胞再生必需的蛋白质合成。常与其他抗癌药合用于多种癌瘤的治疗。

滋养细胞肿瘤化疗药物很多,目前我国常用化疗药物有甲氨蝶呤(MTX)、放线菌素 D(Act-D)、氟尿嘧啶(5-FU)、环磷酰胺(CTX)、长春新碱(VCR)等。

三、临床护理

(一) 护理评估

1. 病史 采集患者既往用药史,尤其是化疗史及药物过敏史。记录既往接受化疗过程中出现的药物毒副反应及应对情况。询问有关造血系统、肝脏、消化系统及肾脏疾病史,了解疾病的治疗经过及病程。采集患者的肿瘤疾病史、发病时间、治疗方法及效果,了解总体和本次治疗的化疗方案,以及目前的病情状况。

2. 身心状况

(1) 体征:①测量体温、脉搏、呼吸、血压、体重,了解患者一般情况(意识状态、发育、营养、面容与表情);②了解患者的日常生活规律(饮食状态、嗜好、睡眠状态、排泄状态及自理程度);③观察皮肤、黏膜、淋巴结有无异常;了解原发肿瘤的症状和体征;④准确测量并记录,以正确计算和调整药量,一般在每个疗程的用药前及用药中各测 1 次体重,应在早晨、空腹、排空大小便后进行测量,酌情减去衣服的重量。若称体重不准确、用药剂量过大,可发生中毒反应,过小则影响疗效。

(2) 心理:化疗患者对自己的病情及治疗时出现的不良反应思想负担较重,多有恐惧、焦虑等不良情绪反应,不配合治疗。

3. 实验室检查 测血常规、尿常规、肝肾功能、血小板计数等,了解化疗药物对个体的毒副反应,以及化疗前如有异常暂缓治疗。密切观察血常规的变化趋势,每天或隔天检查,为用药提供依据。如果在用药前白细胞低于 4.0×10^9 /L,血小板低于 5.0×10^9 /L,则不能用药;在用药过程中检测药物毒性反应,如白细胞低于 3.0×10^9 /L,考虑停药,用药后 1 周继续检测各项化验指标,如有异常及时处理。

(二) 护理诊断

1. 营养失调　低于机体需要量,与化疗所致的消化道反应有关。
2. 体液不足　与化疗所致恶心、呕吐、腹泻有关。
3. 有感染的危险　与化疗引起的白细胞减少有关。
4. 自我形象紊乱　与化疗引起的脱发、色素沉着有关。
5. 有受伤的危险　与化疗导致的血管受伤有关。
6. 皮肤完整性受损的危险　与化疗引起口腔溃疡有关。

(三) 预期目标

1. 患者能满足机体的营养需要。
2. 患者能补充足够的水分。
3. 住院期间患者没有发生感染。
4. 患者能维护良好的自尊

(四) 护理措施

1. 心理护理　主动介绍住院环境,减轻患者的陌生感。安排舒适、清洁的病房,室内光线柔和,减少不良刺激,避免与其他焦虑患者同住。解决患者生活需要,耐心解答患者的提问,建立良好的护患关系。为患者安排合理的作息时间,保证足够的睡眠和休息,在不影响休息的前提下,劝慰患者参与文娱活动,如看书报、电视、听音乐、散步等,以分散注意力。与患者及家属讲解、商量治疗护理方案,以取得理解和合作。

2. 健康教育　根据患者的饮食习惯与嗜好,鼓励其进食高热量、高蛋白、富含维生素的易消化的清淡饮食,并保证每天的营养所需,忌烟酒及辛辣刺激性食物。出院前指导病者及家属。内容包括:按时准确服药、注意休息及营养饮食,避免去人群聚集场所、预防感冒,并可鼓励患者进行适量的体育锻炼及做康复练习,保持乐观情绪。对携有静脉留置管的患者嘱其定时去当地医院换药、冲管,定期复查。如有不适,随时就诊。

3. 用药护理　①准确测量并记录体重。化疗时需根据体重正确计算和调整药量,一般在每个疗程的用药前及用药中各测 1 次体重,应在早上空腹,排空大小便后进行测量,酌情减去衣服重量。如体重不准确,用药剂量过大,可发生中毒反应,过小影响疗效。②正确使用药物。护士必须了解所用药物的药理作用,准确核对药物名称、用药剂量、方法、时间及有关注意事项(如使用放线菌素 D、顺铂、5-氟尿嘧啶,要用避光输液器,且要严格控制滴速,必须在有效时间内滴完),做到现用现配。③合理使用静脉血管并注意保护。遵循长期补液保护血管的原则,护士要有娴熟的技术,争取做到穿刺一次成功。选择血管弹性好、走向直、无斑痕、无静脉炎较粗直清晰的血管,避免反复穿刺同一部位,严格执行无菌技术。在推注化疗药物时先用 10～20 ml 生理盐水推注,并回抽少量血液,确定针头在血管内再推注化疗药物,注入 1～2 ml 药物便要回抽 1 次血液,以保证针头在血管内的位置未发生变化,结束后再注入生理盐水 50～100 ml,以减轻可能残留药物的刺激,起到保护血管的作用。用药过程中要按医嘱调节滴速,以减少对静脉的刺激。腹腔化疗者应让其经常变动卧位,保证疗效。

4. **病情观察** 观察体温,以判断有否感染;观察有无牙龈出血、鼻出血、皮下淤血或阴道活动性出血等倾向;观察有无上腹疼痛、恶心、腹泻等肝脏损害的症状和体征;如有腹痛、腹泻,要严密观察次数及性征,并正确收集大便标本;观察有无尿频、尿急、血尿等膀胱炎症状;观察有无皮疹等皮肤反应;观察有无如肢体麻木、肌肉软弱、偏瘫等神经系统的不良反应。如有上述发现,应即刻报告医生。输液过程中应加强监护,仔细观察穿刺部位皮肤颜色,静脉有无红肿、刺痛、渗漏,及时发现,及时处理。如果注射部位刺痛、烧灼或水肿,提示药液外漏,需立即停止用药,并更换注射部位。

5. **药物毒副反应护理**

(1) 口腔护理:应保持口腔清洁,预防口腔炎症。对发生口腔溃疡的患者,应避免食用太热、酸性太强或粗糙生硬刺激食物,同时补充 B 族维生素,也可给予锡类散外涂,以促进溃疡创面愈合,疼痛显著者还可给予利多卡因稀释液漱口,以起到镇痛作用。鼓励患者进食,促进咽部活动,减少咽部溃疡引起充血、水肿、结痂。

(2) 止吐护理:化疗前预防性给予止吐镇静剂,当呕吐发生时,护士在旁守护,予以情感支持,并指导患者做深呼吸、吞咽动作,指压内关、足三里、合谷等穴位,遵医嘱使用拮抗剂(如甲氧氯普胺、昂丹司琼等)。

(3) 造血功能抑制的护理:主要表现为白细胞和血小板减少。按医嘱定期测定白细胞和血小板计数,如果在用药前白细胞低于 $4.0×10^9$ /L,血小板低于 $5.0×10^9$ /L 不能用药。在用药过程中检测药物毒性反应,如白细胞低于 $3.0×10^9$ /L,考虑停药;如白细胞低于 $1.0×10^9$ /L,此时,病人由于抵抗力极度低下,很容易发生感染,甚至败血症。因此,要进行保护性隔离,严格遵守隔离制度和控制探视,严密观察患者任何部位有无出血倾向,如牙龈、鼻孔出血、皮肤瘀斑、血尿、血便等,遵医嘱给予升血细胞和血小板药物,必要时进行成分输血。

(4) 消化道反应的护理:最常见为恶心、呕吐,多数在用药后 2～3 天开始,5～6 天后达高峰,停药后即逐步好转。如呕吐过多可造成离子紊乱,出现低钠、低钾或低钙症状。有些患者会有腹胀或便秘,应注意观察和询问腹痛情况、大便颜色、形状及有无黏液、脓血等,并做大便细菌培养,选用合适的抗生素。做好外阴、肛门的清洁。鼓励患者进食流质饮食,不能进食者,应经静脉补液,以防出现严重脱水和电解质紊乱。

(5) 肝肾毒性反应的护理:因化疗药物所致癌细胞及正常组织细胞大量破坏,患者可出现肝肾功能损害。因此,化疗同时应用保肝药物和减轻肾毒性药物。嘱患者多饮水,保证每日尿量在 3 000 ml 以上,定时抽血查肝肾功能及尿常规检查。同时注意有无膀胱刺激症状、排尿困难及血尿。

(6) 皮疹和脱发:应用甲氨蝶呤易出现皮疹,严重者可引起剥脱性皮炎。皮疹患者遵医嘱应用抗过敏药物给予糖皮质激素,不可用手抓挠或用热水冲洗,以免加重或引起感染。向脱发患者解释停药后会重新生长,消除患者的顾虑,帮助患者佩戴帽子或假发,维护患者尊严。

(五) 护理评价

1. 患者能坚持进食,维持化疗前体重,未发生水、电解质紊乱。

2. 患者口腔黏膜保持湿润,并无虚弱感。

3. 患者在化疗期间体温正常,无感染发生。

4. 患者能正确接收当前身体外表的改变。

案例分析与思考题

1. 23 岁妇女,停经 10 周,阴道不规则流血 10 余天,量少,色暗红,血中带有小水泡物。妇科检查:BP140/90 mmHg,子宫前倾,孕如 4 个月大,两侧附件可触及鹅卵大、囊性、活动性好、表面光滑的肿物。

(1) 该妇女最可能的诊断是什么?

(2) 一旦确诊后,首选的处理方法是什么?

(3) 若患者治疗后将要出院,如何进行健康宣教?

2. 某已婚妇女,25 岁,停经 9 周,阴道不规则出血 1 周,检查见阴道右侧壁上有一段直径 1.5 cm 紫蓝色结节,子宫孕如 4 个月大,B 超检查见官腔内充满弥漫分布的光点和小囊性无回声图像,诊断为:侵蚀性葡萄胎。

(1) 患者收治入院后,首选的处理方法是什么?

(2) 患者存在哪些护理诊断?

(3) 患者应采取哪些护理措施?

3. 葡萄胎、侵蚀性葡萄胎、绒毛膜癌镜下病理表现分别是什么?

4. 简述侵蚀性葡萄胎与绒毛膜癌最常见的转移部位。

(王　姗)

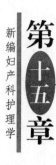

第十五章 腹部手术患者的护理

第一节 腹部手术患者的一般护理

在妇产科工作中,手术治疗占有相当重要的地位。手术既是治疗过程,也是创伤的过程,所以需要充分的术前准备和精心的术后护理,以保证患者以最佳的身心状态经历手术全过程。

妇产科手术根据手术途径分为腹部手术与阴式手术。腹部手术分为剖腹探查术、子宫切除术、子宫切除加附件切除术、剖宫产术等。

一、术前护理

(一) 心理护理

患者会出现不同的心理问题,如抑郁、焦躁、自卑、悲观、失望,甚至出现轻生念头。心理护理可帮助患者缓解不良的心理反应,使患者保持平静的心情接受手术,以积极的态度与医护人员合作,取得最好的手术效果。

护理人员应热情接待新患者,介绍病区环境、医疗水平、主管医生和护士,介绍与其同病室病友相认识,使她们尽快熟悉新环境和新朋友。术前应耐心向患者讲解相关的知识及治疗措施的效果,消除患者因担心术后影响性生活而出现的紧张、焦虑、恐惧心理,介绍手术、麻醉情况及手术前后注意事项,使患者安心配合治疗。

(二) 手术前指导

1. 指导呼吸及其他练习 术前护理人员应指导患者学会胸式呼吸,老年患者还应学习咳嗽和排痰,基本方法如下:训练患者做胸式深呼吸运动和有效咳痰。

指导患者双手按住肋部或切口两侧,以限制腹部活动的幅度,深吸气后再用力咳痰,重复训练,直至患者掌握为止。预防发生术后坠积性肺炎。

2. 疼痛 疼痛对患者是一种伤害性刺激。强烈疼痛可使患者血压升高、心跳加快、心律失常、呼吸急促、出汗、肌肉紧张、恶心、呕吐。严重地影响患者手术的恢复,增加术后并发症的发生。术前指导患者如何应对术后的疼痛,如何使用自控式镇痛泵,减少或避免并发症的发生。

3. 翻身和起床　指导患者翻身、起床和活动的技巧，鼓励术后早期活动，以利术后康复。术后早期活动是避免下肢静脉血栓形成的有效方法。

4. 排泄　术前应指导患者在床上练习使用便器。

(三) 术前准备

1. 皮肤准备　手术前一天进行皮肤准备。腹部皮肤备皮范围是上起剑突下缘，下至两大腿上 1/3，左右到腋中线。整个备皮过程中护理人员动作要轻柔，切忌损伤患者表皮，以免微生物侵入而影响手术，备皮完成后用温水洗净、拭干。

2. 一般准备　手术前 1 天抽血做血型及交叉配血试验；做普鲁卡因、青霉素等药物过敏试验。手术前晚及手术当日清晨测量生命体征，注意有无月经来潮、上呼吸道感染，如有上述情况应及时与医师取得联系。

3. 阴道准备　术前 1 天为患者冲洗阴道 2 次，在第二次冲洗后在宫颈口及阴道穹隆部涂甲紫，为手术切除宫颈标记之用。行次全子宫切除术、卵巢囊肿剔除术及子宫肌瘤剔除术时不需要涂甲紫。阴道流血及未婚者不做阴道冲洗。阴道冲洗时护士动作要轻柔，注意遮挡患者。

4. 胃肠道准备　妇科一般手术患者肠道准备于术前 1 天开始。手术前 1 天清洁肠道 1～2 次，可口服 20% 甘露醇 250 ml 加生理盐水 250 ml 导泻，也可用 1% 肥皂水灌肠，服药或洗肠后护士注意观察患者的反应，如服药后 8 小时左右患者仍无排便，要给予 1% 肥皂水洗肠 1 次。术前 8 小时禁止由口进食，术前 4 小时严格禁水。

手术当日清晨清洁灌肠，至排泄物中无粪渣。对年老、体弱者清洁灌肠应按其承受能力而定，警惕腹泻导致脱水。

5. 术前晚 8 点　按医嘱给予镇静安眠药，可用地西泮 10 mg，肌肉注射。

6. 膀胱准备　手术前为患者置保留尿管，导尿时注意无菌操作，见尿后固定尿管。

7. 其他　术前要了解患者有无药物过敏史，遵医嘱做药物过敏试验。进入手术室前患者要摘下义齿、发卡及首饰等并妥善保管，遵医嘱给予术前药物，核对患者姓名、床号、手术带药及手术名称，将患者及病历交给手术室接手术人员。

二、手术日护理

1. 接待回病室的患者　护士与麻醉师之间妥善交接患者情况，向麻醉师详细了解术中情况，检查骶尾部皮肤受压情况，对使用电击板的患者要察看与电击板接触的皮肤情况，预防电击板接触不良或电击板放置部位不妥致局部皮肤受损。

2. 体位　患者返回病室后，全麻患者取去枕平卧位，头偏向一侧，防止呕吐物进入气管。硬膜外麻醉的患者去枕平卧 6～8 小时，腰麻患者去枕平卧 12～24 小时，防止术后头痛。如患者无特殊病情变化，术后次日晨取半卧位。

3. 术后即时护理　测量血压、脉搏和呼吸，检查静脉输液通路是否通畅、腹部伤口及麻醉穿刺部位敷料有无渗血、阴道有无出血、尿管是否通畅及尿液的量和性质、全身皮肤情况，如有引流管要观察引流管是否通畅、引流液的性状及量，接好引流管及引流瓶。

腹部压沙袋 6 小时，防止出血。值班护士要向手术医生及麻醉师询问术中情况，包括术中出血量、手术范围、术后有无特别护理要求并做好记录。做胃肠减压的患者及时接通负压吸引器调节适当的压力。

三、术后护理

1. **生命体征的观察** 手术后 24 小时内病情变化快,护士要密切观察生命体征的变化,及时测量生命体征并准确记录。全麻未清醒的患者还应注意观察瞳孔、意识及神经反射。每 15～30 分钟测量一次直至血压平稳后,改为每 4 小时一次,以后每日测量体温、脉搏、呼吸、血压 3～4 次,直至正常后 3 天。

2. **尿量的观察** 妇科手术患者一般均置保留尿管,术后要保持通畅、勿折、勿压,注意观察尿量及性质,如发现尿液为鲜红色则考虑有可能损伤输尿管或膀胱;术后尿量至少每小时在 50 ml 以上,如尿量过少,应检查导尿管是否堵塞、脱落、打折、被压,排除上述原因后,要考虑患者是否入量不足或有内出血休克的可能,及时通知医生及早处理。

常规妇科手术于术后第一天晨拔除尿管,妇科恶性肿瘤及阴道手术患者保留尿管的时间要根据患者的病情及手术情况而定。在保留尿管期间患者每天测量体温 3～4 次,每日冲洗会阴并更换尿袋,操作时要注意无菌,防止逆行感染。

在拔除尿管的前 1～2 天,将尿管夹闭定时开放,一般 3～4 小时开放一次,夜间应持续开放,以训练和恢复膀胱功能,必要时拔除尿管后测残余尿。

3. **引流管的观察和护理** 妇科手术后多置阴道引流和(或)腹腔引流,目的是引流出腹腔及盆腔内渗血、渗液,防止感染及观察有无内出血和吻合口愈合情况。应保持引流管的通畅,观察引流液的性质及量,术后 24 小时内若引流液每小时＞100 ml 并为鲜红色时,应考虑有内出血并须立即报告医生,同时保证静脉通路通畅,必要时测量腹围,以估计有无腹腔内出血及出血量。注意保持引流管适宜的长度。引流管及引流瓶应每日更换并要严格无菌操作,冲洗会阴每日 2 次,同时每日测体温 3 次,以及早发现感染征兆。

每日应认真记录引流液的量及性状,如患者同时有多支引流时,引流管上要有标记并分别记录,切忌混淆。如发现引流液为脓性且患者体温升高,则考虑有感染;如引流量逐渐增加,色淡黄,要分析是否有漏尿,报告医生给予处理。一般情况下 24 小时引流液＜10 ml,且患者体温正常可考虑拔除引流管。

4. **术后止痛** 一般术后 24 小时内可用哌替啶 50 mg 加异丙嗪 25 mg 肌肉注射,可有效地缓解伤口疼痛。6～8 小时可重复一次。也可应用患者自控止痛泵。一般情况下,可与患者交谈分散其注意力,减少室内噪声,创造良好休息环境,使患者能安静休息,减轻痛苦。术后 12～24 小时患者应半坐卧位,这不仅有利于引流防止感染,而且半卧位时腹肌松弛张力下降可减轻伤口疼痛,因膈肌下降有利于呼吸及排痰,减少肺部并发症的发生。

5. **术后恶心、呕吐及腹胀的观察和护理** 一般术后呕吐不需要处理,使患者头偏向一侧,嘴边接好弯盘,及时清理呕吐物,清洁口腔,保持床单位干净整齐。严重的呕吐要通知医生给予药物治疗。

术后腹胀是由于肠管暂时麻痹使过多气体积于肠腔而又不能从肛门排出造成。术后要劝慰患者不要呻吟、抽泣,未排气之前不要食用奶制品及甜食,以免增加肠内积气。并鼓励、帮助患者早期活动,以促进肠蠕动恢复,防止肠粘连。

通常术后 48 小时可恢复正常肠蠕动,一经排气,腹胀可减轻。48 小时后若患者仍未排气,腹胀严重应及时查找原因,排除肠梗阻后,可给予肛管排气或艾灸中脘穴等措施,刺激肠蠕动恢复,以减轻症状。

6. 饮食护理 一般妇科腹部手术后 6～8 小时可进流质饮食,忌食牛奶及甜食,肛门排气后可进半流食,排便后开始进普食。进行胃肠减压的患者均应禁食。术后患者注意加强营养,增加蛋白质及维生素的摄入,促进伤口愈合。

7. 术后拆线 一般术后 7 天拆线,年老、体弱或过度肥胖者伤口愈合的难度较大,应延长拆线时间或间断拆线。

8. 出院指导

(1)饮食:应进食高蛋白、高热量、高维生素的饮食,但应逐步增加食量。多吃新鲜蔬菜和水果。

(2)休息与活动:术后多休息,有足够的睡眠。逐渐增加活动时间及活动量,活动量的大小应以患者的耐受力而定,应尽力而行。手术半个月后可开始运动,运动内容有散步、保健操、太极拳等。

(3)症状观察:注意伤口愈合情况。若伤口出现红肿、硬结、疼痛或发热等症状及时来院就医。全子宫切除术后 7～14 天,阴道可有少量粉红色分泌物,这是阴道残端肠线溶化所致,为正常现象,不需处理,适当休息即可。如阴道出血量多如月经量,应及时就诊。伤口拆线后可淋浴。

(4)全宫切除术后 3 个月内禁止性生活及盆浴。子宫肌瘤剔除术、卵巢囊肿剔除术及宫外孕手术后 1 个月内禁止性生活及盆浴。妇科手术患者出院后应在 1 个月至 1 个半月来医院复查。

第二节 宫颈癌

子宫颈癌,又称宫颈癌,是发生于子宫颈上皮的恶性肿瘤,是最常见的妇科恶性肿瘤之一,在我国,它是发病率最高的妇科恶性肿瘤。近年来,随着人民生活水平的提高、普查普治工作的开展,子宫颈癌的发病率明显下降,死亡率也随之降低。宫颈癌患者的平均发病年龄各地不一,但多在 40～60 岁,发病率可因国家、地区、种族等不同而存在明显的差异。但国内外资料显示,宫颈癌有年轻化和子宫颈腺癌发病率上升的趋势。同时发现,晚期肿瘤病理的发生率下降,早期及癌前病变的发现比例呈现上升的趋势。

一、病因

关于宫颈癌(即子宫颈癌)的发病原因尚不清楚,国内外大量资料证实,早婚、早育、多产及性生活紊乱的妇女有较高的患病率。目前也有认为包皮垢中的胆固醇经细菌作用后可转变为致癌物质,也是导致宫颈癌的重要诱因。

1. 婚育因素 绝大多数宫颈癌患者为已婚妇女,在未婚女子中少见。根据流行病学调查,患宫颈癌的未产妇仅占 10%;初产年龄早,宫颈癌发病率高。这可能与妇女在分娩过程中宫颈易发生撕裂和损伤,妊娠期免疫功能低下,使宫颈上皮细胞易受外界致病因子的侵袭等因素有关。另外,性生活过早(指 18 岁前即有性生活)的妇女,其宫颈癌的发病率较 18 岁以后开始性生活的要高 4 倍。多次分娩且围产期保护及分娩过程不好,也会增加宫颈癌的发生率。

2. **病原体因素** 多种病原体与宫颈癌关系密切,尤其是人类乳头状瘤病毒(HPV)、单纯疱疹病毒Ⅱ型、人巨细胞病毒(HCMV)及EB病毒(EBV)。

3. **性生活** 有人认为丈夫包皮过长或包茎者其妻发生宫颈癌的相对危险度较大。患有阴茎癌或前列腺癌或其前妻患宫颈癌,以及男子有多个性对象,其妻子患宫颈癌的机会增多。一些调查和研究显示性混乱在宫颈癌病因中有重要作用。15岁以前开始性生活或有6个以上性伴侣者,其宫颈癌发病危险增加10倍,男性的性混乱也使配偶的患病率增加。

4. **宫颈的炎症和创伤** 由于子宫颈的生理和解剖上的缘故,容易遭受各种物理、化学和生物等因素刺激,包括创伤、激素和病毒等。宫颈糜烂的存在和分娩的创伤可加重生殖道感染,增加患宫颈癌的危险性。

5. **其他** 近年的流行病学调查显示,吸烟者患宫颈癌的危险性增加2倍,吸烟加强了HPV感染因素,吸烟量和宫颈癌的发病危险成正相关。宫颈癌发病率还与经济状况、种族和地理因素等有关。

二、病理

子宫颈癌的病变多发生在宫颈外口的原始鳞-柱交接部间所形成的移行带区。后唇较多,颈管次之,前唇又次之。子宫颈癌以鳞状上皮细胞癌为主,占90%～95%,腺癌仅占5%～10%。但两者癌在外观上并无特殊差别,且均发生在宫颈阴道部或颈管内。

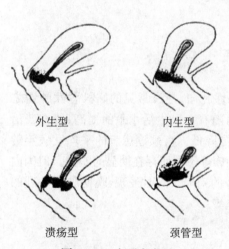

外生型　　　　内生型

溃疡型　　　　颈管型

图 15-1 宫颈癌类型

(一) 目观

在发展为浸润癌前,肉眼观察无特殊异常,或类似一般宫颈糜烂。随着浸润癌的出现,宫颈可表现以下4种类型(图15-1):

1. **外生型或菜花型** 最多见,是一个外生型的癌肿,由息肉样或乳头状隆起,继而发展向阴道内突出的大小不等的菜花状赘生物,质脆易出血。好发于子宫颈唇部,扩散性小,常伴有坏死、感染、出血现象,对放射线敏感。

2. **内生型** 又称浸润型。癌组织宫颈深部组织浸润、宫颈肥大而硬,但表面仍光滑或仅有浅表溃疡。流血少,但侵犯性大,对放射线敏感性差。

3. **溃疡型** 不论外生型或内生型进一步发展后,癌组织坏死脱落,形成溃疡,甚至整个子宫颈为一大空洞所替代,此型多发于子宫颈唇及子宫颈管,常可见坏死组织,易合并感染,对放射线尚敏感。

4. **颈管型** 癌灶发生在子宫颈外口内,隐蔽于宫颈管,侵入宫颈及子宫下段供血层,并转移到盆壁的淋巴结。与内生型不同,该型是由特殊的浸润性生长扩散到宫颈管。

(二) 镜检

1. **不典型增生** 不典型增生表现为底层细胞增生,底层细胞不但增生,而且有细胞排列紊乱及细胞核增大、浓染、染色质分布不均等核异质改变。不典型增生是具有可逆性的,也就是说一部分病变可自然消失,但是它还具有进展性,即病灶可发展,甚至癌变。它的可逆性和发展性与病变的范围、程度有关联。轻度不典型增生自然消失的可能性明显大于中、重度。

2. 原位癌　原位癌(CIS)又称上皮内癌。上皮全层极性消失,细胞显著异型,核大,深染,染色质分布不均,有核分裂象。癌变仅局限于子宫颈黏膜上皮层内,没有浸润。异型细胞还可沿着宫颈腺腔开口进入移行带区的宫颈腺体,致使腺体原有的柱状细胞为多层异型鳞状细胞所替代,但腺体基底膜仍保持完整,这种情况称为宫颈原位癌累及腺体。

1967 年,Richard 提出了子宫颈上皮不典型增生和宫颈原位癌这两种名称,即子宫颈表皮内瘤变(CIN),它是宫颈浸润癌的癌前病变。

3. 镜下早期浸润癌　镜下早期浸润癌在原位癌基础上,偶然可发现有癌细胞小团已穿破基底膜,似泪滴状侵入基底膜附近的间质中,浸润的深度不超过 5 mm,宽不超过 7 mm,也无癌灶互相融合现象,也无侵犯间质内脉管迹象,临床上无特征。

4. 鳞状上皮浸润癌　当癌细胞穿透上皮基底膜,侵犯间质深度超过 5 mm,称为鳞状上皮浸润癌。在间质内可出现树枝状、条索状、弥漫状或团块状癌巢。

根据病理切片,癌细胞分化程度可以分为 3 级:①Ⅰ级:分化好,癌巢中有相当数量的角化现象,可见明显的癌珠。②Ⅱ级:中等分化(达宫颈中层细胞的分化程度),癌巢中无明显角化现象。③Ⅲ级:未分化的小细胞(相当于宫颈底层),无角仪珠形成。

5. 腺癌　腺癌来源于被覆宫颈管表面和颈管内腺体的柱状上皮。镜检时,可见到腺体结构,甚至腺腔内有乳头状突起。腺上皮增生为多层,细胞低矮,异型性明显,可见核分裂象。如癌细胞充满腺腔,以致找不到原有腺体结构时,往往很难将腺癌与分化不良的鳞癌区别。如腺癌与鳞癌并存时称为宫颈腺、鳞癌。腺、鳞癌恶性程度高、转移早、预后差。

三、转移途径

主要转移途径是直接蔓延和淋巴转移,血行播散较少见,但是晚期病例可以几种情况同时存在。

1. 直接蔓延　是最常见的转移途径。癌组织直接侵犯邻组织、向下波及阴道;向上累及宫腔,向两侧可扩散至子宫颈旁及阴道旁组织,甚至延伸至骨盆壁;向前、后蔓延,可侵犯膀胱或直肠,甚至造成生殖道瘘。

2. 淋巴转移　是浸润癌的主要转移途径。宫颈癌向间质浸润可侵入淋巴管形成瘤栓,随淋巴液流达邻近淋巴结,在淋巴管内扩散。

3. 血行转移　出现于晚期或分化差的患者,可扩散到肺、肝、肾、骨、脑、皮肤等部位。

四、临床分期

根据国际妇产科协会(FIGO)2000 年修订的标准分期见表 15 - 1。

表 15 - 1　子宫颈癌的临床分期

0 期	原位癌,上皮内癌
Ⅰ 期	癌瘤限于宫颈(不考虑宫体是否受侵)
Ⅰa₁ 期	轻微显微镜下间质浸润

Ⅰa₂期	显微镜下可测量的微小瘤,间质浸润深度自上皮或腺体基底向下不超过 5 mm,水平方向浸润不超过 7 mm
Ⅰb期	病变范围超过Ⅰa2期,临床可见或看不见病灶,已有的脉管(静脉或淋巴管)侵犯不变更分期但应特别注明,以便决定是否影响以后的治疗
Ⅱ期	癌瘤超出宫颈,但浸润未达盆壁,癌瘤已累及阴道,但未达到下 1/3
Ⅱa期	无明显宫旁浸润
Ⅱb期	有明显的宫旁浸润
Ⅲ期	癌瘤浸润已达盆壁,直肠检查时与盆壁间无间隙;肿瘤累及阴道的下 1/3
Ⅲa期	癌瘤浸润未达盆壁,但累及阴道1/3
Ⅲb期	癌瘤浸润已达盆壁,或肾盂积水,或肾无功能
Ⅳ期	癌瘤传播已超出真骨盆,或临床侵犯膀胱或直肠黏膜
Ⅳa期	癌瘤侵犯至邻近器官
Ⅳb期	癌瘤播散至远处器官

五、临床表现

(一) 症状

1. 早期 早期患者一般无自觉症状,多由普查中发现异常的宫颈刮片报告,偶于性交、妇科检查后产生接触性出血,与慢性宫颈炎无明显区别,有时甚至宫颈光滑,老年妇女宫颈已萎缩者尤其是如此。某些颈管癌患者由于病灶位于颈管内,阴道部宫颈外观表现正常,易被忽略而漏诊或误诊。

2. 晚期

(1) 阴道不规则出血:阴道不规则出血是宫颈癌患者的主要症状(80％～85％),尤其是绝经后的阴道不规则出血更应引起注意。阴道出血量可多可少,阴道出血往往是肿瘤血管破裂所致,菜花型肿瘤出现流血症状较早,量也较多。如果出血频发,失血过多可导致严重的贫血。晚期病例可出现阴道大量出血以致休克,多见于侵蚀性生长的肿瘤。

(2) 阴道分泌物增多:多发生在阴道出血之前。最初阴道分泌物可以没有任何气味,为稀薄水样、无臭。随着癌组织溃破可产生浆液性分泌物,晚期癌组织坏死、感染则出现大量脓性或米汤样恶臭白带。肿瘤向上蔓延累及子宫内膜时,分泌物被宫颈管癌组织阻塞,不能排出,可以形成宫腔积液或宫腔积脓,患者可出现下腹不适、小腹疼痛、腰痛及发烧等症状。

(3) 疼痛:为晚期癌症状,癌灶浸润宫旁组织或压迫神经,引起下腹、腰骶部痛,由于静脉、淋巴回流受阻,出现下肢肿胀疼痛。

(4) 其他:晚期患者出现消瘦、发热等全身衰竭状况。

(二) 体征

宫颈上皮内瘤样病变、镜下早期浸润癌及早期宫颈浸润癌,局部无明显病灶,宫颈光滑或轻度糜烂如一般宫颈炎表现。随着宫颈浸润癌的生长发展,根据不同的类型,局部体征也不同。外生型宫颈癌可看见宫颈上有息肉状、乳头状、菜花状赘生物,质脆,触之易出血,并可合并感染;内生型宫颈癌可见宫颈肥大、质硬,宫颈膨大如桶状。晚期患者癌组织坏死脱落形成溃疡或空洞。癌灶浸润阴道壁时可见阴道壁上有赘生物。如果向宫旁浸润,可扪及子宫两侧增厚、结节状,有时浸润达盆壁,形成"冰冻骨盆"。

六、处理原则

治疗方案的制订与患者的年龄、一般情况、病灶的范围、有无合并症状及其性质有关。因此治疗前必须对患者行全身检查,并结合各脏器及系统功能检查结果以及临床分期综合考虑后制订治疗方案。手术治疗是早期宫颈癌的主要治疗方法。中晚期子宫颈癌采取放射治疗或放射与手术相结合的综合治疗。中医药从辨证论治出发,调整机体功能,改善机体免疫力,减轻放疗、化疗的毒副作用,提高临床疗效,应贯穿于治疗的始终。

(一) 手术治疗

适用于Ⅱa以前的早期子宫颈癌患者。患者可以选择性地保留卵巢组织;手术治愈率高,且手术技术不断提高,并发症较少。

1. 手术适应证

(1) 身体情况良好,无严重脏器疾患。

(2) 盆腔有炎症疾患,或伴有诊断不明的肿块。

(3) 黏液腺癌对放射治疗不敏感者。

2. 手术方法

(1) 子宫颈原位癌的治疗:子宫颈原位癌的手术治疗可采用子宫颈锥形切除术、子宫全切除术和次广泛子宫切除术。

(2) 子宫颈浸润癌手术治疗:子宫颈浸润癌的手术治疗仅适用于Ⅰa～Ⅱa期。手术范围Ⅰa₁期可作子宫切除术,Ⅰa₂～Ⅱa期均应采用子宫颈癌根治术。

(二) 放射治疗

子宫颈癌对放射属中度敏感,适用于原位癌和全部子宫颈浸润癌的治疗,尤其适用于Ⅰb期子宫颈灶>3 cm或Ⅱ～Ⅵ期的患者。放射治疗的优点是疗效高、危险少;缺点是个别患者对放疗不敏感,还会引起放疗并发症如放射性直肠炎、膀胱炎等。

(三) 手术及放射综合治疗

手术及放射综合治疗适用于宫颈病灶较大者,术前放疗,待癌灶缩小后再行手术。

(四) 化学药物治疗

目前,放射治疗和手术治疗仍为子宫颈癌的首选疗法,疗效肯定。抗癌化学药物治疗缓解率低,且不能单独使用而达到治愈目的。但是子宫颈癌晚期患者,癌瘤已发生转移,或重要器官已广泛累及时,手术治疗及放射治疗则难以奏效。化学药物治疗还可与手术或放疗联合使用,可达到扩大手术适应证,防止转移,促进放射治疗的敏感性,提高疗效的作用。

七、护理

(一) 护理评估

1. 病史　在询问病史中应注意婚育史、性生活史,特别是与高危男子有性接触的病史。注意未治疗的慢性宫颈炎以及遗传等诱因。聆听有关主诉,如年轻患者可诉说月经期和经量异常;老年患者主诉绝经后不规则阴道出血,详细记录既往妇科检查、宫颈刮片检查结果及处理经过。

2. **身心状况** 评估患者的症状和体征,了解其出现的时间。评估盆腔检查的结果,注意肿瘤的部位、大小及性质。早期患者一般无自觉症状,多由普查中发现异常的子宫颈刮片报告。晚期患者常常主诉阴道排液会增多,而且白色或者是血性,稀薄如水样或者是米汤状,会有腥臭。病灶侵及盆腔结缔组织和骨盆壁,以及压迫到了输尿管或者是直肠和坐骨神经等的时候,患者常常会主诉尿频和尿急以及肛门坠胀、里急后重、下肢肿痛等等。到了疾病的末期,患者就会表现出消瘦和发热,以及全身衰竭和恶病质等等。

患者由于缺乏疾病的有关知识,主要存在震惊、焦虑、恐惧和绝望的心理,当确诊为晚期癌症时,会经历否认、愤怒、妥协、忧郁等接受期的心理反应阶段。

3. **辅助检查**

(1) 宫颈刮片细胞学检查:是普查常用的方法,也是目前发现宫颈癌前病变和早期宫颈癌的主要方法。防癌涂片用巴氏染色,结果分为5级:Ⅰ级正常细胞,Ⅱ级炎性细胞,Ⅲ级可疑癌细胞,Ⅳ级高度可疑癌,Ⅴ级癌细胞阳性。Ⅲ级或以上者必须进一步检查,明确诊断。

(2) 碘试验:正常宫颈或阴道上皮含有丰富糖原,可被碘液染为棕色,将碘液涂抹宫颈及阴道穹隆部,在碘不着色区进行宫颈活检,以提高诊断率。

(3) 阴道镜检查:凡宫颈刮片细胞学检查Ⅲ级或以上者应在此检查下观察宫颈表面有无异型上皮或早期宫颈癌病变,并选择有病变部位进行宫颈活检。

(4) 宫颈和宫颈管活体组织检查:是确诊宫颈癌前期病变和宫颈癌的最可靠方法,选择宫颈鳞-柱状细胞交界部3、6、9和12点处取4点活体组织送检。

(5) TCT检测:TCT是液基薄层细胞检测的简称,是目前国际上最先进的一种宫颈癌细胞学检查技术,TCT检查是采用液基薄层细胞检测系统检测宫颈细胞并进行细胞学分类诊断,与传统的宫颈刮片巴氏涂片检查相比明显提高了标本的满意度及宫颈异常细胞检出率。TCT宫颈癌细胞学检查对宫颈癌细胞的检出率为100%,同时还能发现癌前病变,检测病原微生物如真菌、滴虫、衣原体等。

(二) 护理诊断

1. **疼痛** 与晚期病变浸润或广泛性子宫切除术后创伤有关。

2. **恐惧** 与宫颈癌诊断有关。

3. **排尿异常** 与宫颈癌根治术后影响膀胱正常张力有关。

4. **营养失调** 与癌肿慢性消耗及接受化疗副反应有关。

(三) 护理目标

1. 患者疾病疼痛减轻或消失。

2. 患者情绪稳定,能接受各种诊断、检查和治疗方案。

3. 患者经过治疗恢复正常的排尿功能。

4. 患者维持足够的营养摄入。

(四) 护理措施

1. **心理护理** 协助患者接受各种诊治方案,以最佳身心状态接受治疗。热情关心患者,鼓励其说出自己的心理感受,建立良好的护患关系,耐心向患者讲解疾病的有关知识,介绍各种诊治过程、可能出现的不适及有效的应对措施,鼓励患者适当参与一些活动,缓解其不安情绪,使患者能以积极态度接受诊治过程。

2. 疾病指导 向患者介绍各种诊疗过程,可能出现的不适及有效的应对措施。对确诊为 CIN Ⅰ 级者,可按炎症处理,每 3～6 个月随访刮片检查结果,必要时再次活检;确诊为 CIN Ⅱ 级者,应选用电熨、冷冻等宫颈炎的物理疗法,术后每 3～6 个月随访一次;确诊为 CIN Ⅲ 级者,多主张子宫全切除术。对有生育要求的年轻患者,可行宫颈锥形切除术,术后定期随访。对于接受手术的患者,要认真执行术前护理活动。术前 3 天选用消毒剂消毒宫颈及阴道。术前应认真做好清洁灌肠,保证肠道呈清洁、空虚状态。

3. 缓解疼痛 严密观察患者疼痛的部位、程度、性质,尽量分散其注意力,帮助选择舒适体位,动员亲属多陪伴安慰患者,必要时遵医嘱采用止痛措施。如需手术治疗者,遵医嘱做好腹部手术前准备及术后护理。

4. 做好膀胱的术后康复护理 宫颈癌根治术涉及范围广,患者术后反应也较一般腹部手术大,通常按医嘱于术后 48～72 小时去除引流管,术后 7～14 天拔除尿管,拔除尿管前 3 天开始夹管,每 2 小时开放 1 次,定时间断放尿以训练膀胱功能,促使恢复正常排尿功能,拔管后 1～2 小时排尿 1 次,如不能自解必须重新留置尿管,拔管后 4～6 小时测残余尿量 1 次,少于 100 ml 者,每日测 1 次,2～4 次均在 100 ml 内者,说明膀胱功能已恢复。

5. 改善营养状况,增强机体抵抗力 鼓励患者摄入足够的营养,注意纠正患者不良的饮食习惯,以多样化食谱满足其需要,维持体重不继续下降,对进食不足、病情严重者,应给予全身支持疗法,遵医嘱静脉补充营养。

6. 健康教育

(1) 出院前,护士应与患者一起制订出院后的康复计划。

(2) 制订随访计划:第一年内,出院后 1 个月首次随访,以后每 2～3 个月复查 1 次。出院后第二年,每 3～6 个月复查 1 次。出院后第 3～5 年,每半年复查 1 次。第六年开始,每年复查 1 次。

(3) 保留尿管的护理:多饮水,强调外阴清洁的重要性,活动时勿将尿袋高于膀胱,避免尿液倒流。

(4) 加强盆底、膀胱功能锻炼,康复后逐步增加活动强度,适当地参加社会活动及正常的工作等。

(5) 大力宣传与宫颈癌发病有关的高危因素,积极治疗宫颈癌。30 岁以上妇女应常规接受宫颈刮片检查,一般妇女每 1～2 年普查一次,有异常者应进一步处理。已婚妇女尤其是绝经前后有月经异常或有接触性出血者,及时就医,警惕生殖道癌的可能。

(五) 护理评价

1. 患者疾病疼痛减轻。

2. 患者情绪稳定,住院期间能以积极态度配合诊治全过程。

3. 患者经过治疗恢复正常排尿状态。

4. 患者在治疗期间,注意摄入足够的营养,能列举常用食物种类及营养成分,维持体重不继续下降。

第三节 子宫肌瘤

子宫肌瘤，又称子宫平滑肌瘤，是女性生殖器最常见的一种良性肿瘤。由子宫平滑肌组织增生而成，其间有少量纤维结缔组织。多见于 30～50 岁妇女，以 40～50 岁最多见，20 岁以下少见。子宫肌瘤多无症状，少数表现为阴道出血，腹部触及肿物和有压迫症状等。如发生蒂扭转或其他情况时可引起疼痛，以多发性子宫肌瘤常见。

一、病因

迄今为止，子宫肌瘤的病因尚不明了。根据好发于生育年龄妇女，绝经后肌瘤停止生长，甚至萎缩、消失等，提示子宫肌瘤的发生可能与女性激素有关。现代医学研究发现：肌瘤组织中的雌激素受体量较正常子宫肌组织多。提示子宫肌瘤的发生与长期的雌激素含量过高导致内分泌失调有关。如临床常见于育龄妇女，30～50 岁，尤其是在高雌激素环境中，如妊娠、外源性高雌激素等情况下生长明显，而绝经后肌瘤逐渐缩小。肌瘤患者又常伴卵巢充血、胀大、子宫内膜增长过长，揭示这与过多雌激素刺激有关。同时激素代谢受高级神经中枢调控，故神经中枢活动对促进本病也可能起很重要的作用。另外，细胞遗传学研究显示，部分肌瘤存在细胞遗传学的异常，所以建议采用可取得不错的效果。

二、病理

1. 目检 肌瘤为实质性球形结节，表面光滑，与周围肌组织有明显界限。虽无包膜，但肌瘤周围的子宫肌层受压形成假包膜，其与肌瘤间有一层疏松网隙区域，切开包膜后肿瘤会跃出，手术时容易剥出。血管由外穿入假包膜供给肌瘤营养，肌瘤越大，血管越多越粗；假包膜中的血管呈放射状，壁缺乏外膜，受压后易引起循环障碍，使肌瘤发生各种退行性变。肌瘤呈白色，质硬，切面呈漩涡状结构。肌瘤颜色与硬度因纤维组织多少而变化，含平滑肌多，色略红，质较软，纤维组织多则色较白，质较硬。

2. 镜检 肌瘤由皱纹状排列的平滑肌纤维相互交叉组成。漩涡状，其间掺有不等量的纤维结缔组织。细胞大小均匀，呈卵圆形或杆状，核染色较深。

三、肌瘤变性

肌瘤失去其原有典型结构时称肌瘤变性。常见的变性如下。

1. 玻璃样变 又称透明变性，最多见。肌瘤部分组织水肿变软，剖面漩涡状结构消失，被均匀的透明样物质取代，色苍白。镜下见病变区域肌细胞消失，为均匀粉红色无结构区，与无变性区边界明显。

2. 囊性变 继发于玻璃样变，组织坏死、液化形成多个囊腔，其间有结缔组织相隔，也可融合成一个大囊腔，囊内含清澈无色液体，也可自然凝固成胶冻状。镜下囊腔壁由玻璃样变的肌瘤组织构成，内壁无上皮衬托。

3. 红色样变 红色样变多见于妊娠期或产褥期，为一种特殊类型的坏死，其发生原因尚不清楚。肌瘤体积迅速改变。发生血管破裂、出血弥散于组织内。患者主诉急性腹痛、发热，检查肌瘤迅速增大等。肌瘤创面呈暗红色,如半熟的烤牛肉,腥臭,质软,漩涡状结构消失。镜下见假包膜内大静脉及瘤体内小静脉有栓塞,并有溶血,肌细胞减少,有较多脂肪小球沉积。

4. 肉瘤样变　肌瘤恶变即为肉瘤变,少见,国内资料发病率为 0.4%～0.8%。多见于年龄较大妇女。因无明显症状,易被忽视。肌瘤在短期内迅速增大或伴不规则阴道流血者,应考虑有肉瘤变可能,若绝经后妇女肌瘤增大,更应警惕发生恶变。

5. 钙化　多见于蒂部狭小、血供不足的浆膜下肌瘤及绝经后妇女的肌瘤。常在脂肪变之后,分解成三酰甘油再与钙盐结合成碳酸钙石,形成营养不良性钙化。镜下见钙化区为层状沉积,呈圆形或不规则形,苏木索染色有探蓝色微细颗粒浸润。

四、分类

按肌瘤所在部位分为宫体肌瘤(占 92%)和宫颈肌瘤(占 8%)。肌瘤原发于子宫肌层,根据肌瘤发展过程中与子宫肌壁的关系分为 3 类(图 15-2)。

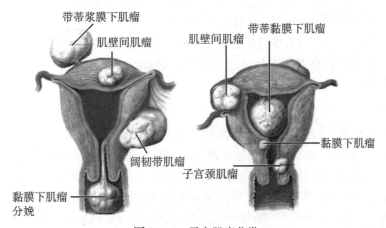

图 15-2　子宫肌瘤分类

1. 肌壁间肌瘤　肌瘤位于子宫肌壁内,周围均被肌层包围,以子宫肌瘤初发时较多见,是女性最常见的一种子宫肌瘤,约占所有子宫肌瘤发病率的 60%～70%。

2. 浆膜下肌瘤　肌瘤向子宫浆膜面生长,突起在于宫表面,约占 20%。肌瘤表面仅由子宫浆膜层覆盖。当瘤体继续向浆膜面生长,仅有一蒂与子宫肌壁相连,成为带蒂的浆膜下肌瘤,营养由蒂部血管供应。因血供不足易变性、坏死。若蒂部扭转而断裂,肌瘤脱落至腔或盆腔,形成游离性肌瘤。若肌瘤位于宫体侧壁向宫旁生长,突入阔韧带两叶之间称阔韧带肌瘤。

3. 黏膜下肌瘤　肌瘤向子宫黏膜方向生长,突出于宫腔,仅由黏膜层覆盖,称为黏膜下肌瘤,占 10%～15%。肌瘤多为单个,使宫腔变形增大,子宫外形无明显变化。黏膜下肌瘤易形成蒂,在宫腔内生长犹如异物,常引起子宫收缩,肌瘤被挤出宫颈外口而突入阴道。子宫肌瘤常为多个性,各种类型的肌瘤可发生在同一子宫,称多发性子宫肌瘤。

五、临床表现

(一) 症状

多数患者无明显症状,仅在体检时偶尔发现。症状与肌瘤部位、有无变性相关,与肌瘤大小、数目关系不大。常见的症状有：

1. **月经改变** 是肌瘤患者最常见的症状，表现为月经周期缩短、经量增多、经期延长、不规则阴道流血等。大的肌壁间肌瘤及黏膜下肌瘤使宫腔增大，子宫内膜面积增加并影响子宫收缩，使肿瘤附近的静脉受挤压，从而导致子宫内膜静脉丛充血与扩张，引起经量增多、经期延长。黏膜下肌瘤一旦发生坏死、溃疡、感染时，可有不规则阴道流血或血样脓性排液。

2. **腹块** 腹部胀大，子宫超过妊娠3个月大小时可触及，并伴有下坠感。

3. **白带增多** 子宫腔增大、子宫内膜腺体增多，伴有盆腔充血或炎症均能使白带增加；当黏膜下肌瘤发生溃疡、感染、出血、坏死时，则产生血性白带或脓臭性白带，量可很多。

4. **疼痛** 患者一般无腹痛，当肌瘤压迫盆腔器官、神经、血管时，常有下腹坠胀、腰背酸痛等，月经期加重；当浆膜下肌瘤蒂扭转时，可出现急性腹痛；肌瘤红色样变时，腹痛剧烈且伴发热、恶心。

5. **压迫症状** 肌瘤向前或向后生长，可压迫膀胱、尿道或直肠，引起尿频、排尿困难、尿潴留或便秘。当肌瘤向两侧生长，则形成阔韧带肌瘤，其压迫输尿管时，可引起输尿管或肾盂积水；如压迫盆腔血管及淋巴管，可引起下肢水肿。

6. **不孕** 肌瘤压迫输卵管使之扭曲，或使宫腔变形，以致妨碍受精卵着床，导致不孕。

7. **继发性贫血** 若患者长期月经过多可导致继发性贫血，出现全身乏力、面色苍白、气短、心慌等症状。

(二) 体征

与肌瘤大小、位置、数目及有无变性相关。小子宫肌瘤从腹部摸不到肿块，如子宫增大超过3个月妊娠大小或宫底部有肌瘤易于触及。于耻骨联合上方或下腹部正中触及肿物、实性，若为多发性子宫肌瘤则其外形不规则，肿物可活动、无压痛，若为阔韧带肌瘤则其活动受限制。子宫黏膜下肌瘤位于宫腔内者子宫呈一致性增大，表面平滑，硬度正常而活动，若带蒂黏膜下肌瘤脱出于宫颈外口处，则张开窥器即可看到子宫颈口处有肿物、粉红色、表面光滑、宫颈四周边缘清楚、软，肌瘤有时可缩回宫腔而时隐时现。若肌瘤大，一旦脱出于宫颈外口即不易退缩回去，若时间长，肿瘤表面充血、水肿伴有感染，甚至形成溃疡、坏死而有脓性溢液排出。

六、治疗原则

治疗应根据患者年龄、生育要求，症状及肌瘤的部位、大小、数目全面考虑。无症状肌瘤一般不需治疗，特别是近绝经期妇女。

1. **随访观察** 肌瘤小、症状不明显，特别是近绝经期妇女，因性激素水平下降，肌瘤可自然萎缩。可每3～6个月定期复查，加强随访观察，必要时再考虑进一步治疗措施。

2. **药物治疗** 药物治疗子宫肌瘤适合于子宫小于2个月妊娠大小，症状不严重，尤其是近绝经期或全身情况不能手术者。药物治疗前应除外其他恶性病变，尤其表现为围绝经期异常出血及腹痛的患者，需行诊刮以排除子宫内膜病变。常用的有：①雄激素：可对抗雌激素，促使子宫内膜萎缩，也可直接作用于平滑肌，使其收缩而减少出血。长期应用可引起男性化，对心血管系统、糖代谢、肝肾功能等可能有不利影响。②促性腺激素释放激素类似物：可抑制垂体、卵巢功能，从而降低体内雌激素水平，达到治疗的目的。此外长期应用(＞6个月)会加速骨质丢失，增加患骨质疏松症的危险。③孕激素：在一定程度上是雌激素的对抗剂,且能抑制其作用,故有的学者用孕激素治疗伴有卵泡持续存在的子宫肌瘤。可根据患者具体情况行周期或持续治疗的假孕疗法,使肌瘤变性、软化。但因可使瘤体增大和不规则子宫出血,不宜长期应用。

3. 手术治疗　手术治疗是该病的主要治疗方法。适用于肌瘤超过 2 个月妊娠子宫大小,症状明显且导致继发性贫血、肌瘤生长过快,保守其他治疗失败的患者。手术可经腹或经阴道。手术方式有肌瘤切除术、全子宫切除术、次全子宫切除术。肌瘤切除术适合于年龄 <35 岁希望生育、保留子宫者,术前应排除子宫及宫颈的癌前病变;对于肌瘤较大、症状明显、药物治疗无效、不需要保留生育功能或怀疑恶变者应行子宫次全切除或子宫全切除。

七、护理

(一) 护理评估

1. 病史　详细了解患者的月经史、婚育史,是否有流产、早产和不孕史。评估患者有无疾病不适的主诉,有无月经的改变,是否自己扪及腹部肿块,有无接受过治疗及治疗的疗效、用药后机体的反应等。在妊娠、内分泌失调、子宫恶性肿瘤等情况时,可有子宫增大、阴道出血等症状,应予以排除。

2. 身心状况　多数患者因肌瘤小而无明显症状。肿瘤增大后,患者腹部可扪及,有"压迫"感,浆膜下肌瘤清晨膀胱充盈时尤为明显。肿瘤长大向前方突出可致尿频、尿急、排尿障碍;向后方突起压迫直肠,可致里急后重、排便不畅等。长期月经过多还可导致继发性贫血,并伴有倦怠、虚弱和嗜睡等症状。

3. 辅助检查

(1) 超声:目前国内 B 超检查较为普遍。鉴别肌瘤,准确率可达 93.1%,它可显示子宫增大,形状不规则;肌瘤数目、部位、大小及肌瘤内是否均匀或液化囊变等,以及周围有否压迫其他脏器等表现。

(2) 宫腔镜检查:了解宫腔形态,有关黏膜下突起占位病变,同时可刮取宫内膜,对赘生物送病检。

(3) 腹腔镜检查:直视下观察子宫大小,肿瘤生长部位与卵巢肿瘤或消化道肿瘤相鉴别。

(4) 子宫输卵管碘油造影:可了解宫腔有无充盈缺损,对不孕患者还可了解输卵管通畅情况。

(5) 诊断性刮宫:简单易行,可探查宫腔情况,有无内膜腺瘤样增生或子宫内膜癌,刮取内膜送病检。

(二) 护理诊断

1. 知识缺乏　缺乏子宫肌瘤相关知识。

1. 活动无耐力　与长期月经量过多有关。

3. 焦虑　与月经异常,影响正常生活有关。

(三) 护理目标

1. 患者能陈述子宫肌瘤的性质、临床表现、治疗方法及术后促进康复的方法等。

2. 患者能正常进食,活动正常。

3. 患者经过指导后,焦虑程度减轻或消失。

（四）护理措施

1. 提供信息，增强信心　向患者及家属讲解有关疾病知识，纠正错误的认识，通过沟通与交流，与患者建立良好的护患关系。耐心倾听患者的内心感受，帮助患者分析及解决问题，使患者确立积极治疗的信心。

2. 一般护理　饮食以清淡、易消化的高蛋白、高维生素和高矿物质食物为主，多吃蔬菜、水果以保持大便通畅。伤口的愈合需要利用蛋白质，因此要摄取高蛋白质的食物，如：鱼、瘦肉、蛋等，以加速伤口的愈合，并避免辛辣等刺激性的食物，以防刺激胃酸分泌而造成肠胃的不适。要特别注意做好个人卫生，尽量保持外阴清洁干燥，尽量穿宽松透气性好的内裤。若白带过多，应注意随时冲洗外阴。

3. 术后护理　术后4～6小时起协助患者床上活动四肢，8小时监测无异常后协助翻身，防压疮。根据手术情况，留置尿管24～48小时，每日清洁外阴一次，拔尿管后嘱患者多喝开水，拔尿管后6～8小时协助自解小便，如排尿困难，应采取多种方法诱导排尿。经阴道行肌瘤摘除的患者，若蒂部留置止血钳，通常于24～48小时取出。

4. 健康教育及出院指导　保持伤口清洁，出院后腹壁的切口需保持干燥，一周后再沐浴（禁盆浴），全身皮肤仍需保持清洁以擦澡为宜，每晚或便后洗会阴。注意营养合理搭配，保持大便通畅。术后1个月复查，3个月内禁止性生活，半年内避免体力劳动、不坐矮板凳等。肌瘤摘除术后避孕2年，若病情有变化随诊。讲明药物名称、用药目的、剂量、方法、可能出现的不良反应及应对措施。

（五）护理评价

1. 患者能陈述子宫肌瘤的性质、临床表现、治疗方法及术后促进康复的方法等。
2. 患者能正常进食，活动正常。
3. 患者经过指导后，焦虑情绪消失。

第四节　子宫内膜癌

　　子宫内膜癌是发生于子宫内膜的一组上皮性恶性肿瘤，好发于围绝经期和绝经后女性。

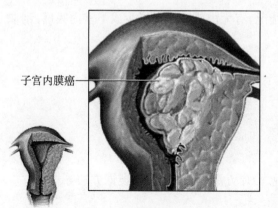

子宫内膜癌

图 15-3　子宫内膜癌

子宫内膜癌是最常见的女性生殖系统肿瘤之一，每年有接近20万的新发病例，并是导致死亡的第3位常见妇科恶性肿瘤（仅次于卵巢癌和宫颈癌）。其发病与生活方式密切相关，发病率在各地区有差异，在北美和欧洲其发生率仅次于乳腺癌、肺癌、结直肠肿瘤，高居女性生殖系统癌症的首位。在我国，随着社会的发展和经济条件的改善，子宫内膜癌的发病率亦逐年升高，目前仅次于宫颈癌，居女性生殖系统恶性肿瘤的第2位（图 15-3）。

一、病因

子宫内膜癌的原因迄今尚不明确,可能与下列因素有关。

1. 雌激素对子宫内膜的长期持续刺激　与无排卵性功血、多囊卵巢综合征、功能性卵巢肿瘤、绝经后长期服用雌激素而无孕酮拮抗有关。

2. 与子宫内膜增生过长有关　国际妇科病理学协会(ISGP,1987)将子宫内膜增生过长分为单纯型、复杂型与不典型增生过长。单纯型增生过长发展为子宫内膜癌约为 1%;复杂型增生过长约为 3%;而不典型增生过长发展为子宫内膜癌约为 30%。

3. 体质因素　内膜癌易发生在肥胖、高血压、糖尿病、未婚、少产的妇女。这些因素是内膜癌高危因素。

4. 绝经后延　绝经后延妇女发生内膜癌的危险性增加 4 倍。内膜癌患者绝经年龄比一般妇女平均晚 6 年。

5. 遗传因素　约 20% 内膜癌患者有家族史。内膜癌患者近亲有家族肿瘤史者比宫颈癌患者高 2 倍。

二、病理

(一) 大体观察

不同组织学类型的子宫内膜癌肉眼无显著差别。大体可分为弥漫型和局限型两种。前者病变可累及全部或大部分内膜,后者病灶局限,多见于子宫底或宫角部,易浸润子宫肌层。

(二) 显微镜检

1. 腺癌　占 80%～90%。镜下见内膜腺体增多、大小不一、排列紊乱,呈明显背靠背现象。分化差的腺癌则腺体少、结构消失,成为实性癌块。按腺癌分化程度分为 3 级:Ⅰ级(高分化,G1)、Ⅱ级(中分化,G2),Ⅲ级(低分化或未分化,G3)。分级越高,分化越差,恶性程度越高。

2. 腺癌伴鳞状上皮分化　有时腺癌组织中含鳞状上皮成分,根据其中鳞状上皮成分的良恶性分为腺棘癌、腺癌伴鳞状上皮不典型增生和鳞腺癌等。

3. 浆液性癌　为Ⅱ型内膜癌中最主要的病理类型,占所有内膜癌的 1%～9%。细胞异型性明显,可呈乳头状或簇状生长。恶性程度高,易伴有深肌层浸润和远处转移,预后极差。有些患者甚至原发病灶极小但已有广泛腹腔甚至远处转移。

4. 透明细胞癌　肿瘤呈实性片状、管状或乳头状结构,镜下见多量大小不等的背靠背排列的小管,内衬透明的鞋钉状细胞,表现为胞质稀少,核大并突入腔内。

三、转移途径

内膜癌生长较缓慢,局限在内膜的时间较长,但也有极少数发展较快。主要转移途径为直接蔓延、淋巴转移,晚期有血行转移。

1. 直接蔓延　初起时癌灶沿子宫内膜蔓延生长,向上经宫角至输卵管,向下至宫颈管,并继续蔓延至阴道。也可经肌层浸润至子宫浆膜面而延至输卵管、卵巢。并可广泛种植在盆腔腹膜、直肠子宫陷凹及大网膜。

2. 淋巴转移 为内膜癌的主要转移途径。当癌肿浸润至深肌层，或扩散到宫颈管，或癌组织分化不良时，易发生淋巴转移。其转移途径与癌灶生长部位有关。

3. 血行转移 较少见。晚期经血行转移至肺、肝、骨等处。

四、临床分期

FIGO(2009)对子宫内膜癌进行了新的分期,新分期准确地反映了内膜癌发生发展规律,根据新分期能较为准确的预测患者的预后(表15－2)。

表15－2 子宫内膜癌的临床分期(FIGO, 2009)

Ⅰ	肿瘤局限于子宫体
Ⅰa	肿瘤浸润深度<1/2肌层
Ⅰb	肿瘤浸润深度≥1/2肌层
Ⅱ	肿瘤侵犯宫颈间质,但无宫体外蔓延
Ⅲ	肿瘤局部和(或)区域扩散
Ⅲa	肿瘤累及浆膜层和(或)附件
Ⅲb	阴道和(或)宫旁受累
Ⅲc	盆腔淋巴结和(或)腹主动脉旁淋巴结转移
Ⅲc1	盆腔淋巴结阳性
Ⅲc2	腹主动脉胖淋巴结阳性和(或)盆腔淋巴结阳性
Ⅳ	肿瘤侵及膀胱和(或)直肠黏膜,和(或)远处转移
Ⅳa	肿瘤侵及膀胱或直肠黏膜
Ⅳb	远处转移,包括腹腔内和(或)腹股沟淋巴结转移

五、临床表现

(一) 症状

极早期患者可无明显症状,仅在普查或妇科检查时偶然发现。一旦出现症状,多表现为:

1. 阴道出血 不规则阴道出血是子宫内膜癌的主要症状,常为少量至中等量的出血。在绝经后女性多表现为持续或间断性阴道出血,有些患者仅表现为绝经后少量阴道血性分泌物,晚期患者在出血中可能混有烂肉样组织。

2. 阴道排液 部分患者有不同程度的阴道排液。在早期可表现为稀薄的白色分泌物或少量血性白带,晚期合并感染或癌灶坏死,可有脓性分泌物伴有异味。有时阴道排液中可伴有组织样物。

3. 疼痛 癌灶和其引发的出血或感染可刺激子宫收缩,引起阵发性下腹痛。肿瘤晚期时癌组织浸润穿透子宫全层,或侵犯子宫旁结缔组织、宫颈旁韧带、膀胱、肠管或浸润压迫盆壁组织或神经时可引起持续性、逐渐加重的疼痛,可同时伴腰骶痛或向同侧下肢放射。

4. 腹部包块 早期内膜癌一般不能触及腹部包块。如内膜癌合并较大子宫肌瘤,或晚期发生宫腔积脓、转移到盆腹腔形成巨大包块(如卵巢转移时)时可能在腹部触及包块,一般为实性,活动度欠佳,有时有触痛。

5. 其他 肿瘤晚期病灶浸润压迫髂血管可引起同侧下肢水肿疼痛;病灶浸润压迫输尿管引起同侧肾盂、输尿管积水,甚至导致肾萎缩;持续出血可导致继发贫血;长期肿瘤消耗可导致消瘦、发热、恶液质等全身衰竭表现。

(二) 体征

早期患者常无明显异常。宫颈常无特殊改变,如果癌灶脱落,有时可见癌组织从宫颈口脱出。子宫可正常或大于相应年龄,合并肌瘤或宫腔积脓时,子宫可有增大。晚期宫旁转移时子宫可固定不动。有卵巢转移或合并分泌雌激素的卵巢肿瘤时卵巢可触及增大。

六、处理原则

子宫内膜癌的治疗原则,应根据患者的年龄、身体状况、病变范围和组织学类型,选择适当的治疗方式。早期患者以手术为主,按照手术-病理分期的结果及复发高危因素选择辅助治疗;晚期患者采用手术、放疗与药物在内的综合治疗。

1. 手术治疗 为首选方案,特别是早期病例。

2. 手术加放射治疗综合疗法 适用于已经有转移或可疑淋巴结转移者,于术前或术后加用放射治疗,以提高疗效。

3. 放射治疗 是治疗子宫内膜癌有效的方法之一。单纯放疗仅适用于年老体弱及有严重内科合并症不能耐受手术或禁忌手术者,以及Ⅲ期以上不宜手术者,包括腔内及体外照射。

4. 激素治疗 晚期或复发患者;保留生育能力的子宫内膜癌患者;保守性手术联合大剂量孕激素保留卵巢功能;具有高危因素患者的术后辅助治疗。目前尚无公认的孕激素治疗方案,一般主张单独应用大剂量孕激素,如醋酸甲羟孕酮、醋酸甲地孕酮、17-羟已酸孕酮、和18-甲基炔诺酮等。一般认为应用时间不应少于1~2年。大剂量孕激素在病理标本免疫组化孕激素受体阳性者中效果较好,对保留生育功能者有效率可达80%,对治疗晚期或复发患者总反应率为15%~25%。孕激素类药物常见的不良反应有轻度水、钠潴留和消化道反应,其他可有高血压、痤疮、乳腺痛等。

七、护理

(一) 护理评估

1. 病史 收集病史时特别注意患者有无高危因素,如老年、肥胖、绝经期推迟、不育以及停经后有接受雌激素治疗等;详细询问有无糖尿病病史;询问患者的用药史,有无激素类治疗的病史等。

2. 身心状况 多数患者在普查时发现不规则阴道出血。患者出现绝经后阴道不规则出血,这是子宫内膜癌的典型症状。晚期患者常出现全身症状,如贫血、恶液质、发热等症状。

注意观察患者有无因为疾病而出现的心理上的状况,如恐惧、焦虑等。子宫内膜癌多为老年患者,常因子女不在身边,出现孤独感,护士应了解其家庭邻里关系、心理社会反应的类型及程度。

3. 辅助检查

(1) 分段诊断性刮宫:简称分段诊刮,是目前早期诊断子宫内膜癌最常用的刮取子宫内膜组织的方法,是最常用刮取内膜组织的方法。行分段诊刮时,先用小刮匙环刮颈管,再进入管腔探测搔刮内膜,取得的刮出物分瓶做好标记,送病理检查。病理检查结果是确诊子宫内膜癌的依据。

（2）细胞学检查：从阴道后穹隆或颈管口吸取分泌物，或用特制的宫腔吸管或宫腔刷放入宫腔吸取分泌物，做细胞学检查找癌细胞，找到癌细胞或可疑患者，再行分段诊刮。

（3）子宫镜检查：将子宫镜放入宫腔内可直接观察子宫内膜，如有癌灶生长，可观察其部位、病灶大小、生长的形态，并取内膜组织送病检。

（4）B超检查：B超检查可以了解子宫大小、子宫内膜厚度、有无回声不均或宫腔内赘生物，有无肌层浸润及浸润程度等，其诊断符合率达80％以上。由于子宫内膜癌患者肥胖者甚多，因此经阴道超声比经腹部超声更具优势。由于B超检查方便及无创，因此成为诊断子宫内膜癌最常规的检查方法，也是初步筛查的方法。

（二）护理诊断

1. **焦虑**　与绝经后出血，担心恶性疾病有关。
2. **知识缺乏**　与缺乏疾病相关知识有关。
3. **疼痛**　与手术创伤有关。

（三）护理目标

1. 患者住院期间焦虑情绪减轻或消失，能主动参与治疗方案。
2. 患者经过医护人员的指导，掌握了子宫内膜癌的相关知识，能熟悉术前术后的注意事项。
3. 患者经过治疗与休养，疼痛减轻或消失。

（四）护理措施

1. **心理护理**　要尽量采用非技术性语言使患者能听得懂，帮助患者减轻对疾病及手术的焦虑及恐惧，建立信心，能主动配合治疗和护理。化疗常会引发一系列的副作用。例如，脱发、恶心、呕吐、食欲缺乏等。因此，加强心理护理具有重要的临床意义。

2. **做好放疗患者的护理**　对放疗患者应说明放疗目的、方法及作用，同时应向患者说明可能出现的不良反应；放疗前应留置尿管及灌肠，使直肠、膀胱空虚，避免放疗时损伤；如放疗后需卧床休息者，应教会患者床上运动的方法，使患者配合放疗。

3. **手术患者的护理**

（1）手术前护理：作好常规准备，包括内脏功能检查及皮肤准备。

（2）应告诫患者，手术治疗是首选的治疗方法，只要患者全身情况能耐受，如无手术禁忌证，均应做剖腹探查。

早期患者一般作全子宫切除及双侧附件切除术。Ⅱ期应做广泛性全子宫切除术及双侧盆腔淋巴结清除术。对Ⅰa期患者腹水中找到癌细胞或深肌层有癌浸润，淋巴结转移可疑或阳性，手术后均应加用体外照射，用CO^{60}或直线加速器外照射。

对Ⅰb期子宫大于妊娠2个月者，Ⅲ期及部分Ⅳ期患者可在术前加用照射或腔内照射^{137}Cs、^{192}Ir等。放疗结束后1～2周内行手术。

4. **激素及其他药物治疗的护理**　对于晚期和复发患者不能手术或年轻早期内膜癌要求保留生育功能的患者，应考虑孕激素治疗。如醋酸甲羟孕酮或己酸孕酮，在治疗中要注意观察药物的不良反应，一般反应轻，可引起水、钠潴留，出现水肿、药物性肝炎。告诉患者不必紧张，停药后会逐渐好转。用他莫昔芬（三苯氧胺）治疗的患者可能会出现类似围绝经期综合征的反应，如潮热、畏寒等，少数患者还可出现阴道流血、恶心、呕吐。如出现这些症状应及时就诊。

5. 健康教育 对门诊患者应普及防癌知识,尤其对高危因素患者,或对更年期妇女出现月经紊乱、绝经后妇女不规则阴道流血者,应高度重视。严格掌握雌激素的用药指征,加强用药期间的监护。督促围绝经期、月经紊乱及绝经后出现不规则阴道流血者,进行必要检查,以排除子宫内膜癌的可能,并接受正规治疗。子宫内膜癌患者完成治疗后定期随访,随访时间:术后 2 年内,每 3～6 个月 1 次;术后 3～5 年每 6～12 个月 1 次。

(五) 护理评价

1. 患者住院期间焦虑情绪消失,能主动参与治疗方案。

2. 患者经过医护人员的指导,掌握了子宫内膜癌的相关知识,能熟悉术前术后的注意事项。

3. 患者经过治疗与休养,疼痛减轻。

第五节 卵巢肿瘤

卵巢肿瘤是女性生殖器官常见肿瘤,可发生于任何年龄,不同的年龄阶段发生肿瘤的组织学类型会有所不同。卵巢虽小,组织成分却非常复杂,是全身各脏器原发性肿瘤类型最多的器官,不同类型卵巢肿瘤的组织学结构和生物学行为都存在很大的差异,对于肿瘤的治疗和预后也是至关重要的。卵巢上皮性肿瘤好发于 50～60 岁的妇女,而卵巢生殖细胞肿瘤多见于 30 岁以下的年轻女性。近 40 年来,卵巢恶性肿瘤发病率增加 2～3 倍,并有逐渐上升的趋势,是女性生殖器三大恶性肿瘤之一。由于卵巢位于盆腔的深部,至今也缺乏有效的早期诊断方法,病变不易被发现,一旦出现症状多属晚期,死亡率高居妇科恶性肿瘤首位。卵巢恶性肿瘤已成为严重威胁妇女生命和健康的主要肿瘤。

一、发病因素

卵巢肿瘤的发病因素至今不清,但环境因素和内分泌因素影响在卵巢肿瘤致病因素中最受重视。根据其流行病学和病因学调查,其发病因素与高危人群主要包括以下几方面。

1. 环境因素 工业发达国家及上层社会妇女卵巢癌发病率高,可能与饮食中高胆固醇有关。另外,电离辐射及石棉、滑石粉会影响卵母细胞而增加诱发卵巢肿瘤的机会,吸烟及维生素 C、维生素 C、维生素 E 的缺乏也可能与发病有关。

2. 内分泌因素 卵巢肿瘤多发生于未产妇或未生育妇,妊娠对卵巢肿瘤似有对抗作用,认为每日排卵所致卵巢表层上皮细胞反复破损与卵巢肿瘤发生有关。另外,乳腺癌、子宫内膜癌多并发卵巢肿瘤,此 3 种疾病都对此激素有依赖性。

3. 遗传和家族因素 30%～50%卵巢肿瘤患者的直系亲属中有肿瘤患者。

二、分类

卵巢肿瘤组织学分类卵巢组织成分复杂,是全身各脏器中原发肿瘤类型最多的器官。普遍采用世界卫生组织(WHO)制订的分类法。

（一）上皮性肿瘤

上皮性肿瘤占原发性卵巢肿瘤的 50%～70%，其恶性肿瘤占卵巢恶性肿瘤的 85%～90%，多见于中老年妇女。主要来源于卵巢表面的生发上皮，具有分化为各种米勒管上皮的潜能，可形成浆液性、黏液性及子宫内膜样肿瘤等。根据组织学特性，分为良性、交界性和恶性。

（二）生殖细胞肿瘤

生殖细胞肿瘤占卵巢原发性肿瘤的 20%～40%，好发于儿童及青少年。来源于胚胎性腺的原始生殖细胞，其有发生多种组织的潜能。未分化者为无性细胞瘤，胚胎多能者为胚胎癌，向胚胎结构分化形成畸胎瘤，向胚外结构分化则形成内胚窦瘤、绒毛膜癌。

1. 畸胎瘤　畸胎瘤是由多胚层组织构成的肿瘤，肿瘤组织的良、恶性及恶性程度取决于组织分化程度，而不决定于肿瘤的质地。

（1）成熟畸胎瘤（皮样囊肿）：占卵巢肿瘤的 10%～20%，占生殖细胞肿瘤的 85%～97%。多为单侧、中等大小、圆形、表面光滑，切面为单房，腔内充满油脂和毛发，有时可见牙齿和骨质，囊壁上常见小丘样隆起突向腔内，称为"头节"。"头节"处上皮易恶变，恶变率 2%～4%。

（2）未成熟畸胎瘤：多为实性，由分化程度不同的未成熟胚胎组织构成，主要是原始神经组织，切面呈豆腐状、质脆而软。好发于青少年，肿瘤的复发及转移率均高，但复发后再次手术可见肿瘤组织由从未成熟向成熟转化的特点，即恶性程度的逆转现象。

2. 无性细胞瘤　占卵巢恶性肿瘤的 5%，好发于青春期及生育期妇女，对放疗特别敏感。病理特点：单侧居多，右侧多于左侧，实性，触之质韧，表面光滑或分叶状，切面呈淡棕色。镜下见圆形或多角形大细胞，核大、胞质丰富，间质有淋巴细胞浸润。

3. 内胚窦瘤（卵黄囊瘤）　多见于儿童及年轻妇女，恶性程度很高。病理特点：多为单侧，肿瘤较大，切面实性或部分囊性，呈灰红或灰黄色，质脆，有出血坏死区。

（三）性索间质肿瘤

约占卵巢肿瘤的 5%，来源于原始性腺的性索组织或间叶组织。向上皮分化形成颗粒细胞瘤或支持细胞瘤，向间质分化形成卵泡膜细胞瘤或间质细胞瘤。因常有内分泌功能，又称功能性卵巢肿瘤。

1. 颗粒细胞瘤　低度恶性肿瘤，占性索间质肿瘤的 80% 左右，可以分泌雌激素。病理特点：单侧，大小不一，分叶状，表面光滑，切面实性或部分囊性，质脆而软伴出血坏死灶。镜下见颗粒细胞环绕成小圆形或菊花样排列。

2. 卵泡膜细胞瘤　它能分泌雌激素，常与颗粒细胞瘤合并存在。纯卵泡膜细胞瘤为良性肿瘤。病理特点：单侧，大小不一，表面被覆有光泽、薄的纤维包膜，切面实性，灰白色。镜下见瘤细胞呈短梭状，胞质富含脂质，细胞交错排列呈旋涡状。

3. 纤维瘤　是较常见的良性肿瘤，占卵巢肿瘤的 2%～5%，多见于中年妇女。病理特点：单侧，中等大小，实性，坚硬，切面灰白色。

（四）转移性肿瘤

占卵巢恶性肿瘤的 5%～10%，原发部位多为胃肠道、乳腺及其他生殖器官。

三、卵巢恶性肿瘤的转移途径

1. 直接蔓延及腹腔种植　是卵巢恶性肿瘤的主要转移途径,癌细胞可直接侵犯包膜,累及邻近器官,并广泛种植于腹膜及大网膜表面。

2. 淋巴也是重要的转移途径　卵巢有丰富的淋巴引流,瘤栓脱落后可随其邻近淋巴管扩散到髂区及腹主动脉旁淋巴结。

3. 血行转移　较少见,终末期可转移到肝脏及肺(图15-4)。

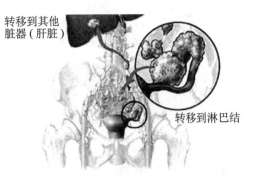

图 15-4　卵巢癌的转移

四、卵巢恶性肿瘤的分期

采用 FIGO 制定的统一标准,2000 年修订的临床分期(表15-3)。

表 15-3　卵巢癌 FIGO 分期

Ⅰ期	肿瘤局限于卵巢
Ⅰa	肿瘤局限于一侧卵巢,包膜完整,表面无肿瘤
Ⅰb	肿瘤局限于双侧卵巢,包膜完整,表面无肿瘤
Ⅰc	肿瘤局限于一侧或双侧卵巢,包膜已破裂或膜一面有肿瘤或腹水/腹腔冲洗液内有恶性细胞,术中肿瘤破裂
Ⅱ期	肿瘤累及一侧或双侧卵巢,伴盆腔转移
Ⅱa	肿瘤累及子宫和(或)输卵管
Ⅱb	肿瘤蔓延至其他盆腔器官
Ⅱc	肿瘤蔓延到盆腔,腹水或腹腔冲洗液细胞学阳性
Ⅲ期	肿瘤累及一侧或双侧卵巢,伴有组织学证实的腹腔内转移或区域性淋巴结转移
Ⅲa	仅显微镜下的腹腔转移
Ⅲb	腹腔转移灶,肉眼下直径≤2 cm
Ⅲc	腹腔转移灶直径>2 cm,或区域性淋巴结转移
Ⅳ期	远处转移,除外腹腔转移(胸腔积液有癌细胞,肝实质转移)

五、临床表现

(一)卵巢良性肿瘤

良性卵巢肿瘤发展缓慢,早期往往无症状,常在妇检时偶然发现。随肿瘤增大会出现腹胀感,患者自己可从腹部触及肿物,若肿瘤长大而占满盆腔时可产生压迫症状,如尿频、便秘等。腹部检查可触及轮廓清楚的肿物。妇检时在子宫一侧或双侧触及囊性或实性的肿物,表面光滑并可活动,与子宫不相连。一般良性肿瘤无疼痛,只在发生并发症如扭转、破裂或继发感染时引起腹痛。

(二)卵巢恶性肿瘤

早期多无自觉症状,如出现症状往往已到晚期。肿瘤短期内迅速生长,腹胀,出现腹水及压迫症状或发生周围组织浸润,功能性肿瘤可产生相应雌激素或雄激素过多症状。

晚期患者出现衰弱、消瘦、贫血等恶病质现象。妇查触及肿瘤多为实性、双侧性，表面不平，固定不动，子宫直肠陷凹可触及大小不等的结节，有时腋下、锁骨上可触及肿大的淋巴结。

无论良性、恶性肿瘤均可发生并发症，如瘤蒂扭转、肿瘤破裂、感染、恶性变。

六、卵巢肿瘤的并发症

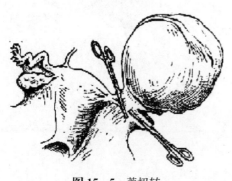

图 15 - 5　蒂扭转

1. **蒂扭转**　较常见，为妇科常见的急腹症。多见于瘤蒂长、中等大小、活动度大、重心偏向一侧的囊性肿瘤，多发生在体位急骤变动时、妊娠早期或产褥期由于子宫位置的改变。急性蒂扭转时，患者突然发生下腹剧烈疼痛，严重者可伴恶心、呕吐，甚至休克。检查时患侧腹壁肌紧张，压痛显著，肿块张力较大。一经确诊后，应立即手术切除肿瘤(图 15 - 5)。

2. **破裂**　可有外伤性和自发性两种。自发性可因囊壁缺血坏死或肿瘤侵蚀穿破囊壁引起自发性破裂；外伤性因受挤压、分娩、妇科检查及穿刺致外伤性破裂。破裂后囊液流入腹腔，刺激腹膜，可引起剧烈腹痛、恶心、呕吐，甚至休克。检查时有腹壁紧张、压痛、反跳痛等腹膜刺激体征，原肿块缩小或消失。

3. **恶性变**　卵巢良性肿瘤恶变多发生于年龄较大尤其是绝经后者，肿瘤在短期内迅速增大，患者感腹胀、食欲缺乏，检查肿瘤体积明显增大、固定，多有腹水。疑有恶性变者，应及时处理。

4. **感染**　较少见，多继发于肿瘤蒂扭转或破裂等。主要症状有发热、腹痛、白细胞升高及不同程度腹膜炎。应积极控制感染，择期手术探查。

七、处理原则

卵巢良性肿瘤一经确诊，应手术治疗。根据患者年龄、生育要求及对侧卵巢情况决定手术范围。

1. **手术注意事项**

(1) 术中切下的肿瘤应剖开肉眼观察区别良、恶性，必要时作冷冻病理切片检查以确定手术范围。

(2) 手术必须完整取出肿瘤，以防囊液流出及瘤细胞种植于腹腔。

(3) 巨大卵巢囊肿摘除时应注意腹腔内压的骤然下降，回心血量减少而致休克。

2. **治疗方案**　卵巢恶性肿瘤以手术治疗为主，辅以化疗、放疗的综合治疗。Ⅰa、Ⅰb期，全子宫及双附件切除；Ⅰc期，全子宫及双附件切除，加大网膜切除，腹膜后淋巴清扫；晚期患者应作肿瘤细胞减灭术。

八、护理

(一) 护理评估

1. **病史**　患者通常于妇科普查时发现盆腔肿块而就医。详细了解患者的家族史，并收集与发病相关的高危因素。

2. 身心状况　卵巢肿瘤小的肿块不易被发觉,尤其是肥胖的患者。在评估患者的时候,应重视肿块生长速度、质地、伴随出现的压迫症状,以及营养消耗等恶病质状况。注意观察患者有无出现并发症。

卵巢肿瘤特别是恶性肿瘤的患者在得知病情后,难免会出现恐惧、消极等情绪,迫切需要医护人员的关心及信息支持。

3. 辅助检查

(1) 影像学检查:B超是最常用的辅助检查;能显示肿瘤的部位、大小、形态、内部结构、与邻近器官的关系。经阴道彩色多普勒超声检查诊断准确性高,临床诊断符合率>90%;CT、MRI、PET检查可显示肿块与其周围脏器的关系,对发现有无淋巴结转移、肝和肺转移均有较大帮助。

(2) 腹腔镜检查:腹腔检查能够了解患者盆、腹腔内病变的范围和程度。

(3) 细胞学检查:腹水或腹腔冲洗液找癌细胞对Ⅰ、Ⅱ期患者确定分期有意义,若有胸腔积液则抽取胸腔积液检查确定有无胸腔转移。

(二) 护理诊断

1. 疼痛　与卵巢肿瘤扭转或肿瘤压迫有关。

2. 营养失调　低于机体需要量:与恶性肿瘤、治疗副作用及腹水产生有关。

3. 预感性悲哀　与卵巢癌预后不佳有关。

(三) 护理目标

1. 疼痛减轻或消失,能采取应对措施。

2. 患者将维持合理营养,使体重保持稳定。

3. 患者适应术后生活方式。

(四) 护理措施

1. 作好心理护理,树立战胜疾病的信心　护理人员要多与患者交谈、沟通,及时了解患者的心理状况;认真听取患者的诉说,对提出的问题及时给予解答,使患者消除对疾病的恐惧。鼓励患者家属共同参与治疗及护理全过程,多给患者关心、理解和支持。

2. 根据不同治疗,提供相应护理

(1) 手术患者:按腹部手术患者护理常规护理。巨大肿瘤者,可先准备沙袋压腹部,以防术后腹压下降引起休克。

(2) 需放腹水的患者:准备好腹腔穿刺用物,协助医生完成操作。放腹水过程中,注意观察患者的反应、生命体征变化及腹水的性质。放腹水速度不宜过快,每次放腹水一般不超过3 000 ml。期间若出现不良反应,及时报告医生,并协助处理。

(3) 化疗的患者:恶性卵巢肿瘤患者术后往往需要进行腹腔化疗。化疗前一般先抽腹水,然后将化疗药物稀释后注入腹腔。注入后,协助患者更换体位,让药物接触腹腔全部。化疗结束后,留置化疗药管者注意保持药管的固定及局部敷料的干燥。同时,观察并记录患者有何反应,若有异常,及时报告医生进行处理。

3. 合理饮食及营养　疾病及化疗往往使患者营养失调。应鼓励患者进食营养素全面、富含蛋白质和维生素的食物,必要时可静脉补充高营养液及成分输血等,保证治疗效果。

4. 做好随访工作

(1) 未手术者 3~6 个月随访 1 次,观察肿瘤的大小变化情况。

(2) 良性肿瘤术后按一般腹部术后 1 个月常规进行复查。

(3) 恶性肿瘤术后易于复发,应长期随访。术后 1 年每月 1 次,术后第 2 年每 3 个月 1 次。术后 3~5 年每 3~6 个月 1 次,以后可每 1 年 1 次。随访内容包括:临床症状、体征、全身及盆腔检查,肿瘤标志物测定。B 超检查根据患者情况,必要时做 CT 或 MRI 检查。对有分泌性激素的肿瘤,还应做雌激素、孕激素的测定。

5. 加强预防工作　日常生活中,加强高蛋白、富含维生素 A 的饮食,尽可能避免高胆固醇饮食;30 岁以上妇女每年行 1 次妇科检查,若能同时进行 B 超检查、糖抗原 125(CA125)等检测则更好,高危人群最好每半年检查一次,以排除卵巢肿瘤。高危妇女宜口服避孕药预防;发现卵巢实性肿块直径≥5 cm 者,应及时手术;乳腺癌、胃肠道肿瘤患者治疗后应定期接受妇科检查,确定有无卵巢转移。

(五) 护理评价

1. 疼痛减轻或消失,能采取应对措施。

2. 患者将维持合理营养,体重保持稳定。

3. 患者适应术后生活方式,能积极配合治疗。

案例分析与思考题

1. 张女士,40 岁,经产妇,宫颈糜烂Ⅲ度近 7 年,近几个月出现腰骶部酸痛,性生活后阴道有少量出血,拟宫颈癌收入院。请问:

(1) 写出此病的普查方法及确诊方法;

(2) 此病的特征性表现是什么? 除此以外,其他的表现有哪些?

(3) 转移途径有哪些?

(4) 如此患者接受手术治疗,术后护理有哪些?

2. 简述宫颈癌的临床表现、处理原则及健康教育。

3. 简述子宫肌瘤的类型及临床表现。

(穆传慧　张燕)

250

第十六章 外阴、阴道手术患者的护理

第一节 外阴、阴道手术患者的一般护理

外阴手术是指女性外生殖器部位的手术,是妇科常用的手术,包括外阴根治切除术、前庭大腺切除术、处女膜切开阴式子宫切除术、尿瘘修补术、阴道成形术、子宫黏膜下肌瘤摘除术等。外阴、阴道手术与腹部手术不同点是:手术区域血管神经丰富、组织松软,前面有尿道,后面近肛门,这些组织学及解剖学特点导致患者易出现疼痛、出血、感染等相关的护理问题。另外,手术暴露部位涉及身体特别隐私处,在心理上患者常具有身体意向紊乱、自尊低下等护理问题。

一、术前护理

(一) 护理评估

1. 手术适应证 外阴、阴道及宫颈病变、创伤,生殖道瘘、畸形,子宫、阴道前后壁脱垂,子宫黏膜下肌瘤及阴式子宫切除术等。

2. 健康史 了解患者的年龄、职业、婚姻状况、手术史、婚育史、孕产史、药物过敏史等。评估患者的身体状况,根据疾病的表现和发展的轻重缓急,判断手术的方式、范围和时间。

3. 身心状况 身体状况同腹部手术。外阴、阴道手术的患者常伴有不同性质的心理问题,表现出忧虑、自卑等。年轻女性担心术后性生活质量及丈夫的心情。有些手术经过治疗后仍不能生育,患者往往会感到绝望,从而增加家庭与社会的压力。

(二) 护理诊断

1. 焦虑/恐惧 与手术及担心手术治疗效果有关。

2. 自尊紊乱 与暴露隐私部位及生殖器官手术有关。

3. 知识缺乏 缺乏疾病和手术的相关知识。

(三) 预期目标

1. 患者焦虑、恐惧情绪降低或消除。

2. 患者能正确认识疾病,接受事实,积极配合治疗。

3. 患者获得相关的疾病治疗及护理知识。

(四) 护理措施

1. **心理护理** 为了减轻患者因疾病产生的心理负担,要对患者进行积极的心理护理。护士应理解患者,以亲切和蔼的语言耐心解答患者及家属的疑问,在取得患者信任的基础上,鼓励患者表达自己的感受,针对具体情况给予指导和护理。帮助患者选择积极的应对措施,消除患者的紧张情绪,使其能够主动配合治疗和手术。针对患者的心理特征,保护患者的隐私。有条件者,住单人房间,进行各项护理技术操作时宜用屏风,鼓励患者参与护理活动,同时协助做好家属特别是丈夫的工作,让其理解患者,配合治疗及护理。

2. **健康教育**

(1) 提供相关信息向患者讲解疾病及手术相关知识、术前准备的内容、目的、方法及配合的技巧等。

(2) 告之患者术后卧床时间较长,床上使用便器的机会多,因此应指导患者术前练习床上排便及术后体位。

(3) 向患者讲解外阴、阴道手术过程常用的体位及术后维持相应体位的重要性,促进伤口的愈合。同时,教会患者床上肢体锻炼的方法,以预防术后并发症。

3. **皮肤准备** 患者要特别注意个人卫生,每日清洗外阴。术前 1 天行皮肤准备,备皮范围上至耻骨联合上 10 cm,下至外阴部、肛门周围、臀部及大腿内侧上 1/3。手术需要植皮的患者,应做好供皮区皮肤的准备,若外阴局部皮肤感染或有湿疹者,治愈后方能手术。

4. **肠道准备** 术前 3 天进无渣半流质饮食 2 天,术前 1 天进流质饮食,并按医嘱给肠道抗生素,常用庆大霉素口服,每天 3 次,每次 8 万 U。术前 1 天及当天晨肥皂水清洁灌肠或 20% 甘露醇 250 ml 加等量水口服。大型手术,需与术前 1 天禁食,给予静脉补液。对于老年患者,盆底组织松弛,自控力差,灌肠时注意控制流速及液体量,可采取少量多次的方法。

5. **阴道准备** 术前 3 天行阴道冲洗或坐浴,每天 2 次,常用溶液为 1:5 000 高锰酸钾,0.2‰ 聚维酮碘(碘伏),1:1 000 苯扎溴铵(新洁尔灭),术日晨阴道消毒。

6. **特殊用物准备** 根据手术需要准备软垫、支托、绷带、阴道模型等。

7. **其他准备** 术前禁食 12 小时,禁水 6 小时,术前 30 分钟常规用药。一般术前不置导尿管,嘱患者排空膀胱。将无菌导尿管带入手术室,待手术结束后使用。

二、术后护理

(一) 护理评估

护理评估同腹部手术的患者。

(二) 护理诊断

1. **疼痛** 与手术切口有关。

2. **有感染的危险** 与手术切口下方是肛门有关。

3. **性生活形态改变** 与手术创伤部位是性器官有关。

4. **情景性自我贬低** 与外阴、阴道疾病所致的羞愧、内疚有关。

(三) 护理目标

1. 患者疼痛减轻或消失。

2. 患者没有发生术后感染。

3. 患者性生活协调。

4. 患者自我贬低的心理状态得到纠正。

(四) 护理措施

1. **心理护理**　护士在讲解疾病相关知识的基础上,鼓励患者表达自己的不适,针对具体问题耐心解释,给予患者语言性和非语言上的支持,了解患者有无家属陪伴,家属与患者的关系,特别是了解丈夫与患者的关系,以取得家属对患者心理上的支持,使她们对治疗充满信心。

2. **体位护理**　手术的部位和范围不同,术后应采取的体位也有所不同,如处女膜闭锁及有子宫的先天性无阴道患者,手术后应采取半卧位,有利于经血的排出;外阴癌外阴根治术后的患者应平卧,双腿外展屈膝位,膝下垫枕头,减少腹股沟及外阴部的张力,有利伤口的愈合;行阴道前后壁修补术或盆底修补术后的患者以平卧位为宜,禁止半卧位,从而降低外阴、阴道张力,促进切口的愈合;子宫脱垂手术后的患者以平卧为宜。

3. **外阴、阴道护理**　注意阴道分泌物的量、性质、颜色及有无异味,如有异常情况,及时通知医生。观察阴道有无出血,外阴部手术阴道内填塞纱布要详细交班,应按时取出,清点并记录。用消毒会阴垫,保持外阴清洁,每天外阴冲洗(擦洗)2 次,保持内衣、内裤及床单清洁干燥。如有加压包扎或阴道内留置纱条压迫止血,纱布或纱条一般在术后 12～24 小时内取出,取出时注意核对数目。

4. **切口观察**　外阴、阴道肌肉组织较少,张力较大,切口不易愈合,除观察伤口有无渗血、红肿、热、痛等炎性反应外,还应观察局部皮肤的颜色、温度、湿度、有无坏死等。手术 3 天后可行外阴烤灯,保持伤口干燥,促进血液循环,有利于伤口的愈合。有引流的患者要保持引流管通畅,严密观察引流物的量及性质,定时更换引流袋。

5. **保持大小便通畅**　外阴、阴道手术患者术后一般留置导尿管 2～10 天,特别注意保持尿管通畅,观察尿液颜色、尿量,发现异常及时处理;鼓励患者多饮水;长期留置尿管者可给予膀胱冲洗;一般在术后第 3 天开始大便,如无大便可用缓泻剂,一般用液状石蜡 30 ml 每晚软化,避免排便困难而影响伤口愈合。

6. **肠道护理**　外阴、阴道手术的患者为防止大便对伤口的污染及牵拉,应控制首次排便的时间,以利于伤口的愈合,防止感染的发生。涉及肠道的手术应在患者排气后抑制肠蠕动,按医嘱常用药物鸦片酊 5 ml,加水至 100 ml 口服,每天 3 次,每次 10 ml。

7. **出院指导**

(1) 术后多休息,保证足够的睡眠,根据自身的情况决定活动的时间及活动量。

(2) 外阴手术术后患者伤口局部愈合较慢,回家后应注意保持外阴部的清洁,若伤口出现红肿、硬结、疼痛或发热等症状及时就医。

(3) 患者一般术后休息 3 个月,禁止性生活及盆浴,避免增加腹压的动作,如用力大便、下蹲、上举等动作,以免影响局部血液循环及切口愈合,注意逐渐增加活动量。

(4) 出院后 1 个月、3 个月分别到门诊检查术后恢复情况,经医生确定切口愈合后方可恢复性生活,如有病情变化应及时就诊。

第二节 外阴、阴道创伤

一、病因

分娩是导致外阴、阴道创伤的主要原因。此外，外伤如不慎跌倒或碰撞，外阴骤然触于有棱角的硬物上、幼女受到强暴致软组织损伤、初次性交导致阴道创伤或伤及穹隆。

二、临床表现

创伤的部位、深浅、范围及就诊时间不同，临床表现也存在着差异。

（一）症状

1. **疼痛** 疼痛是外阴、阴道创伤的主要症状。疼痛程度可从轻微疼痛至难以忍受，甚至出现疼痛性休克。

2. **局部肿胀** 此由水肿或血肿引起，是常见的临床表现。由于外阴部皮肤黏膜下组织疏松、血管丰富，局部受伤后可导致组织液渗出，血管破裂，血液、组织液在疏松结缔组织中迅速蔓延，形成血肿。如处理不及时，血肿可向上扩展，形成巨大盆腔血肿。

3. **外出血** 可见少量或大量的血液自阴道或外阴的创伤处流出。

4. **其他** 由于疼痛，患者常出现坐卧不安、行走困难；出血量多时，可有头晕、乏力、心慌、出汗等症状；合并感染时可有发热和局部红、肿、热、痛等。

（二）体征

外阴、皮下组织或阴道有明显裂口及活动性出血；形成外阴血肿时，可见外阴部有紫蓝色块状物突起，压痛明显；伤及膀胱、尿道，可有尿液自阴道流出；伤及直肠，可见直肠黏膜外翻，粪便从阴道排除等。出血多者，可出现脉搏快、血压低等失血性休克或贫血的表现。

三、处理原则

原则为止痛、止血、抗休克和抗感染。

四、护理

（一）护理评估

1. **病史** 了解创伤的病因，判断是因外伤、遭强暴所致，还是性交后阴道出血或分娩创伤未及时缝合而留下的创伤。

2. **身心状况** 根据患者的临床表现，评估疼痛的程度、部位及相关因素；损伤轻者，出血较少，疼痛轻微；损伤大者，可有大量鲜血流出，且有局部肿胀，疼痛难以忍受，常有休克及贫血表现；感染者体温升高，局部有红、肿、热、痛等炎性反应。

患者及家属常由于突然发生的意外事件而表出惊慌、焦虑、恐惧等，护士需要评估患者及家属对损伤的反应，并识别异常的心理反应。

3. 辅助检查

（1）妇科检查：可见外阴部裂伤或血肿，皮肤呈紫蓝色；可发现处女膜裂伤，阴道壁裂伤及血肿的部位和程度，局部组织有无红、肿及脓性分泌物。此外，还应注意创伤有无穿透膀胱、直肠，甚至腹腔等。

（2）实验室检查：出血量多的患者红细胞计数及血红蛋白值下降；有感染者，白细胞数目可有增高。

（二）护理诊断

1. 疼痛　此与外阴、阴道创伤有关。
2. 恐惧　此与突发创伤事件有关。
3. 组织灌注量不足　此与大量失血甚至失血性休克有关。
4. 伤口感染的危险　此与伤口受到污染或未得到及时治疗有关。

（三）预期目标

1. 住院期间，患者疼痛减轻。
2. 患者恐惧程度减轻或消失。
3. 患者住院期间，出血量减少，休克症状和体征消失。
4. 住院期间，患者未出现感染或感染程度减轻。

（四）护理措施

1. 预防和纠正休克　对于出血量多者或较大血肿伴脸色苍白者，应立即建立静脉通道，做好输液、输血准备，及时给予止血药物；密切观察患者的生命体征及尿量的变化，并准确记录；注意观察血肿的大小及其变化，有活动性出血者应迅速缝合止血；<5 cm 的血肿，立即进行冷敷，使血管收缩，减少出血，或者用棉垫、丁字带加压包扎，防止血肿扩散；使用镇痛药物止痛；症状严重者，配合医生做好手术准备；术后遵医嘱给予抗生素，防止感染。

2. 心理护理　护士应对患者和家属表示理解，鼓励他们面对现实，积极配合治疗。

3. 保守治疗的患者护理　对血肿小，采取保守治疗者，应嘱患者采取正确的体位，避免血肿受压；每天冲洗外阴 3 次，保持外阴部的清洁干燥，大便后及时清洗外阴；及时给予止血、止痛药物；24 小时内冷敷，降低局部神经敏感性和血流速度，减轻患者疼痛与不适感；24 小时以后可行热敷或外阴部烤灯，促进水肿或血肿的吸收。

4. 做好术前准备　需要急诊手术者应进行皮肤准备、肠道准备等。

5. 术后护理　外阴、阴道创伤手术后阴道常填塞纱条或外阴加压包扎，患者疼痛程度较重，应积极止痛；阴道纱条取出或外阴包扎松解后应密切观察阴道及外阴伤口有无出血，患者有无进行性疼痛加重或阴道、肛门坠胀等再次形成血肿的症状；保持外阴部清洁、干燥；继续给予心理支持，促进心理康复。

（五）护理评价

1. 住院期间，患者疼痛减轻。
2. 患者住院期间，出血量减少，生命体征正常。
3. 住院期间，患者未出现感染。

第三节 外 阴 癌

外阴癌是外阴的恶性肿瘤,是女性外阴恶性肿瘤中最常见的一种,占女性生殖系统肿瘤的3％～5％,占妇女全身肿瘤的1％～2％,常见于60岁以上妇女,但近年来随着人乳头状瘤病毒(HPV)感染的增加,外阴癌在年轻妇女中也时有发生。外阴恶性肿瘤以原发性的为主,绝大多数外阴癌是鳞状上皮癌,腺癌较少,其他有恶性黑色素瘤、疣状细胞癌、基底细胞癌和腺癌等。

一、病因

外阴癌病因未完全明确,与外阴长期受慢性刺激有关,常并发于外阴上皮肉瘤样病变(VIN),可能与下列因素有关。

1. 外阴白斑 此病与外阴癌关系密切。据统计外阴癌外阴结节发病前有外阴白斑者占30％～50％,外阴白色病变为增生性改变者,10％～20％可癌变,而呈萎缩性改变者一般不恶变。

2. 外阴部长期慢性炎症刺激外阴结节 部分妇女外阴卫生不良或洗涤不当,以致阴唇间污垢长期积存,外阴慢性炎症,如外阴慢性皮炎、慢性溃疡、外阴瘙痒等长期刺激可能成为致癌的一种慢性刺激。

3. 梅毒性慢性外阴溃疡与外阴癌外阴结节有密切关系 国外许多报道以及国内新中国成立初期的资料表明外阴癌患者梅毒血清反应的阳性率以及有性病史者明显增加。

4. 病毒感染 近年研究发现人乳头瘤病毒、单纯疱疹病毒Ⅱ型、巨细胞病毒等感染可能与外阴癌外阴结节的发生有关。

5. 流行病学调查发现 肥胖与糖尿病患者易合并外阴癌外阴结节。

二、病理

约2/3病变发生在大阴唇,1/3发生在小阴唇、阴道、阴蒂或联合等处。大多数病变发生在外阴的前半部,发生在会阴部或大阴唇的外侧面者占少数。上皮内癌主要发生在大阴唇,腺癌发生在尿道旁腺或前庭大腺部位。

外阴癌的癌前病变称为外阴上皮内瘤样病变(VIN),包括外阴上皮不典型增生及原位癌。VIN分为3级,即轻度外阴不典型增生(VIN Ⅰ级)、中度外阴不典型增生(VIN Ⅱ级)、重度外阴不典型增生及原位癌(VIN Ⅲ级)。鳞状上皮癌可以表现为单纯性溃疡、白色病变、皮下肿块或息肉样病变。早期时表皮的上皮脚向间质浸润,逐渐形成皮下结节,此结节也可破溃、变小,而误诊为炎症,晚期发展成为菜花样赘生或溃疡。

三、转移途径

外阴癌具有转移早、发展快的特点,转移使外阴癌具有高度恶性。转移方式以直接浸润和淋巴转移为主,极少血性转移。

1. 直接浸润 在外阴局部的肿瘤逐渐增大,但很少侵犯肌层的筋膜或邻近结构如耻骨骨膜等。一旦阴道被侵犯,则很快累及肛提肌、直肠、尿道口或膀胱。

2. 淋巴转移　外阴有丰富的淋巴管,而且外阴的淋巴毛细管丛是互相交通的。因此,一侧外阴的癌肿可经由双侧的淋巴管扩散,最初转移至腹股沟浅层淋巴结,再至位于腹股沟下方的股管淋巴结,并经此进入盆腔内髂外,闭孔和髂内淋巴结,最终转移至主动脉旁淋巴结和左锁骨下淋巴结。阴蒂部癌肿可绕过腹股沟浅层淋巴结直接转移至股管淋巴结,外阴后部以及阴道下端癌可避开腹股沟浅层淋巴结而直接转移至盆腔内淋巴结。

四、临床分期

采用 2009 年 FIGO 妇科恶性肿瘤新分期法(表 16-1)。

表 16-1　FIGO 2009 外阴癌分期

FIGO, 2009 年	肿瘤范围
Ⅰ 期	肿瘤局限于外阴,淋巴结未转移
Ⅰa	肿瘤局限于外阴或会阴,最大径线≤2 cm,间质浸润≤1.0 cm
Ⅰb	肿瘤最大径线>2 cm 或局限于外阴或会阴,间质浸润>1.0 cm
Ⅱ 期	肿瘤侵犯下列任何部位:下 1/3 尿道、下 1/3 阴道、肛门,淋巴结未转移
Ⅲ 期	肿瘤有(无)侵犯下列任何部位:下 1/3 尿道、下 1/3 阴道、肛门,有腹股沟-股淋巴结转移
Ⅲ A	(i) 1 个淋巴结转移(≥5 mm),或(ii)1~2 个淋巴结转移(<5 mm)
Ⅲ B	(i)≥2 个淋巴结转移(≥5 mm),或(ii)≥3 个淋巴结转移(<5 mm)
Ⅲ C	阳性淋巴结伴囊外转移
Ⅳ 期	肿瘤侵犯其他区域(上 2/3 尿道,上 2/3 阴道)或远处转移
Ⅳ A	(i)肿瘤侵犯下列任何部位:上尿道和(或)阴道黏膜、膀胱黏膜、直肠黏膜、或固定在骨盆壁或(ii)腹股沟-股淋巴结出现固定或溃疡形成
Ⅳ B	任何部位(包括盆腔淋巴结)的远处转移

注:肿瘤浸润深度指肿瘤从接近最表皮乳头上皮-间质连接处至最深浸润点的距离。

五、临床表现

1. 症状　外阴癌主要症状是外阴结节,常伴有疼痛及瘙痒。早期可仅有外阴糜烂、破溃、瘙痒。患者多主诉为外阴结节及肿块,出现外阴溃疡可引起分泌物增多。多年后局部出现丘疹、外阴结节或小溃疡,经久不愈,有些患者伴有外阴白斑。晚期者表现为溃疡或不规则的乳头状或菜花样肿块,病变部位常有脓血性分泌物。当肿瘤邻近或侵犯尿道时,可出现尿频、尿痛、排尿烧灼感和排尿困难。

2. 妇科检查　外阴可见新生物。病变可发生于外阴的任何部位,以大阴唇最多见。早期可见局部丘疹、结节或溃疡。晚期见不规则肿块。组织脆而易脱落、溃烂、感染,流出脓性或血性分泌物,激发感染后有红、肿、痛。若病灶转移至腹股沟淋巴,常见淋巴结肿大、质硬、融合固定。病灶还可扩大累及肛门、直肠和膀胱,一侧或双侧腹股沟可摸到质硬且固定不活动的肿大淋巴结。

六、处理原则

外阴癌的治疗是以手术治疗为主,放、化疗为辅的综合治疗。

1. **手术治疗** 手术是外阴癌的首选治疗方法,外阴癌较少侵犯深部组织,因此,即使肿瘤较大,仍给治疗性或姑息性手术切除提供了可能性。由于外阴癌的生长特点为局部浸润较广泛且可多点发生,淋巴结转移的倾向较大,因此,外阴癌的常规性手术应包括外阴根治性切除及双侧腹股沟淋巴结清除术。至于盆腔淋巴结清除术,由于在股管淋巴结有转移后才发生盆腔淋巴结的转移,故只有股管淋巴结阳性的患者才做盆腔淋巴结清除。外阴癌手术原则是必须严格掌握手术指征和切除足够的外阴及周围组织,根据外阴局部癌灶的大小、位置、病理分化及腹股沟淋巴结肿大的情况决定行不同范围的淋巴结切除术。

常用外阴癌手术治疗原则如下:

(1)0期:单侧病变,外阴局部切除;多病灶者,单纯外阴切除术。

(2)Ⅰa期:外阴局部或单侧外阴广泛切除术后。

(3)Ⅰb期:外阴广泛切除术及病变同侧或双侧腹股沟淋巴结清扫术。

(4)Ⅱ期:外阴广泛切除术及双侧腹股沟淋巴结清扫术和(或)盆腔淋巴结清扫术。

(5)Ⅲ期:同Ⅱ期或同时行下尿道、阴道与肛门皮肤切除术后。

(6)Ⅳ期:除外阴广泛切除术、双侧腹股沟淋巴结清扫术和盆腔淋巴结清扫术,再根据膀胱、上尿道或直肠受累的情况选择相应的手术方式。

2. **放射治疗** 近年来随着放射治疗设备和技术的改进,降低了放射治疗的不良反应,现在女阴癌已采用放射治疗,尤其是在有手术禁忌证,或晚期不宜手术的患者,应用放射治疗有一定疗效。

3. **化学药物治疗** 可作为较晚期或复发癌的综合治疗手段。

七、护理

(一)护理评估

1. **病史** 外阴癌大多发生于60岁以上绝经后妇女,该年龄组人群常伴有高血压、冠心病、糖尿病等,应仔细评估患者各系统的健康状况,了解患者有无不明原因的外阴瘙痒史、外阴赘生物史等。

2. **身心状况** 持续的外阴瘙痒是外阴癌最常见的症状,但瘙痒常常并非由于外阴本身所引起,而是与其前驱病变有关或同时合并其他皮肤病。因此,一旦出现外阴结节或肿物则要当心外阴癌。注意外阴局部有无丘疹、硬结、溃疡或赘生物,并观察其形态、涉及的范围、伴随的症状,如疼痛、瘙痒、恶臭分泌物、尿频、尿痛或排尿困难等。晚期患者主要症状是疼痛,疼痛的程度与病变的范围、深浅及发生部位有关。另外,还应评估患者双侧腹股沟有无增大、质硬及固定的淋巴结。

女性外阴癌的早期信号一般有以下4种:

(1)白斑:外阴部有微小、光润的白色斑点或条纹,后相互融合成肥厚而有光泽的乳白色斑,触摸时有硬结、粗糙之感。

(2)结节:外阴部有黄豆大小的结节或乳头样肿物,同时其周围伴有瘙痒。

(3)溃疡:若女性外阴部出现久治不愈的凹陷硬底溃疡,且伴有疼痛、出血,多为女性外阴癌信号。

(4)瘙痒:在排除念珠菌感染、阴虱、疥疮、阴道滴虫病等引起的女性外阴瘙痒症后,若外阴瘙痒久治不愈而又查不出原因,呈顽固性奇痒者,应考虑到女性外阴癌。

外阴癌常使患者烦躁,工作及参与活动能力下降,故患者常感到悲哀、恐惧、绝望;外阴手术致使身体完整性受到影响,常使患者出现自卑、自我形象紊乱等心理方面的问题。

3. 辅助检查

(1) 妇科检查:除常规妇科检查外,应仔细检查外阴色素变化和原发瘤的部位、大小、形态(糜烂、结节、菜花溃疡),以及邻近器官的关系,尤其注意尿道口、阴道及肛管有无受侵及受侵深度。

(2) 病理组织学检查:活体组织病理切片检查为唯一可靠的鉴别方法,在甲苯胺蓝染色后的不脱色区处取活检,可获得较准确的诊断结果,必要时还需多次、多处活检方能最后确诊。

(3) 细胞学检查:病灶有糜烂,溃疡者可取分泌物涂片做细胞学检查,恶生黑色瘤应作细胞学印片。

(4) 辅助检查:B超、CT、MRI,以及膀胱、直肠镜检根据具体情况选用。

(二) 护理诊断

1. 疼痛　与晚期癌肿侵犯神经有关。

2. 自我形象紊乱　与外阴切除有关。

(三) 预期目标

1. 住院期间,患者疼痛程度减轻。

2. 手术后,患者有正确的自我认识。

(四) 护理措施

1. 心理支持　为了减轻患者的心理负担,对患者进行了积极的心理护理,除了进行常规的术前患者的心理护理外,还采用了以现代护理观为指导,运用支持、疏导、保证等心理护理方法,解除了患者的心理障碍。给患者讲解外阴癌的相关知识及手术的方式、介绍一些成功的病例等,使患者对手术充满信心。通过与配偶的交谈对他所顾虑的问题进行解释,并要求其配偶积极照顾患者,对患者给予鼓励、支持,使其明白患者不仅是日常生活需要照料,性的需要对健康也十分重要。护士主动为患者及家属提供各方面知识,耐心解释,积极应对,鼓励夫妻双方坦诚相待,为将来达到性生活和谐共同努力。

2. 术前准备　协助患者完成术前常规检查。指导患者练习深呼吸、咳痰、床上翻身等;术前训练患者床上大、小便,给患者讲解术后预防便秘的方法;进行外阴及阴道冲洗,及时清除肿瘤表面破溃处的分泌物;术前1周进低渣饮食,术前3天进无渣饮食;术前晚保证睡眠;手术前夜及当日晨肥皂水清洁灌肠;术区皮肤准备(上至脐水平,下至膝关节),防止皮肤刮伤。

3. 术后护理

(1) 积极止痛:外阴癌手术后麻醉清醒,患者会因伤口而疼痛不已,轻微的震动或牵拉都可使疼痛加重,翻身、咳嗽等更甚,此时可遵医嘱适量给予哌替啶(度冷丁)等止痛剂,患者亲友家属应给予鼓励和安慰,引导患者听音乐或做其他事来转移对疼痛的注意力。疼痛一般在外阴癌手术后3天开始有所缓解,若患者仍疼痛难忍,应排除有无感染、依赖等因素,并作出相应的处理。

(2) 体位:术后取平卧外展屈膝体位,用软枕放在膝部下,以减轻伤口张力,防止活动时过度牵拉引起出血,根据病情及年龄,必要时用气垫床。

(3) 观察伤口、引流情况:术后当天双侧腹股沟切口分别用 1 kg 沙袋压迫 12 小时,以防出血。密切观察切口有无渗血、渗液,换药时严格遵守无菌操作规程。会阴伤口呈环形,内放 2 根橡皮引流条,密切观察切口渗血、渗液情况,保持无菌敷料干燥。

(4) 拆线:按医嘱给予抗生素,外阴切口术后 5 天开始间断拆线,腹股沟切口术后 7 天拆线。

(5) 保持局部清洁干燥:每天 5% 聚维酮碘(碘伏)清洗伤口,术后 2 天起,会阴部、腹股沟可用红外线照射,每天 2 次,每次 20 分钟,以保持创面干燥及促进伤口愈合。

(6) 软化粪便:术后第 5 天,给予缓泻剂口服,如液状石蜡 30 ml,使粪便软化。

4. 放疗患者的皮肤护理 放射线在破坏癌细胞的同时也会损伤外阴部正常皮肤。治疗者常在照射后 8～10 天出现皮肤的反应。轻度者表现为皮肤红斑,然后转化为干性脱屑;中度表现为水泡、溃烂和组织皮层丧失;重度表现为局部皮肤溃疡。

轻度放疗反应的患者可在保护皮肤的基础上继续照射,而出现中、重度放疗反应的患者应停止照射。护理人员应随时注意观察皮肤的颜色,避免局部刺激,避免搔抓、擦伤、热敷和粘贴胶布,保持局部清洁干燥。遇有皮肤破损面可涂 1% 甲紫、三磺粉或抗生素可的松软膏消炎止痛。

5. 出院指导 患者应于外阴根治术后 3 个月返医院复诊,在全面评估术后恢复情况的基础上,医生与患者一起商讨治疗及随访计划。外阴癌放疗以后 2 年内约 80% 的患者复发,5 年内复发约占 90%,故随访时间应在放疗后 1、3、6 个月各一次,以后每半年 1 次,2 年以后每年 1 次,随访 5 年,以全面评价治疗效果。随访内容包括放疗的效果、不良反应及有无肿瘤复发的征象等。

6. 健康教育

(1) 养成良好的生活习惯,戒烟限酒。烟和酒是极酸的酸性物质,长期吸烟喝酒的人,极易导致酸性体质。

(2) 不要过多地吃咸而辣的食物,不吃过热、过冷、过期及变质的食物;年老体弱或有某种疾病遗传基因者酌情吃一些防癌食品和含碱量高的碱性食品,保持良好的精神状态。

(3) 有良好的心态应对压力,劳逸结合,不要过度疲劳。可见压力是重要的癌症诱因,中医认为压力导致过劳体虚从而引起免疫功能下降、内分泌失调、体内代谢紊乱,从而导致体内酸性物质的沉积;压力也可导致精神紧张而引起气滞血淤、毒火内陷等。

(4) 加强体育锻炼,增强体质,多在阳光下运动,多出汗可将体内酸性物质随汗液排出体外,避免形成酸性体质。

(五) 护理评价

1. 住院期间,患者诉说疼痛减轻,可以忍受。

2. 患者用语言或行为表达接受外表的改变,并积极配合治疗。

第四节 先天性无阴道

先天性阴道为胚胎发育时副中肾管尾端发育停滞而未向下延伸所致,故常合并子宫发育不全或未发育,但卵巢一般发育正常。多数人报道此类患者外生殖器正常,有或无处女膜,阴道口处有浅凹陷或短浅的阴道下段。青春前期常不易被发现,青春期因原发性闭经或性交困难而就医时被诊断。

一、病因

先天性无阴道病因学主要有以下几个方面:
1. 染色体异常;
2. 雄激素不敏感综合征;
3. 母亲孕早期使用雄性激素、抗癌药物、沙度利胺(反应停)等;
4. 孕早期感染某些病毒或弓形虫。

二、临床表现

绝大多数先天性墙角阴道患者在正常阴道口部位仅有完全闭锁的阴道前庭黏膜,无阴道痕迹。亦有部分患者在阴道前庭部有浅浅的凹陷,个别具有短于3 cm的盲端阴道,常同时伴有畸形,在正常子宫位置仅见到轻度增厚的条索状组织,位于阔韧带中间。约有1/10患者可有部分子宫体发育,且有功能性子宫内膜,青春期后由于经血潴留,出现周期性腹痛,无月经或直至婚后因性交困难就诊检查而发现。

三、处理原则

先天性无阴道的处理原则,就是重建阴道。对子宫发育正常者,月经初潮后尽快手术治疗;术后坚持放模型至有规律性生活;对无子宫或只有痕迹子宫者应在婚前6～12个月行人工阴道成形术。手术方法很多,以乙状结肠阴道成形术效果较好,其他方法包括游离皮瓣阴道成形术、羊膜阴道成形术、腹膜阴道成形术、外阴阴道成形术、顶压阴道成形术等。方法虽多,但至今尚无非常理想的成形手术,主要应根据患者外阴局部解剖及其他临床具体情况进行抉择。

四、护理

(一)护理评估

1. 病史　大多数患者唯一的症状为青春期无月经来潮,极少数伴有周期性下腹痛,已婚者均有性生活困难史及不孕史。

2. 身心状况　患者因闭经或周期性下腹痛而感到紧张、恐惧。确诊后,患者会感到自卑,已婚者因性生活困难,会对家庭及丈夫产生负疚感,对将来的生活失去信心。护理人员应评估患者就诊时的心情、家庭支持状况等,已婚或准备结婚者还要评估丈夫对生育的态度。

3. 辅助检查　青春前期常被忽视。若仔细检查,有或无处女膜,处女膜口处有浅凹陷或短浅的阴道下段。肛查时未见子宫或仅有较小的痕迹子宫。

通过B超检查可见盆腔内生殖器的情况,是否有子宫、卵巢及其发育情况,有无增大的子宫及引导子宫积血等。

(二)护理诊断

1. 急性疼痛　与宫腔积血、手术创伤有关。

2. 自我形象紊乱　与不能生育有关。

（三）护理目标

1. 手术后患者疼痛减轻或逐步消失。

2. 患者自卑感消失,能积极应对生活。

（四）护理措施

1. 心理护理　注意关心体贴患者,了解患者疾苦,多与患者及家属沟通交流,鼓励患者说出内心感受,向患者及家属讲解治疗方式及效果,让患者积极面对现实,树立战胜疾病的信心。术后要鼓励患者积极参加社会活动,重新实现自我。已婚女性因性生活困难就诊者,可能因无生育能力使患者、家属感到绝望,所以,护士应让家属(特别是丈夫)了解疾病的发生、发展过程,积极面对现实,理解患者。

2. 术前特殊准备　根据患者的年龄选择适当型号的阴道模型,并为患者准备两个以上的阴道模型及丁字带,消毒后备用。对游离皮瓣阴道成形术者,应准备一侧人腿中部皮肤,皮肤进行剃毛及消毒后,用无菌治疗巾包裹,以备术中使用。

3. 指导患者使用阴道模型　协助医生为患者更换阴道模型,并以丁字带固定。阴道模型应选择适当的型号,并在模型上涂抹润滑剂,以减轻疼痛;阴道模型应每日消毒并更换,患者出院前教会患者模型消毒及更换的方法。

4. 出院指导　鼓励患者出院以后坚持用阴道模型,并每天消毒更换;青春期女性应用阴道模型至结婚有性生活为止,需结婚者术后应到医院检查,阴道伤口完全愈合后方可有性生活。

（五）护理评价

1. 术后 24 小时后,患者自述疼痛症状缓解。

2. 患者能积极面对现实,配合治疗。

第五节　尿　瘘

尿瘘是指生殖器官与泌尿系统之间形成的异常通道,表现为漏尿,即患者无法自主排尿,尿液不断外流。根据泌尿生殖瘘发生的部位分为膀胱阴道瘘、膀胱宫颈瘘、尿道阴道瘘、膀胱尿道阴道瘘、膀胱宫颈阴道瘘、输尿管阴道瘘等。临床上以膀胱阴道瘘最为常见(图 16-1)。生殖器官瘘管是一种极为痛苦的损伤性疾病,由于尿不能自行控制,外阴部长期浸泡在尿液中,不仅给妇女带来肉体上痛苦,而且患者因害怕与群众接近,不能参加生产劳动,精神上的负担也很大。

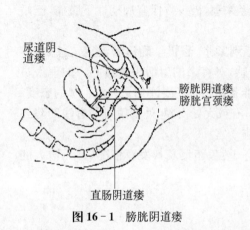

尿道阴道瘘

膀胱阴道瘘
膀胱宫颈瘘

直肠阴道瘘

图 16-1　膀胱阴道瘘

一、病因

绝大多数尿瘘为损伤所致。在我国,主要是难产损伤,其次为手术损伤,较少为其他损伤或感染所致。

(一) 产伤

产伤是引起尿瘘的主要原因(约占90%),多数因难产处理不当所致。

1. 压迫坏死　由于头盆不称、胎位或胎儿异常形成滞产,尤其是第二产程延长,使胎先露(特别是头先露)长时间停留在真骨盆的某一部位不能顺利下降,致使膀胱、尿道和阴道壁等软组织长时间被挤压在胎先露和母体耻骨联合之间,因缺血、坏死而形成尿瘘。组织压迫可发生在骨盆的不同平面使组织发生缺血、坏死,即"干性坏死",产后7~10天组织脱落形成瘘孔。若在骨盆入口平面,常累及子宫颈、膀胱三角区以上部位或输尿管,导致膀胱宫颈瘘、膀胱阴道瘘或输尿管阴道瘘;挤压在中骨盆平面时,多累及膀胱三角区及膀胱颈部,导致低位膀胱阴道瘘或膀胱尿道阴道瘘;挤压发生在骨盆底部达骨盆出口平面时,多累及尿道,导致尿道阴道瘘。

2. 产科手术损伤　在产科手术中操作粗暴,所用器械(产钳、穿颅器、胎头吸引器)直接损伤阴道壁、膀胱及尿道。子宫破裂并发膀胱或输尿管损伤或剖宫产手术切口撕裂延长损伤膀胱组织,及(或)缝扎输尿管或缝透膀胱壁,术中疏忽,未予处理而形成尿瘘。

(二) 妇科手术损伤

女性生殖系统与输尿管下段、膀胱及尿道关系十分密切,若手术者对局部解剖不够熟悉,操作不仔细,或者解剖位置变异、粘连、畸形均可误伤输尿管、膀胱与尿道,造成尿瘘。

(三) 疾病损伤

由于疾病损伤而引起的尿瘘较常见有膀胱结石、膀胱结核、泌尿生殖器癌症等。

(四) 局部治疗损伤

1. 子宫脱垂注药损伤　应用注射药物治疗子宫脱垂如无水酒精、明矾等注入子宫旁韧带,使组织发生瘢痕挛缩,将脱垂之子宫上提,由于注射部位错误,误将药物注入阴道前壁及膀胱,以致造成组织坏死、脱落而形成尿瘘。

2. 子宫托嵌顿　子宫脱垂患者用的子宫托,留置阴道内时间过久,形成嵌顿,致使组织受压、缺血、坏死而形成尿瘘。

3. 放射治疗引起的损伤　主要是子宫颈癌及阴道癌放射治疗后所引起的损伤,多因放射剂量过大、容器置入的位置不当或固定不佳而引起。

二、临床表现

1. 症状　尿瘘的主要症状是漏尿及漏尿后的并发症。

(1)漏尿:是尿漏的主要的临床表现,尿液经漏孔从阴道流出,无自主排尿。开始漏尿的时间与尿瘘的病因有密切关系。滞产所造成的压迫坏死性尿瘘,一般在分娩后3~7天开始漏尿,亦有数周后发生者。由于接产技术不良或产科器械直接损伤所形成的尿瘘,分娩后立即漏尿。妇科手术损伤,如未及时发现而仅给予简单缝扎,往往术后10天左右,缝线开始脱落时出现漏尿症状。

(2)感染:外阴部、臀部、大腿内侧皮肤,由于长期受尿液的浸渍,发生不同程度的皮炎、皮疹和湿疹,患者感到外阴瘙痒、灼痛、行走不便等。如被搔破,则可引起继发感染,形成疖肿。尿瘘患者有时可有不同程度的泌尿系感染症状,出现尿频、尿急、尿痛等症状,如系输尿管瘘伴有局部输尿管狭窄以致肾盂扩张积水者,更易引起感染。

(3) 闭经:可能由于精神创伤,10％～15％的尿瘘患者可有继发性闭经或月经稀少。

(4) 精神痛苦:由于尿液不分昼夜、季节,不断地自阴道内排出,沾湿衣裤、被褥,晚上不能安睡,白天又不便或不愿外出参加社会活动,影响学习和生产劳动;加以漏尿者有的并发阴道瘢痕狭窄或部分闭锁,丧失性生活及生育力,影响夫妇感情和家庭关系,凡此种种,均给患者带来极大的精神痛苦,以致精神抑郁,继发性闭经。

2. 体征 用窥阴器或手指触诊可发现瘘孔,在患者的外阴部、臀部、大腿内侧可见皮疹,甚至表浅溃疡。

三、处理原则

尿瘘治疗的主要手段是手术,由于致瘘原因不同、情况各异,在个别情况下可先试行非手术疗法,如治疗失败再行手术。此外,对不宜手术者则应改用尿收集器进行治疗。

1. 手术治疗 尿瘘均应争取手术治疗。为保证手术修补成功,术前应进行评估,给予个体化处理。确定尿瘘性质、部位、类型,选择适当的手术时机。根据瘘孔类型、性质、部位、大小选择术式,绝大部分膀胱阴道瘘和尿道阴道瘘经阴道手术,输尿管阴道瘘则需经腹手术。原则是首选简单术式,不要任意扩大手术范围及手术时间,防止感染。

2. 非手术治疗 适合于分娩或手术1周后出现的膀胱阴道瘘、手术1周后出现的输尿管阴道瘘、针头大小瘘孔、直径2～3 mm的膀胱阴道瘘、结核性膀胱阴道瘘、年老体弱,以及不能耐受手术或经有经验的医师反复修补失败的复杂膀胱阴道瘘等。

四、护理

(一) 护理评估

1. 病史 尿瘘形成的原因多种,术前详细询问病史很重要,一般均可问到特殊病史。了解患者有无难产及盆腔手术史,询问有无生殖系统肿瘤、结核、接受放射治疗等相关病史,详细了解患者漏尿的时间等。产伤性尿瘘常有滞产、手术助产及非科学接产史,难产后漏尿应区别其为坏死型或创伤型;妇科手术损伤引起者,在尿瘘发生前均接受过某种妇科手术,如宫颈癌广泛根治术和一般阴式或腹式子宫切除术等,广泛子宫切除后,因输尿管缺血坏死所致尿瘘多在术后14天左右出现漏尿,而其他妇科手术直接损伤输尿管者一般在术后数天内即有漏尿,但漏尿前患者往往先有腹胀痛、腰痛、腹块和发热等腹膜后尿液外渗症状。年轻妇女,特别是未婚、未育者出现漏尿,且在发病前有较长期发热、尿频、尿痛、尿急者,伴有其他部位的结核病灶或有结核病史,一般均系结核性尿瘘。膀胱结石所形成的尿瘘,有尿痛、排尿困难、血尿史,部分患者有阴道排石史;晚期宫颈癌或阴道癌形成瘘孔,均有不规则阴道流血或排液史;膀胱或尿道癌向邻近生殖器官穿孔形成的尿瘘,膀胱癌有血尿及膀胱刺激症状,尿道癌有排尿困难、流血及大量臭味之分泌物,且癌症晚期多伴有疼痛。先天畸形引起的漏尿,以输尿管口异位较常见,患者除正常排尿外,同时又漏尿。

2. 身心状况 询问患者漏尿的症状,是否有外阴瘙痒和疼痛,漏尿的时间和形式是否为持续性,有无自主排尿等。一般尿道阴道瘘的患者在膀胱充盈时漏尿;一侧输尿管阴道瘘的患者表现为漏尿同时仍有自主排尿;膀胱阴道瘘者通常不能控制排尿;若是膀胱内小漏孔则表现为患者取某种体位时漏尿。

由于漏尿给患者造成的诸多不便,患者常表现为自卑、自闭等症状,常有无助感。了解患者及家属对漏尿的感受,有助于缓解患者的负性情感。

3. 辅助检查

(1) 妇科检查:先取膀胱截石术位,用窥器作检查,再作双合诊或三合诊检查。观察外阴部是否存在湿疹,并注意湿疹面积的大小、涉及的范围、有无溃疡等;明确瘘孔的部位、大小和数目,阴道瘢痕的程度,尿道内括约肌有无损伤,尿道有无横断或纵裂,尿道是否通畅、尿道的长度、宫颈形状及活动度等。

(2) 亚甲蓝(美蓝)试验:目的在于检查肉眼难以辨认的膀胱阴道小瘘孔、多发性小瘘孔,或瘢痕中瘘孔等,鉴别膀胱阴道瘘与输尿管阴道瘘。将亚甲蓝稀释液(2 ml 亚甲蓝加入 100～200 ml 生理盐水中。如无亚甲蓝可用稀释甲紫(龙胆紫)溶液或灭菌牛奶)注入膀胱内,夹住导尿管。观察阴道前壁、前穹窿及宫颈口有无蓝色液体流出。自阴道壁有蓝色液流出者为膀胱阴道瘘,同时可知瘘孔数目及部位。自宫颈口或其裂伤中流出者,可为膀胱宫颈瘘或膀胱子宫瘘。如无蓝色液体流出,则应怀疑为输尿管瘘。此时可拔除导尿管,如蓝色液体迅速从尿道口溢出,进一步检测,排除输尿管阴道瘘,也应想到为压力性尿失禁的可能性。

(3) 靛胭脂试验:目的在于诊断输尿管瘘。凡经亚甲蓝试验阴道无蓝色液体流出者,可静脉注入靛胭脂 5 ml,5 分钟后观察阴道有无蓝色液体流出,有则可诊断输尿管阴道瘘,此法也可诊断先天性输尿管口异位于阴道者。

(4) 其他:膀胱镜检可看见膀胱的瘘孔位置和数目;肾显像、排泄性尿路造影等也可协助尿瘘的诊断。

(二) 护理诊断

1. 皮肤完整性受损　与漏尿刺激皮肤导致外阴皮炎有关。

2. 社交孤立　与长期漏尿导致不愿与人交往有关。

3. 自尊低下　与长期漏尿引起的精神压力有关。

(三) 护理目标

1. 患者外阴皮炎恢复。

2. 患者逐渐恢复正常的社交活动。

3. 患者理解漏尿引起的变化,逐渐恢复自尊。

(四) 护理措施

1. 心理护理　由于患者长期在肉体上和精神上受到折磨,进院后思想顾虑较重。护理职员应常与患者接触,了解患者的疾苦,加倍关心。体贴她们,热情耐心地解释有关问题,安慰并鼓励患者,告诉患者和家属通过手术能使该病痊愈,让患者和家属对治疗充满信心;指导患者、家属一起战胜疾病,主动配合并参与各项治疗护理运动,促使手术顺利进行。

2. 体位　对分娩或妇科手术后所致的小瘘孔,给予保留尿管,并根据瘘孔的位置采用正确的体位,使小瘘孔自行愈合,一般采用使瘘孔高于尿液液面的位置。

3. 鼓励患者饮水　由于漏尿,患者往往自己限制饮水量,甚至不饮水,造成酸性脓液对皮肤的刺激更大,应嘱患者不限制液体的饮入。鼓励患者多饮水,增加尿量能预防泌尿系统感染,还能使尿液稀释,减轻对皮肤的刺激,每日饮水不少于 3 000 ml,必要时按医嘱经脉输液,以保证液体入量。

4. 做好术前准备 按妇科一般腹部、阴部术前护理常规护理。术前 3～5 天每天用低浓度消毒液坐浴,常用 1∶5 000 的高锰酸钾或 1∶20 的聚维酮碘液等;外阴部有湿疹者,可在坐浴后行红外线照射,然后涂氧化锌软膏,使局部干燥,患者舒适,待痊愈后再行手术。老年妇女和闭经者遵医嘱术前 1 周开始服用雌激素,或阴道局部应用含雌激素的软膏,促进阴道上皮增生增厚,有利于术后伤口的愈合;尿路感染者应先控制感染,再行手术;术前 1 天遵医嘱用抗生素预防感染;必要时给予地塞米松促使瘢痕软化;创伤性尿瘘手术应在发现后及时修补或术后 3～6 个月进行;结核或肿瘤放疗所致的尿瘘应在病情稳定 1 年后择期手术。

5. 术后护理 术后患者的护理是手术成功的关键,除一般护理外,应根据患者漏孔的位置决定体位,对于膀胱阴道瘘如漏孔在膀胱后底部,应取俯卧位。瘘孔在侧面者应健侧卧位,使瘘孔居于高位。保留尿管者,放置导尿管时间一般为 7～14 天,也可根据瘘孔大小而定,如瘘孔很小可在术后 3～5 天拔除,大瘘孔则延长至 12～14 天。应注意防止尿管脱落,勿打折、堵塞,保持其通畅,以免膀胱过度充盈而影响伤口的愈合。拔管后协助患者每 1～2 小时排尿一次,然后逐步延长排尿时间,但应避免膀胱过度膨胀。术后要加强盆底肌肉的锻炼,同时积极预防咳嗽、便秘等使腹压增加的动作。

6. 出院指导 按医嘱继续服用抗生素或雌激素药物,告知患者服药的方法及注意事项。保证营养物质的摄入,进食高蛋白、高维生素、高纤维素、低脂的饮食,注意粗细粮的搭配;3 个月内禁止性生活及重体力劳动;保持外阴清洁干燥,每天清洗外阴,勤更换内裤。对尿瘘修补术后怀孕者应加强孕期检查,并提前住院分娩;手术失败者,应教会患者保持外阴清洁的方法,尽量避免外阴皮肤的刺激,最好在术后 3～5 个月后再进行修复。

(五) 护理评价

1. 患者外阴、臀部的皮炎消失。
2. 患者能与其他人正常的交流交往。
3. 患者自我肯定,能积极地配合治疗及护理。

第六节 子宫脱垂

子宫脱垂是指支撑子宫的组织受损伤或薄弱,致使子宫从正常位置沿阴道下降,子宫颈外口坐骨棘水平以下甚至子宫全部脱出阴道口以外。常合并有阴道前后壁膨出。据中国各地普查统计,子宫脱垂的发病率为 1‰～4‰,山区较平原多,体力劳动者比脑力劳动者多见,多产妇发病率高。

一、病因

1. 分娩损伤 是子宫脱垂最主要的病因。如由于滞产、急产、巨大胎儿的娩出、手术产等均可造成子宫颈旁组织、骨盆筋膜、骨盆底肌肉主筋膜过度伸展与裂伤。特别是当子宫口尚未开全而过早用腹压或施行上述手术时,更使这些支持结构遭到严重破坏,使其支持功能减弱或丧失,发生子宫脱垂。

2. 产后过早参加重体力劳动 产后子宫韧带、筋膜修复一般需要 42 天,如产后过早参加体力劳动,影响组织的修复,致使腹压增大,将子宫推向阴道,严重者甚至可导致直肠与膀胱同时膨出。

3. 长期腹压增加 长期的慢性咳嗽、排便困难、腹水或盆腹腔巨大肿瘤,均可使腹压增加,使子宫下移,导致脱出。

4. 盆地组织疏松薄弱 产妇发生子宫脱垂者极少见,多由于先天性盆腔组织发育不全或营养不良所致,常伴有其他脏器如胃下垂等。更年期或绝经期后,由于卵巢功能逐渐衰退、雌激素水平下降、生殖道的支撑减弱,出现子宫脱垂。

二、临床分度

以患者平卧用力向下屏气时子宫下降的程度为标准,将子宫脱垂分为 3 度(图 16-2)。

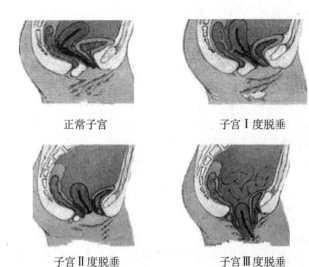

正常子宫　　　　　　　　　子宫Ⅰ度脱垂

子宫Ⅱ度脱垂　　　　　　　子宫Ⅲ度脱垂

图 16-2 子宫脱垂

Ⅰ度:子宫颈下垂距处女膜<4 cm,但未脱出阴道口外。轻型:宫颈外口距处女膜缘<4 cm,未达处女膜缘。重型:宫颈已达处女膜缘阴道口并可见子宫颈。

Ⅱ度:子宫颈及部分子宫体已脱出阴道口外。轻型:宫颈脱出阴道口,宫体仍在阴道内。重型:部分宫体脱出阴道口。

Ⅲ度:子宫颈及子宫体全部脱出阴道口外。

三、临床表现

1. 症状 Ⅰ度子宫脱垂患者一般无自觉症状,Ⅱ、Ⅲ度患者的常有以下症状:

(1)下坠感及腰骶部酸痛:由于下垂子宫对韧带的牵拉、盆腔充血所致,尤以骶部为甚,劳动后更加明显,卧床休息后可缓解。此外,患者感下腹、阴道、会阴部下坠,也以劳累后加重。

(2)阴道脱出肿物:患者自述有球形物自阴道内脱出,于行走、下蹲、体力劳动时更加明显,卧床休息后自行还纳。这是Ⅱ度以上子宫脱垂患者的主要症状。脱垂严重者,终日掉在外面,不能自行还纳,由于行走活动,与衣裤摩擦而感不适,久经摩擦而发生溃疡、感染、分泌物增多,甚至出血,日久局部组织增厚角化。

（3）排尿排便异常：多数子宫脱垂患者,当其大笑、剧烈咳嗽、体势用力时,腹腔压力突然增加,引起尿失禁而尿液外溢。少数子宫脱垂患者,排尿困难,导致尿潴留,需用手指将膨出的膀胱向前推举后,方能排尿。合并有直肠膨出的患者可有便秘、排便困难等。

2. 体征　子宫下移从子宫颈位于阴道内距处女膜＜4 cm 到子宫体完全脱出于阴道口外。不能还纳的子宫脱垂常伴有直肠膀胱膨出。拖出的子宫及阴道壁由于长期摩擦,可见子宫及阴道壁溃疡,有少量出血或脓性分泌物。阴道黏膜增厚角化,宫颈肥大并延长。重度子宫脱垂有膀胱、输尿管下移,与尿道开口形成正"△"区。

四、处理原则

发生子宫脱垂的患者宜采用治疗、营养、休息相结合的综合措施。一般有保守治疗和手术治疗,以安全、有效、简单为原则。

（一）非手术治疗

1. 支持疗法　加强营养,合理安排工作和休息;积极治疗慢性咳嗽、便秘等增加腹压的疾病;避免重体力劳动;加强锻炼,促进盆底肌的恢复。

2. 子宫托　子宫托是治疗子宫脱垂的一种经济、简便、安全、有效的方法,是一种支持子宫和阴道壁并使其维持在阴导内而不脱出的工具,患者上托后症状迅速解除。常用的子宫托有喇叭形、环形和球形 3 种,一般常用喇叭形。适用于各度子宫脱垂及阴道前后壁膨出者,重度子宫脱垂伴盆底肌明显萎缩以及宫颈、阴道壁有炎症、溃疡者不宜使用。

（二）手术治疗

一般应用于重Ⅱ度、Ⅲ度及（或）阴道壁中度膨出,或非手术治疗无效而自觉症状重的患者。根据患者的年龄、生育要求以及全身健康情况选择适当的手术方案,可采用阴道前后壁修补术、曼氏手术（阴道前后壁修补术加主韧带缩短及子宫颈部分切除）、经阴道全子宫切除及前后阴道壁修补术、阴道纵隔成形术等。

五、护理

（一）护理评估

1. 病史　了解患者有无产程延长、阴道助产及盆底组织撕裂等病史,同时还应询问产后活动情况,有无慢性咳嗽、盆腹腔肿瘤、便秘等。

2. 身心状况　了解患者有无下腹部坠胀、腰骶部酸痛,增加腹压时是否有块状物脱出、有无大小便困难等,且有无加重或缓解。

长期子宫脱垂的患者行动不便及大小便异常等,不能进行正常的劳动及不愿与人交往等,常出现焦虑、自卑等情绪。护理人员应评估患者对疾病的感受,以及支持系统的方式、强度。

3. 辅助检查　先让患者咳嗽或屏气以增加腹压,观察有无尿液自尿道口溢出,以判明是否有张力性尿失禁,然后排空膀胱,进行妇科检查。嘱患者运用腹压,必要时可取蹲位,使子宫脱出再进行扣诊,以确定子宫脱垂的程度。

（二）护理诊断

1. 焦虑　与长期子宫脱出影响生活、工作有关。
2. 慢性疼痛　与子宫脱垂牵拉韧带、宫颈有关。
3. 排便形态异常　与阴道前后壁膨出有关。

（三）护理目标

1. 患者焦虑程度减轻或消失，能有效应对疾病。
2. 患者疼痛程度减轻或消失。
3. 患者排尿、排便形态方式恢复。

（四）护理措施

1. 心理护理　子宫脱垂患者对疾病时间拖延较长，产生焦虑。对手术治疗的认识也带有恐惧紧张。护士应以关心体贴的态度、和蔼可亲的语言与患者交谈，从疾病的发生、发展、手术前的准备、手术后的注意事项及需要配合的要点均向患者介绍清楚，从而减轻或消除她们对手术的紧张恐惧心理。并做好家属的工作，协助患者早日康复。

2. 改善患者一般情况　积极治疗慢性咳嗽、便秘、腹腔肿瘤等增加腹压的疾病；加强营养，避免长期站立、行走、下蹲等，多卧床休息；指导患者做盆底肌肉的运动锻炼，增强其张力，每天 3 次，每次 5～10 分钟。

3. 教会患者正确的子宫托放取方法

（1）托号选择：以稍大于生殖（耻骨尾骨肌）裂隙为宜，一般裂隙横径以 4 cm 最多，故多采用中号子宫托。经过一段时间，耻骨尾骨肌逐渐恢复其弹力，脱出部复位后组织水肿消失，重量减轻，子宫即可不再脱出。

（2）放托方法：先将手洗净，患者半卧于床上或蹲在地上，两腿分开，一手握托柄，将托柄靠近会阴肛门处，使托盘取水平位进入阴道。如为椭圆形托，须使托盘的窄端先进入阴道口内，逐渐将托柄向上旋转，使托盘全部进入阴道内，再转动托柄使其弯度向前（图 16－3）。

（3）取子宫托：手指捏住子宫托柄，上、下、左、右轻轻摇动，等负压消失后向后外方牵拉，即可自阴道滑出。

（4）注意事项：放置前阴道应有一定水平的雌激素作用。绝经后妇女可选用阴道雌激素霜剂，一般

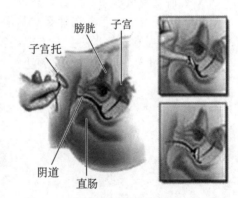

图 16－3　子宫托放置

在使用子宫托前 4～6 周开始应用，并在放托过程中长期使用；一般晨起劳动前放托，晚间睡前取出，洗净、消毒备用，避免放置过久压迫生殖道而导致糜烂、溃疡，甚至坏死形成生殖道瘘；月经期、妊娠期停止使用；重症子宫脱垂阴道过度松弛者不宜用托；上托后，分别于 1、3、6 个月时到医院检查 1 次，以后每 3～6 个月到医院检查 1 次。

4. 术前准备　术前 5 天开始进行阴道准备。Ⅰ度子宫脱垂术前用 1：5 000 高锰酸钾（pp 粉）溶液或 1：20 的聚维酮碘液坐浴 2 次；Ⅱ度、Ⅲ度子宫脱垂的患者，每日阴道冲洗 2 次，有溃疡者，应在冲洗以后，局部涂 40％紫草油或含抗生素的软膏，一般水温在 41～43℃为

宜,然后戴上无菌手套将脱垂的子宫还纳于阴道内,并让患者平卧于床上半小时;用清洁的卫生带或丁字带支托下移的子宫,避免托出的子宫与内裤摩擦,减少异常分泌物;积极治疗局部炎症,按医嘱使用抗生素及局部涂含雌激素的软膏。

5. 术后护理 除按一般外阴、阴道手术患者的护理外,应卧床休息 7～10 天;注意观察阴道分泌物性质、颜色、量,每天行外阴冲洗;尿管留置 10～14 天,做好留置尿管的护理;口服缓泻剂预防便秘;预防感冒,避免增加腹压的动作,如咳嗽、下蹲等;按医嘱应用抗生素预防感染。

6. 出院指导 术后休息 3 个月,半年内避免重体力劳动和提重物,禁止盆浴及性生活 3 个月,复查医生确认方可恢复性生活。

(五) 护理评价

1. 患者焦虑情绪消除,能积极应对疾病。
2. 患者自述疼痛程度减轻,并能自己应用减轻疼痛的方法。
3. 患者异常排便形态消除。

案例分析与思考题

1. 张女士,58 岁,生育史:3-0-1-3。由于居住在农村,每次生育完几天就下地劳动。近两年来,排便时主诉阴道口有块状物脱出,休息后不恢复。妇科检查:阴道口外 2 cm 处可见宫颈口,宫颈重度糜烂。请问:

(1) 疾病的诊断是什么?
(2) 简述该疾病的病因有哪些?
(3) 该疾病的治疗首选什么? 护理措施有哪些?

2. 外阴癌患者的出院指导有哪些?
3. 尿瘘患者的术后护理有哪些? 护士怎样对患者进行健康宣教?

(张 燕 穆传慧)

第十七章 子宫内膜异位症及其子宫腺肌病患者的护理

子宫内膜异位症(endometriosis,简称内异症)和子宫腺肌病(adenomyosis)均是妇产科常见病,临床上常见并存。两者虽同为内膜异位引起的疾病,但它们的发病机制和组织发生学是不相同的,临床表现亦有差异,实际上是两种不同的疾病。

第一节 子宫内膜异位症

当具有生长功能的子宫内膜组织出现在子宫腔被覆黏膜以外的身体其他部位时称为子宫内膜异位症。异位子宫内膜可生长在远离子宫的部位,但绝大多数病变出现在盆腔内生殖器官和其邻近器官的腹膜面,故临床常称盆腔子宫内膜异位症。异位子宫内膜绝大多数位于盆腔内的卵巢、宫骶韧带、子宫下部后壁浆膜面,以及覆盖直肠子宫陷凹、乙状结肠的腹膜层和阴道直肠膈,其中以侵犯卵巢者最常见,约占80%。也可出现在身体的其他部位,如脐、膀胱、肾、输卵管、肺、胸膜、乳腺、淋巴结,甚至在手、臂、大腿等处,但很少见(图17-1)。子宫内膜异位症的发病率近年明显升高。在妇科剖腹术中,5%～15%的患者被发现患有此病;在因不孕而行腹腔镜检查的患者中,12%～48%有子宫内膜异位症存在。

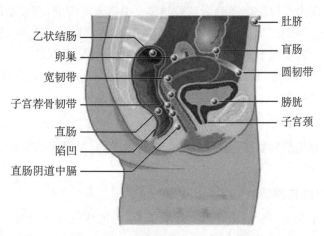

乙状结肠
卵巢
宽韧带
子宫荐骨韧带
直肠
陷凹
直肠阴道中膈

肚脐
盲肠
圆韧带
膀胱
子宫颈

图 17-1 子宫内膜异位症的发生部位

一、病因

此病一般仅见于生育年龄妇女,以 25～45 岁妇女居多,初潮前一般不会发病,绝经后或切除卵巢后异位内膜组织可逐渐萎缩吸收,妊娠或使用性激素抑制卵巢功能可暂时阻止此病的发展,故子宫内膜异位症的发病与卵巢的周期性变化有关。流行病学调查还发现妇女直系亲属中患此病的可能性较对照组明显增加,提示此病与遗传有关,可能为多基因遗传。

二、病理及分类

子宫内膜异位症的主要病理变化为异位种植的子宫内膜随卵巢激素的变化而发生周期性出血,病灶局部反复出血和缓慢吸收导致周围纤维组织增生、粘连,出现紫褐色斑点或小泡,最后发展为大小不等的实质性瘢痕结节或形成囊肿。绝大多数子宫内膜异位症发生于盆腔,称为盆腔子宫内膜异位。根据发生的部位不同,又大致可分为卵巢子宫内膜异位症和腹膜子宫内膜异位症。此外,还有深部浸润型内异症和其他部位的内异症。

(一) 卵巢子宫内膜异位症

约 80％患者病变累及一侧卵巢,50％患者双侧卵巢受累。卵巢的异位内膜病灶可分为两种类型:①微小病变型:为位于卵巢浅表层的红色、蓝色或棕色等斑点或小囊,病灶只有数毫米大小,常导致卵巢与周围组织粘连,手术中刺破后有黏稠咖啡色液体流出。②典型病变型:又称囊肿型。异位内膜在卵巢皮质内生长、周期性出血,以至于形成单个或多个囊肿,称为卵巢子宫内膜异位囊肿。典型情况下,陈旧性血液聚集在囊内形成咖啡色黏稠液体,似巧克力样,故俗称卵巢"巧克力囊肿"。但如出血新鲜,囊内液也可为暗红色、稀薄状。此外,由于其他卵巢囊性肿物发生内出血时也可表现为巧克力样,最终诊断需靠组织病理学检查证实。

(二) 腹膜子宫内膜异位症

分布于盆腔腹膜和各脏器表面,以子宫骶骨韧带、子宫直肠陷凹和子宫后壁下段浆膜最常见。这些部位处于盆腔较低或最低处,与经血中的内膜碎片接触机会最多,故为内异症最好发部位。腹膜子宫内膜异位症亦分为两种类型:①色素沉着型:即典型的蓝紫色或褐色腹膜异位结节,术中较易辨认。②无色素沉着型:为异位内膜的早期病变,较色素沉着型更为常见,也更具生长活性,表现形式多种多样。依其外观又可分为红色病变和白色病变。多认为前者是疾病的最开始阶段,病灶多由内膜腺体或细胞构成,富于血管,病变活跃;而后者多为吸收后形成的瘢痕组织。

(三) 深浸润性内异症

深浸润性内异症是指病灶浸润深度≥5 mm 的内异症,常见于宫骶韧带、直肠子宫陷凹、阴道穹隆、直肠道膈等。

(四) 其他部位的内异症

其他部位的内异症可累及消化、泌尿、呼吸系统,可形成瘢痕内异症,以及其他少见的远处内异症。

三、临床表现

(一) 生理方面

1. **症状**　因人而异，且可因病变部位不同而出现不同症状。约20％患者无明显不适。

(1) 痛经和持续下腹痛：继发性痛经是子宫内膜异位症的典型症状，且多随病变加重而逐年加剧。下腹疼痛多位于下腹部及腰骶部，可放射至阴道、会阴、肛门或大腿，常于月经来潮前1～2天开始，经期第1天最重，以后可逐渐减轻，至月经干净时消失。疼痛的程度与病灶大小并不一定呈正比。病变严重者，如较大的卵巢子宫内膜异位囊肿可能疼痛较轻，而散在的盆腔腹膜小结节病灶反可导致剧烈痛经。偶有周期性腹痛出现较晚而与月经不同步者。少数晚期患者诉长期下腹痛，至经期更剧。

(2) 月经失调：15％～30％患者有经量增多、经期延长或经前点滴出血。月经失调可能与卵巢无排卵、黄体功能不足或同时合并有子宫腺肌病或子宫肌瘤有关。

(3) 不孕：正常妇女不孕率约为15％，子宫内膜异位症患者可高达40％。子宫内膜异位症患者的不孕可能与下列因素有关：盆腔解剖结构异常、黄体期功能不足、未破裂卵泡黄素化综合征、自身免疫反应等。

(4) 性交痛：一般表现为深部性交痛，多见于直肠子宫陷凹有异位病灶或因病变导致子宫后倾固定的患者，且以月经来潮前性交痛更为明显。

(5) 其他特殊症状：肠道子宫内膜异位症患者可出现腹痛、腹泻或便秘，甚至有周期性少量便血。严重的肠道内膜异位症可因直肠或乙状结肠肠腔受压而出现肠梗阻症状。异位内膜侵犯膀胱肌壁可在经期引起尿痛和尿频。异位内膜侵犯和压迫输尿管时，可出现一侧腰痛和血尿，但极罕见。此外，身体其他任何部位有内膜异位种植和生长时，均可在病变部位出现周期性疼痛、出血或块物增大。卵巢子宫内膜异位囊肿破裂时，可引起剧烈腹痛，伴恶心、呕吐和肛门坠胀。

2. **体征**

(1) 腹部检查：除巨大的卵巢子宫内膜异位囊肿可在腹部扪及囊块和囊肿破裂时可出现腹膜刺激体征外，一般腹部检查均无明显异常。

(2) 盆腔检查：典型的子宫内膜异位症可发现子宫多后倾固定，直肠子宫陷凹、宫骶韧带或子宫后壁下段等部位扪及触痛性结节，在子宫的一侧或双侧附件处扪到与子宫相连的囊性偏实不活动包块，往往有轻压痛。若病变累及直肠阴道膈，可在阴道后穹隆部扪及隆起的小结节或包块，甚至可见到紫蓝色斑点。

(二) 心理社会方面

子宫内膜异位症给患者带来的心理压力主要有两方面：对疼痛的恐惧和对不孕的担忧。周期性、规律性的下腹疼痛和腰骶部疼痛使患者常常在月经来潮前几日就开始提心吊胆，恐惧月经期的来临。不孕的诊断无疑也是心理压力来源之一，在不孕症的治疗过程再次经受社会和经济压力。

四、治疗原则

可采用药物和(或)手术治疗(保守或根治性)。迄今为止，除根治性手术外，尚无一种理想的根治方法。应根据患者年龄、症状、病变部位和范围,以及对生育要求等不同情况全面考虑。原则上症状轻微者可采用期待疗法;有生育要求的轻度患者先行药物治疗,病变较重者行保守手术;年轻无继续生育要求的重度患者可采用保留卵巢功能手术并以药物治疗;症状和病变均严重的无生育要求患者可考虑根治性手术。

(一) 期待治疗

对患者定期随访,并对症处理病变引起的轻微经期腹痛,应用非类固醇消炎药(吲哚美辛、萘普生、布洛芬)治疗病变引起的腹痛或痛经。适用于轻度内异症且无严重患者。期待治疗期间,病情可能会进一步发展,对年轻有生育要求患者一般不用或在特殊情况下慎用。

(二) 药物治疗

包括对症治疗和激素抑制治疗。

1. 对症药物治疗　多采用非类固醇消炎药缓解慢性盆腔疼痛及痛经。对症治疗不能阻止病情进展。

2. 激素抑制治疗　其主要原理是造成体内低雌激素环境,使患者形成假孕,或假绝经,或药物性卵巢切除状态,导致异位内膜萎缩、退化、坏死而达到治疗目的。

五、护理

(一) 护理评估

1. 病史　询问患者年龄,重点询问患者的家族史、月经史、孕产史。不孕症患者要特别注意询问有无多次输卵管通液、碘油造影等宫腔操作史。

2. 身体评估

(1) 症状:询问痛经或腹痛起始时间、疼痛程度和持续时间,有无性交痛和肛门坠胀感等,了解疼痛是否明显发生在某次手术或宫腔操作之后,典型症状常为继发性、进行性痛经和性交痛。

(2) 体征:常规进行双合诊和三合诊。判断子宫的位置、活动度、有无触痛,附件处有无肿块、肿块的大小和性质。阴道后穹隆是否扪及小结节或包块,是否见到紫蓝色斑点。

(3) 辅助检查

1) B超检查:可确定卵巢子宫内膜异位囊肿的位置、大小和形状,偶尔能发现盆腔检查时未能扪及的包块。

2) CA_{125}测定:子宫内膜异位症患者血清CA_{125}值可能会升高,但多数在100 U/ml以下。

3) 腹腔镜检查:是目前诊断子宫内膜异位症的最佳方法,特别是对盆腔检查和B超检查均无阳性发现的不孕或腹痛患者更是唯一手段。

4) 活组织病理检查:往往在腹腔镜下对可疑病变进行活检即可确诊为子宫内膜异位症。

3. 心理社会评估　了解患者月经前期和月经期的症状包括紧张、焦虑,判断对疼痛恐惧的程度。有不孕、流产病史者予以观察和询问相关心理反应。

(二) 护理诊断

1. 疼痛　与异位的病灶受周期性卵巢性激素的影响,而出现增生、出血的月经期的变化,以及刺激周围组织中的神经末梢有关。

2. 恐惧　与害怕经前期、经期严重的下腹痛、腰骶部疼痛有关。

3. 自尊紊乱　与不孕症的诊断有关。

(三) 护理目标

1. 患者建立应对疼痛的方法,使疼痛减轻或缓解。
2. 患者能够表达对疼痛的恐惧并采取正向的应对治疗及护理措施。
3. 患者能够面对疾病事实及不孕症的诊断。

(四) 护理措施

1. 心理护理　倾听患者对疾病的认识和叙述,引导患者表达真实感受,采取相应措施对患者进行心理安慰与疏导,缓解和消除患者的焦虑、恐惧。

2. 指导就医　子宫内膜异位症的治疗包括期待治疗、药物治疗、手术治疗、联合治疗。

(1) 期待治疗:适用于病变轻微、无症状或症状轻微患者,一般可数月随访一次。希望生育的患者,应做有关不孕的各项检查如输卵管通液试验或子宫输卵管碘油造影,特别是在腹腔镜检查下行输卵管亚甲蓝液通液试验,必要时解除输卵管粘连扭曲,以促使尽早受孕。期待疗法中,若患者症状和体征加剧时,应改用其他较积极的治疗方法。

(2) 药物治疗:适用于有慢性盆腔痛、经期痛经症状明显、无生育要求及无卵巢囊肿形成的患者,包括对症治疗和激素治疗。对症治疗主要是抑制疼痛,但不能阻止病情发展,反而可能掩盖病情或促使病灶发展。临床常用的药物治疗为性激素抑制治疗,使患者假孕或假绝经,导致子宫内膜萎缩、退化、坏死。常用药物有孕激素、达那唑、孕三烯酮、促性激素释放激素激动剂等。

(3) 手术治疗:适用于:①药物治疗后症状不缓解,局部病变加剧或生育功能仍未恢复者;②卵巢内膜异位囊肿直径>5～6 cm,特别是迫切希望生育者。手术方法有经腹手术和经腹腔镜手术两种。根据手术范围的不同,可分为保留生育功能、保留卵巢功能和根治性手术三类。

(4) 联合治疗:指手术＋药物,或药物＋手术＋药物的联合治疗。单纯手术治疗和单纯药物治疗均有其局限性,如严重粘连不利于手术彻底,手术不能防止新病灶生长;药物疗效存在个体差异,停药后会复发等,因此采用手术前后加用药物治疗。术前给予3～6个月药物治疗后进行手术清除病灶,术后继续给予药物治疗。

3. 健康教育　根据子宫内膜异位症的发病机制学说,健康教育的内容包括以下三方面。

(1) 防止经血逆流:尽早治疗某些可能引起经血潴留或引流不畅的疾病,如无孔处女膜、阴道闭锁、宫颈管闭锁、宫颈粘连或后天性阴道狭窄,以免潴留的经血倒流入腹腔。

(2) 适龄婚育和药物避孕:妊娠可延缓子宫内膜异位症的发生发展,所以有痛经症状的妇女适龄结婚及孕育;已有子女者,可长期服用避孕片抑制排卵,促使子宫内膜萎缩和经量减少,使子宫内膜异位症发生机会相应减少。

(3) 防止医源性异位内膜种植:月经期避免性交及盆腔检查,若有必要,应避免重力挤压子宫。应尽量避免多次的子宫腔手术操作,特别是在月经前期,手术操作要轻柔,如人工流产应避免造成宫颈损伤而导致宫颈粘连。切开子宫的手术注意保护好腹壁切口,特别是中期妊娠剖宫取胎手术。鼓励产妇尽早做产后体操,以防子宫后倾。

(五) 护理评价

1. 患者减轻或消除月经来潮的恐惧感,正确面对月经来潮。

2. 患者能积极治疗不孕症。

3. 患者能够正确评价自我。

第二节 子 宫 腺 肌 病

当子宫内膜腺体及间质侵入子宫肌层时,称为子宫腺肌病。子宫腺肌病多发生于 30～50 岁经产妇,约有半数患者同时合并子宫肌瘤,约 15% 患者合并子宫内膜异位症。对尸检及因病切除子宫的标本作连续切片检查,发现 10%～47% 的子宫肌层中有子宫内膜组织,但其中仅 70% 有临床症状。

一、病因

通过对子宫腺肌病标本进行连续切片检查,发现子宫肌层中的内膜病灶与宫腔面的子宫内膜有些是直接相连的,故一般认为多次妊娠和分娩时子宫壁的创伤和慢性子宫内膜炎可能是导致此病的主要原因。此外,由于子宫内膜基底膜下缺乏黏膜下层,且子宫腺肌病常合并有子宫肌瘤和子宫内膜增生过长,故有人认为基底层子宫内膜侵入肌层可能与高雌激素的刺激有关。

二、临床表现

(一) 生理方面

1. 症状　约 30% 患者无任何临床症状。

(1) 痛经:痛经的特点是继发性痛经伴进行性加重。疼痛程度与异位内膜小岛多少有关。痛经常在月经来潮的前一周就开始,至月经结束。

(2) 月经失调:主要表现为经量增多、经期延长。少数患者可表现为月经前后的阴道点滴出血。

(3) 其他症状:合并子宫肌瘤时,增大子宫对膀胱刺激和压迫出现尿频。70% 患者性欲减退。

2. 体征　子宫均匀增大,质地较硬,可有压痛,子宫增大一般为孕 8 周大小,很少超过 12 周大小。少数子宫表面不规则,呈结节样突起,可能为局限型腺肌瘤或伴有子宫肌瘤所致。月经期,由于病灶充血、水肿及出血,子宫可增大,质地变软,有压痛或压痛较平时明显。

(二) 心理社会方面

子宫腺肌病给患者带来的心理压力主要有两个方面:对疼痛的恐惧和对月经失调的担忧。周期性、进行性加重的下腹疼痛使患者常常恐惧月经期的来临;同时月经经期延长、经量增多也使患者疑虑不安,患者的性生活也因为疾病受到影响。

三、治疗原则

应根据患者年龄、症状以及对生育要求等不同情况考虑。治疗方法包括药物治疗和手术治疗。药物治疗适用于年轻、有生育要求、近绝经期及症状较轻患者,对于症状严重、年龄偏大、无生育要求或药物治疗无效者可行全子宫切除术。

四、护理

(一)护理评估

1. 病史 询问患者年龄和相关病史。30～50 岁的经产妇,有多年不孕病史、痛经病史和月经过多病史。

2. 身体评估

(1)症状:询问痛经的特点。往往表现为周期性、进行性加重下腹正中疼痛,多数于经期痛经。

(2)体征:子宫的大小、位置、活动度、触痛等都呈阳性表现。

(3)辅助检查:B超是辅助检查子宫腺肌病的有效方法,腹腔镜或宫腔镜检查及活组织病理检查也是有利的辅助诊断手段。

3. 心理社会评估 了解患者月经前期和月经期的症状,包括紧张、焦虑,判断对疼痛恐惧的程度。

4. 辅助检查

(1)B超检查:子宫均增大,边界清除,可在肌层中见到种植内膜所引起的不规则回声增强。

(2)腹腔镜或宫腔镜检查:可用于子宫腺肌病的辅助诊断。

(3)活组织病理检查:往往在腹腔镜下对可疑子宫肌层病变进行活检。

(二)护理诊断

1. 疼痛 与月经期或月经前期,以及子宫内膜充血、水肿、出血和位于致密层中的经血潴留小囊腔内压力剧增、刺激周围平滑肌产生痉挛性收缩有关。

2. 恐惧 与害怕越来越重的痛经有关。

(三)护理目标

1. 患者建立应对疼痛的方法。

2. 患者能够表达对疼痛的恐惧,并采取正向的应对措施。

(四)护理措施

1. 心理护理 倾听患者对疾病的详细描述,引导患者表达真实感受,采取相应措施对患者进行心理安慰与疏导,缓解和消除患者的焦虑、恐惧。

2. 指导就医 药物治疗适应证患者可试用促性腺激素释放激素相似物(GnRHa)治疗。GnRHa 可使疼痛缓解或消失、子宫缩小,但停药后症状复现,子宫重又增大。手术适应证患者可采用全子宫切除术,卵巢是否保留取决于卵巢有无病变和患者年龄。对子宫腺肌瘤的年轻患者或有生育要求者可行病灶切除术,但术后易复发。经腹腔镜骶前神经切除术和骶骨神经切除术也可治疗痛经,约 80% 患者术后疼痛消失或缓解。

(五)护理评价

1. 患者遵从医嘱,经药物保守治疗疼痛缓解或消失。

2. 患者减轻或消除月经来潮的恐惧感,正确面对月经来潮。

案例分析与思考题

1. 吴女士,33岁,以"继发性痛经2年,伴不孕"入院。该患者26岁结婚,婚后一年育一女婴,采用宫内节育器避孕。两年前因准备生育第二胎停止避孕,至今未孕。既往月经正常,近两年开始出现月经期下腹疼痛,并逐渐加重。妇科检查:外阴无异常,直肠子宫陷凹触及有触痛的结节,宫颈光滑,子宫后位,正常大小,质地中等,活动度差,左侧附件区触及一5 cm×5 cm×6 cm大小的囊性肿块,活动度差,有压痛。请问:

(1) 该患者可能的疾病是什么?

(2) 请告诉她做哪些辅助检查?

(3) 应采取哪些护理措施?

2. 请比较子宫内膜异位症和子宫肌腺病的症状、体征、辅助检查、心理社会问题、护理问题、护理措施。

(张佩英)

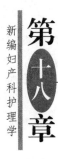

第十八章 不孕症妇女的护理

第一节 不 孕 症

不孕症(infertility)妇女是指婚后或与异性同居,有正常性生活且未加避孕而2年未曾受孕者。不孕症可以分为原发性不孕和继发性不孕。婚后未避孕而从未妊娠者称为原发性不孕;曾有过妊娠而后未避孕连续2年不孕者称为继发性不孕。近年来,我国青年人结婚及生育年龄普遍后延,加之环境污染、压力增大、性传播疾病等诸多因素的不良影响,使不孕症患者明显增加。

世界卫生组织在《不孕夫妇标准检查与诊断手册》(1995)中将不孕症的诊断年限确定为1年。

一、病因

阻碍受孕的因素包括女方、男方和男女双方。在我国,约10%的已婚妇女不能生育,据调查,不孕症跟女性因素有关的约占60%,和男性因素有关的约占30%,和双方有关的约占10%。受孕虽是一个正常的生理过程,但必须具备必要的受孕条件:卵巢必须排出正常的卵子;精液必须达到必要的质量和数量标准;精子和卵子必须能够在输卵管内相遇,结合成为受精卵并被输送到子宫腔;子宫内膜正常发育并适于受精卵着床。在这个过程中,缺失任何一个重要条件都会阻碍受孕的发生。

(一) 女性不孕因素

临床常见的导致女性不孕的因素包括输卵管因素、卵巢因素、子宫因素、宫颈因素和阴道因素等。

1. 输卵管因素　是不孕症最常见的因素。输卵管具有运送精子、拾卵和输送受精卵到宫腔的作用,同时,输卵管也是精子和卵子结合的场所。任何影响输卵管功能的病变都可导致不孕,如输卵管粘连、感染造成的堵塞,子宫内膜异位症、先天性发育不良(输卵管过长过曲等)、纤毛运动欠佳及管壁僵直蠕动功能丧失等。

2. 排卵障碍　多种原因可造成卵巢功能紊乱,包括排卵因素和内分泌因素。无排卵也是常见的一种造成不孕的原因。常见的引起卵巢功能紊乱导致持续不排卵的因素有下面几种：

（1）下丘脑-垂体-卵巢轴功能紊乱，包括下丘脑性无排卵、垂体功能障碍引起无排卵月经或闭经等，精神紧张和各种心理障碍也可引起不排卵。

（2）卵巢病变，如先天性卵巢发育不全、卵巢功能早衰、多巢卵巢综合征、功能性卵巢肿瘤、卵巢子宫内膜异位囊肿等。

（3）全身性因素，如营养不良、过度肥胖、压力过大、甲状腺功能亢进或低下、重症糖尿病、肾上腺功能异常、长期服药造成的毒副作用等因素，影响卵巢功能导致不排卵。

3. **子宫因素** 子宫先天性畸形、发育不良或子宫黏膜下肌瘤、子宫内膜多发性息肉、宫腔粘连、子宫内膜分泌反应不良、子宫内膜炎等因素均可导致不孕、无法着床或引起不孕。

4. **宫颈因素** 通常精子只有穿过宫颈管才可能授精成功，如果宫颈狭窄或先天性宫颈发育异常或存在宫颈息肉和宫颈肌瘤，就会影响精子进入宫腔。宫颈炎症也可以改变宫颈黏液量和性状，影响精子活力和进入宫腔的数量。慢性宫颈炎时，宫颈黏液变稠，含有大量白细胞，不利于精子的活动和穿透，可降低受孕的可能。

5. **阴道因素** 先天性无阴道，处女膜闭锁，阴道横膈严重，阴道损伤都可影响性交并阻碍精子进入。严重阴道炎时，阴道 pH 发生改变，降低了精子的活力，缩短其存活时间而影响受孕。

6. **免疫因素** 也有些妇女自身免疫存在问题，如血清中存在透明带自身抗体，与透明带反应后阻止精子进入卵子，阻碍了受孕发生。

（二）男性不孕因素

生精障碍和输精障碍是导致男性不孕的主要因素。

1. **精液异常** 常指无精子或精子数量过少、活力不足、形态异常等。许多因素可以影响精子的数量、结构和功能，常见可能导致男性不孕的精液异常的诱因包括如下：

（1）先天性发育异常：如先天性睾丸发育不全不能产生精子；双侧隐睾导致曲细精管萎缩等妨碍精子产生。

（2）急性或慢性疾病：如腮腺炎并发睾丸炎导致睾丸萎缩、睾丸结核破坏睾丸组织、精索静脉曲张有时影响精子质量。

（3）过多接触化学物质：如生活或工作中常接触过多杀虫剂、铅、砷等。

（4）治疗性因素：如化疗药物和放射治疗导致不孕。

（5）不良生活习惯：不良生活习惯包括长期吸烟、酗酒，或性生活过度。

（6）吸毒：包括大麻和可卡因。

（7）局部阴囊温度过高：如长期进行桑拿浴或穿紧身裤子等。

（8）其他：如精神过度紧张等精神心理障碍。

2. **勃起异常** 勃起异常使精子不能进入女性阴道。男性勃起受其生理和心理因素的影响。常见生理因素有先天性外生殖器畸形、生殖器炎症、内分泌疾病、慢性肾衰竭等；心理因素常见有精神情绪异常和工作压力或家庭关系紧张造成的心理压力过大等均可影响正常勃起。

3. **输精管道阻塞或精子运送受阻** 生殖管道感染和生殖道创伤是造成输精管道阻塞或精子运送受阻的主要原因。常见的导致生殖道感染的病原体有淋病、梅毒、结核病菌、滴虫和白假丝酵母菌等，输精管感染、上尿道感染、前列腺感染都有可能导致管道粘连，降低精液活力造成不孕。外伤或手术损伤造成尿道狭窄和梗阻或手术误伤输精管或精索也会导致输精管阻塞;尿道畸形(如尿道下裂、尿道上裂)也可不利于精子进入宫颈口。

4. **免疫因素** 有些男性体内产生对抗自身精子的抗体可伤害精子细胞,或射出的精子因发生自身凝集无法穿透女性宫颈黏液造成不孕。

5. **内分泌因素** 男性内分泌也同样受下丘脑-垂体-睾丸轴调节,如果此轴调节功能紊乱,或甲状腺与肾上腺功能障碍也可影响精子的产生而致不孕。

(三) 男女双方共同因素

1. **缺乏性生活的基本知识** 夫妇双方因为不了解生殖系统的解剖和生理的基本知识而采取非正确性生活方式。

2. **精神因素** 男女双方过分期盼怀孕,造成对性生活的过分紧张和心理压力;或者由于工作压力过大、身体过度疲乏、经济负担过重、家中有人患病等都可导致心理障碍而致不孕。

3. **免疫因素** 精液中含有多种蛋白,作为抗原,在女性生殖道内尤其在宫颈上皮吸收后产生免疫反应,继而在女性血液中或生殖道局部产生抗体,破坏精子并影响受精。

二、临床表现

不孕症共同的临床表现为夫妻规律性生活1年,未避孕未孕。不同病因导致的不孕症可能伴有相应病因的临床症状。

三、处理原则

针对不孕症的病因进行处理:掌握相关性知识;增强体质;加强营养;戒烟、不酗酒;积极治疗器质性疾病;药物促排卵或补充黄体酮;根据具体情况选择辅助生殖技术等。

四、护理

(一) 护理评估

对不孕夫妇的检查和判定,应该对不孕夫妇一起进行护理评估,评估方法包括详细询问病史、全面身体评估、诊断性检查等手段。

1. **病史** 病史应从患者多方面进行全面评估。男方病史中询问其既往有无影响生育的疾病、外伤及手术史。影响生育的生殖器官感染史,包括睾丸炎、前列腺炎和腮腺炎等,手术史包括疝修补术、输精管切除术等病史。并对男方个人生活习惯、工作环境及不良嗜好进行了解,包括其性生活情况。女方病史包括询问其年龄、生长发育史、性生活史、其他病史及既往史。重点了解其月经史(初潮时间、周期、经期、经量、有无痛经等信息)、生殖器官及妇科炎症史(阴道炎、宫颈炎、盆腔炎等)和慢性疾病史。对继发不孕者,应了解以往流产或分娩情况,有无感染史等。

病史还包括夫妻双方结婚年龄、婚育史、性生活情况(是否两地分居、采用过的避孕措施、性交频率及质量等)等。

2. **身体评估**

(1) 全身检查:夫妇双方应进行包括第二性征发育情况在内的全身检查以排除全身性疾病,并重点检查外生殖器官有无畸形或病变。妇科检查应包括有无阴道横膈、纵隔、瘢痕或狭窄,宫颈有无异常,子宫附件有无肿块或压痛感等。男性检查包括阴茎、阴囊、前列腺等。

(2)辅助检查

1)男性检查:除全身检查外,精液常规检查必不可少。正常精液量为 2～6 ml,pH 为 7.0～7.8,在室温中放置 5～30 分钟内完全液化,精子总数>8 000 万/ml,活动数>50%,异常精子<20%。当精液量<1.5 ml 或精子总量<2 000 万/ml 或精子活动数<50% 或异常精子数>50%者为异常。

2)女性检查:除妇科检查内外生殖器官的发育和病变情况外,还需进行以下检查:

a. 卵巢功能检查:为了解卵巢有无排卵及黄体功能状态,可进行一些检查,包括基础体温测定、女性激素测定、宫颈黏液结晶检查、阴道脱落细胞涂片检查、B 型超声监测卵泡发育、月经来潮前子宫内膜活组织检查等。

b. 输卵管功能检查:通过输卵管通液术、B 型超声下输卵管过氧化氢通液术及子宫输卵管碘油造影,来了解输卵管通畅情况。

c. 宫腔镜检查:能发现子宫内膜异常情况,包括子宫畸形、宫腔粘连、黏膜下肌瘤、内膜息肉等。

d. 性交后精子穿透力试验:根据基础体温表选择在预测的排卵期进行。在试验前 3 天禁止性交,并避免阴道用药或冲洗。在性交后 2～8 小时内就诊检查。取宫颈管内黏膜涂片在显微镜下检查,每高倍视野见 20 个活动精子为正常。

e. 腹腔镜检查:可以直接观察子宫、输卵管、卵巢有无病变或粘连,并可结合输卵管通液术,直视下确定输卵管是否通畅,必要时在病变处取活检。

f. 免疫检查:判断免疫性不孕的因素是男方的自身抗体因素还是女方的抗精子抗体因素。

3. 心理社会评估　中国曾有古训"不孝有三,无后为大",这种文化长期对家庭和社会造成了很大的负面影响,尤其是对不孕妇女造成了深深的心理压力和伤害。不孕妇女常常表现出没有自信、孤独和失落感,有的甚至产生罪恶感,严重影响了正常的人际交往和社会工作。男性也常被标签为性无能者,自尊心受到伤害。在接受检查和治疗中,不孕夫妇心理上容易产生受挫感。

护理评估要仔细评估不孕夫妇双方的心理反应,有时候需要夫妇在一起完成评估,有时候则根据情况单独对不孕夫妇进行评估。

(二)护理诊断

1. 知识缺乏　缺乏性生殖解剖与生理及不孕的相关知识。

2. 长期自尊低下　与不孕症诊治过程中繁杂的检查、无效的治疗效果有关。

3. 社交孤立　与缺乏家人的支持、不愿与其他人沟通有关。

4. 慢性疼痛　与慢性盆腔炎或子宫内膜异位症引起的粘连和盆腔充血有关。

(三)护理目标

1. 夫妻双方能陈述不孕的主要原因,并能积极配合各项检查和治疗。

2. 夫妇能够面对现实,坦然乐观并积极配合治疗。

3. 夫妇能够向家人及朋友诉说痛苦并寻求精神支持。

4. 患者疼痛度减轻或消失。

(四) 护理措施

1. **一般护理**　护士应协助完成各项检查,并对其进行身心健康指导,指导患者保持健康的生活习惯,戒除不良嗜好如吸烟、酗酒或纵欲等,锻炼身体,增强体质,提高营养,保持健康状态,积极配合治疗。向妇女解释诊断性检查可能引起的不适和检查所需准备。

2. **心理护理**　护理人员应提供对夫妇双方的护理,尽可能单独进行以保护隐私,也可以夫妇双方同时进行。同时要认识到男性和女性对不孕症的表达方式的差异,女性可以公开谈论她们的挫折,而男性往往把情感隐藏起来。可以使用一些沟通交流的技巧如倾听、鼓励等方法帮助妇女表达自己的心理感受,不要随意评判其情感的对错。指导不孕夫妇如何保持乐观的情绪和平稳的心态,帮助他们尽快度过悲伤期,树立治疗信心,积极配合治疗。护理人员必须教会妇女进行放松,如瑜伽、认知调整、表达情绪的方式方法、锻炼等。当多种治疗措施的效果不佳时,护理人员帮助夫妇正视治疗结果,与不孕夫妇探讨人工辅助生殖技术。对于确实生育无望者,可建议其调整生活结构、重塑生活目标。

3. **病情观察**　对接受药物促排卵者,注意有无潮热、头晕、乏力、恶心、呕吐、体重增加等症状;输卵管造影者有无腹部痉挛或腹痛发生;手术治疗者,术后要注意监测生命体征,观察有无阴道出血和感染。

4. **医护配合**

(1) 药物指导:若患者服用氯米芬(克罗米酚)类促排卵药物,护理人员应告之此类药物的不良反应。较多见的不良反应如月经间期下腹一侧疼痛、卵巢囊肿、血管收缩征兆(如潮热)等。护士还需告之正确服药时间,提醒妇女及时报告药物的不良反应如潮热、恶心、呕吐、头疼;指导妇女在发生妊娠后立即停药。

(2) 术后护理:需要行手术者,如输卵管成形术和造影术等,遵医嘱做好术前准备和术后护理。

5. **健康教育**　根据患者的文化程度,借助讲座、视频、提问、患者互相交流等方法,开展合适的生育相关知识教育,并提供免费科普知识手册以指导患者,纠正错误观念,并教会妇女提高妊娠率的技巧:不要把性生活单纯看作是为了妊娠而进行;预测排卵期,选择适当日期(排卵前 2～排卵后 24 小时)性交,性交频率恰当,当周可适当增加;在性交前、中、后勿使用阴道润滑剂或进行阴道灌洗;不要在性交后立即如厕,而应该卧床、抬高臀部,持续 20～30 分钟,以使精子进入宫颈。

(五) 护理评价

1. 不孕夫妇表示获得了正确的有关性生殖及不孕的知识。

2. 不孕夫妇表现出良性应对不孕症的态度。

3. 不孕夫妇能表达出自己对不孕的感受并得到别人的支持。

4. 患者未表现出疼痛面容,且申明痛感明显减轻。

第二节　辅助生殖技术及护理

辅助生殖技术(assisted reproductive techniques, ART)也称为医学助孕,以治疗不孕夫

妇达到生育目的的一组方法。辅助生殖技术包括人工授精、体外受精和胚胎移植、配子输卵管移植，以及在这些技术基础上派生的各种新技术。

辅助生育技术使得过去很多"绝对不孕者"也获得受孕的机会，对妇女身心健康和家庭稳定起到了重要作用。但通过 ART 妊娠者，也可能发生流产、异位妊娠和多胎妊娠。

一、辅助生殖技术种类及方法

(一) 人工授精

人工授精(artificial inseminatin，AI)是指用器械将精液注入宫颈管内或宫腔内取代性交使女性妊娠的方法。按精液来源不同分 3 类：丈夫精液人工授精(artificial insemination with husband，AIH)、供精者精液人工授精(artificial insemination with donor，AID)和混合精人工授精(AIM)。

1. 人工授精的适应证

(1) AIH 适应证：主要适用于男方患性功能障碍，如阳痿、早泄、尿道异常，但精液正常或轻度异常，以及女方先天或后天生殖道畸形以及宫颈性不孕，如宫颈管狭窄、宫颈黏液异常、抗精子抗体阳性等。

(2) AID 的适应证：主要适用于丈夫精子质量问题，如严重的精液量减少(<1 ml)，低精子计数($<20\times10^6$/ml)，精子活动力低下(活动精子$<50\%$)，或遗传性疾病以及双方血型不合或免疫性不孕(女性免疫性不孕和男性免疫性不育)。因为滥用 AID 可造成后代近亲结婚的弊端，因此要慎用。

(3) AIM 的适应证：适用于丈夫少精症或精子质量差，有心理治疗意义。

2. 人工授精的禁忌证　目前尚无统一标准。一般包括：①患有严重全身性疾病或传染病；②严重生殖器官发育不全或畸形；③严重宫颈糜烂；④输卵管梗阻；⑤无排卵。

3. 人工授精的主要步骤

(1) 收集及处理精液：用干净无毒取精杯经自慰法取精。

(2) 促进排卵或预测自然排卵的规律：排卵障碍者可促排卵治疗，单用或联合用药。

(3) 选择人工授精时间：受孕的最佳时间是排卵前后的 3~4 天。一般通过宫颈黏液、基础体温、B 型超声等综合判断排卵时间，于排卵前和排卵后各注射 1 次精液为佳。

(4) 方法：人工授精的妇女取膀胱结石位，臀部略抬高，妇科检查确定子宫位置，以阴道窥阴器暴露子宫颈，无菌棉球拭净子宫外口周围黏液，然后用 1 ml 干燥无菌注射器，吸取精液 0.3~0.5 ml，通过插入宫腔的导管注入宫腔内授精。

(二) 体外受精与胚胎移植

体外受精与胚胎移植(in vitro fertilization and embryo transfer，IVF - ET)，也称试管婴儿。体外受精是指从妇女体内取出卵子，放入试管内培养一个阶段与精子受精后，发育成早期胚泡。胚胎移植是指将胚泡移植到妇女宫腔内使其着床发育成胎儿的全过程。

1. 适应证

(1) 输卵管堵塞性不孕症，是最主要的适应证。

(2) 子宫内膜异位症经治疗长期不孕者。

(3) 输卵管结扎术后子女发生意外者，或输卵管吻合术失败者。

（4）多囊卵巢综合征经保守治疗长期不孕者。

（5）其他如免疫因素不孕者、男性因素不孕者或原因不明的不孕症。

2. 术前准备　详细对男性和女性进行相关检查，包括妇科常规检查和男性精液检查，以及双方染色体检查等。

3. 体外受精与胚胎移植的主要步骤

（1）促进与监测卵泡发育：常采用氯米酚等药物诱发排卵，以获取较多的卵母细胞，并使用 B 超检测卵泡发育程度。

（2）取卵：于卵泡发育成熟尚未破裂时，在 B 超的引导下经腹或经阴道穹隆处以细针穿刺成熟卵泡，抽取卵泡液找出卵母细胞，放入培养液中。

（3）体外受精：取出成熟的卵母细胞与经过处理的精子混合培养，实现受精。

（4）胚胎移植：当培养至 8～16 个细胞时将早期胚胎送回母体子宫底部。

（5）移植后处理：卧床 24 小时，限制活动 3～4 天，肌注黄体酮治疗，移植后第 14 天测定血 β-HCG，若为阳性，2～3 周后行 B 超检查确认妊娠成功，并按高危妊娠加强监测管理。

（三）体外受精与胚胎移植的派生技术

1. 配子输卵管内移植（gamete intrafallopian transfer，GIFT）　是指将取出的卵子和处理后的精子直接移植到输卵管壶腹部进行受精的一种助孕技术。

2. 配子宫腔内移植（gamete intrauterine transfer，GIUT）　是指将配子（卵子和精子）直接移植到宫腔内，使其在宫腔内受精、着床和生长发育。

此外，还包括配子腹腔内移植、合子输卵管内移植和胚胎输卵管内移植。这些技术都包括超促排卵、取卵及精子处理等步骤。

（四）卵细胞质内单精子显微注射

卵细胞质内单精子显微注射（intracytoplasmic sperm injection，ICSI）是指将单个精子直接注入卵母细胞质内，使其受精，ICSI 正常受精率及妊娠率明显高于其他显微受精技术，此为第二代试管婴儿技术。

二、常见并发症

辅助生殖技术的孕产期并发症主要是由于药物刺激超排卵过程所引起，常见的并发症有以下几种。

（一）卵巢过度刺激综合征

卵巢过度刺激综合征（ovarian hyperstimulation syndrome，OHSS）是一种使用 GnRH 超促排卵所引起的医源性并发症。卵巢过度刺激综合征的发生与超排卵药物的种类、剂量、治疗方案、患者的内分泌状态、患者的体质以及妊娠等诸多因素有关。

根据临床表现及实验室检查，可将 OHSS 分为轻、中、重度。轻者腹胀，卵巢增大；中度恶心、呕吐，体重增加，明显腹水，卵巢明显增大，直径达 5～10 cm；重者腹胀痛加剧，电解质紊乱，胸水腹腔积液明显增多，可致呼吸困难、急性肾衰竭、血栓形成及成人呼吸窘迫综合征，甚至死亡。如未妊娠，月经来潮前临床症状可停止发展或减轻，此后上述表现迅速缓解并逐渐消失。一旦妊娠，OHSS 将趋于严重，病程延长。

（二）自然流产和宫外孕

体外受精与胚胎移植（IVF－ET）的流产率可达 25％～30％，可能与以下因素有关：高龄产妇的卵细胞染色体畸变率较高；诱发超排卵后的内分泌激素环境对胚胎发育的影响；黄体功能不全及胚胎自身发育异常等。宫外孕的发生率约为 3％。

（三）多胎妊娠

多胎妊娠是诱发超排卵常见的并发症，容易出现流产、早产、妊娠高血压综合征、羊水过多、重度贫血、早破水等，从而增加围生儿的病死率。

（四）卵巢或乳腺肿瘤

由于使用大量的促性腺激素，患者多次大量排卵及较长时间处于高雌激素和孕激素的内分泌环境，导致卵巢和乳腺肿瘤的机会增多。

（五）卵巢反应不足

与 OHSS 相反，卵巢反应不足表现为卵巢在诱发超排卵下卵泡发育不良，卵泡数量或大小或生长速率不能达到用药的预期要求。

三、护理要点

1. 详细询问病史和表现　包括年龄、既往不孕症治疗时的并发症病史、超排卵治疗情况、症状的发生、发展，以及严重程度。

2. 遵医嘱采取治疗措施　遵医嘱对不同并发症进行配合治疗。

3. 积极采取预防措施　遵循超排卵药物应用的个体化原则，严密监测卵泡的发育，积极预防 OHSS、卵巢反应不足和自然流产。预防措施有：合理用药；充分补充黄体功能；避免多胎妊娠；移植前进行胚胎染色体分析，防止异常胚胎的种植；预防相关疾病等。

不孕症是一个影响到妇女生理、心理、社会健康的问题，原因可能在于女性、男性或男女双方。不孕症不仅严重影响了妇女的正常生活，而且是一个关系到社会的基本单位——家庭的稳定问题及社会问题。因此，积极检查治疗不孕症，为不孕症夫妇提供个体化的护理意义重大。

案例分析与思考题

1. 张女士，结婚 8 年从未怀孕，医院求治多年无果。情绪忧郁，逃避人群，家庭关系紧张。请写出张女士现存的几个护理诊断，并给予怎样的心理护理？

2. 吴女士，30 岁，有正常夫妻生活，婚后 4 年未孕，身体健康，月经规则，无不良嗜好，妇科检查正常，丈夫检查未发现异常。为确诊不孕原因，首先应采取哪些检查？护理措施有哪些？

3. 一女性怀疑自己可能不排卵，你怎么告诉她进行自我测试？

（刘远慧）

第十九章 遗传咨询与产前诊断

遗传病(genetic disease)是指由于生殖细胞或受精卵里的遗传物质结构或功能改变所引起的疾病。遗传病一般都具有垂直传递和终身性的特征。遗传病包括染色体异常疾病和基因突变所致的基因病。

第一节 遗传咨询

遗传咨询(genetic counseling)是由从事医学遗传的专业人员或咨询医师,对咨询者就其提出的家庭中遗传性疾病的基本原理和技术,包括发病原因、遗传方式、诊断、预后、防治以及有关患者亲属或子女中此病的再发风险率等问题予以解答,并就咨询者提出的婚育问题提出建议和具体指导供参考。遗传咨询是预防遗传性疾病的一个重要环节。

随着科学技术不断进展,诊断手段不断提高,新的遗传病不断被发现,遗传性疾病已成为人类常见病、多发病。不少遗传病病情严重,甚至导致终身残疾,给患者带来痛苦,给家庭、国家造成沉重的精神负担和经济负担。同时,随着医学卫生事业的发展,一些严重危害人类健康的传染、感染性疾病已基本得到控制,发病率显著降低。遗传咨询是在遗传学、细胞遗传学、分子生物学、分子遗传学迅猛发展的基础上,与临床医学紧密结合而建立起来的一门新兴学科。其目的明确,就是及时确定遗传性疾病患者和携带者,并对其生育患病后代的发生危险率进行预测,商谈应该采取的预防措施,从而减少遗传病儿出生,降低遗传性疾病发生率,提高人群遗传素质和人口质量,获取优生效果。

由于遗传咨询的内容可能涉及患者的隐私并引起咨询者的忧虑,所以从事遗传咨询的工作者需具备医学遗传学的基本知识和原理,了解遗传病的各种诊断技术和防治措施,还需提高自己和咨询者的沟通能力,理解咨询者的心情,尊重咨询者的意愿。在交谈中应该亲切热情、富于同情心、诚实可信,并坚守保密原则,让咨询者无后顾之忧。只有这样,双方才能得到全面、准确和真实的资料。

一、染色体与基因

(一)染色体与染色体病

染色体(chromosome)是遗传信息的载体,主要化学成分是脱氧核糖核酸(DNA)分子,蛋白质分子和少量核糖核酸(RNA)组成。人类有 46 条(23 对)染色体,其中一对性染色体,22 对常染色体,互相配对的两条染色体分别来自父亲和母亲,也称同源染色体。

染色体异常约占所有妊娠的 0.4%,其中包括数目异常和结构异常。数目异常如多于或少于 46 条及多倍体,结构异常如染色体某处的缺失、倒位、易位、等臂染色体、环形染色体等。染色体疾病约有 100 种之多,但常见的有 21 三体综合征(先天愚型,也称 Down 综合征)、18 三体综合征(Edward 综合征)、13 三体综合征(Patau 综合征)、猫叫综合征(5P 综合征)、性染色体三体病、性染色体多体病等。

(二) 基因与基因病

基因(gene)是生物体传递遗传信息和表达遗传信息的基本单位,带有遗传信息的 DNA 片段。每个基因都按特定的位置排列在染色体上,常染色体上的基因是成对排列的。染色体上基因突变引起的疾病为基因病,包括单基因突变引起的单基因病(约有 4 000 余种)和多基因突变引起的多基因病(约有 100 余种)。常见的基因病有舞蹈病、多趾、白化病、小头畸形、血友病、红绿色盲、无脑儿、脊柱裂、腭裂、原发性高血压、先天性心脏病等。

二、遗传咨询的内容

(一) 明确诊断

首先应明确是不是遗传性疾病。只有确定是遗传病,方可开展遗传咨询和防治工作。要确认为遗传性疾病,必须正确认识遗传性疾病与先天性疾病、家族性疾病的关系。遗传性疾病是指个体生殖细胞或受精卵的遗传物发生突变,或突变引起的疾病,具有垂直传递和终身性特征。先天性疾病或称先天性缺陷,是指个体出生后即表现出来的疾病,如先天性梅毒、先天性白内障是先天性疾病而不是遗传性疾病,伴有形态结构异常则为先天性畸形。家族性疾病是指表现出家族聚集现象的疾病,即在一个家庭中有两个以上成员患相同疾病。医护人员应该对就诊者本人、夫妻双方三代直系亲属及其子女收集详细的病史资料,必要时还需进行系统的体格检查和实验室检查来明确诊断。常见的检查有家谱分析、染色体检查、特殊酶和蛋白质的生化分析等。

(二) 确定遗传方式

遗传方式一般分为 3 类:①染色体病;②单基因遗传病;③多基因病。染色体病又再分为 3 类:常染色体异常疾病、性染色体异常疾病和携带者。单基因遗传病又再分为常染色体显性遗传病及隐性遗传病、X 连锁显性遗传病、X 连锁隐性遗传病和 Y 连锁遗传病。除此之外,还有些遗传病有遗传异质性,可有两种或两种以上的遗传方式,所以必须根据家系分析辅助以临床特征来判断某一特定家系的传递方式。

(三) 估计再发风险率

1. 单基因遗传病再发风险率的推算法

(1) 常染色体显性遗传病:男女受累机会均等,双亲中任何一方为患者,其子代中发病概率为 50%;若双亲均为患者,子代中发病概率上升到 75%;患者子代中健康者,一般不发病。

(2) 常染色体隐性遗传病:男女发病机会相等,双亲若患同样遗传病,子代发病率为100%;配偶为杂合子者,子代再发风险率为 50%;配偶为正常纯合子者,子代则不发病而均为致病基因的携带者。

（3）X连锁显性遗传病：男性患者不会传递给男性子代，但女性子代全部受累；女性患者子代男女再发风险率皆为50%。

（4）X连锁隐性遗传病：男性患者子代中，男性正常，女性为携带者；女性携带者为杂合子且配偶正常，子代中男性再发率为50%，女性不发病，但50%为携带者。

2. 多基因遗传病的再发风险推算　家庭中患多基因遗传病的患者越多，其子代再发风险率越高。亲属级别的高低，也决定着发病率的高低，随着亲属级别的降低，再发风险迅速降低。多基因遗传病的复发风险与病情严重程度有关，即病情严重者，其亲属中复发风险增高。多基因遗产病易受遗传基因和环境因素的共同影响。

3. 染色体病再发风险推算　按分离率进行一般推算时，此类疾病的再发风险为：

（1）核型正常已经分娩染色体数目异常患儿的夫妻，其再发风险一般等于群体的突变率，而其中育龄孕妇再发风险显著升高。

（2）夫妇一方为同源罗伯逊易位、整臂易位、相互易位和插入携带者，不能生育正常后代。

（3）夫妇一方为非同源罗伯逊易位、整臂易位、相互易位和插入携带者，其子代染色体组成概率为1/4正常、1/4为携带者、1/2为部分三体和部分单体。

（4）夫妇一方为臂间或臂内侧倒位携带者，其后代的染色体组成概率为1/4正常、1/4携带者、1/2部分缺失和部分重复。

三、遗传咨询的对象

1. 准备结婚并生育的青年应接受婚前检查和咨询。

2. 35岁以上的高龄孕妇：由于染色体不分离机会增加，胎儿染色体畸变率增代再发生概率加大。

3. 患有遗传病或先天性畸形的家庭成员或夫妇。

4. 已生育过有先天出生缺陷儿或遗传病儿的夫妇。

5. 已确定或可能为遗传病基因携带者。

6. 具有染色体平衡易位或倒位等的携带者。

7. 先天性智能低下患者及其血缘亲属。

8. 具有致畸物质或放射性物质接触史及病毒感染史的夫妇。

9. 具有3代内近亲婚配史的夫妇。

10. 生育过母儿血型不合引起核黄疸患儿的夫妇。

11. 具有不明原因的不孕、反复流产、早产、死产及死胎等的夫妇等。

第二节　环境因素与出生缺陷

出生缺陷（birth defect）是指婴儿出生前在宫内就存在的发育异常，包括先天畸形和生理功能障碍。随着人类工农业和高科技的迅猛发展，新的化学物质不断投放市场，新能源的普遍应用，环境污染日趋严重，而对环境保护的措施和治理还远远滞后。现代科学认为，人类环境因素与遗传因素共同影响着人类的健康和疾病。据估计，在人类出生缺陷的原因中，遗传因素约占 25%，环境因素约占 10%，两种因素相互作用及原因不明者约占 65%。

引起出生缺陷的环境因素包括自然环境和人为环境。自然环境主要指原生环境，如地质条件（缺碘、高氟等）；人为环境即次生环境，指人为造成的污染环境。此外，文化教育水平、精神压力、社会心理因素等也起着不可忽视的作用。

环境中的致畸因素有生物的、化学的和物理的，它们对人类的危害除致畸性外，尚具有急性、慢性中毒、致癌及致敏作用。

致畸因子作用于胚胎和胎儿，常常可导致以下结果：①胚胎死亡；②胎儿畸形；③胎儿生长发育迟缓；④新生儿出现生理功能和行为异常。

以上结果的发生与致畸因子的性质、剂量、作用、作用时间长短、母体健康状态等因素均有关系。对胚胎和胎儿不同的发育阶段有不同影响：①胚前期：指受精后的 2 周内，致畸因子对胚胎的影响为影响不大或胚胎死亡（妊娠终止）。②胚胎期（致畸敏感期）：指胚胎发育的第 3~8 周，是细胞迅速分化、多数器官形成期。当致畸因子作用于此时的胚胎时，失去多向性分化而开始定向发育的细胞不能补偿或修复损伤的胚胎部分形成畸形。③胎儿期：指受精后第 9 周开始的整个胎儿期，各主要器官功能进一步完善，对致畸因子的敏感性因胎龄的增长而逐渐减弱，但小脑、大脑以及泌尿生殖系统对致畸因子仍然敏感，此期若受到致畸因子的影响，可能会出现生理功能缺陷或生长迟缓。

（一）自然环境与出生缺陷

1. **低碘与碘缺乏**　碘是一种对人类很重要的非金属元素，地壳中碘含量较少，主要储存在海洋里。因此，沿海地区水土中含碘量要比远离海洋、海拔很高的地区含碘量高。我国生活在低碘区的人口约有 4 亿多。

碘是胎儿和婴儿神经系统发育的必要物质之一。在人体发育的各个时期因碘缺乏造成的一系列损伤称为碘缺乏病，其中脑发育落后是缺碘对人类最严重的损伤。一般成人每天需碘量应为 100~150 μg，而孕妇及乳母每天应增加 50 μg。胚胎、胎儿期缺碘可导致早产、死产及先天畸形发生率升高，以及发育迟缓、神经运动功能落后。如地方性克汀病，临床特征是眼距宽、鼻翼宽、口唇宽、聋哑、矮小、呆傻、运动系统功能障碍（如行走蹒跚、痉挛性瘫痪等）。在临床诊断明确后，即使补充碘，脑损伤也不可逆转。新生儿期缺碘，会造成新生儿甲状腺功能低下或新生儿甲状腺肿（由于胚胎、胎儿期甲状腺功能低下而引起的甲状腺代偿性肿大）。

2. **高氟与先天性氟中毒**　氟是广泛分布于地壳中的一种元素，如果饮水中氟的含量超过 1 mg/L，则为高氟区，我国除上海外，各地均有大小不同、程度不等的高氟区。高氟会对人体造成氟中毒，出现氟斑牙和氟骨症。氟也可通过胎盘进入胎儿体内，随着孕妇血、尿中氟水平的升高，羊水含氟量也随之升高。氟量过高会对胎儿造成先天性氟中毒，表现为乳齿氟斑牙和幼儿氟骨症等。

3. **其他**　水质较软、含钙较低地区，高放射活性地区，新生儿死亡率及中枢神经系统畸形的发生率均升高。气压、季节骤变或高原空气稀薄也会导致出生缺陷。

（二）理化因素与出生缺陷

1. **化学因素**

（1）铅：铅不是人体必需的微量元素，而是一种工业毒物。在日常生活中，来自于建筑油漆、汽车尾气和化妆品中的铅,被孕妇过量吸收后可引起各种出生缺陷、流产或死产。因工作需要常常接触印刷、电焊、冶炼、蓄电池的孕妇可能接触过量铅。许多研究证实,铅可在人体内长期蓄积,且可通过胎盘屏障进入胎儿体内。胚胎期和胎儿期接触高水平铅可导致自然流产、先天畸形、神经系统发育不全或低出生体重等。

(2) 甲基汞:甲基汞是人类致畸物质之一,存在于某些农药及化肥中。1953 年日本孕妇因食用甲基汞污染的鱼、贝类海产品而出生先天性水俣病儿,出现严重精神迟钝、共济失调,以及生长发育不良、肌肉萎缩、发作性癫痫、斜视等甲基汞中毒特征。

(3) 其他:孕妇在妊娠期大量接触汽油、二甲苯、苯、甲苯、甲醇、二氧化硫、二硫化碳、二氯二苯三氯乙烷(DDT)等,也可致胎儿畸形。

2. 物理因素

(1) 核辐射:接触一定量核辐射可导致胎儿、婴儿出现小头症、神经系统发育迟缓和身体发育减慢等。

(2) 极低频电磁场:日常生活中使用的 60 Hz 左右交流电产生的电磁场为极低频电磁场。动物实验证实,极低频电磁场可损伤子代生殖系统并影响生育能力。当孕妇经常使用电热毯或热水床可导致胎儿宫内发育迟缓或自然流产。

(3) 医源性放射线:它是指用于临床检查、诊断和治疗用的 X 线、镭和放射性同位素。胎儿对医源性放射线极为敏感,可导致多种出生缺陷,如小头症、神经系统发育迟缓、小眼球症、白内障、泌尿生殖系统及骨骼畸形等。

另外,B 超检查在医学领域已使用 30 余年,普遍认为孕期用于诊断的 B 型超声波照射时间少于 30 分钟。微机操作人员的早产发生率略高,因此不主张孕妇长时间进行微机操作。

(4) 噪声:研究发现,当噪声达 85 dB 时,胎儿听觉损伤;达 100 dB 时,子代智力低下。孕妇长期被噪声包围可致死产或低体重儿发生。

(5) 高热:高温可致流产、死胎、智力低下。因此孕妇禁止蒸气浴,热水浴水温应控制在 40～45℃,主张淋浴,预防流感造成高烧。

(三) 不良嗜好与出生缺陷

1. 吸烟 香烟烟雾中约含有多种有害成分,尤其是一氧化碳易通过胎盘进入胎儿血液,形成碳氧血红蛋白,减少了血液携氧灌注而使胎儿发育受损。吸烟造成的常见危害有自然流产、宫内生长迟缓、围生儿死亡等。吸烟孕妇畸形儿的发生率是对照组的 2.3 倍,多为先天性心脏病、多肋和腭裂等。吸二手烟对孕妇一样有危害。

2. 饮酒 乙醇是常见的致畸物质之一,它能自由通过胎盘对胎儿造成危害。慢性酒精中毒的孕妇所生婴儿有酒精综合征的症状:小头症、心脏瓣膜病、小眼球症、眼睑裂短小、眼睑下垂、腭裂、外阴畸形、四肢运动障碍、生长迟缓和智力低下等。孕妇每天饮酒量若超过 80 ml 时,50%～70%的胎儿可发生以上畸形。

3. 咖啡因 咖啡因可导致各种胎儿畸形,也可引起低出生体重儿和流产。因此,孕期每天咖啡饮用量不应超过 2 杯,少饮可乐型饮料,不饮浓茶。

(四) 药物与出生缺陷

目前已确定的能引起人类畸形的药物有如下几种。

1. 抗生素 胎盘不能有效阻止抗生素进入胎儿体内,四环素可使婴儿出现四环素牙(棕黄色齿和牙釉质不发育）、先天性白内障、骨发育异常等；氯霉素可致灰婴综合征；氨基糖苷类抗生素可使胎儿听觉障碍和肾功能受损；青霉素类、头孢类抗生素相对安全。

2. **激素类** 雄激素和雌激素可分别引起女胎男性化和男胎女性化，孕早期妇女服用大量糖皮质激素可引起死产、早产、胎儿畸形或生长发育迟缓。服用避孕药的妇女应在停药后半年再尝试妊娠。

3. **其他** 孕早期，抗肿瘤药物可通过阻止细胞 DNA、RNA、蛋白质合成抑制细胞分裂而致胎儿器官缺陷。镇静剂［如巴比妥类、地西泮、氯氮䓬（利眠宁）等］及治疗甲亢和糖尿病等的某些药物也可致胎儿畸形。

（五）营养食品与出生缺陷

孕期母亲的营养状态对胎儿的正常发育极为重要，孕妇营养缺乏或营养失调可能会造成胎儿生长停滞及出生缺陷。

1. **热量与蛋白质** 孕妇每天足够的热量和蛋白质的摄入是保证胎儿大脑发育的重要元素，若摄入不足或体内必需氨基酸不平衡将影响胎儿脑发育。妊娠 30 周后胎脑处于发育最高速阶段，蛋白质和热量摄取不足可使胎儿脑细胞数量降低、脑重量减轻，导致小头或智力低下的缺陷。平时孕妇需注意蛋、瘦肉、豆类等优质蛋白的摄入。

2. **无机盐和微量元素** 妊娠期锌缺乏可导致子代先天畸形。若锌与维生素 A 共同缺乏，可增加畸形儿的发生率。

3. **维生素**

（1）维生素 A：孕妇维生素 A 缺乏或过多均可导致出生缺陷。维生素 A 缺乏易发生小头、智力低下；过多可发生双侧输尿管畸形和肾积水等。

（2）叶酸：叶酸缺乏可影响胚胎的正常发育。孕妇缺乏叶酸可致死胎、流产、脑发育异常。科学研究证明妊娠前 12 周始至妊娠 12 周内每天补充适量叶酸，对预防神经管缺陷有较好的作用。

（六）食品卫生与出生缺陷

近年来的研究发现食品污染可导致动物多种畸形，社会上不时曝光被污染或非法添加物质食品对人类造成的各种潜在危害。孕妇应避免食用真菌毒素污染的粮油食品、腌制食品、未经烹制和消毒或过期的食品。

（七）微生物感染与出生缺陷

妊娠妇女的微生物感染对其胎儿有极大危害，首字母"TORCH"是常见引起孕妇微生物感染的代表：T 是弓形虫，O 是其他微生物，R 是风疹病毒，C 是巨细胞病毒，H 是疱疹病毒。

弓形体病是以猫为宿主的原虫病，孕妇在妊娠期间接触携带弓形虫的猫便可能造成死胎、流产、死产或脑积水、脉络膜视网膜炎等出生缺陷。孕妇在妊娠阶段感染或接触患有风疹的患者可使畸形儿发生率升高。先天性风疹患儿的临床症状有白内障、青光眼、视网膜病变、动脉导管未闭、智力迟钝和间质性肺炎等。巨细胞病毒可通过胎盘侵袭胎儿或经阴道分娩时感染胎儿，宫内感染可致流产、死胎、早产、小头畸形、智力低下、脉络膜视网膜炎、耳聋和运动障碍等。纯疱疹病毒（HSV）感染与日俱增，尤其是先天性感染 HSV-Ⅱ，可造成流产、死胎、小头、小眼畸形和脉络膜视网膜炎等。

第三节 产前诊断

产前诊断(prenatal diagnosis)又称宫内诊断。通过影像学、细胞遗传学、分子生物学和生物化学等先进的监测技术,对宫内胎儿发育情况进行了解分析,对先天性和遗传性疾病做出诊断和筛选。产前诊断可以早期发现出生缺陷儿,通过恰当医学处理以降低出生缺陷儿发生率和死亡率。

一、产前诊断对象

1. 孕妇年龄≥35 岁。

2. 夫妇之一有染色体数目或结构异常,或表现正常而染色体异常携带,尤其是生产过染色体异常儿的孕妇,若再次妊娠,染色体异常发生率比正常孕妇高很多倍。

3. X 连锁遗传病基因携带孕妇及严重 X 连锁隐性或显性遗传疾病家族史的夫妇。

4. 夫妇之一有开放性神经管缺陷,或生育过此类患儿的孕妇。

5. 夫妇之一有先天性代谢缺陷,或生育过此类患儿的孕妇。

6. 有除产科原有的不良孕产史的孕妇,包括不明原因造成的死胎、死产、流产、新生儿黄疸及畸形儿等。

7. 夫妇之一有致畸因素接触史的孕妇,如孕期接触过化学毒剂、辐射物质等,有过病毒感染史、TORCH 感染的妇女。

8. 有遗传病家族史的近亲婚配孕妇。

9. 羊水过多、胎儿宫内发育迟缓及可疑有胎儿心血管发育异常的孕妇。

10. 在 β 珠蛋白生成障碍性(地中海)贫血高发区,夫妇为 β 珠蛋白生成障碍性贫血杂合子,或出生过 β 珠蛋白生成障碍性贫血儿的孕妇。

二、产前诊断方法

(一) 物理学诊断方法

1. B 型超声扫描仪 临床常用诊断胎儿的某些先天畸形,如神经管缺陷、无脑儿、脑水肿、唇裂、肢体畸形、先天性成骨发育不全、消化道闭锁、多囊肾、脐疝等。B 型超声波对胚胎和胎儿还未发现明显不良影响,一般在 16 周以后检查胎儿效果较好,检查时间尽量不超过30 分钟。

2. 胎儿镜 胎儿镜检查是一种产前诊断的重要手段。在 B 超引导下将直径很细的纤维束胎儿镜插入羊膜腔,不仅可以直接观察胎儿外表的畸形是否存在,而且可直接采集胎血、皮肤肌肉组织作检查,同时也可以对胎儿进行宫内治疗。

3. 胎儿超声心电图 是诊断胎儿心血管发育异常的一项新技术,可以对胎儿心脏检查方面弥补 B 超之不足。

(二) 染色体核型分析

此方法主要用于染色体病的产前诊断。常用孕早期绒毛组织、孕中期羊水细胞、胎儿血细胞,经培养或直接制备法分析染色体核型。

(三) 基因诊断法

基因诊断法又称 DNA 诊断法。使用 DNA 探针对胎儿进行诊断,是近年来产前诊断的新进展。现可诊断出镰状细胞贫血、β-珠蛋白生成障碍性贫血和 α-珠蛋白生成障碍性贫血等多种遗传病。

(四) 生化检验

生化检验是产前实验室诊断的一种重要手段。可取母血、胎血、羊水及绒毛组织,测定其中的酶、蛋白质及其代谢产物、脂类、糖类、激素、微量元素、细胞因子等诊断各种遗传病、宫内感染和胎儿生长发育异常等情况。

(五) 感染性疾病的诊断

感染性疾病的诊断是对先天性感染的一种实验室诊断法,主要通过母血、羊水、胎儿血依靠细胞检查、病毒分离或细胞培养、血清学特异抗体检测,以及核酸分子杂交技术、聚合酶联反应(PCR)技术检测 DNA 片段等方法进行诊断。

案例分析与思考题

1. 王女士是一个 40 岁的高龄孕妇,前来进行遗传咨询,你能给予怎样的帮助?

2. 一对夫妇已生育一个患唐氏综合征的孩子前来咨询,询问能否再生育健康的孩子。请给出适当的护士诊断,相应的护理措施应有哪些?

3. 有哪些环境因素可能造成出生缺陷?

(刘远慧)

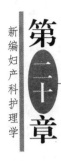

第二十章 计划生育妇女的护理

计划生育（family planing）是指通过采用科学的方法实施生育调节，控制人口数量，提高人口素质，使人口增长与经济、资源和社会发展计划相适应。实现计划生育是我国的一项基本国策，计划生育的内容包括：①晚婚：按法定年龄推迟 3 年以上结婚。②晚育：按国家法定年龄推迟 3 年以上生育。③节育：提倡一对夫妻生育一个子女，及时采取安全、有效、合适的避孕措施。④优生优育：避免先天性缺陷代代相传，防止后天因素影响后天发育，提高人口素质。

计划生育是一项科学性和政策性的工作，妇女为响应计划生育号召而选择相应的计划生育措施，一些妇女在体检时存在相关疾病的症状及体征。有必要对护理对象进行全面体检，识别全身性疾病，包括妇科急、慢性炎症的临床表现及体征，以核实所选择计划生育措施的适应证。

第一节 计划生育妇女的一般护理

计划生育措施主要包括避孕（工具避孕、药物避孕及其他避孕方法）、绝育（输卵管结扎术、输卵管粘堵术等）及避孕失败补救措施（早期人工流产术、中期妊娠引产术）。其中计划生育手术（宫内节育器放置与取出术、人工流产术与中期妊娠引产术、输卵管结扎术）的质量，直接关系到妇女一生的健康和家庭的幸福，医护人员要不断提高自身的技术水平，以强烈的责任心、爱心和科学的态度对待每一位实现计划生育手术的妇女。

一、护理评估

（一）病史

护士要全面收集病史，重点了解计划生育妇女的疾病史、月经史、婚育史及既往采取计划生育措施的方法及反应。了解护理对象的需求及生育计划，心理承受程度及其家属配合情况。了解各种计划生育措施的禁忌证，如欲采用宫内节育器者有无月经过多过频史，有无带器脱落史；欲采用药物避孕者有无严重心血管疾病、内分泌疾病、肿瘤等；欲行输卵管结扎术者有无神经官能症等病史及症状。

（二）身心状况

护士有必要对护理对象进行全面体检,识别全身性疾病,如有无发热、有无急慢性疾病。妇科检查:阴道黏膜情况;宫颈有无糜烂、裂伤;白带性状、量;子宫位置、大小、有无压痛及脱垂;附件有无肿块等,以核实所选计划生育措施的适应证。

由于缺乏相关的知识,一些妇女对于各种常用避孕措施的适应证、禁忌证及不良反应认识不清,如缺乏正确指导,她们在寻求有效避孕方法时会感到无助,在出现不良反应时束手无策或焦虑不安。

对于接受计划生育手术的患者,她们准备接受绝育术时,本人及其家属所出现的心理变化更为强烈。容易出现惧怕疼痛、担心术后出现后遗症、术后影响性生活,尤其是部分妇女因输卵管结扎术而担心影响日后的生育等问题,为此顾虑重重,对手术充满了恐惧。因此在术前必须全面评估受术者的生理及心理状态,按照个体化的原则,给予良好的心理护理,为其提供最佳的医疗服务。

（三）诊断检查

1. 身体检查　目的在于排除被所选择的计划生育措施列为禁忌证的症状及体征。

2. 妇科检查　通过评估白带的性状、阴道黏膜情况、宫颈糜烂程度、子宫位置及大小、有无压痛及附件情况等,排除与所选择措施的禁忌证相关的症状。

3. 实验室检查　包括血、尿常规及宫颈刮片的细胞学检查等项目。

4. 其他　按需要选择相应的特殊检查项目,如肝肾功能、心电图、超声波及阴道清洁度检查等。

二、可能的护理诊断及合作性问题

1. 知识缺乏　缺乏选择有效计划生育措施的知识。

2. 焦虑　与接受绝育术、避孕措施的不良反应等有关。

3. 潜在并发症　口服避孕药后阴道出血。

4. 有感染的危险　与腹部皮肤切口、上行性宫腔内感染等有关。

三、预期目标

1. 计划生育妇女能以最佳身心状况接受计划生育手术过程。

2. 计划生育受术者不存在感染征象。

3. 按规定的休假期满后,受术者能恢复正常活动。

四、护理措施

1. 计划生育措施的选择　育龄夫妇有对避孕节育方法的知情选择权,医护人员首先要做好接受计划生育措施的育龄夫妇的心理疏导工作,耐心解释其提出的具体问题,并根据具体情况和需求,协助选择最佳的避孕或节育措施。

（1）短期内不想生育的新婚夫妇,可采用男用避孕套或女用避孕套或外用避孕药,必要时采用紧急避孕。

（2）有一个孩子的夫妇,宫内节育器是首选的方法,也可选用避孕药（口服避孕药或皮下埋植避孕），以及适用于新婚夫妇的各种方法。

（3）有两个及两个以上孩子的夫妇，最好采用绝育措施。

（4）哺乳期妇女，宜选用宫内节育器、避孕套或阴道套，不宜选用药物避孕。

（5）围绝经期妇女，可选用宫内节育器、避孕套或外用避孕药。

2. 围手术护理　接受计划生育手术的患者，术前应充分评估受术者的身心状况，针对存在的健康问题提供有效的护理措施，纠正机体的一般情况，确保受术者以最佳身心状态按手术要求完成术前准备；术中应为其提供心理支持，协助缓解不适。加强巡视观察，配合完成手术过程；术后根据个体的具体情况，注意聆听护理对象的主诉，重视其感受，促进舒适，减少或避免术后并发症。发现异常情况及时汇报并配合处理。

3. 健康指导　计划生育护士要熟知各种计划生育措施的适应证、禁忌证及不良反应。耐心答疑，为护理对象提供有针对性的指导。最大限度减少计划生育措施的不良反应，以缓解护理对象的焦虑。对于出院患者针对其具体情况提供包括饮食、活动、性生活、随访等方面的指导。（具体详见各章节健康教育内容）

五、护理评价

1. 计划生育妇女能说出已采取措施的名称、主要作用机制和简单经过。

2. 护理对象能陈述与促进计划生育效果有关的注意事项。

3. 受术者不存在感染的征象。

4. 护理对象对所选用的计划生育措施表示满意。

第二节　避孕方法及护理

避孕是指通过采用药物、器具以及利用妇女的生殖生理自然规律，在不妨碍正常性生活和身心健康的情况下，使育龄妇女暂时不受孕。常用方法有工具避孕、药物避孕和安全期避孕法等。

一、工具避孕

工具避孕是指利用器具防止精子进入阴道，或阻止已进入阴道的精子进入宫腔或改变宫腔环境达到避孕目的。

（一）阴茎套（避孕套）

阴茎套（condom）也称避孕套，由男方掌握在每次性交时使用，性生活时套在阴茎上，精液排入阴茎套前端小囊内，防止精液流入宫腔内，即可达到避孕目的，又可防止性病的传播，应用广泛。

阴茎套是筒状优质薄膜乳胶制品，其顶端呈小囊状，称为储精囊。使用前应选合适的型号，用吹气法检查有无漏气（图 20-1）。每次性交更换新的阴茎套，排精后在阴茎尚未软缩时连同阴茎套一起抽出，若发现

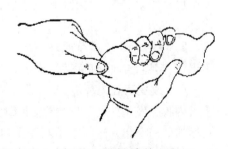

图 20-1　阴茎套检查法

阴茎套有破孔、滑脱,应立即采取以下措施:①女方站立使精液流出体外,阴道内涂避孕药膏或食指缠绕纱布蘸肥皂水伸入阴道洗出精液。②立即服用探亲避孕药;正确使用者避孕成功率达 93%~95%。

(二) 女用避孕套

女用避孕套(female condom)又称阴道套(vaginal pouch),开口处连接直径为 7 cm 的柔韧"外环",套内有一直径 6.5 cm 的游离"内环"。女用避孕套既有避孕作用,又有防止性传播性疾病传染作用,我国正在进行临床实验。

(三) 宫内节育器

宫内节育器(intrauterine device IUD)是一种安全、有效、简便、经济的节育器具,取出后不影响生育,被广大妇女易于接受,避孕有效率可达 90% 左右。我国是使用 IUD 最多的国家。

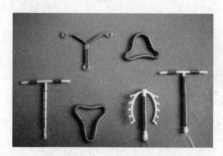

图 20-2 常用宫内节育器

1. 种类 宫内节育器(图 20-2)大致可分为两大类。

(1) 惰性宫内节育器(第一代 IUD):以不锈钢圆环及其改良品制成的宫内节育器,主要有不锈钢金属单环、麻花环、塑料金属环、宫形环、节育花、硅橡胶盾形 IUD 等,由于不锈钢金属单环的脱落率、带器妊娠率较高,已于 1993 年淘汰。

(2) 活性宫内节育器(第二代 IUD):活性避孕环内含有活性物质如金属、激素、药物及磁性特质等,克服了惰性宫内节育器的缺点,不良反应少,避孕效果好。

1) 带铜宫内节育器:带铜宫内节育器是我国临床推荐的宫内节育器。①带铜 T 型节育器:按宫腔形态设计,以塑料为支架,在纵杆或横臂上套以铜管,放置时间可达 15 年。②带铜 V 型节育器:由不锈钢作支架,外套硅橡胶管。这种宫内节育器带器妊娠、脱落率低,没有常见的激素药物使用后的恶心、呕吐等不良反应。因此适用于就诊较迟、使用激素方法有禁忌的女性,但出血较为常见,故因症取出率较高。

2) 药物缓释宫内节育器:将药物储存在节育器内,通过每日微量释放提高避孕效果,降低不良反应。常用的可分两种:含孕激素 T 形宫内节育器。通过每日向宫内释放 20 μg 孕激素-左炔诺孕酮,发挥强大的子宫内膜增生拮抗作用,不利于受精卵着床。还可以使宫颈黏液变稠,不利于精子通过。呈 T 形支架形,有尾丝,使用期限 15 年。其特点为带器妊娠率低、不增加月经量。偶可导致闭经、点状出血点。适用于平时月经量多,有子宫肌瘤、子宫腺肌症、痛经、功血等病史的女性。

2. 避孕原理 避孕原理主要是改变子宫腔内环境,使子宫液中产生中性粒细胞浸润和渗出,引起异物反应和无菌性炎症,阻止受精卵着床。概括起来,主要机制为以下两个方面。

(1) 改变宫腔内环境:节育器放入宫腔后除了起到机械的障碍作用外,与节育器接触的子宫内膜会发生一种轻度慢性、非细菌性的炎症反应、促使白细胞增加(比不带节育器的妇女增加 3~11 倍),这样就不利于受精卵着床。此外,伴随异物反应、异物巨细胞和巨噬细胞的大量产生,除了可吞掉进入宫腔的精子及着床前的胚胎,还可对胚胎产生毒害作用。

（2）前列腺素的作用：节育器的长期刺激，使得子宫内膜产生前列腺素。前列腺素一方面可使子宫收缩和输卵管蠕动增强，促使发育及分裂程度不够的受精卵被提前送到子宫腔而影响着床；另一方面，大量前列腺素又可加强雌激素的作用，使子宫内膜在怀孕时的蜕膜反应受到抑制，不利于受精卵着床。

3. 宫内节育器放置术

（1）适应证：愿意采用宫内节育器避孕而无禁忌证的育龄妇女。禁忌证：①妊娠或妊娠可疑者。②生殖器炎症，如急、慢性盆腔炎、阴道炎、急性宫颈炎及严重的宫颈糜烂者不宜放置。③近 3～6 个月月经失调，如频发月经、月经过多、不规则阴道流血或有严重痛经者。④生殖器肿瘤，如恶性肿瘤、子宫肌瘤致子宫变形及月经过多者。⑤子宫发育异常、双子宫未明确类型者不宜放置。⑥各种原因引起的子宫颈内口松弛或Ⅱ～Ⅲ度子宫脱垂者。⑦人工流产、分娩或剖宫产后有妊娠组织物残留或感染可能者。⑧严重的全身性慢性疾病患者。

（2）放置时间：①月经干净 3～7 天无性交者。②人工流产手术结束后即刻，且宫腔深度＜1 cm 者。③正常分娩后 42 天，且生殖系统恢复正常者。④剖宫产后 6 个月。⑤哺乳期闭经排除早孕者。

（3）放置方法：外阴阴道常规消毒铺巾，双合诊检查子宫大小、位置及附件情况。窥阴器暴露宫颈后再次消毒，以宫颈钳夹持宫颈前唇，用子宫探针顺子宫位置探测宫腔深度。一般不需扩张宫颈管，宫颈管较紧张者，可用宫颈管扩张器依次扩至 6 号。用放置器将节育器推送入宫腔底部，带有尾丝者在距宫口 2 cm 处剪断。观察无出血即可取出宫颈钳和阴道窥器。

4. 宫内节育器取出术

（1）适应证：①放环后不良反应严重、出现并发症经治疗无效者。②带器妊娠者。③改用其他避孕措施或绝育者。④放置期限已满需更换者。⑤计划在生育者。⑥绝经 1 年以上者。

（2）取器时间：一般于月经干净后 3～7 天，因子宫出血而需取器者，随时可取，带器早期妊娠者在行人流产时取出。

（3）取器方法：常规消毒后，有尾丝者，用血管钳夹住后轻轻牵引取出。多年前放置的金属单环，以取环钩钩住环下缘牵引取出。取器困难者可在 B 超、X 线监视操作下或借助宫腔镜取出。

5. 宫内节育器的不良反应及其护理

（1）阴道流血：常发生于放置 IUD 3 个月左右，是放置 IUD 常见的不良反应，主要表现为经量增多、经期延长或少量点滴出血，一般不需处理，3～6 个月后逐渐恢复。少数患者放置 IUD 后可出现白带增多或伴有下腹胀痛，应根据具体情况明确诊断后对症处理。

（2）腰腹痛胀感：IUD 与宫腔大小形态不符时，可引起子宫频繁收缩而出现腰腹酸胀感。轻者无须处理，重者应考虑更换合适的节育器。

6. 宫内节育器的并发症与护理

（1）感染：术后 2～3 天感觉下腹隐痛逐渐加剧，且体温升高，阴道内有血性排液，明确诊断后，应取出 IUD 并予以抗感染治疗。感染多由于操作不当或放置后未注意卫生引起，所以操作过程中要严格遵守无菌原则。术前认真治疗生殖道炎症，术后避免过早性生活。一旦合并感染，积极给予抗感染治疗。

（2）节育器嵌顿或断裂：IUD 过大、断裂致 IUD 部分或全部嵌入肌壁，一旦发现应及时取出。术前注意选择与宫腔大小合适、表面光滑的节育器，放置节育器时动作轻柔，避免损伤子宫壁,防止节育器的嵌顿。

(3) 脱环和带器妊娠:多数和手术者的技术熟练程度、选用 IUD 的大小及制作的材料有关。IUD 未放置到宫底或 IUD 过小,受试者宫口过松、体力劳动过强、过大及放置 IUD 后月经过多易造成 IUD 脱落,脱环多发生于放器第 1 年,尤其是头 3 个月。节育器位于子宫腔的下方或一侧,异位及子宫畸形,哺乳期放置均可导致带器妊娠。若多次脱落或带器妊娠应劝其改用其他避孕方法。放置节育器前应查清子宫位置及大小,操作轻柔,避免子宫穿孔。尤其是哺乳期及瘢痕子宫。

(4) 节育器异位:常因操作过于粗暴损伤宫壁引起,可移位于子宫肌壁间或盆腔内。护理同"节育器嵌顿或断裂"。

7. 心理护理与健康教育

(1) 向受术者介绍情况,解除思想顾虑,并交代带环后可能发生的症状。

(2) 指导患者术前 3 天禁性生活,注意保暖,防止感冒,术前体温不超过 37.5℃,并排空膀胱。

(3) 术后可能出现小量阴道流血和下腹不适感,无须处理,如流血超过月经量,急性腹痛或严重腰痛应及时诊治。

(4) 术后休息 3 天,1 周内不作重体力劳动,2 周内禁性生活和盆浴。保持外阴清洁。

(5) 定期随访。放环后 3 个月每次月经期或排便时应作 B 超检查,观察节育器有无脱落。

二、药物避孕

药物避孕通常是指激素避孕(hormonalcontraception),即利用女性类固醇激素避孕。类固醇激素避孕药的种类有口服避孕药、长效避孕针、速效避孕药、缓释系统避孕药等,激素成分是雌激素和孕激素。其优点为安全、有效、经济、方便。

(一) 避孕原理

1. 抑制排卵 通过干扰下丘脑-垂体-卵巢轴的正常功能,发挥中枢性抑制作用:一方面抑制下丘脑释放促性腺激素释放激素(GnRH),使垂体分泌 FSH 和 LH 减少,影响卵泡发育;另一方面抑制垂体对促性腺激素释放激素的反应,不出现排卵前黄体生成激素(LH)高峰,故不发生排卵或黄体功能不足。

2. 阻碍受精 改变宫颈黏液性状,宫颈黏液量减少并变高度黏稠,不利于精子穿透;杀死精子或影响精子功能,影响受精。

3. 阻碍着床 改变子宫内膜形态与功能,抑制子宫内膜增殖。在小剂量雌激素持续作用下,内膜腺体生长发育迟缓,腺体较小,萎缩变窄,同时又受孕激素作用使子宫内膜腺体、间质提前发生类分泌期变化,使输卵管正常的分泌和蠕动发生异常,受精卵在输卵管的运行速度出现异常,从而干扰受精卵着床。

(二) 适应证与禁忌证

1. 适应证 无服用激素避孕药物禁忌证、有避孕要求的健康育龄妇女。

2. 禁忌证

(1) 严重心血管疾病、血液病或血栓性疾病不宜使用。避孕药中孕激素影响血脂蛋白代谢,可加速冠状动脉硬化;雌激素有促凝功能,使心肌梗死及静脉血栓发病率增加。此外,雌激素有增加血浆肾素活性作用,使高血压患者容易发生脑出血。

（2）急、慢性肝炎或急、慢性肾炎。

（3）恶性肿瘤、癌前病变、子宫或乳房肿块。

（4）内分泌疾病,如糖尿病及甲状腺功能亢进症。

（5）哺乳期（单纯含孕激素的避孕药除外）、产后未满半年或月经未来潮者,因雌激素可抑制乳汁分泌,影响乳汁质量。

（6）原因不明的阴道流血、月经稀少或年龄＞45岁者。

（7）精神病生活不能自理,需药物治疗者。

（8）服药后有偏头痛或持续头痛等症状者。

（9）吸烟成瘾者。年龄＞35岁的吸烟妇女也不宜长期服用避孕药,以免引起卵巢功能早衰。

（10）可疑妊娠。

（三）药物不良反应

1. **类早孕反应**　避孕药中含有雌激素,可刺激胃黏膜,服药初期可出现轻度食欲不振、恶心、头晕、困倦,甚至呕吐等类似早孕反应。轻者不需处理,坚持服药,2～3个月后症状自行减轻或消失;重者可口服维生素 B_6 20 mg、维生素 C 100 mg 或甲氧氯普胺 10 mg,每天3次,可停药,更换制剂或改用其他避孕措施。

2. **阴道流血**　临床表现:少数妇女服药期间出现不规则少量经间期阴道流血,称为突破性出血。多因漏服、迟服（不定时服药）避孕药物所致。此外,可能与药片质量受损、服药方法错误及个体差异等因素有关。如为漏服者,次晨补服。点滴出血者,不需特殊处理;出血量稍多者,需每晚加服炔雌醇1～2片（0.005～0.01 mg）,与避孕药同时服至22天停药;若阴道流血量如同月经量或流血时间接近月经期者,应当作为一次月经处理,停止用药,在流血第5天再开始按规定重新服药。重者也可考虑更换避孕药。

3. **月经过少或闭经**　避孕药还可使下丘脑-垂体轴抑制过度而出现闭经。绝大多数经量过少或停经者,停药后月经能恢复正常。月经过少者可每晚加服炔雌醇1～2片（0.005～0.01 mg）,与避孕药同时服至22天停,停药后仍无月经来潮且排除妊娠者,应在停药第7天开始服用下一周期避孕药,以免影响避孕效果;连续发生两个月停经者,应考虑更换避孕药种类;若更换药物后仍无月经来潮或连续发生3个月停经时,应停药观察,等待月经复潮,及时就医,并查找原因。停用避孕药期间,需采取其他避孕措施。

4. **皮肤色素沉着**　少数妇女服药后颜面皮肤出现蝶形淡褐色色素沉着,不需治疗,多数妇女停药后色素可自行消退或减轻。

5. **体重增加**　少数妇女较长时期服用含第一代或第二代孕激素的避孕药后体重增加,与避孕药中孕激素成分有弱雄激素活性作用或雌激素引起水钠潴留有关。虽然体重有所增加,但不致引起肥胖,也不影响健康。一般不需治疗,可更换含第三代孕激素的避孕药。

6. **其他症状**　有出现头痛、乳房胀痛、复视、皮疹或性欲改变等症状,可对症处理,严重者停药。

（四）常用避孕药物种类

常用的避孕药种类有短效避孕药、长效避孕药、长效避孕针、速效避孕药、缓释避孕药和外用避孕药。

1. **短效口服避孕药** 是最早的避孕药,大多由雌激素和孕激素配伍合成。目前常用的有炔诺酮、甲地孕酮、炔诺孕酮、左炔孕酮等孕激素与炔雌醇组成的各种复方制剂,除一般的复方片外,还有双相片和三相片。新药去氧孕烯、诺孕酯和孕二烯酮等是强效孕激素制剂。

短效避孕药的主要作用机制是抑制排卵,用此药的优点在于容易控制,如果想怀孕,停药后很快即可妊娠。短效避孕药是目前应用最多、最广的一种避孕药,因为它在人体内发挥作用的时间短,所以要每天按时服用,1个月经周期必须连服22天才能起到避孕效果。只要按规定用药不漏服,避孕成功率达99.5%。有研究表明,口服避孕药有预防子宫内膜癌及卵巢癌的作用,同时不增加乳腺癌的发病率。它的缺点主要是对心血管系统的影响,有增加心血管疾病、血脂增高、血栓发病率的可能性。另外,每日使用比较麻烦,容易漏服,造成避孕失败。三相片配方合理,避孕效果可靠,控制月经周期良好,突破性出血和闭经发生率显著低于单相制剂,不良反应少。

用法及注意事项:从月经周期第5天起,每晚1片,连服22天不间断,若漏服须次晨补服。停药后2~3天可发生撤药性出血,相当于月经来潮,则于月经第5天开始服用下一周期药物。如停药7天尚无月经来潮,仍可于第8天晚开始服用第2周期药。若第2个月仍无月经来潮,应查找原因。强效孕激素制剂用法为月经周期第1天开始服,每晚1片,连续21天,然后停药7天,第29天开始服用下一周期药物。双相短效避孕药用法同单相短效避孕药。三相片模仿正常月经周期中内源性雌、孕激素水平变化,分成3个阶段,按顺序服用,每天1片,共21天。第一个周期从月经周期第1天开始服用,第2个周期改为从第3天开始。若停药7天无撤药性出血,则从停药后第8天开始服下一周期三相片。

2. **长效口服避孕药** 主要由雌孕激素组成,所含激素可较长时间内持续发挥避孕作用,每月服用一次即可达到避孕效果。目前使用的主要为左炔诺孕酮雌醚片。此药的优点是服用简单、方便,比较安全。缺点是引起血压升高,有发生隐性糖尿病的风险,服药年限一般不超过5年。该药针剂效果和不良反应基本相同。

用法及注意事项:①复方18甲基炔诺酮和复方炔雌醚在月经来潮的第5天午饭后开始服第1次药,间隔20天服第2次,以后改为间隔1个月服1次,每次服1片;②复方16甲基氯地孕酮的服法是从月经来潮的第5天午饭后开始服第1次药,第1次服用1片单方乙炔雌醚(黄色片)。间隔20天服用第2次药,第2次开始以后都服用复方16甲基氯地孕酮(粉色片)。再间隔20天服用第3次药。以后改为每隔1个月服药1次,每次服1片。

3. **长效避孕针** 目前使用的有单纯孕激素和雌孕激素混合两种剂型。单纯孕激素可用于哺乳期避孕,但容易导致月经紊乱,故较少用。

用法及注意事项:首次于月经周期第5天和第12天各肌内注射1支,以后在每次月经周期的第10~12天肌注1支,于用药后12~16天月经来潮。注射前,要将瓶内液体吸尽,做深部肌肉注射,下次注射药物的间隔时间不要超过上次用药的±3天。用药前3个月可能发生月经周期不规则或经量多,可对症用止血药,或用雌激素或短效口服避孕药来调整。欲停用时嘱患者要在停药后用短效口服避孕药3个月,以免引起月经紊乱。

4. **速效避孕药(探亲避孕药)** 含有人工合成的类固醇激素,可不受月经周期的限制,在月经周期的任何一天开始服药均能发挥避孕作用的口服避孕药,适用于两地分居的夫妇临时使用。

用法及注意事项：①炔诺酮探亲片：每片含炔诺酮 5 mg，探亲开始每天服 1 片，至少服至 10 天，服完 14 天后，如探亲未结束，可改用口服避孕药 1 号或 2 号。避孕率 99.17%。如患慢性肝炎或肝功能异常者不宜服用。②双炔失碳酯（又称 53 号避孕片）：每片含双炔失碳酯 715 mg，另含维生素 B$_6$ 15 mg、咖啡因 10 mg。严格地说，它是非类固醇化合物。每次性交后服 1 片，并在第 1 次性交后的次晨加服 1 片，避孕率 99.15%。临床中使用的较为广泛。③d-1甲基炔诺酮探亲片：每片含 dl 炔诺酮 3 mg，探亲前 1～2 天开始每天服 1 片，至少需服 10 天，一般服完 15 天后，如探亲未完，可改服其他口服避孕药，避孕率 99.19%。④甲地孕酮探亲片（探亲 1 号）：每片含甲地孕酮 2 mg，探亲当日中午及晚上各服 1 片，以后每晚服 1 片，至探亲结束，次晨再加服 1 片，避孕率 99.17%。⑤甲醚抗孕丸：每丸含甲地孕酮 0.155 mg，醋炔醚 0.188 mg。探亲当天服 1 丸，性交后立即服 1 丸，以后每次 1 丸，避孕率 99.16%。

5. 缓释避孕药　临床上常用的缓释避孕药为皮下埋植剂。将类固醇激素与某些具备缓慢释放性能的高分子化合物（如医用硅橡胶、聚乙烯及制备微囊的包衣材料等）配制而成。将人工合成的孕激素放置在皮下，缓慢释放，以维持其长效水平，既能免除一次性大剂量药物的不良反应，又能在体内维持较长时间的效应。其有效率达 99% 以上，有效期 5 年。使用种类有 6 根型硅胶囊及 2 根型硅胶囊 II 。

使用方法及注意事项：经检查后无禁忌证即可放置。放置时间为月经潮 7 天内、人工流产术后及分娩 6 周后。放置术有专业人员在严格消毒的条件下进行。放置部位在非优势手臂（一般为左臂）肘上 7～8 cm 处。局部麻醉后将埋植剂逐一送入皮下，扇形排列，无须缝合，创可贴覆盖即可。术后保持伤口干燥，3 天后取下绷带和纱布，第 5 天去掉创可贴。如不耐受不良反应时，应及时就诊。

三、其他避孕方法

(一) 紧急避孕

紧急避孕是指性生活后或避孕失败后数小时或数日内，妇女为防止非意愿性妊娠的发生而采用的避孕方法称为紧急避孕（postcoital contraception）或房事后避孕。能阻止或延迟排卵，干扰受精或阻止着床。

1. 适应证　①避孕失败，包括避孕套破裂、滑脱；未能做到体外排精，错误计算安全期，漏服避孕药，宫内节育器脱落；②在性生活中未使用任何避孕方法；③遭到性暴力。

2. 禁忌证　已确定怀孕的妇女。妇女要求紧急避孕但不能绝对排除妊娠时，经解释后可以给药，但应说明可能无效。

3. 方法　有宫内节育器和服用紧急避孕药两类方法。

(1) 宫内节育器：带铜宫内节育器，在无保护性生活后 5 天（120 小时）之内放入，作为紧急避孕方法，有效率可达 99% 以上。特别适合希望长期避孕且符合放环者。

(2) 紧急避孕药：有激素类或非激素类两类，在无保护性生活后 3 天（72 小时）之内服用，有效率可达 98%，适用于仅需临时避孕者。激素类药物有：①雌、孕激素复方制剂：复方炔诺孕酮事后避孕片（炔诺孕酮 0.5 mg 炔雌醇 0.05 mg），首剂 2 片，12 小时后再服 2 片。②单纯孕激素制剂：炔诺孕酮，首剂半片，12 小时后再服半片。③单纯雌激素制剂：53 号抗孕片，性交后即服 1 片，次晨加服 1 片。非激素类药物有米非司酮：单剂量 600 mg 避孕效果可达 100%。有报道米非司酮 25 mg 加甲氨蝶呤 5 mg 顿服避孕效果可达 100%。在经前 4 天使用均有效,不受性交时间及次数制约,有希望成为安全、高效的新型紧急避孕方法。

(二) 安全期避孕法

安全期避孕法也称自然避孕法(natural contraception),指的是通过观察女性月经不同阶段的变化规律,掌握好性生活日期,利用时间差使精子和卵子不能相遇,达到避孕目的。一般说来,正常妇女 28 天来一次月经,而排卵多在月经周期中间,即在 14～16 天之间。男性精子排入阴道后,最多 120 个小时左右失去受精能力。女方排卵前的 120 个小时及排卵后 24 小时,这是怀孕的"危险期"。因此,排卵前后 4～5 天内为易怀孕期,其余时间不易受孕,被视为安全期。

常用的安全期避孕法有日历推算法、宫颈黏液观察法(比林斯法)、唾液检测法、基础体温法、症状-体温法、哺乳期闭经避孕法等。当然由于妇女病排卵受多种因素影响,而使排卵常常提前或推后,也可产生额外排卵。因此,自然避孕法并不十分可靠,失败率可高达 20%。

(三) 外用避孕药

通过阴道给药杀精或改变精子的功能,起到避孕作用。目前临床上广泛应用的为离子型表面活性剂,如壬苯醇醚,以壬苯醇醚为主药制成避孕药膜,性交前 5 分钟将药膜揉成团放于阴道深处,溶解后即可性交。正确使用的避孕效果达 95% 以上。

(四) 免疫避孕法

免疫避孕是一类利用机体自身的免疫防御机制来阻止非意愿妊娠的计划生育方法,目前尚处在研究阶段。理论上免疫避孕可以从 4 个方面进行:调控母体的免疫状态,使母体排斥胎儿;使用动物抗体进行被动免疫;调动生殖道黏膜的局部免疫机制,抑制配子成熟、迁移,或阻断受精、着床;利用生殖系统特异性抗原(即发展避孕疫苗)进行主动免疫。目前,主要是进行发展避孕疫苗的研究。

第三节　终止妊娠方法及护理

对于避孕失败或未有生育计划而怀孕,或因病不能继续妊娠者,应采用终止妊娠的节育方法,主要是采取人工流产的措施。

一、早期妊娠终止

避孕失败的早期妊娠补救措施有手术流产和药物流产两种方法终止妊娠。

(一) 手术流产

1. 类型

(1) 负压吸引术:利用真空负压原理,通过特制人工负压吸引机形成负压,吸出妊娠组织。适用于终止 10 周内妊娠。

(2) 钳刮术:利用组织(胎盘)钳直接进入宫腔钳出妊娠组织。适用于 11～14 周妊娠。

1) 适用证:避孕失败要求终止妊娠者;因各种疾病不宜继续妊娠者。

2) 禁忌证:各种急性传染病或慢性传染病急性发作期、严重的全身性疾病(如心力衰竭、症状明显的高血压、伴有高热的肺结核以及贫血、阴道念珠菌等妇科疾病者)不能承受手术者;急性生殖器官炎症,如阴道炎、重度宫颈糜烂、盆腔炎等;妊娠剧烈呕吐引起的酸中毒尚未纠正者;术前 4 小时内,两次体温在 37.5℃以上者。

2. 术前准备　术前检查必不可少。流产是不得已采取的避孕补救措施,流产毕竟是有创伤的手术,在实施人工流产之前,应该做好充分的准备,防止给身心健康带来更多的麻烦。在怀孕之后,孕妇身体抵抗力减弱,容易患病,人工流产术前体检及全面的妇科检查显得非常重要。

有生殖系统感染时首先控制炎症。凡是患有生殖器官急性炎症或患有慢性炎症处在急性发作期的孕妇(如外阴炎、阴道炎、宫颈炎、子宫内膜炎、盆腔炎等),在行人工流产术前需要运用抗生素系统、足量治疗,待炎症控制后再行手术。手术之前 3 日内应该禁止性生活,术前 1 天洗澡,更换内衣内裤,手术当天带一些清洁卫生用品,以保持外阴清洁,防止感染。

3. 操作方法

(1) 负压吸引术(图 20-3)

1) 体位及消毒:受术者排空膀胱,取膀胱截石位。按术前外阴及阴道常规消毒。

2) 探测宫颈及扩张宫颈:用宫颈钳夹住前唇中央处,用左手将宫颈钳向外牵引和固定子宫。右手执毛笔式持子宫探针,顺着子宫方向渐渐进入宫腔,探测方向及测量宫腔术前深度。再以宫颈扩张器顺探明的子宫方向扩张宫颈,自 5 号起逐渐扩至大于准备的吸管半号或 1 号。扩张时注意用力均匀,切忌强行进入宫腔,发生子宫穿孔。

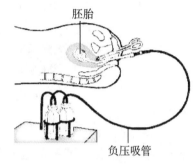

图 20-3　负压吸引术

3) 吸管负压吸引:用吸头接上橡皮管,其橡皮管之另一端接上负压吸引器。将吸头轻轻地进入宫腔直至宫底,然后把吸头退出少许,用脚踏吸引器开关,负压表的吸力在 400～500 mm,吸头即在宫腔内转动以寻找孕卵着床部位,一般孕卵着床多于宫底之前、后壁。找到孕卵时,即在该处轻轻转动及上下抽动,吸尽组织,再向宫腔四周转动吸引一次,可感觉宫腔逐渐缩小,宫壁紧贴吸头,表示胎盘组织已经吸净。此时,先捏紧橡皮管后再取出吸头,注意不要带负压进、出颈管。抽出吸管时如有胚胎组织卡在吸管口时,可用卵圆钳将组织取出。用刮匙刮宫壁一周,检查是否干净,如已净,则感宫壁四周毛糙。若感宫壁某处滑溜溜,表示未净,则再将吸头进入宫腔吸净该处之组织。再次测量宫腔深度,取出宫颈钳,用纱布钳擦净宫颈及阴道血液,若有活动性出血,可用纱布压迫止血,取出阴道扩张器,结束手术。

4) 检查吸出物:吸出之组织用过滤器过滤后,测量流血量及组织物量,并仔细检查组织物中是否有绒毛及绒毛的多少。如组织不新鲜并伴有陈旧血块者,则给抗生素预防感染;如发现异常及未见绒毛,组织物全部应送病理检查。

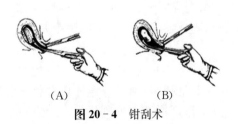

图 20-4　钳刮术

(A) 有齿卵圆钳夹破胎膜
(B) 将卵圆钳伸入宫腔底部夹取胎儿和胎盘组织

(2) 钳刮术(图 20-4):一般适用于妊娠 11～14 周,必须住院施行。此时胎儿已较大,手术操作也较为繁杂。如术前需放入宫颈扩张棒,或放入宫腔内无菌导尿管等;又因为此时胎囊内的羊水已形成,且含量较多,而在钳取胎儿时,胎儿的骨骼易损伤宫颈管,羊水会顺宫颈管内的血管进入体循环,而出现羊水栓塞。这是一种严重的并发症,患者主要表现为颜面青紫、心跳快、血压下降、出冷汗,甚至危及生命。为了预防此并发症的发生,应尽可能避免施行钳刮术,故应强调以避孕为主。避孕一旦失败,宜尽早行药物流产或人工流产手术,因为它们对孕妇的创伤及不良后果,毕竟比钳刮术要小得多。

(二) 药物流产

药物流产又称药流,是指用药物终止早期妊娠的方法。适用于妊娠 7 周以内者。近年来已广泛应用于临床,在怀孕早期不须手术,而用打针或服药的方法达到人工流产。应用药物使妊娠终止,药流是近 20 年来的最新发展。药物流产简便、有效、无创伤,避免了进宫腔操作可能造成的并发症。经研究,米非司酮联合米索前列醇是目前最佳药流方案,完全流产率已经达到 80% 以上。前者为一种类固醇,具有抗孕酮特性,能和孕酮竞争受体,从而阻断孕酮活性,使子宫蜕膜变性坏死并释放内源性前列腺素,促使宫颈软化、子宫收缩,促使胚胎排出。其不良反应轻,近期不良反应主要是药物流产后出血时间较长和出血量较多,远期不良反应尚需进一步观察。

1. 适应证　高危人流对象。

2. 禁忌证　米非司酮禁忌,包括肾上腺疾病、糖尿病等;前列腺素禁忌,包括心脏病、高血压、青光眼、哮喘、胃肠功能紊乱;过敏体质;带器妊娠或怀疑宫外孕;妊娠剧吐;生殖道炎症。

3. 服用方法　米非司酮联合米索前列醇,米非司酮 25 mg,每天口服 2 次,共 3 天,服药前后禁食 2 小时,于第 4 天晨空腹服米索前列醇 600 μg。观察腹痛与胚胎排出情况。若不能顺利排出,须行清宫术。

4. 护理要点

(1) 术前详细询问病史,测量体温、脉搏和血压,根据双合诊检查、尿 HCG 检查和 B 型超声检查进一步明确早期宫内妊娠诊断,并通过血常规、出凝血时间及白带常规等检查评估受术者。协助医生严格掌握手术适应证和禁忌证。

(2) 术前告知受术者手术过程中可能出现的情况,解除其思想顾虑。

(3) 术中陪伴受术者身边,指导其运用深呼吸减轻不适。

(4) 术后受术者应在观察室卧床休息 1 小时,观察腹痛及阴道出血情况。若出血多,给予缩宫素以促子宫收缩。对有感染可能者,给予抗感染治疗。

(5) 观察有无合并症,如出血心衰、甲状腺危象等,并应及时处理。

(6) 嘱受术者保持外阴清洁,1 个月内禁止性生活及盆浴,防止感染。

(7) 吸宫术后休息 3 周,钳刮术后休息 4 周。若有腹痛及阴道流血增多,持续流血 2 周以上等应及时就诊。

(8) 告知手术流产不宜经常实施,恢复性生活后要做好避孕,避免再次意外怀孕。新婚夫妇可采用避孕套或选用短效口服避孕药,而不宜用长效避孕药,为防止药物对胎儿的影响,停药 1 年内不宜妊娠。

5. 并发症与防治

(1) 出血:术中出血超过 200 ml 称为流产出血。多发于钳刮术,须寻找其原因并治疗。妊娠月份大、宫颈条件差,因此用的吸管小胎囊剥离慢;人工流产次数多或哺乳期、子宫收缩不良,应用缩宫素,同时按摩子宫,加强宫缩。流产不全应尽快清除宫内残留组织;子宫穿孔应停止手术,按损伤处理;凝血障碍者加用抗凝药;如出血量多,需开放静脉补液,及时输血。

（2）人工流产综合征：手术刺激宫颈和子宫致迷走神经兴奋，手术中受术者出现心动过缓、心律失常、血压下降、面色苍白、出汗、头晕、恶心、呕吐、胸闷、甚至晕厥抽搐。精神紧张、惧怕手术者更容易发生。绝大部分受术者通过神经系统的自身调节，能够耐受人流术中的这些机械刺激，但也有少数人由于自主神经稳定性较差，从而出现了上述一系列的表现。这时经过适当处理不会对患者构成威胁，也不留下后遗症。因此术前充分解除受术者的顾虑，术中轻柔操作及术前应用能够扩张宫颈的药物等十分重要。

（3）子宫穿孔：是较少见的并发症。穿孔可以是探针、扩宫器、吸管、刮匙、吸管或者卵圆钳造成。患者可有腹痛、阴道流血、腹腔内出血征象及腹膜刺激征，妇科检查子宫可增大、触痛。症状和体征与穿孔的部位、大小、伤及组织程度有关。穿孔伤及血管可引起内出血，重者休克。肠穿孔时，X线检查膈下见游离气体，若延期发现会出现粪性腹膜炎、中毒性休克。子宫穿孔在女性生殖道器械损伤中最为常见。一旦穿孔需马上停止手术。根据具体情况做全面分析。酌情B超监测下继续手术或保守治疗1周后再行手术，可疑损伤腹腔内其他脏器时则需开腹探查或腹腔镜探查，并在其监测下刮宫或修补，必要时行部分肠切除，有腹腔污染者放置引流。子宫修补后须避孕1~2年。

（4）漏吸或吸空：确定为宫内妊娠而未吸出胚胎及胎盘绒毛，以致妊娠继续发展者称为漏吸。可能因子宫过度屈曲或畸形、胎囊过小、手术操作失误等造成。因此人工流产不是时间越早做越好。吸空则指非妊娠误以为妊娠而吸宫。漏吸按妊娠月份选择不同方法流产；空吸则将吸出物送病理检查，必要时行B超检查，严密随访HCG及腹痛情况，警惕宫外孕。

（5）流产不全：表现为术后阴道反复不规则流血，量或多或少，偶见阻止物排出，感腰酸腹痛，时间长可伴发热。妇科检查宫口松，有时可触及组织，子宫正常或略大。血HCG阳性，宫腔镜下见机化组织。对此应予以清宫，同时应用抗生素抗感染。严重感染者必要时切除子宫，刮出物送病理检查。

（6）感染：表现为人流术后2周内出现下腹痛、发热、脓性白带等症状，严重者有全身中毒症状。妇科检查子宫附件有压痛。白细胞升高。治疗为注意休息，支持疗法及抗生素应用。

（7）颈管或宫腔粘连：因多次刮宫、过度刮宫腔、吸宫时负压过高或因感染造成闭经，表现为月经过少、周期性下腹痛。处理常用探针或分离器或宫腔镜下分解粘连，术后置节育环，并行雌、孕激素治疗，促使子宫内膜生长，防止再粘连。

二、中期妊娠终止

孕妇患有严重疾病不宜继续妊娠或防止先天性畸形儿出生需要终止中期妊娠，可以采取依沙吖啶（利凡诺）引产和水囊引产。

（一）依沙吖啶

它是乳酸依沙吖啶的衍生物，对多种革兰阳性菌具有很强的杀灭作用，也能刺激子宫平滑肌兴奋，内源性前列腺素升高导致宫缩，胎儿因药物中毒死亡。依沙吖啶引产简便，成功率高，但易发生胎盘膜残留，故在胎盘及胎体排出后需清理宫腔，是中期妊娠最常用的药物。

1. 适应证

（1）妊娠15周至不足28周患有严重疾病而不宜继续妊娠者。

（2）妊娠早期接触而导致胎儿畸形因素，检查发现胚胎异常。

2. 禁忌证

(1) 各种全身疾病的急性期。

(2) 子宫有瘢痕。

(3) 生殖器官急性炎症。

(4) 妊娠期间有反复阴道出血及前置胎盘、死胎或过期流产,对于晚期妊娠还包括重度妊娠期高血压疾病,有心力衰竭、羊水过多和胎膜早破等。

3. 操作方法

(1) 依沙吖啶的通常用量为 100 mg,反应量为 120 mg,中毒量 500 mg。

(2) 羊膜腔内引产术(图 20-5):孕妇取仰卧位,碘酊、酒精消毒腹部,铺无菌孔巾。在子宫底三横指下方中线上或中线两侧,选择囊性感最明显的部位作为穿刺点。穿刺针从选好的部位垂直进针,通过 3 个抵抗即皮肤、肌鞘、子宫壁后有落空感,用注射器回抽见羊水,将准备好的药物缓慢注入羊膜腔内,而后拔出针头,用无菌纱布覆盖穿刺部位。

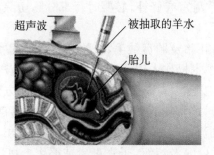 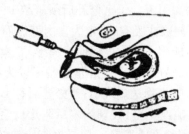

图 20-5　羊膜腔内引产术　　　　　图 20-6　宫腔内羊膜外注入法

(3) 宫腔内羊膜腔外注入法(图 20-6):孕妇取膀胱截石位,用窥器扩开阴道,暴露宫颈,碘酊、酒精消毒宫颈、颈管,鼠齿钳夹住子宫前唇,略向外轻轻牵拉。用长镊子将导尿管送入子宫侧壁(宫壁与胎囊之间)约全长的 2/3,如有出血,改换方向。将配制好的药液从导尿管缓慢注入宫腔内,并用粗丝线将尿管末端结扎,无菌纱布包裹尿管盘屈在阴道穹隆部,防止脱出,卧床半小时后可下地活动。

(二) 水囊引产

将水囊置于子宫壁与胎膜之间,水囊内注入适量无菌生理盐水,借膨胀的水囊增加宫腔内压力,刺激子宫引起宫缩,促使胎儿及附属物排出。

1. 适应证　同依沙吖啶引产。尤适于患有心、肝、肾疾病稳定期的患者。

2. 禁忌证

(1) 急性生殖器官炎症,如阴道、宫颈、盆腔炎症等。

(2) 子宫有瘢痕。

(3) 妊娠期有反复流血史者。

3. 操作方法

(1) 患者取膀胱截石位,外阴、阴道常规消毒、铺巾。

(2) 用窥器扩张阴道,拭净阴道内分泌物,暴露宫颈,宫颈及颈管用碘酊及酒精消毒。

(3) 将备好的水囊顶端涂以无菌润滑剂,用宫颈钳牵拉宫颈前唇,用无齿卵圆钳挟信水囊送入宫腔侧壁,对于中期妊娠引产待第 2 个线结进入宫颈外口即停止,其下缘已达宫颈内口上方。对晚期妊娠引产,水囊送入至 5 cm 结扎线即可,表示已达宫颈内口。解开导尿管丝线,注射器缓慢注入无菌生理盐水。注毕,导尿管末端折叠,用粗丝线扎紧,取下宫颈钳,纱布包裹后置入阴道后穹隆内,取出阴道窥器。

(4) 若第 1 次水囊引产失败后,可重复使用第 2 次,再失败者,应改用其他方法引产。水囊放置 24 小时后或有产兆后取出。

(5) 术中、术后定期听胎心,观察产妇的体温、血压及宫缩。术后体温超过 38℃,应取出水囊,加用抗生素。水囊放置 2~4 小时后即可发动宫缩,水囊脱出后,宫颈 Bishop 评分可达 9~10 分,宫缩减弱者加用缩宫素静滴或人工破膜,促使分娩。为增强效果,可采用冰盐水(+4℃)注入水囊内。

(6) 宫缩过强,颈管不能如期张开时,应立即取出水囊,必要时给予宫缩抑制剂,以防子宫破裂。分娩结束,应常规检查阴道、宫颈穹隆,如有撕裂予以缝合。有胎盘、胎膜残留时应行清宫术。

4. 中期妊娠引产的并发症

(1) 全身反应:偶见体温升高,一般不超过 38℃,多发生在应用依沙吖啶后 24~48 小时,胎儿排出后体温很快下降。

(2) 阴道流血:80％受术者出现阴道流血,量少于 100 ml,个别妇女可超过 400 ml。应常规清宫。

(3) 胎盘胎膜残留:发生率低。为避免妊娠组织残留,多主张胎盘排出后即行刮宫术。

(4) 感染:发生率低,但严重感染可致死亡。

5. 护理要点

(1) 术前护理:工作人员要认真做好孕妇身心状况评估,协助医生严格掌握适应证与禁忌证。告知受术者手术过程及可能出现的情况,取得其积极配合。指导受术者做到术前 3 天禁止性生活,依沙吖啶引产者需行 B 型超声胎盘定位及穿刺点定位,做好穿刺部位皮肤准备。术前每天冲洗阴道 1 次。

(2) 术中护理:注意观察孕妇生命体征,并识别有无呼吸困难、发绀等羊水栓塞症状。

(3) 术后护理:让孕妇尽量卧床休息,防止突然破水。注意测量受术者生命体征,严密观察并记录宫缩出现的时间和强度、胎心与胎动消失的时间及阴道流血等情况。产后仔细检查胎盘胎膜是否完整,有无软产道裂伤。发现裂伤,及时缝合。胎盘胎膜排除后常规行清宫术。同时注意观察产后宫缩、阴道流血及排尿情况。指导产妇及时采取回奶措施。嘱咐产妇保持外阴清洁,预防感染。

6. 健康指导　产后康复期注意休息,加强营养。为其提供释放内心焦虑、恐惧和孤独等情感的机会,并给予同情、宽慰、鼓励和帮助,减轻其无助感。术后 6 周禁止性生活及盆浴。为产妇提供避孕指导,并指导产妇发现异常情况应及时返院就诊。

第四节　女性绝育方法及护理

绝育是指通过手术或药物,达到永久不生育的目的。女性绝育方法主要通过切断、结扎、电凝、钳夹、环套输卵管或用药黏堵、栓堵输卵管管腔,以阻止精子和卵子相遇而达到绝育目的。方法有经腹输卵管结扎术、经腹腔镜输卵管绝育术和输卵管药物黏堵绝育术。

一、女性绝育适应证与禁忌证

(一) 适应证

1. 夫妇双方志愿要求行绝育手术且无禁忌证。

2. 患有严重的心脏病、心功能不全、慢性肝肾疾病伴肝肾功能不佳,以及某些遗传性疾病,不宜妊娠的妇女,也可做此项手术以达到不孕的效果。

(二) 禁忌证

1. 各种疾病急性期,有腹部皮肤感染、生殖器感染。

2. 身体非常的虚弱不能耐受此项手术。比如,产后出血、休克、心力衰竭等情况。

3. 连续体温测量 24 小时内有两次在 37.5℃以上者。

4. 严重神经官能症。

5. 腹部皮肤感染禁忌经腹绝育。

6. 有心血管疾病、心肺功能不全、膈疝、腹腔粘连等禁腹腔镜绝育术。子宫或盆腔包块>3 个月妊娠者,为相对禁忌证。

7. 生殖道畸形、炎症、肿瘤及过敏体质为输卵管药物粘堵绝育术禁忌。

二、绝育手术方法

(一) 经腹输卵管结扎术

切口取下腹正中耻骨联合上 4 cm 处做 2 cm 纵或横切口,产后取宫底下 2 cm 做纵切口。以卵圆钳、输卵管钩、指板或内诊直视法获取输卵管。结扎部位在输卵管内中 1/3 处。常用的有以下几种方法。

1. **抽心包埋法** 为国内常用的结扎方法,即切开输卵管系膜,前去中间一段输卵管,近端包埋于系膜内,远端留在浆膜外。

2. **双折结扎切断法** 即输卵管结扎,先结扎近子宫端,再返回结扎另一端,剪去距线上方 1 cm 处的输卵管,近端再用细线结扎断端。此操作简单、快速,但结扎后综合征发生率高,故不推广。

(二) 经腹腔镜输卵管绝育手术

按腹腔镜手术常规进行操作。处理输卵管常用的方法有以下几种。

1. **电凝法** 于输卵管峡部垂直电凝,使组织由红转白,烧灼长度 2 cm 左右。

2. **弹簧夹钳夹法** 以银夹夹闭管腔,使输卵管阻塞。通过特制的弹簧夹放置器完成。

3. **套环绝育术** 用圈套放置器把硅胶圈套于输卵管中段,使其折叠与管腔闭合而达绝育目的。

(三) 输卵管药物黏堵绝育术

将带有塑料管的套管插入宫腔并滑入宫角,将塑料管送入输卵管开口,向管内注入药物破坏输卵管内膜,使形成肉芽和瘢痕组织,粘连阻塞输卵管而达到绝育目的。无须进腹,故不必麻醉。术后 X 线摄片观察输卵管堵塞效果。若输卵管显影达 2 cm 以上则效果可靠;<

0.5 cm 须补足；介于两者之间须避孕 3 个月后行子宫输卵管造影复查。

三、临床护理

(一) 护理评估

1. 详细询问病史　包括年龄、月经史、生育史、避孕史、既往史、有无心、肝、肾疾病,血液病、精神遗传病及严重精神官能症。

2. 全身检查　除生命体征外,了解心、肺、肝、肾功能有无异常。

3. 妇科检查　明确子宫大小、位置,了解生殖器有无畸形、炎症、肿瘤及妊娠。

4. 实验室检查　血、尿常规检查,出、凝血时间,肝、肾功能,必要时作超声检查;白带常规排除滴虫、霉菌性阴道炎及性病等。

5. 评估　患者对手术的心理反应与术后对生活及家庭的影响。

(二) 护理诊断

1. 有感染的危险　与手术操作、出血有关。

2. 焦虑　与缺乏手术知识有关。

(三) 护理目标

1. 患者在整个住院期间未发生感染。

2. 患者焦虑减轻。

(四) 护理措施

1. 知情选择　将手术的适应证、禁忌证、施术时机、手术方法、手术可能的并发症、手术的恢复过程及注意事项等交代清楚,以便取得受术者的知情同意。同时做好心理护理,消除患者对手术的恐惧心理。简单介绍手术过程,使患者了解手术简单、时间短、效果可靠,使其能积极配合。

2. 做好术前准备

(1) 手术时间的选择

1) 经腹输卵管结扎术：①非孕期,月经干净后 3~7 天最佳；②人工流产及取环后可当即手术；③正常分娩或中期引产后,若无异常可于 24 小时后施术,难产后需观察 3~4 天再行手术；④哺乳期或闭经妇女应排除妊娠后行绝育术。

2) 腹腔镜绝育术：①选择月经干净后、取环后、人流后较合适；②产褥期、中孕引产后不宜,可在转经后进行。

3) 输卵管药物黏堵术：①月经干净后 3~7 天；②带环者在取环同时；③流产或引产者在正常转经后；④产后 4 个月以上,并在排除妊娠后。

(2) 按妇科手术前常规准备,备皮或外阴消毒;遵医嘱予以禁食、灌肠、镇静剂等。

3. 做好术后护理

(1) 术后一般处理：术后密切观察患者生命体征,若出现发热或腹痛加剧,应及时检查处理。药物黏堵绝育术者,术后因药物刺激,可有腹胀、腰酸和下坠感,一般 1~2 周自行缓解;保持切口干燥,利于愈合;鼓励患者及早下床活动,如受术者无头晕,术后半小时就可以离床活动,不仅能减轻腰酸腰困的不适,还能促进肠蠕动功能的恢复,减轻腹胀,以免腹腔粘连;术后 2 小时可喝水及适当进流质食物。嘱受术者注意保暖,忌食生冷刺激性食物;阴道可有少量分泌物,无须处理,一般可自行消失。

(2) 并发症的处理:一般不易发生,偶见下述并发症。

1) 出血、血肿:因暴力牵拉或钳夹造成输卵管撕裂、系膜血管破裂、止血不彻底而造成腹腔内出血、血肿。腹腔镜穿刺器损伤血管造成的严重出血,应立即剖腹止血。若形成腹膜后血肿,应立即打开腹膜后,清除血肿,修补损伤血管,同时抗休克。

2) 感染:常由体内原有感染灶致术后创面感染或手术消毒不严所致。有腹部切口、盆腔及全身感染。术后出现发热、腹痛、局部及全身症状。腹部压痛、反跳痛,穿刺有脓性分泌物。白细胞数明显升高。处理时除一般支持治疗外,用广谱抗生素加抗厌氧菌药物。低位脓肿经阴道后穹窿切口排脓,高位脓肿必要时进腹引流。出现败血症时,应做血培养加药敏试验,静脉用足量抗生素等治疗。

3) 脏器损伤:多因操作粗暴、解剖关系不清或腹腔穿刺违反操作程序而致膀胱、肠管及子宫损伤。若膀胱损伤,术后需留置导尿5～7天,观察受术者大小便量、颜色、性状有无异常。如有异常及时报告手术医师,给予对症处理。若肠损伤,则术后禁食、补液,维持水、电解质平衡,同时应用抗生素。

(3) 出院宣教

1) 指导患者保持良好的心态,进食高热量、高蛋白、营养丰富的饮食,少食多餐,促进伤口愈合。

2) 休息1个月,每天适当活动,注意劳逸结合,避免过分劳累和剧烈运动。

3) 阴道手术1个月内禁盆浴与性交。

4) 保护好切口清洁干燥不受污染。

5) 如出现体温升高,切口持续疼痛等应及时就诊。

案例分析与思考题

1. 患者,平素月经规则,6/30天,量中,近2年感继发性痛经。末次月经:2012-12-14,2-13感胃部不适,查血HCG400U/L,患者自怀孕来,有轻微恶心、呕吐等早孕反应,无腹痛腹胀,无阴道出血及肛门坠胀感等不适。医院就诊,B超示"子宫前位,82 mm×77 mm×68 mm,外形欠规则,肌层回声欠均匀,宫腔内见胚囊,位置偏左侧宫角,大小30 mm×41 mm×30 mm,胚芽长约9 mm,见原始心管搏动138次/分,宫颈前后径29 mm,宫颈长径39 mm。宫内节育器上端距宫底浆膜层32 mm。提示:①早孕(偏左宫角);②环下移可能,现患者要求终止妊娠,门诊拟"G4P1,宫内早孕(孕7+周),宫角妊娠? 带环妊娠(环下移可能)"收治入院。患者病程中一般情况好,精神食欲佳。次日在B超下行高危人流术。术后安返病房。请问:

(1) 早孕高危人流术的禁忌证有哪些?

(2) 患者术后护理要点有哪些?

2. 患者停经40余天查HCG阳性,患者自怀孕以来,有轻微恶心、呕吐等早孕反应,B超示:"胎儿水肿,颈后无回声区14 mm×28 mm×32 mm。"围产监护会诊中心B超检查示:"宫内见1个胎儿,顶臀径77 mm,胎心150次/分,颈后囊性结构35 mm×24 mm×40 mm(淋巴囊肿)"。现患者要求终止妊娠,门诊拟"G1P0,宫内中孕(孕16+周),稽留流产,胎儿畸形(胎儿淋巴囊肿?)"收治入院。拟行米非司酮＋米索前列醇药物引产。患者病程中一般情况好,精神、食欲佳,大小便正常,无明显体重改变。请问:

  (1) 现患者存在哪些护理诊断?

  (2) 应用药物引产时,护理观察要点有什么?

  3. 短期口服避孕药的不良反应有哪些?

  4. 工具避孕的方法及作用原理是什么?

(王　姗)

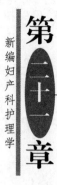
妇产科常用护理技术

第一节 会 阴 擦 洗

一、目的与适应证

1. 保持会阴及肛门清洁,促进外阴伤口愈合。
2. 妇产科术后、产后、会阴伤口者,以及留置导尿管和长期卧床者。
3. 防止生殖系统、泌尿系统的逆行感染。

二、用物准备

治疗巾 1 块、防渗漏会阴垫 1 个、无菌会阴擦洗包 1 个(内有无菌镊子 2 把、弯盘 1 个、治疗碗 1 个)、浸有药液的中号棉球若干、无菌干棉球 2 个、卧式便盆 1 个。

三、操作方法

1. 术前患者知情宣教,取得患者的信任、理解和配合。
2. 嘱患者排空膀胱,遮挡患者,协助患者取膀胱截石位,暴露外阴,注意保暖。
3. 将会阴垫垫于患者臀下,将弯盘置于臀部。
4. 用右手钳夹干净的药物棉球擦洗外阴,擦洗的顺序:第一遍阴阜、大腿内上 1/3、大阴唇、小阴唇、尿道口、阴道口、肛周皮肤及肛门,要将会阴部的血迹和分泌物擦洗干净。第二遍擦洗顺序为伤口、尿道口、阴道口、小阴唇、大阴唇、阴阜、大腿内上 1/3、会阴及肛门周围。

四、护理要点

1. 会阴有伤口时,应以伤口为中心擦洗。
2. 注意观察会阴伤口,有无红肿及分泌物,发现异常及时记录并汇报医生。
3. 擦洗完毕,嘱患者取健侧卧位,保持会阴清洁。
4. 留置尿管者应注意观察尿量、颜色、性状,并保持引流通畅。

5. 天冷时需将药液加热,减少冷刺激。

第二节　阴 道 灌 洗

一、目的与适应证

阴道灌洗可以减少阴道分泌物,缓解局部充血,控制与治疗阴道炎症和宫颈炎,是妇科某些手术前的常规阴道准备内容之一。

二、禁忌证

1. 宫颈癌患者有活动出血者。
2. 月经期、妊娠期、产褥期。
3. 人工流产后宫口未闭者。

三、用物准备

1. 备用品　橡胶单、治疗巾各 1 块,灌洗筒 1 个,带调节夹的橡皮管 1 根、灌洗头 1 个、弯盘 1 只、便盆 1 个。
2. 灌洗溶液　常用的有 1∶5 000 的高锰酸钾溶液、生理盐水、2∶1 000 或 5∶1 000 的聚伏酮碘(碘伏)溶液、4% 硼酸溶液、2%～4% 碳酸氢钠溶液等。

四、操作方法

1. 知情介绍,向患者介绍操作目的,以取得患者的配合。
2. 嘱患者先排空膀胱,注意遮挡患者,先铺橡胶单和治疗巾,患者取膀胱截石位,放置便盆。
3. 按需要配制灌洗液 500～1 000 ml,将灌洗筒挂于距床沿 60～70 cm 的高处,排去管内空气,试水温适当后备用。
4. 先用灌洗液冲洗外阴,然后分开小阴唇,将灌洗头沿阴道侧壁插入至后穹隆处,边冲洗边在阴道内左右上下移动。灌洗液剩下 100 ml 时,拔出灌洗头,再冲洗一次外阴部。
5. 扶患者坐于便盆上,使阴道内存留的液体流出。
6. 撤离便盆,擦干外阴并整理床铺。

五、护理要点

1. 灌洗液　以 41～43℃ 为宜,温度过低,患者不舒适;温度过高,则可能烫伤阴道黏膜。
2. 灌洗筒　与床沿的距离不超过 70 cm,以免压力过大,使水流过速,液体或污物进入子宫腔,或灌洗液与局部作用的时间不充足。
3. 灌洗头　插入不宜过深,操作时动作要轻柔,切勿损伤阴道黏膜和宫颈组织。
4. 必要时　可在妇科检查床上用窥阴器将阴道张开,直视下进行冲洗,能够达到更好的效果。

5. 禁忌证　宫颈癌患者有活动性出血者，月经期、产后或人工流产术后宫口未闭，以及阴道出血者。

第三节　会阴湿热敷

一、目的与适应证

1. 利用热源和药物直接接触患区　促进局部血液循环，改善组织营养，增强局部白细胞吞噬作用和组织活力，加速组织再生达到消炎止痛作用。
2. 使陈旧性血肿局限　利于外阴伤口的愈合。
3. 适应证　常用于会阴水肿、血肿、伤口硬结及早期感染等患者。

二、用物准备

橡胶单及治疗巾各 1 块、消毒弯盘 2 个、镊子 2 把、棉垫 1 个、消毒干纱布 2 块、凡士林、50％硫酸镁、95％乙醇。

三、操作方法

1. 向患者介绍操作目的及方法，以取得配合。
2. 铺橡胶单及治疗巾，行外阴擦洗，清洁局部。
3. 热敷部位先涂一薄层凡士林、盖上无菌干纱布，再轻轻敷上热敷溶液中的湿纱布，再盖上棉垫。
4. 每 3～5 分钟更换热敷一次，亦可将热水袋放在棉垫外或用红外线照射，延长更换敷料时间，一次热敷 15～30 分钟。
5. 热敷完毕，更换清洁会阴垫并整理床铺。

四、护理要点

1. 热敷面积应是病损面积的 2 倍。
2. 湿热敷的温度一般为 41～48℃，注意防止烫伤，对休克、虚脱、昏迷及术后感觉不灵敏的患者尤其要警惕。

第四节　阴道、子宫颈上药

一、目的与适应证

上药主要用于阴道炎、宫颈炎及术后阴道残端炎的治疗。一般在妇科门诊进行操作，也可教会患者在家自己上药。

二、用物准备

阴道灌洗用品、窥阴器、干棉球、长镊子、药品。根据药物性质和上药方法可另备长棉棍、一次性手套等。

三、操作方法

上药前应先作阴道冲洗、灌洗或坐浴，拭去宫颈黏液或炎性分泌物，使药物直接接触炎性组织面，从而取得良好效果。

1. 滴虫性阴道炎　用1:5 000的高锰酸钾溶液冲洗阴道（在家用药前可坐浴），蘸干，将甲硝唑（灭滴灵）0.4 g放于阴道后穹隆处，每天1次，7~10天为1个疗程。

2. 念珠菌性阴道炎　用2%~4%的碳酸氢钠溶液冲洗阴道（在家用药前可坐浴），蘸干，将制霉菌素片50万U放于阴道后穹隆处，每天1次，7~10天为1个疗程。

3. 非特异性阴道炎与老年性阴道炎　用0.5%的醋酸或1%乳酸冲洗阴道后蘸干。喷洒各种粉剂如土霉素、磺胺嘧啶、呋喃西林、乙底酚等药均可用喷雾器喷射，使药物粉末均匀散布于炎性组织表面上。或涂药膏如新霉素、鱼肝油、乙底酚等。

4. 宫颈炎

（1）腐蚀性药物：多用于慢性宫颈炎颗粒增生型。

1）20%~50%硝酸银溶液：用长棉棍蘸少许药液涂于宫颈糜烂面，并插入宫颈管内约0.5 cm，然后用生理盐水棉球洗去表面残余的药液，再用干棉球吸干，每周1次，2~4次为1个疗程。

2）20%或100%铬酸溶液：用棉棍蘸铬酸涂于宫颈糜烂面上，糜烂面乳头较大的可反复涂药数次，使局部呈黄褐色。再用长棉棍蘸药液插入宫颈管内约0.5 cm，持续约1分钟，每20~30天上药1次，直至糜烂面乳头完全光滑为止。

（2）非腐蚀性药物：新霉素、氯霉素等消炎药可用于急性或亚急性宫颈炎和阴道炎。

（3）宫颈棉球上药：适用于宫颈亚急性或急性炎症伴有出血者。常用药物有止血粉剂或抗生素等药液。操作时，用有线尾的宫颈棉球浸蘸药液后，塞到子宫颈处，将线尾露于阴道外，并用胶布固定于阴阜侧上方，嘱患者于放药12~24小时后牵引棉球线尾自行取出棉球。

四、护理要点

1. 应用腐蚀性药物时　要注意保护阴道壁及正常组织。上药前应将纱布或小棉球垫于阴道后壁及后穹窿部，以免药液下流灼伤正常组织。药物涂好后用棉球吸干，即应如数取出所垫的纱布或棉球。宫颈上如有腺囊肿，应先刺破，并挤出黏液后再上药。

2. 上非腐蚀性药物时　应转动窥阴器，使阴道四壁均能涂布药物。

3. 经期或子宫出血者　不宜从阴道给药。

4. 用药后　应禁止性生活。

5. 给未婚妇女上药时　可用长棉棍涂抹，棉棍上的棉花必须捻紧，涂药时须同一方向转动，以防棉花落入阴道难以取出。

第五节　坐　浴

一、目的与适应证

1. 清洁作用　外阴、阴道手术或子宫切除前用以达到局部清洁目的。

2. 治疗作用　当患有外阴、阴道非特异性炎症时，根据不同病因配制不同溶剂，让患者坐浴辅助治疗，以提高治疗效果。

坐浴是妇产科临床上常用的治疗各种外阴、阴道炎症的辅助治疗手段和手术前准备的方法之一。

二、用物准备

用物准备有：坐浴盆1个、温热溶液、30 cm高的坐浴架1个、无菌纱布1块。

三、操作方法

按比例配制好所需溶液1 000 ml，水温在41～43℃，将脸盆置于坐浴架上，嘱患者排空膀胱后全臀和外阴部浸泡于溶液中，持续20分钟左右，结束后用无菌纱布蘸干外阴部。

四、护理要点

1. 坐浴溶液　严格按比例配制，浓度太高容易造成黏膜烧伤，浓度太低达不到治疗效果。

2. 禁止坐浴　月经期、阴道流血、孕妇、产后7天内的妇女禁止坐浴。

案例分析与思考题

1. 初产妇，自然分娩第2天，子宫收缩好，无压痛，会阴伤口无红肿、无疼痛，恶露淡红色，无臭味，医嘱保持会阴清洁，会阴擦洗每天2次。你将如何执行医嘱？擦洗的顺序如何？

2. 简述会阴擦洗的目的和适应证。

3. 简述阴道冲洗的禁忌证和护理要点。

（叶　萌）

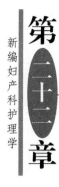

第二十二章 妇产科诊疗及手术患者的护理

第一节 妇产科内镜检查

内镜检查近年来是广泛用于妇产科疾病检查和治疗的常用临床手段,包括有阴道镜、宫腔镜和腹腔镜。

一、阴道镜检查

利用阴道镜将子宫颈的阴道黏膜放大 10~40 倍,以观察宫颈异常上皮细胞、异型血管和早期癌变,以便可以准确选择可疑部位作宫颈活体组织检查。

(一)适应证

1. 宫颈脱落细胞学检查结果巴氏Ⅱ级或以上者。

2. 肉眼可疑宫颈恶变者。

3. 有接触性出血,肉眼观察宫颈无明显病变者。

4. 外阴、阴道病变者。

5. 宫颈锥切前确定病变范围者。

(二)用物准备

用物准备有:弯盘 1 个、窥阴器 1 个、宫颈钳 1 把、卵圆钳 1 把、活检钳 1 把、尖手术刀柄 1 把、尖手术刀片 1 个、标本瓶 4~6 个、纱布 4 块、棉球数个及棉签数根。

(三)护理要点

1. 手术前需做妇科检查和相关化验,向患者讲解阴道镜检查的目的及方法,以消除患者的顾虑,取得患者的配合。

2. 检查前 24 小时内禁止阴道宫腔操作,如阴道冲洗、检查、性交等,月经期禁止检查。

3. 禁止将润滑剂涂于阴道窥器上,以免影响观察结果。

4. 术中配合医生调整光源,及时传递所需用物。

5. 若取活体组织,应填好申请单,标本瓶上注明标记后及时送检。

二、宫腔镜检查

宫腔镜检查是通过直接观察或连接于摄像系统和监视屏幕,将宫腔、宫颈管内图像放大显示,确诊与协助诊断宫腔和宫颈管内病变称为宫腔镜检查。

(一) 适应证

1. 探查异常子宫出血,原发或继发不孕的子宫内病因的诊断。
2. 用于宫内异物取出、节育器的定位与取出、输卵管粘连的治疗等。

(二) 禁忌证

1. 生殖道急性或亚急性炎症。
2. 严重心、肺或血液疾患。
3. 经期、孕期、活动性子宫出血者。
4. 近期有子宫手术或损伤史,以及宫颈恶性肿瘤者。

(三) 用物准备

用物准备有:窥阴器 1 个、宫颈钳 1 把、敷料钳 1 把、卵圆钳 1 把、子宫腔探针 1 根、宫腔刮匙 1 把、宫颈扩张器 4～8 号各 1 根、小药杯 1 个、弯盘 1 个、纱球 2 个、纱布 2 块。

(四) 护理要点

1. 术前全面评估患者一般情况,向患者解释检查目的及操作过程,取得患者配合。
2. 一般在月经干净后 5 天内进行检查,此时子宫内膜较薄而不易出血,另因黏液分泌少,宫腔病变易暴露。
3. 术中陪伴患者,观察患者的反应,发现异常及时处理。
4. 术后卧床观察 1 小时,按医嘱使用抗生素 3～5 天;告知患者经子宫镜检查后 2～7 天阴道可能有少量血性分泌物,需保持会阴部清洁,术后 2 周内禁止性交和盆浴。

三、腹腔镜检查

腹腔镜检查是将腹腔镜自腹壁插入盆、腹腔内,观察病变的形态、部位,必要时取有关组织作病理学检查,借以明确诊断的方法。

(一) 适应证

1. 盆腔包块的鉴别,如肿瘤、炎症、异位妊娠、子宫内膜异位症等。
2. 内生殖器发育异常。
3. 不明原因的腹痛。
4. 人流放环术后可疑子宫穿孔。
5. 不孕、不育症及某些内分泌疾病的检查。
6. 恶性肿瘤手术或化疗后的效果评价。
7. 试管婴儿手术前评估。

(二) 禁忌证

1. 严重心、肺功能不全者。
2. 腹腔有广泛粘连,腹腔大量出血或腹腔严重感染者。

3. 脐部周围有感染灶者。

4. 过度肥胖者或是过瘦者。

5. 腹部巨大肿瘤、血液病、严重神经官能症者。

（三）并发症

1. **腹膜外气肿** 因通气针尚未进入腹腔前充气所致。

2. **大出血** 常因穿刺不当误伤腹主动脉或下腔静脉。

3. **膈肌气肿** 腹腔充气压力过高，气体通过横膈裂孔进入纵隔。

4. **气栓** 充气过急，气体进入血管或组织。

5. **脏器损伤** 充气针误伤腹腔脏器。

6. **感染** 原有感染灶被激惹扩散或无菌技术操作不规范等。

（四）用物准备

用物准备有：窥阴器 1 个、宫颈钳 1 把、敷料钳 1 把、卵圆钳 1 把、子宫腔探针 1 根、细齿镊 2 把、刀柄 1 把、组织镊 1 把、持针器 1 把、小药杯 2 个、缝线、缝针、刀片、棉球、棉签、纱布、内镜、CO_2 气体、举宫器、2 ml 注射器、局麻药等。

（五）护理要点

1. **术前准备**

（1）全面评估患者身心状况，完善相关检查和化验，向患者讲解腹腔镜检查的目的、操作步骤、术中配合，使患者消除疑虑，配合手术。

（2）术前一天要做好阴道冲洗 2 次，备皮，清洁脐窝，并做好肠道准备。

（3）排空膀胱，取膀胱截石位，进行检查时需使患者臀部抬高 15°。

（4）腹部进行常规消毒，范围与一般腹部手术相同，皮肤切口局部选用相应的麻醉方式。

2. **术中配合**

（1）体位：随着 CO_2 气体进入腹腔，将患者改为臀高头低位，并遵照医生要求及时更换所需体位。

（2）提供术中所需物品。

（3）观察患者生命体征的变化，如有异常及时处理。

（4）陪伴在患者身旁，了解患者的感受，并指导患者与医生配合的技巧。

3. **术后护理**

（1）术后卧床休息半小时，询问患者的感受，密切观察患者生命体征，如发现异常，汇报医生及时处理。

（2）向患者讲解可能因腹腔残留气体而感肩痛及上肢不适的症状，会逐渐缓解；2 周内禁止性交；如有发热、出血、腹痛等应及时到医院就诊。

（3）观察脐部伤口情况，鼓励患者每天下床活动，尽快排除腹腔气体，使患者舒适。

（4）按医嘱给予抗生素。

第二节　阴道及宫颈细胞学检查

一、适应证

1. 早期宫颈癌的筛查,30 岁以上育龄妇女应该每年检查一次。
2. 月经紊乱、异常闭经、卵巢肿瘤等卵巢功能检查。
3. 宫颈炎症,宫颈管、宫腔内恶性病变怀疑者。
4. 胎盘功能检查,适用于妊娠期间怀疑胎盘功能减退者。

二、禁忌证

1. 月经期内。
2. 急性生殖器官炎症。

三、用物准备

用物准备有:窥阴器 1 个、消毒钳 1 把、宫颈刮片 2 个、宫颈吸管 1 根、载玻片 2 片、干棉球若干、长棉签 2 支、装有固定液的标本瓶 1 个。

四、操作方法

1. 阴道涂片　主要用于卵巢或是胎盘功能检查。已婚妇女从阴道侧壁上 1/3 处轻轻刮取黏液和细胞做涂片,未婚女性用卷紧的无菌棉签先在生理盐水中浸湿后,深入阴道侧壁上 1/3 处轻轻刮取黏液和细胞,取出棉签做涂片,然后置于 95％乙醇液中固定送检。

2. 宫颈刮片　主要用于早期宫颈癌的筛查。在宫颈鳞状上皮和柱状上皮交接处,以子宫颈外口为中心,将木质铲形小刮片轻轻搔刮一周涂于玻璃片上,避免损伤组织引起出血而影响检查结果。

3. 宫颈管涂片　用于了解宫颈内口情况。用无菌干棉球将宫颈表面分泌物拭干净,再用宫颈小刮板伸进宫颈管内口,轻轻刮取一周,涂片并固定。

4. 宫腔吸片　主要用于怀疑宫腔内有恶性病变时。将塑料吸管轻轻放至宫底部上下左右,移动吸取分泌物制作成涂片,较阴道涂片及诊刮阳性率高。

五、护理要点

1. 做好知情宣教,取得患者理解和配合　检查前 24 小时禁止阴道冲洗、上药或性交。
2. 窥阴器　暴露阴道,所用器具应无菌干燥,以生理盐水为润滑剂。
3. 检查卵巢功能时　为了解卵巢功能的动态,可以在月经干净后 3 天开始隔 2～3 天涂片,连续几周。此为周期性涂片,以刮板刮取阴道侧壁分泌物,然后在玻片上轻轻推动做涂片,用 95％乙醇固定。
4. 宫颈刮片检查癌细胞时　用特制的刮板,在宫颈外口、子宫颈管交界处轻刮 1 周。如有糜烂者应在两种上皮交界处刮取。涂片时,一次涂开,薄而均匀,勿重复来回涂抹,并染色后检查。

第三节　子宫颈活体组织检查

宫颈活体组织检查简称宫颈活检,是在宫颈病变部位或可疑病变部位取少量组织进行病理学检查,以确定病变性质的临床常用检查手段。常用的取材方法有局部活体组织检查、宫颈管搔刮术和诊断性宫颈锥切术。

一、局部活组织检查

(一) 适应证

1. 宫颈有溃疡或有赘生物者。
2. 宫颈糜烂,怀疑宫颈癌需要明确诊断者。
3. 宫颈脱落细胞学检查结果巴氏Ⅲ级或以上者。
4. 宫颈脱落细胞学检查结果巴氏Ⅱ级,经抗感染治疗后复查还是巴氏Ⅱ级。
5. 特异性宫颈炎,如阿米巴感染、结核感染、尖锐湿疣感染等。阴道镜检查可疑阳性或是需要进一步明确诊断者。

(二) 禁忌证

1. 外阴阴道急性炎症。
2. 月经前1周、月经期、妊娠期。
3. 患有血液病有出血倾向者。

(三) 用物准备

用物准备有:弯盘1个、宫颈钳1把、窥阴器1个、活检钳1把、无齿长镊1把、带尾纱布卷、棉签、棉球、标本瓶4~6个(内装95%乙醇或是10%甲醛固定液)。

(四) 操作方法

1. 嘱患者排空膀胱,取膀胱截石位,常规消毒铺巾。
2. 放窥阴器暴露宫颈,将宫颈表面分泌物拭干净,并局部消毒。
3. 选择在宫颈鳞状上皮和柱状上皮交接处,或是肉眼明显看出糜烂或是特殊病变处,用活检钳取适当大小组织。宫颈癌可疑者必须按照时钟位置3、6、9、12点处4个部位取样。
4. 手术结束时,将带尾纱布卷局部压迫止血。
5. 所取组织分别放入标本瓶内,并写明姓名、所取组织部位及时送检。

(五) 护理要点

1. 术前必须做好知情宣教,取得患者理解和配合。
2. 术中为医生及时提供所需物品,陪伴患者做好心理护理和病情观察。
3. 术后嘱咐患者24小时后取出带尾纱布卷,出血多时要及时就诊。
4. 保持外阴清洁,禁止性生活和盆浴1个月。

二、诊断性宫颈锥切术

(一) 适应证

1. 宫颈刮片细胞学检查多次找到恶性细胞,宫颈多次活检及分段诊刮病理检查均未发现癌灶者。

2. 宫颈活检为原位癌或是镜下早期浸润癌与临床不符,为明确病变累及程度和决定手术范围者。

3. 宫颈活检有重度不典型增生者。

(二) 禁忌证

1. 阴道、宫颈、子宫及盆腔有急性或亚急性炎症者。

2. 有血液病等出血倾向者。

(三) 用物准备

用物准备有:宫颈钳1把、窥阴器1个、活检钳1把、无齿长镊1把、带尾纱布卷、棉签、棉球、标本瓶4~6个(内装95%乙醇或是10%甲醛固定液)、消毒液、宫颈扩张器4~8号、子宫探针1个、尖手术刀1把、刮匙1把、碘液等。

(四) 操作方法

1. 硬膜外麻醉下患者取膀胱截石位,常规消毒铺巾。

2. 放窥阴器暴露宫颈,将宫颈表面分泌物拭干净并局部消毒。宫颈钳夹住前唇,扩张宫颈管并刮取宫颈内口以下的颈管组织。宫颈涂碘液,在病灶或是碘不着色区外0.5 cm处,用尖手术刀做环形切口,深约0.2 cm,按照30°~50°自内做宫颈锥形切除。依手术指征不同,可深入宫颈1~2 cm。

3. 用无菌纱布压迫创面止血,若有动脉出血可以用肠线缝扎止血。

4. 将行子宫切除者,最好在锥形术后48小时内进行,可行宫颈前后唇相对缝合,封闭创面止血;若短期不能行子宫切除术或是无须做进一步手术者,应行宫颈成型缝合术或是荷包缝合术,术毕探查宫颈管。

5. 在切除组织的12点处做好标记,装入标本瓶内及时送检。

(五) 护理要点

1. 术前知情宣教,消除患者恐惧心理,取得患者和家属的配合。

2. 完善相关检查和化验。

3. 选择合适的手术时间:用于诊断者,不宜用电刀、激光刀,以免破坏边缘组织而影响诊断。用于治疗者,应在月经干净后3~7天内进行。

4. 术中密切观察患者的面色、生命体征、疼痛等情况,发现情况及时告诉医生并处理。

5. 配合医生将切除的标本按时钟方位进行标记,并固定后送检。

6. 术后留院观察2小时,用抗生素预防感染。

7. 保持外阴整洁,2个月内禁止性生活和盆浴,多食高营养、高维生素饮食,以防便秘。

8. 告知患者术后会有下腹隐痛或是坠胀感,持续2~3天;术后1周左右会有不同程度的阴道排液,少量出血,约持续15天,均属正常症状。如腹痛较重,有发热,阴道分泌物有异味或是出血量多于月经量应该及时就诊。

9. 术后 4 周检查切开愈合情况;6 周检查宫颈管有无狭窄;2 个月检查有无复发。

第四节　诊断性刮宫术

诊断性刮宫,简称诊刮,就是刮取子宫内膜和内膜病灶组织做病理检查,以协助诊断。如同时疑有宫颈病变时,应该依次对颈管和宫腔进行诊断性诊刮,简称分段诊刮。

一、适应证

1. 子宫异常出血、阴道异常流液、需要明确诊断者。
2. 过期流产、不全流产或是葡萄胎等。
3. 月经失调,有闭经或是功能失调性子宫出血。
4. 宫腔内有组织残留需要排除子宫颈癌、子宫内膜癌或是子宫内膜息肉等。
5. 不孕者,了解子宫内膜病变(结核)和有无排卵。

二、禁忌证

1. 急性阴道炎、宫颈炎、急性或是亚急性盆腔炎。
2. 术前体温超过 37.5℃,怀疑有感染者。

三、用物准备

用物准备包括无菌诊刮包 1 个:窥阴器 1 个、宫颈钳 1 把、卵圆钳 1 把、宫颈扩张器 4~8 号各 1 个、子宫探针 1 把、弯盘 1 个、刮匙 1 把、纱布 2 块、洞巾 1 块、消毒液、棉球和棉签、标本瓶 2~3 个等。

四、操作方法

1. 排空膀胱后取膀胱截石位,常规消毒铺洞巾,双合诊查明子宫位置、大小和附件情况。
2. 用窥阴器撑开阴道,暴露宫颈,清除阴道分泌物,棉球消毒阴道和宫颈。
3. 用宫颈钳夹住宫颈前唇往外牵拉,用探针探测子宫位置和宫腔大小。
4. 按子宫屈向,用宫颈扩张器逐号扩张宫颈,直到可以送进刮匙。
5. 刮匙顺子宫屈向达子宫底部,依次自前壁、侧壁、子宫底部和两侧宫角刮取组织。
6. 标本送检。分段诊刮时先不探宫腔,先用小细刮匙自宫颈内口至外口顺序刮宫颈管一周,将组织置于纱布上,然后再探腔刮取子宫内膜,分别装瓶送检。

五、护理要点

1. 术前常规各项检查和化验。做好知情宣教,取得患者与家属的理解和配合。
2. 术前 5 天内不得有性生活,手术日晨禁食。如为不孕症进行刮宫者,应选择月经前或月经来潮 12 小时内进行,以判断有无排卵。
3. 术中向患者解释诊断性刮宫的目的,嘱患者放松,必要时给予局部浸润麻醉。常规消毒并根据诊刮的要求准备小瓶。术中嘱患者做深呼吸,结合心理护理使其放松身体配合手术过程。

4. 术后将小瓶与病理单一同送检,一周后对患者复诊了解病理结果。

5. 告诉患者按时使用抗生素,注意保持外阴清洁,术后禁止性生活及盆浴 2 周。

第五节 输卵管通畅术

输卵管通畅检查是检查输卵管是否通畅,了解子宫腔和输卵管形态和阻塞部位的一种诊疗方法。常用有输卵管通液术和子宫输卵管造影术。

一、输卵管通液术

(一) 适应证

1. 原发或继发不孕,怀疑输卵管阻塞,检查输卵管是否通畅。

2. 松解输卵管轻度粘连。

3. 评价输卵管再通等手术的效果。

(二) 用物准备

用物准备包括:窥阴器 1 个,宫颈钳 1 把,长镊子 1 把,子宫探针 1 根,血管钳 1 把,双腔通液管 1 根,宫颈扩张器 2~4 号各 1 根,20 ml、5 ml 注射器各 1 个,生理盐水 20 ml,庆大霉素 1 支,地塞米松 5 mg,络合碘棉球及干棉球数块,无菌巾 1 块,无菌手套 1 付。

(三) 操作方法

1. 嘱患者排尿后,取膀胱截石位,用棉球消毒外阴和阴道。

2. 戴无菌手套,铺无菌巾,用窥阴器撑开阴道,暴露宫颈,用络合碘棉球消毒宫颈及前后穹隆。

3. 用宫颈钳夹住宫颈前唇往外牵拉,用探针探测子宫位置和宫腔大小。

4. 将通液管插入宫腔,用 20 ml 注射器抽取生理盐水及庆大霉素连接通液管,5 ml 注射器接于另一头上,先注入空气,使气囊充气阻塞宫颈口,用血管钳夹紧,轻拉通液管无脱落,缓缓将药液注入。

5. 如输卵管通畅注入药液将无阻力,若注入药液 4~6 ml 患者感到下腹部酸痛,注药有一定阻力,但药液仍能进入,表示输卵管轻度粘连,但此时粘连部分已分离,若注药时阻力较大,说明阻塞比较严重,不可强行推药,以免发生意外。

6. 手术完毕,取出通液管和窥阴器,嘱患者休息片刻,整理用物。

(四) 护理要点

1. 通液应在月经干净后 3~7 天实施,术后酌情应用抗生素。

2. 药液应适当加温后应用,以免过冷而造成输卵管痉挛。

3. 通液过程中,随时了解患者的感受,观察患者下腹疼痛的情况,如有不适及时处理。

4. 术前 3 天和术后 2 周禁止性生活,术后禁止盆浴 2 周。

二、子宫输卵管造影术

(一) 适应证

同输卵管通液术。

(二) 用物准备

用物准备包括:窥阴器 1 个,宫颈钳 1 把,长镊子 1 把,子宫探针 1 根,血管钳 1 把,双腔通液管 1 根,宫颈扩张器 2~4 号各 1 根,20 ml、10 ml、5 ml 注射器各 1 个,生理盐水 20 ml,40%碘化油,60%~70%泛影葡胺 1 支,棉球及干棉球数块,无菌巾 1 块,无菌手套 1 付。

(三) 操作方法

1. 术前知情宣教,嘱患者排尿后,取膀胱截石位,双合诊确定子宫位置和大小及附件。

2. 常规消毒戴无菌手套,铺无菌巾,用窥阴器撑开阴道,暴露宫颈,用棉球消毒宫颈和前后穹隆。

3. 用宫颈钳夹住宫颈前唇往外牵拉,用探针探测子宫位置和宫腔大小。将宫颈导管(橡皮管)送入宫腔,使锥形橡皮塞紧贴宫颈外口。

4. 将充满 40%碘化油的宫颈导管置于宫颈管内,缓缓注入碘化油,在 X 线透视下观察碘化油流经输卵管和子宫腔情况并摄片,观察腹腔内有无碘化油。若用 60%~70%泛影葡胺造影,应立即摄片,10~20 分钟后再次摄片,观察腹腔内有无泛影葡胺液。

5. 手术完毕,嘱患者休息片刻,整理用物。

(四) 护理要点

1. 月经干净后 3~7 天检查为宜,术前 3 天禁止性生活。
2. 术前知情宣教,取得家属与患者的理解和配合。
3. 术中观察患者感受,注意有无过敏现象及患者自诉症状。
4. 术后遵医嘱应用抗生素。
5. 术后禁止性生活和盆浴 2 周。

第六节　常用穿刺检查

一、经腹壁腹腔穿刺

在无菌条件下将穿刺针经过腹壁进入腹腔抽取内容物进行生化测定、细胞病理检查,以助于某些疾病的诊断;也可对盆腔恶性肿瘤患者通过穿刺,留置塑料导管,放出腹水,使症状减轻,并注入化疗药物进行治疗。

(一) 物品准备

物品准备包括:无菌腹腔穿刺包 2 个,内有无菌孔巾、腰穿针、注射器、治疗碗、纱布,必要时准备导管、橡皮管和麻醉药。对卵巢癌抽腹水者应备引流袋或 50 ml 注射器 1 个、腹带、橡皮单及所需化疗药物。

（二）操作方法

1. 进行腹部检查，查明移动性浊音界，嘱患者排空膀胱后取坐位或侧卧位。

2. 选好穿刺点，常规消毒后铺孔巾。

3. 用2%普鲁卡因进行局麻，然后用穿刺针从选定的穿刺点垂直刺入，有突破感时，证明通过腹壁，停止进入，拔出针芯，即有液体流出，随即连接注射器或引流袋，按需要量抽取液体或注入药物。

4. 拔出针头再次消毒局部，盖上无菌纱布，压迫片刻后，用胶布固定。

（三）护理要点

1. 向患者讲解腹腔穿刺的目的、方法，穿刺过程中陪伴在患者的床旁，给患者提供信息及心理支持，取得患者的配合。

2. 对需要放腹水者，应缓慢流出，以每小时不超过1 000 ml为宜，每次放液不超过3 000～5 000 ml，以防止患者虚脱。同时还应在术毕压上沙袋，束紧腹带，增加腹腔压力。

3. 在放液过程中，应注意观察引流管是否通畅，并进行体位调节。同时要密切观察患者的脉搏、心率、呼吸及血压变化，防止并发症的发生。

4. 术毕压沙袋，束紧腹带，增加腹腔压力。

5. 抽出液应注明标记及时送检。

二、阴道后穹窿穿刺

在无菌条件下用长穿刺针从后穹窿刺入盆腔取得标本，以协助诊断，如宫外孕。也可作为盆腔积液、积脓的检查及治疗。

（一）用物准备

用物准备包括：弯盘1个、窥阴器1个、宫颈钳1把、18号穿刺针1～2个、10 ml注射器1个、无菌试管1个、孔巾1块、纱布2块。

（二）操作方法

1. 患者取膀胱截石位，常规消毒外阴，阴道后铺孔巾。

2. 用窥阴器暴露宫颈与阴道后穹窿，局部再次消毒。

3. 用宫颈钳夹持宫颈后唇向前牵引，充分暴露阴道后穹窿。

4. 将针头与针管连接后，在后穹窿中央部距宫颈阴道交界1 cm处平行进针，当针穿过阴道壁后有落空感时，表示进入直肠子宫陷凹，穿刺深度2～3 cm，然后调整针头偏向病侧边抽吸边退针。

5. 抽吸完毕后拔针，局部以无菌纱布压迫片刻，止血后取出宫颈钳和窥阴器。

（三）护理要点

1. 穿刺过程中注意观察患者生命体征及面色的变化，了解患者的感受。

2. 穿刺时应注意进针方向、深度，防止伤及直肠。

3. 当肠管和后壁粘连时，禁止作后穹窿穿刺术。

4. 如抽出物为血液，应观察是否凝集，如凝集为血管内血液，相反为腹腔内血液。如为脓液，应送细菌培养，涂片检查及药物敏感试验；如为黏液及渗出液，应部分送化验室，另一部分送病理检查。

5. 协助医生作好记录,以帮助疾病诊断。

三、经腹壁羊膜腔穿刺

通过羊膜腔穿刺,对胎儿羊水染色体核型分析和生化检查,做好产前诊断,减少缺陷儿及高危儿出生,提高了围生儿存活率,降低了出生缺陷率。还可以了解胎儿成熟度和胎盘功能,用于胎儿异常或死胎需要羊膜腔内注射药物,提前终止妊娠。促进胎儿肺部成熟药物注射、母婴血型不合,要给胎儿输血等,需要通过羊膜腔穿刺完成。

(一) 用物准备

用物准备包括:洞巾 1 条、7 号腰穿针 1 个、20 ml 注射器 1 个、标本瓶 1 个、纱布 2 块、消毒液、局麻药、棉签等。

(二) 操作方法

1. 术前 B 超检查,确定胎盘位置,选择穿刺点。

2. 嘱咐孕妇排空膀胱,取仰卧位,常规消毒后铺洞巾。

3. 局部麻醉,穿刺针与腹壁垂直刺入,经过腹壁和子宫后壁有落空感,即为进入羊膜腔。

4. 拔出针芯,羊水流出取 20 ml 或者按要求注药,抽出羊水立即送检或保存于冰箱内,24 小时内送检。

5. 插回针芯,拔出穿刺针,穿刺点压迫 5 分钟后用胶布固定。

(三) 护理要点

1. 术前做好知情宣教,取得家属与孕妇同意和配合。

2. 出生缺陷的产前检查一般在怀孕 16～18 周进行。

3. 手术过程中严格遵守无菌操作规程,术前做好胎盘定位。

4. 遇到羊水抽不出时,要考虑可能针孔被有形物质阻塞,可以变换穿刺针方向和深度。如果羊水过少,不能勉强操作,以免误伤胎儿。

5. 如果抽出血液应立即拔针,并压迫穿刺点、包扎腹部。

6. 术后当天孕妇应当减少活动,注意穿刺点和阴道有无液体溢出或是流血。

7. 注意观察胎动、胎心情况,如有异常及时通知医生处理。

第七节　会阴切开缝合术

为了避免因会阴条件不良所造成的分娩阻滞或会阴损伤,减轻分娩时的阻力的一种手术。常用的方式有会阴侧切开和会阴正中切开两种术式。

一、适应证

1. 初产妇及需产钳助产,胎头吸引或臀位助产者。

2. 需缩短第二产程者,如妊娠期高血压疾病、妊娠合并心脏病、胎儿宫内窘迫等。

3. 第二产程延长者,如宫缩乏力、会阴坚韧等。

4. 预防早产儿因会阴阻力引起的颅内出血。

二、用物准备

会阴切开包内有:剪刀 1 把、20 ml 注射器 1 支、长穿刺针头 1 个、弯止血钳 4 把、巾钳 4 把、持针器 1 把、圆针 1～2 个、三角针 1～2 个、治疗巾 4 块、纱布 10 块、1 号丝线 1 团、0 号肠线 1 支或 2～0 可吸收缝合线 1 根、利多卡因 5 cm、治疗碗 1 个。

三、麻醉方式

有局部皮下浸润麻醉或阴部神经阻滞麻醉两种方法。

四、护理要点

1. 知情宣教,向产妇及家属讲解会阴切开缝合术的目的、意义及方法,以取得产妇的配合。
2. 准备好会阴切开的各种用物,密切观察产程进展,协助医生在最佳时机切开会阴。
3. 进行心理安慰,护理人员及家属陪伴在产妇身边,给予关怀,消除其紧张情绪。
4. 术后保持外阴部清洁、干燥,及时更换会阴垫,每天进行外阴冲洗 2 次,并在大便后及时清洗会阴。
5. 嘱患者取对侧卧位(会阴切开一般取左侧切口,故产妇以右侧卧位为佳),以免污染伤口,影响愈合。
6. 观察外阴伤口有无渗血、红肿等,如有异常及时通知医生。
7. 外阴伤口肿胀疼痛明显者,可用 50％硫酸镁或 95％的酒精湿热敷,然后配合烤灯、理疗。
8. 会阴伤口一般术后 5 天拆线。

第八节　人工剥离胎盘术

人工剥离胎盘术是用手剥离并取出滞留于子宫腔内胎盘的手术。

一、适应证

1. 胎儿娩出 30 分钟后,胎盘的部分或全部滞留于子宫腔内,引起子宫出血,且采取其他处理措施仍未能完全剥离排出者。
2. 胎儿娩出后、胎盘娩出前有活动性出血者。
3. 前置胎盘或胎盘早期剥离,胎儿娩出后仍有活动性出血者。

二、操作步骤

1. 产妇取膀胱截石位,排空膀胱,术者重新消毒外阴,更换手套。
2. 术者一手紧握腹部子宫底并向下按压宫体,另一手手指并拢沿脐带进入子宫腔,找到胎盘边缘。

3. 进入宫腔后手背紧贴子宫壁,手指插入胎盘与子宫壁之间,手掌的尺侧缘慢慢将胎盘与宫腔分离,另一手在腹部按压子宫底,待胎盘或胎膜剥离后,握于手掌中取出。

三、护理要点

1. 严密观察产妇一般情况,及时做好输血准备。

2. 向产妇及家属作好解释,安慰产妇,使其配合医生尽快完成手术。

3. 操作时严格执行无菌操作规程,动作要轻柔,切忌强行剥离。

4. 专人守护观察,给予心理安慰,配合医生尽快娩出胎盘、胎膜。

5. 剥离胎盘后要密切观察子宫收缩及阴道出血情况,如宫缩不佳,应及时按摩子宫并按照医嘱应用宫缩剂。

6. 检查取出的胎盘、胎膜是否完整,如有缺损应根据情况决定是否清宫,尽量减少宫腔内操作的次数和时间。

7. 术后观察有无发热、阴道分泌物异常等体征,必要时按医嘱给予抗生素。

第九节　剖 宫 产 术

剖宫产术是切开腹壁和子宫壁取出胎儿的手术。主要术式有子宫下段剖宫产、子宫体部剖宫产和腹膜外剖宫产。

一、适应证

1. 产力异常　子宫收缩乏力,发生滞产经处理无效者。

2. 产道异常　骨盆狭窄或畸形,软产道异常或阻塞。

3. 胎儿异常及胎位异常　巨大胎儿、胎儿宫内窘迫、异常胎位等。

4. 妊娠合并症及并发症　妊娠合并心脏病、妊娠期高血压疾病、前置胎盘、胎盘早期剥离等。

5. 其他　高危妊娠、瘢痕子宫、生殖道修补术后、各种头盆不称等。

二、禁忌证

禁忌证有死胎和胎儿畸形,不应行剖宫产终止妊娠。

三、用物准备

1. 器械包　25 cm不锈钢盆1个、弯盘1个、卵圆钳6把、刀柄4号和7号各1把、解剖镊2把、小无齿镊2把、大无齿镊2把、18 cm弯形止血钳10把。10 cm、12 cm、14 cm直止血钳各4把、艾丽斯钳10把、巾钳4把、持针器3把、吸引器头1个、阑尾拉钩1个、腹腔双头拉钩1个、刀片3把、组织剪2把、拆线剪刀1把。

2. 敷料包　双层剖腹单1块、治疗巾10块、中单6块、纱布垫6块、纱布20块。

3. 手术衣包　手术衣6件。

4. 其他　手套10副、1号、4号、7号丝线各1束,一次性可吸收缝线2根。

四、护理要点

(一) 术前准备

1. 知情解释:向患者及家属讲解剖宫产术的必要性,以及手术过程和术后的注意事项,消除患者紧张情绪及恐惧心理,以取得患者和家属的配合。

2. 做好备皮、备血及药物过敏试验,术前禁用呼吸抑制剂,以防新生儿窒息。

3. 术前8小时禁食、6小时禁水,留置导尿管,排空膀胱。

4. 做好新生儿保暖和抢救准备,如气管插管、氧气及急救药品等。

5. 观察产妇的生命体征,监测胎心,并作好记录。

6. 按照医嘱注射术前药物。

(二) 术中配合

1. 产妇体位取仰卧位,必要时稍倾斜手术台,可防止或纠正产妇血压下降和胎儿窘迫情况。

2. 开放静脉通道,观察产妇生命体征,必要时按医嘱输血,给宫缩剂,如因胎头下降太深,取胎头困难,助手可在台下戴消毒手套,自阴道向上推胎头,以利胎儿娩出。

3. 器械护士应熟悉手术步骤,及时递送器械、敷料,随时清点物品,确保无误。

4. 巡回护士备好术中所需物品,完成静脉穿刺,协助麻醉师摆好体位,协助助产士处理及抢救新生儿。

5. 助产士携带新生儿用品,抢救器械及药品,胎儿娩出后协助医生处理和抢救新生儿。

(三) 术后护理

1. 病房值班护士与麻醉师及手术室护士床边交接班,了解术中情况,测量生命体征,检查输液管、尿管、腹部切口、阴道流血等情况,做好记录。

2. 术后24小时产妇取半卧位,利于恶露排出。

3. 鼓励产妇术后作深呼吸,勤翻身,尽早下床活动,以防肺部感染及脏器粘连。

4. 给予舒适体位,减轻切口疼痛,必要时给止痛药物。

5. 观察产妇体温、切口、恶露,注意子宫收缩及阴道流血情况,如有异常,通知医生。

6. 酌情补液2～3天,有感染者按医嘱加用抗生素。

7. 术后留置导尿管24小时,观察尿液颜色和量,拔尿管后注意产妇排尿情况。

8. 健康指导:保持外阴部清洁;注意乳房护理,按需哺乳;进食营养丰富、全面的食物;坚持做产后保健操,以帮助身体的恢复;产后6周禁止性生活,产后6周到门诊复查,术后避孕2年。

第十节 胎头吸引术

胎头吸引术是将胎头吸引器(vacu. extractor)置于胎儿头上,形成一定负压后吸住胎头,通过牵引以协助产妇娩出胎儿的一种手术。

一、适应证

1. 需缩短第二产程者,如产妇有心脏病、妊娠期高血压疾病、宫缩乏力或胎儿宫内窘迫。
2. 第二产程延长者,或胎头拨露于会阴部达半小时胎儿未能娩出者。
3. 有剖宫产史或子宫有瘢痕者。

二、禁忌证

1. 胎儿不能或不宜从阴道分娩者,如头盆不称、骨盆异常、产道阻塞、尿瘘修补术后。
2. 胎位异常:如面先露、额先露等。
3. 宫口未全或胎膜未破者。
4. 胎头先露位置高,未达阴道口者。

三、用物准备

用物准备有:胎头吸引器 1 个、50 ml 注射器 1 支、止血钳 1 把、治疗巾 2 块、纱布 4 块,供氧设备、新生儿吸引器 1 台,以及一次性吸引管 1 根、吸氧面罩 1 个、抢救药品等。

四、操作步骤

1. 检查 产妇取膀胱截石位,导尿排空膀胱,阴道检查了解宫口情况、双顶径位置。未破膜者应先行破膜,如初产妇会阴过紧者应先行会阴侧切。
2. 放置胎头吸引器 左手示指、中指撑开阴道后壁,右手持涂好润滑油的吸引器,沿阴道后壁进入;再以左手示指、中指掌面向外拨开右侧阴道壁,使开口端侧缘滑入阴道内;然后手指向上撑起阴道前壁,使胎头吸引器从前壁进入,再以右手示指、中指撑起左侧阴道壁,整个胎头吸引器滑入阴道内,使边缘与胎头贴紧。用右手示指沿吸引器检查一周,以了解吸引器是否紧贴头皮,有无阴道壁与宫颈组织夹于吸引器和胎头之间,检查无误后调整吸引器横柄,使之与胎头矢状缝方向一致,并作为旋转胎头的标记。
3. 抽吸空气形成负压 调节负压吸引器使负压在 200～300 mmHg,或用空注射器抽出吸引器内空气 150～180 ml,以使吸引器内形成所需负压,用血管钳夹住连接管,使吸引器与胎头系牢。
4. 牵引 待子宫收缩产妇屏气时,顺骨盆轴方向,按正常胎头娩出机制牵引,使胎头娩出。胎头娩出时要保护好会阴。

五、护理要点

1. 知情宣教 向产妇及家属讲解胎头吸引的目的、方法,取得产妇的配合。
2. 吸引器的压力要适当 胎头娩出阴道口时,应立即放松负压,以便取下吸引器。
3. 牵引时间不宜过长 以免影响胎儿,一般以 20 分钟内结束分娩为宜。
4. 因阻力过大或负压不足发生吸引器滑脱 可重新再放置,一般不宜超过 2 次。
5. 术后认真检查软产道 如有撕裂伤应立即缝合。
6. 新生儿护理
(1) 观察新生儿头皮产瘤位置、大小及有无头皮血肿、颅内出血、头皮损伤的发生,以便及时处理。

（2）观察新生儿有无异常，作好新生儿抢救的准备工作。

（3）新生儿 24 小时内避免搬动，3 天以内禁止洗头。

第十一节 产 钳 术

产钳术是应用产钳牵引胎头协助胎儿娩出的一种手术。根据产钳放置时胎头在盆腔位置的高低分为低位产钳、中位产钳和高位产钳。目前较常用的是低位产钳。

一、适应证

1. 同胎头吸引术。

2. 胎头吸引术失败时。

3. 臀位产妇胎头娩出困难者。

4. 剖宫产出头困难者。

二、禁忌证

同胎头吸引术。

三、操作步骤

1. 术前检查　查阴道明确胎方位及手术条件。

2. 放置左叶产钳　手术者将右手掌面四指深入阴道后壁和胎头之间，左手持左叶钳柄，将左叶沿右手掌面伸入手掌与胎头之间，在右手引导下将钳叶缓缓向胎头左侧及深部推进，将钳叶置于胎头左侧，钳叶与钳柄处于同一水平，由助手持钳柄固定。

3. 放置右叶产钳　手术者将左手掌面四指伸入阴道后壁与胎头之间，右手持右叶钳柄，将右叶沿左手掌面伸入手掌与胎头之间，在左手引导下将钳叶缓缓向胎头右侧及深部推进，产钳叶至胎头右侧，达左叶产钳对应位置。

4. 合拢产钳　产钳右叶在上，左叶在下，两钳叶柄平行交叉，扣合锁住，钳柄对合，宫缩间隙略放松钳锁，检查产钳放置，了解产钳与胎头间有无软组织及脐带夹入。

5. 牵拉产钳　宫缩时术者将合拢的产钳先向外、稍向下，然后再平行牵拉，当胎头着冠时逐渐将钳柄上提，使胎头仰伸娩出。

6. 取下产钳　当胎头娩出后，即可松开产钳，先取下右叶，再取下左叶，顺胎头缓缓滑出，按分娩机转娩出胎体。

四、护理要点

1. 备好产钳助产术所需的物品、新生儿抢救用物及药品。

2. 严密观察宫缩及胎心变化，必要时给孕妇吸氧和补充能量。

3. 知情宣教，取得孕妇及家属的同意和配合，提供产程进展信息，给予心理安慰，减轻其紧张情绪。

4. 产程长的孕妇,双腿因架于腿架上会出现麻木感或肌痉挛,应协助其伸展下肢,适时作局部按摩,指导孕妇配合宫缩正确使用腹压。

5. 臀位后出头困难者在产钳助产时,护理人员应协助按压产妇耻骨上方胎头,使其俯屈,以利娩出。

6. 产后常规检查软产道,观察子宫收缩、阴道流血及排尿情况。

7. 新生儿护理同胎头吸引术。

案例分析与思考题

1. 案例:倪女士,36岁,诊断 G2P0,孕 38+5 周,妊娠期糖尿病,高年初产,有胎膜早破既往史,有桥本甲状腺炎史,否认手术史及药敏史。医嘱:完善各项检查,加强胎心监护,适时终止妊娠。请问最佳选择的分娩方式是什么? 如何做好各项护理措施?

2. 简述常用妇产科内镜检查方法。

3. 简述常用妇产科穿刺检查方法的护理要点。

(叶 萌)

参考文献

·新编妇产科护理学·

1. 丁焱. 妇产科护理学. 北京：高等教育出版社，2011.
2. 郑修霞. 妇产科护理学. 第4版. 北京：人民卫生出版社，2006.
3. 夏海鸥. 妇产科护理学. 第2版. 北京：人民卫生出版社，2006.
4. 全国护士执业资格考试辅导. 北京：人民卫生出版社，2013.
5. 曹泽毅. 妇产科学. 北京：人民卫生出版社，2008.
6. 张银萍. 妇产科护理学. 北京：人民卫生出版社，2007.
7. 林仲秋，吴珠娜. 外阴癌的诊治进展. 中国实用妇科与产科杂志，2009，25(12)：944～948.
8. 吴尚纯. 当代女性避孕现状与发展趋势. 中国实用妇科与产科杂志，2009，25(10)：721～722.

图书在版编目(CIP)数据

新编妇产科护理学/叶萌,黄群,吴文燕主编. —上海:复旦大学出版社,2014.8(2019.7 重印)
(复旦卓越·医学职业教育教材)
ISBN 978-7-309-10642-8

Ⅰ.新… Ⅱ.①叶…②黄…③吴… Ⅲ.妇产科学-护理学-医学院校-教材 Ⅳ.R473.71

中国版本图书馆 CIP 数据核字(2014)第 095135 号

新编妇产科护理学
叶 萌 黄 群 吴文燕 主编
责任编辑/肖 英

复旦大学出版社有限公司出版发行
上海市国权路 579 号 邮编:200433
网址: fupnet@ fudanpress.com http://www.fudanpress.com
门市零售: 86-21-65642857 团体订购: 86-21-65118853
外埠邮购: 86-21-65109143 出版部电话: 86-21-65642845
杭州日报报业集团盛元印务有限公司

开本 787 × 1092 1/16 印张 22.5 字数 520 千
2019 年 7 月第 1 版第 3 次印刷

ISBN 978-7-309-10642-8/R·1383
定价:69.00 元